W0255365

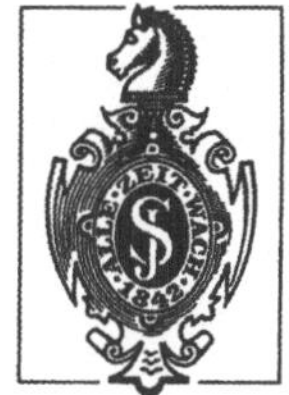

24. Hämophilie-Symposion

Hamburg 1993

Herausgeber: I. Scharrer, W. Schramm

Verhandlungsberichte:

HIV-Infektion

Gentechnologie

Wertigkeit diagnostischer Verfahren in der Orthopädie unter besonderer Berücksichtigung bildgebender Verfahren

Thrombophilie: Lupusantikoagulantien

Pädiatrie: Besonderheiten hämostaseologischer Methoden

Freie Vorträge zu Virusinfektionen und Hämophilie

Wissenschaftliche Leitung:

I. Scharrer, Frankfurt

W. Schramm, München

Moderatoren:

G. Auerswald, Bremen; H.-H. Brackmann, Bonn; D. Goebel, München; L. Gürtler, München; Ch. Heinrichs, Berlin; L. Hovy, Frankfurt; P. A. Kyrle, Wien; E. Lechler, Köln; C. Mannhalter, Wien; H. Pollmann, Münster; M. Roggendorf, Essen; Kl. Schimpf, Heidelberg; A. H. Sutor, Freiburg; R. Zimmermann, Heidelberg

Springer-Verlag
Berlin Heidelberg New York
London Paris Tokyo
Hong Kong Barcelona
Budapest

Professor Dr. med. Inge Scharrer
Abteilung für Angiologie, Universitätsklinikum
Theodor-Stern-Kai 7
D-60590 Frankfurt am Main

Professor Dr. med. Wolfgang Schramm
Hämostaseologische Abteilung
Med. Univ.-Klinik Innenstadt
Ziemssenstraße 1a
D-80336 München

Mit 162 Abbildungen

ISBN-13:978-3-540-57999-1 e-ISBN-13:978-3-642-79009-6
DOI: 10.1007/978-3-642-79009-6

Die Deutsche Bibliothek – CIP-Einheitsaufnahme
Hämophilie-Symposium ⟨24, 1993, Hamburg⟩:
Verhandlungsberichte / 24. Hämophilie-Symposion: Hamburg 1993 / Hrsg.: I. Scharrer; W. Schramm.
Wiss. Leitung: I. Scharrer; W. Schramm. Moderatoren: G. Auerswald ...–. Berlin; Heidelberg; New York;
London; Paris; Tokyo; Hong Kong; Barcelona; Budapest: Springer, 1994
Enth. u.a.: HIV-Infektion. Gentechnologie
ISBN-13:978-3-540-57999-1
NE: Scharrer, Inge [Hrsg.];
Verhandlungsberichte; HIV-Infektion; Gentechnologie

Satz: K+V Fotosatz GmbH, Beerfelden
SPIN: 10470168 23/3020 – 5 4 3 2 1 0 – Gedruckt auf säurefreiem Papier

Inhaltsverzeichnis

HIV-Infektion

Gentechnologie

Wertigkeit diagnostischer Verfahren in der Orthopädie unter besonderer Berücksichtigung bildgebender Verfahren

Thrombophilie: Lupusantikoagulantien

Pädiatrie: Besonderheiten hämostaseologischer Methoden

Freie Vorträge zu Virusinfektionen und Hämophilie

Freie Vorträge

Teilnehmerverzeichnis

ABEDINPOUR, F., Dr.
Abteilung Hämatologie, I. Medizinische Abteilung, Städtisches Krankenhaus München-Schwabing

ABENTHUNG, R., Dr.
Tiroler Gebietskrankenkasse, Innsbruck/Österreich

ACKERMANN, K., Dr.
Klinik und Poliklinik für Kieferchirurgie, Klinikum der Ludwig-Maximilians-Universität, München

ALBERS-BUSCH, U., Frau Dr.
Medizinische Klinik, Medizinische Einrichtungen der Rheinischen Friedrich-Wilhelms-Universität, Bonn

ALVING, B. M., Frau Prof.
Chief Department of Hematology, Walter Reed Army Institute of Research, Washington, USA

ANDERS, O., Priv.-Doz. Dr.
Klinik und Poliklinik für Innere Medizin der Universität Rostock

ASBECK, F., Prof. Dr.
I. Medizinische Klinik, Städtisches Krankenhaus, Kiel

AUBERGER, K., Frau Dr.
Kinderklinik im Dr. von Hauner'schen Kinderspital der Ludwig-Maximilians-Universität, München

AUERSWALD, G., Priv.-Doz. Dr.
Professor-Hess-Kinderklinik, Zentralkrankenhaus St.-Jürgen-Straße, Bremen

AUMANN, V., Dr.
Klinik für Kinderheilkunde, Medizinische Akademie Magdeburg

AWENARIUS, H.-J., Prof. Dr.
Abteilung Hämatologie und Onkologie, Zentrum Innere Medizin, Kliniken der Medizinischen Hochschule, Hannover

AYGÖREN-PÜRSÜN, E., Frau Dr.
Abteilung für Angiologie, Zentrum der Inneren Medizin, Klinikum der Johann-Wolfgang-Goethe-Universität, Frankfurt/Main

BACHMANN, F., Prof. Dr.
Le Mont/Schweiz

BALLEISEN, L., Prof. Dr.
Abteilung Hämatologie und Onkologie, Innere Medizin, Evangelisches Krankenhaus, Hamm

BARTELS, H., Prof. Dr.
Abteilung Hämatologie und Onkologie, Städtisches Krankenhaus Süd, Lübeck

BARTHELS, M., Frau Prof. Dr.
Abteilung Hämatologie und Onkologie, Zentrum Innere Medizin, Kliniken der Medizinischen Hochschule, Hannover

BECK, Ch., Frau Dr.
Ärztin für Kinderheilkunde, Berlin

BECK, E. A., Prof. Dr.
Arzt für Hämatologie, Lugano/Schweiz

BECKER, S., Frau
Zentrum der Kinderheilkunde, Klinikum der Johann-Wolfgang-Goethe-Universität, Frankfurt/Main

BEEG, Th., Dr.
Abteilung Hämatologie und Gerinnung, Zentrum der Kinderheilkunde, Klinikum der Johann-Wolfgang-Goethe-Universität, Frankfurt a.M.

BEESER, H., Prof. Dr.
Institut für Transfusionsmedizin, Zentrum Innere Medizin, Klinikum der Albert-Ludwigs-Universität, Freiburg

BERGMANN, F., Frau Dr.
Zentrum Kinderheilkunde, Kliniken der Medizinischen Hochschule, Hannover

BERTHOLD, B., Dr.
Hämophilie-Zentrum, Medizinische Klinik, Klinikum Neubrandenburg

BIEDERMANN, B., Frau
Universitätsklinik für Innere Medizin I, Wien/Österreich

BIESERT, L., Dr.
Chemotherapeutisches Forschungsinstitut Georg-Speyer-Haus, Frankfurt a. M.

BINDER, F., Dr.
Arzt für Kinderheilkunde, Schwäbisch Hall

BOCK, D., Dr.
Abteilung Transfusionsmedizin, Städtische Krankenanstalten, Bielefeld

BODA, Z., Dr.
Dote II. sz. Belgyogyaszati Klinika, Debrecen/Ungarn

BÖTTCHER, D., Prof. Dr.
Abteilung Innere Medizin, Krankenhaus Bethesda, Wuppertal

BOHUSCH, G., Frau
Zentrum der Inneren Medizin, Klinikum der Johann-Wolfgang-Goethe-Universität, Frankfurt a. M.

BOIGK, G., Frau
Institut für Medizinische Mikrobiologie und Immunologie der Universität, Bonn

BORK, U., Frau
Abteilung für Blutgerinnungsstörungen, Chirurgische Klinik, Universitätskrankenhaus Eppendorf, Hamburg

BRACKMANN, H.-H., Dr.
Institut für Experimentelle Hämatologie und Transfusionsmedizin der Universität, Bonn

BRATANOFF, E., Frau Dr.
Klinik und Poliklinik für Kindermedizin, Medizinische Akademie der Universität, Erfurt

BRAUN, U., Frau Dr.
München

BROCKHAUS, W., Priv.-Doz. Dr.
Abteilung Hämostaseologie, Zentrum für Innere Medizin, Städtische Krankenanstalten, Nürnberg

BRÜSTER, H. T., Prof. Dr.
Institut für Blutgerinnung und Transfusionsmedizin der Heinrich-Heine-Universität, Düsseldorf

BRUHN, H. D., Prof. Dr.
I. Medizinische Klinik, Klinikum der Christian-Albrechts-Universität, Kiel

BUDDE, U., Priv.-Doz. Dr.
Blutspendedienst, Allgemeines Krankenhaus Harburg, Hamburg

BÜTTNER, M., Frau Dr.
Ärztin für Kinderheilkunde, Homburg

CASPARI, G., Dr.
Institut für Medizinische Virologie, Klinikum der Justus-Liebig-Universität, Gießen

DANIEL, V., Dr.
Institut für Immunologie und Serologie, Klinikum der Ruprecht-Karls-Universität, Heidelberg

VON DEPKA PRONDZINSKI, M., Dr.
Abteilung für Angiologie, Zentrum der Inneren Medizin, Klinikum der Johann-Wolfgang-Goethe-Universität, Frankfurt/Main

DINGELDEIN, E., Frau
Abteilung für Angiologie, Zentrum der Inneren Medizin, Klinikum der Johann-Wolfgang-Goethe-Universität, Frankfurt/Main

DITTRICH, H., Prof. Dr.
Wien/Österreich

DOCKTER, G., Prof. Dr.
Ambulanz, Kinderklinik, Universitätskliniken des Saarlandes, Homburg

DORNHEIM, G., Dr.
Institut für Transfusionsmedizin, Suhl

DULICEK, Dr.
Department of Hematology, I. Interni Klinika, Hradec Kralove/Tschechische Republik

EBERL, W., Dr.
Kinderklinik, Städtisches Klinikum Holwedestraße, Braunschweig

EBETSBERGER, G., Dr.
Landeskinderklinik, Linz

ECKHOF-DONOVAN, S., Frau Dr.
Klinik für Hämatologie und Onkologie, Medizinische Einrichtungen der Heinrich-Heine-Universität Düsseldorf

EFFENBERGER, W.
Institut für Experimentelle Hämatologie und Transfusionsmedizin der Universität, Bonn

EGGL, H., Dr.
Orthopädische Abteilung, Allgemeine Österreichische Landeskrankenanstalten, Salzburg/Österreich

EGLI, H., Prof. Dr.
Bonn

EHRENFORTH, S., Frau Dr.
Abteilung für Angiologie, Zentrum der Inneren Medizin, Klinikum der Johann-Wolfgang-Goethe-Universität, Frankfurt/Main

EIBL, J., Dr.
Immuno AG, Wien/Österreich

EIBL, M., Frau Prof. Dr.
Institut für Immunologie, Wien/Österreich

EICKHOFF, H. H., Dr.
Orthopädische Klinik, St. Josef-Hospital, Troisdorf

EIS-HÜBINGER, A. M., Frau Dr.
Institut für Medizinische Mikrobiologie und Immunologie der Universität, Bonn

EKLUND, J., Dr.
FRK, Blodtjänst, Helsinki/Finnland

ELLBRÜCK, D., Dr.
Abteilung Innere Medizin III, Medizinische Klinik und Poliklinik der Universität, Ulm

ERLEMANN, R., Priv.-Doz. Dr.
Institut für Radiologie, St. Johannes-Hospital, Duisburg

ESCURIOLA-ETTINGSHAUSEN, C., Frau
Zentrum für Kinderheilkunde, Klinikum der Johann-Wolfgang-Goethe-Universität, Frankfurt a. M.

EVERAUS, H., Dr.
Childrens Hospital, Tartu University, Tartu/Estland

von Felten, A., Prof. Dr.
Gerinnungslabor, Departement Innere Medizin, Universitätsspital, Zürich/Schweiz

Fiedler, F., Dr.
Klinik für Innere Medizin, Krankenhaus Stadtpark, Chemnitz

Flemmer, A., Dr.
Kinderklinik im Dr. von Hauner'schen Kinderspital der Ludwig-Maximilians-Universität, München

Franke, D., Dr.
Hämophiliezentrum, Klinik für Innere Medizin, Medizinische Akademie Magdeburg

Frick, U., Frau Prof. Dr.
Institut für Pathologische und Klinische Biochemie, Ernst-Moritz-Arndt-Universität, Greifswald

Fuchs, A., Frau
Hämophilie-Ambulanz, Universitätsklinik für Innere Medizin I, Wien/Österreich

Fürst, W., Dr.
Vorarlberger Gebietskrankenkasse, Dornbirn/Österreich

Funk, M., Dr.
Zentrum der Kinderheilkunde, Klinikum der Johann-Wolfgang-Goethe-Universität, Frankfurt a.M.

Furrer, H.-U., Dr.
Arzt für Kinderheilkunde, Sarnen/Schweiz

Gaedicke, G., Prof. Dr.
Klinik und Poliklinik für Kinderheilkunde, Charité, Humboldt-Universität, Berlin

Gandenberger-Bachem, S., Frau Dr.
Kinderklinik im Dr. von Hauner'schen Kinderspital der Ludwig-Maximilians-Universität, München

Gastpar, H., Prof. Dr.
HNO-Klinik und Poliklinik, Klinikum der Ludwig-Maximilians-Universität, München

GEBAUER, E., Prof. Dr.
Institut za Zdravstvenu Zastitu majke i deteta, Novi Sad/Serbien

GEIB-KÖNIG, R., Frau Dr.
Zentrum für Kinderheilkunde, Kliniken der Stadt Saarbrücken

GOEBEL, F.-D., Prof. Dr.
Medizinische Poliklinik, Klinikum der Ludwig-Maximilians-Universität, München

GÖBEL, F. J., Dr.
DRK-Kinderklinik, Siegen

GÖDDE, M., Dr.
Abteilung Hämostaseologie, Medizinische Klinik, Klinikum Innenstadt der Ludwig-Maximilians-Universität, München

GRÄBNER, H., Frau Dr.
Kinderklinik, Städtisches Klinikum Heinrich Braun, Zwickau

GRAF, N., Dr.
Kinderklinik, Universitätskliniken des Saarlandes, Homburg

GRIENBERGER, H., Dr.
Kinderspital und Infektion, Allgemeines Österreichisches Landeskrankenhaus, Salzburg/Österreich

GROSS, W., Dr.
Zentrum für Kinderheilkunde, Medizinische Einrichtungen der Rheinischen Friedrich-Wilhelms-Universität Bonn, Bonn

GROSS, W., Prof. Dr.
Medizinische Poliklinik, Klinikum der Julius-Maximilians-Universität, Würzburg

GSTÖTTNER, M., Prim. Dr.
Oberösterreichische Gebietskrankenkasse, Linz/Österreich

GÜRTLER, L., Prof. Dr.
Max-von-Pettenkofer-Institut für Hygiene und Medizinische Mikrobiologie der Universität, München

HACH-WUNDERLE, V., Frau Priv.-Doz. Dr.
Hämostaseologie und Rehabilitation, Abteilung für Innere Medizin, William Harvey-Klinik, Bad Nauheim

HALBMAYER, M., Dr.
Zentrallaboratorium, Krankenhaus der Stadt Wien-Lainz/Österreich

HANFLAND, P., Prof. Dr.
Institut für Experimentelle Hämatologie und Transfusionsmedizin der Universität, Bonn

HARTMANN, S., Frau Dr.
Ärztin für Hämatologie und Onkologie, Chur/Schweiz

HASCHKE, F., Prim. Prof. Dr.
Kinderspital und Infektion, Allgemeine Österreichische Landeskrankenanstalten, Salzburg/Österreich

HASLER, K., Frau Prof. Dr.
Abteilung Hämatologie und Onkologie, Zentrum Innere Red. I, Klinikum der Albert-Ludwigs-Universität, Freiburg

HAUSHOFER, A., Dr.
Zentrallabor, Krankenhaus der Stadt Wien-Lainz/Österreich

HAUSMANN, K., Prof. Dr.
Hamburg

HAUSWALD, I., Frau Dr.
Institut Regensburg, Blutspendedienst des BRK, Regensburg

HEIDINGER, K., Frau Dr.
Zentrum für Innere Medizin, Klinikum der Justus-Liebig-Universität, Gießen

HEINRICHS, Ch., Frau Doz. Dr.
Zentralabteilung Hämostaseologie, Hämophiliezentrum, Krankenhaus Friedrichshain, Berlin

HELLSTERN, P., Prof. Dr.
Institut für Transfusionsmedizin und Immunhämatologie, Klinikum der Stadt Ludwigshafen

HEMPELMANN, L., Dr.
Kinderklinik Lindenhof, Krankenhaus Lichtenberg, Berlin

HENSCHEN, A., Frau Prof. Dr.
Department Molecular Biology and Biochemistry, University of California, Irvine/USA

HERBERG, U., Frau Dr.
Immunologische Ambulanz, Zentrum für Kinderheilkunde, Medizinische Einrichtungen der Rheinischen Friedrich-Wilhelms-Universität, Bonn

HERBERT, M., Frau Dr.
Abteilung Orthopädie, Südwestdeutsches Rehabilitationszentrum für Kinder und Jugendliche, Neckargemünd

HILGENFELD, E., Frau Dr.
Klinik und Poliklinik für Kinderheilkunde, Charité, Humboldt-Universität, Berlin

HOHLFELD, E., Frau Dr.
Kinderklinik und Kinderpoliklinik, Carl-Thiem-Klinikum, Cottbus

HOLZHÜTER, H., Dr.
Hämophilie-Zentrum Nordwest, Bremen

HOVY, L., Dr.
Orthopädische Universitätsklinik Friedrichsheim, Frankfurt/Main

HRACHOVINOVA, I., Frau Dr.
Institut für Hämatologie und Bluttransfusion, Praha/Tschechische Republik

HUBER, A., Frau
Universitätsklinik für Innere Medizin, Wien/Österreich

HUEMER, Ch., Dr.
Universitätsklinik für Kinderheilkunde, Wien/Österreich

HUTH-KÜHNE, A., Frau Dr.
Rehabilitationsklinik und Hämophiliezentrum, Stiftung Rehabilitation, Heidelberg

INGERSLEV, J., Dr.
Department Clinical Immunology, Haemophilia Centre and Coagulation Laboratory, University Hospital, Aarhus/Dänemark

JAWORKOVSKY, L., Prof. Dr.
Medizinische Klinik, Akademie der Wissenschaften, Riga/Lettland

JESSAT, U., Frau Dr.
Univ. Kinderklinik, Klinikum der Albert-Ludwigs-Universität, Freiburg

JOACHIM, D., Frau Dr.
Kinderklinik, Klinikum Görlitz

JOHNSSON, H., Dr.
Medical Clinic, Karolinska Hospital, Stockholm/Schweden

JOHS, R., Dr.
Kinderklinik, Städtisches Klinikum Holwedestraße, Braunschweig

JONAS, M.
Institut für Medizinische Mikrobiologie und Immunologie der Universität, Bonn

JOSEPH-STEINER, J.
Zentrum der Kinderheilkunde, Klinikum der Johann-Wolfgang-Goethe-Universität, Frankfurt a.M.

KAISER, R.
Institut für Medizinische Mikrobiologie und Immunologie der Universität, Bonn

KJELLMAN, H.
Skinnskatteberg/Schweden

KLARMANN, D.
Abteilung Hämatologie und Gerinnung, Zentrum der Kinderheilkunde, Klinikum der Johann-Wolfgang-Goethe-Universität, Frankfurt a.M.

KLEINSASSER, M., Frau Dr.
Niederösterreichische Gebietskrankenkasse, St. Pölten/Österreich

KLESMANN, E., Frau Dr.
Kinderabteilung, Marienhospital, Papenburg

KLIER, H., Dr.
Steiermärkische Gebietskrankenkasse, Graz/Österreich

KLINGE, J., Dr.
Kinderklinik mit Poliklinik der Universität Erlangen-Nürnberg, Erlangen

KLOSE, H.J., Priv.-Doz. Dr.
Arzt für Kinderheilkunde, München

KOBELT, R., Dr.
Arzt für Kinderheilkunde, Wabern/Schweiz

KÖHLER-VAJTA, K., Frau Dr.
Ärztin für Kinderheilkunde, Grünwald

KÖSTERING, H., Prof. Dr.
Blutgerinnungslabor, Zentrum Innere Medizin der Georg-August-Universität, Göttingen

KOMRSKA, V., Dr.
II. Detska Klinika, Praha/Tschechische Republik

KORNINGER, H. Ch., Prof. Dr.
Unfallkrankenhaus Lorenz Böhler der Allgemeinen Unfallversicherungsanstalt, Wien/Österreich

KOVALJOVA, Z., Frau Dr.
Abteilung Hämatologie, Kinderkrankenhaus der Republik, Riga/Lettland

KRALL, G., Dr.
Head Haemophilia Care Center, Budapest/Ungarn

KRETSCHMER, V., Prof. Dr.
Abteilung Transfusionsmedizin und Gerinnungsphysiologie, Klinikum der Philipps-Universität, Marburg

KREUZ, W., Dr.
Zentrum der Kinderheilkunde, Klinikum der Johann-Wolfgang-Goethe-Universität, Frankfurt a. M.

KREZE, O., Frau Dr.
Hematologicke odd, Banska Bystrica/Slowakische Republik

KÜHBORTH, CH., Frau
Abteilung für Angiologie, Zentrum der Inneren Medizin, Klinikum der Johann-Wolfgang-Goethe-Universität, Frankfurt a. M.

KUNZE, M., Prof. Dr.
Institut für Sozialmedizin, Wien/Österreich

KURME, A., Dr.
Arzt für Kinderheilkunde, Hamburg

KURNIK, P., Dr.
Kinderinterne Abteilung, Allgemeines Österreichisches Landeskrankenhaus, Klagenfurt/Österreich

KUSE, R., Prof. Dr.
Abteilung Hämatologie, Allgemeines Krankenhaus St. Georg, Hamburg

KUZELKA, R., Frau
Universitäts-Kinderklinik, Wien/Österreich

KYANK, U., Frau Dr.
Kinderklinik, Medizinische Universität, Rostock

KYRLE, P., Doz. Dr.
Universitätsklinik für Innere Medizin I, Wien/Österreich

LAGES, P.
Rehabilitationsklinik und Hämophiliezentrum, Stiftung Rehabilitation, Heidelberg

LAMBERTZ, C., Frau
Kinderklinik, Universitätskliniken des Saarlandes, Homburg

LANDORPH, A., Frau Dr.
Kardiologische Abteilung, Universitätskrankenhaus, Bispebjerg Hospital, Kopenhagen/Dänemark

LANG, H., Dr.
Immuno AG, Wien/Österreich

LANGMACKER, M., Frau Dr.
Abteilung Innere Medizin II, Hämophilie-Zentrum, Krankenhaus Friedrichshain, Berlin

LAUFS, R., Prof. Dr.
Institut für Medizinische Mikrobiologie und Immunologie der Universität, Hamburg

LECHLER, E., Prof. Dr.
Gerinnungslabor, Klinik I für Innere Medizin der Universität zu Köln

LENK, H., Dr.
Klinik für Kindermedizin, Universität Leipzig

LENZ, E., Frau
Zentrum für Kinderheilkunde, Klinikum der Johann-Wolfgang-Goethe-Universität, Frankfurt a.M.

LEUTNER, E., Frau Dr.
Abteilung Innere Medizin, Südwestdeutsches Rehabilitationszentrum für Kinder und Jugendliche, Neckargemünd

LEVI, G., Dr.
Centre de Transfusion Sanguine, Annemasse/Frankreich

LIEBSCHWAGER, M., Frau
Medizinische Poliklinik der Universität, München

LIGHEZAN, D., Dr.
Clinic II, Spital Municipal, Timisoara/Rumänien

LINDE, R., Dr. Dr.
Zentrum für Kinderheilkunde, Klinikum der Johann-Wolfgang-Goethe-Universität, Frankfurt a.M.

LOPACIUK, St., Prof. Dr.
Department of Internal Medicine and Laboratory of Blood Coagulation, Institute of Hematology, Warszawa/Polen

LORENZ, R., Priv.-Doz. Dr.
II. Medizinische Klinik, Klinikum rechts der Isar, München

LUTZ, W., Dr.
Bern/Schweiz

LUTZE, G., Dr.
Institut für Klinische Chemie und Laboratoriumsdiagnostik, Medizinische Akademie Magdeburg

MAAK, B., Dr.
Thüringen-Klinik Georgius Agricola, Saalfeld

MAASS, E., Dr.
Abteilung Hämatologie und Onkologie, Pädiatrisches Zentrum, Olgahospital, Stuttgart

MAIER, B., Frau Dr.
Kinderklinik mit Poliklinik der Universität Erlangen-Nürnberg, Erlangen

MAKRIS, M., Dr.
Department of Hematology, Royal Hallamshire Hospital, Sheffield/Great Britain

MALE, CH., Dr.
Universitätsklinik für Kinderheilkunde, Wien/Österreich

MANNHALTER, CH., Frau Prof. Dr.
Klinisches Institut für Medizinische und Chemische Labordiagnostik, Wien/Österreich

MANNHALTER, J., Doz. Dr.
Institut für Immunologie, Wien/Österreich

MARBY, P., Frau Dr.
Kinderklinik und Ambulanz, Städtisches Klinikum, Dessau

MAREK, R., Dr.
Wiener Gebietskrankenkasse, Wien/Österreich

MARSMANN, G., Dr.
Arzt für Kinderheilkunde, Varel

MARTINEZ-SAGUER, I., Frau
Zentrum der Kinderheilkunde, Klinikum der Johann-Wolfgang-Goethe-Universität, Frankfurt a. M.

MARX, G., Dr.
Abteilung für Blutgerinnungsstörungen, Chirurgische Klinik, Universitätskrankenhaus Eppendorf, Hamburg

MATYSKOVA, M., Frau Dr.
II. Interni Klinika, Brno-Bohunice/Tschechische Republik

MAU, G., Prof. Dr.
Kinderklinik, Städtisches Klinikum Holwedestraße, Braunschweig

MAURIN, N., Priv.-Doz. Dr.
Innere Medizin II, Medizinische Einrichtungen der Rheinisch-Westfälischen Technischen Hochschule, Aachen

MEILI, E., Frau Dr.
Gerinnungslabor, Abteilung Innere Medizin, Universitätsspital, Zürich/Schweiz

MENTZER, D.
Abteilung Hämatologie und Gerinnung, Zentrum für Kinderheilkunde, Klinikum der Johann-Wolfgang-Goethe-Universität, Frankfurt a. M.

MINGERS, A.-M., Frau Prof. Dr.
Kinderklinik und Poliklinik, Klinikum der Julius-Maximilians-Universität, Würzburg

MÖBIUS, D., Frau Dr.
Kinderklinik und Kinderpoliklinik, Carl-Thiem-Klinikum, Cottbus

MÖSSELER, J., Dr.
Arzt für Kinderheilkunde, Dillingen

MONDORF, W., Dr.
Abteilung für Angiologie, Zentrum der Inneren Medizin, Klinikum der Johann-Wolfgang-Goethe-Universität, Frankfurt a. M.

MÜLLER, G., Doz. Dr. Dr.
Klinik und Poliklinik für Innere Medizin II, Martin-Luther-Universität Halle-Wittenberg, Halle

MÜLLER, H., Dr.
Institut für Anästhesiologie, Orthopädische Universitätsklinik Balgrist, Zürich/Schweiz

MÜLLER, V., Dr.
Bluttransfusionsdienst, Zentralinstitut für Transfusionsmedizin, Hamburg

MÜLLER-WEIHRICH, St., Priv.-Doz. Dr.
Kinder- und Poliklinik, Städtisches Krankenhaus München-Schwabing

MUSS, N., Dr.
Salzburgische Gebietskrankenkasse, Salzburg/Österreich

MUTSCHLER, U., Dr.
Kinderklinik, Städtisches Krankenhaus, Hildesheim

NEIDHARDT, B., Dr.
Abteilung für Transfusionsmedizin, Chirurgische Universitätsklinik, Erlangen

NEUBAUER, M., Dr.
Sanatorium Eggenberg, Graz/Österreich

NEUGEBAUER, H., Dr.
Universitätsklinik für Kinderheilkunde, Innsbruck/Österreich

NIEKRENS, C., Frau Dr.
Kinderklinik, Städtische Krankenanstalten, Delmenhorst

NIELSEN, J. D., Dr.
Kardiologische Abteilung, Universitätskrankenhaus, Bispebjerg Hospital, Kopenhagen/Dänemark

NIENHAUS, K., Dr.
Chirurgische Intensivstation, Universitätskliniken des Saarlandes, Homburg

NIESSNER, H., Prof. Dr.
Interne Abteilung, Krankenhaus der Stadt Wiener Neustadt/Österreich

NIMTZ, A., Frau Dr.
Kinderklinik, Klinikum Markendorf, Frankfurt/Oder

NOTHEIS, G., Frau Dr.
Immundiagnostische Ambulanz, Dr. von Hauner'sches Kinderspital der Ludwig-Maximilians-Universität, München

NOWAK-GÖTTL, U., Frau Dr.
Klinik und Poliklinik für Kinderheilkunde, Abteilung pädiatrische Hämatologie und Onkologie, Münster

OLDENBURG, J., Dr.
Institut für Experimentelle Hämatologie und Transfusionsmedizin der Universität, Bonn

PAAR, D., Prof. Dr.
Abteilung für Klinische Chemie und Laboratoriumsdiagnostik, Zentrum für Innere Medizin, Universitätsklinikum der Gesamthochschule, Essen

PASOLD, R., Frau Dr.
Medizinische Klinik, Klinikum Ernst von Bergmann, Potsdam

PERNE, J., Dr.
Zentrallaboratorium, Allgemeine Österreichische Landeskrankenanstalten, Klagenfurt/Österreich

PETERSEN, V.
Medizinische Klinik, Medizinische Einrichtungen der Friedrich-Wilhelms-Universität, Bonn

PETTINELLI, C. B., Frau
Division of AIDS, National Institutes of Health, Rockville/USA

PILLKAHN, R., Frau Dr.
Abteilung Hämatologie, Klinikum Gera

PINDUR, G., Dr.
Abteilung Klinische Hämostaseologie und Transfusionsmedizin, Universitätskliniken des Saarlandes, Homburg

PLANCHEREL, C., Frau Dr.
Cabinet médical, Fribourg/Schweiz

PLENDL, H., Dr.
Institut für Humangenetik, Klinikum der Christian-Albrechts-Universität, Kiel

POLIWODA, H., Prof. Dr.
Abteilung Hämatologie und Onkologie, Zentrum Innere Medizin, Kliniken der Medizinischen Hochschule, Hannover

POLLMANN, H., Dr.
Abteilung für Hämostaseologie, Kinderklinik, Medizinische Einrichtungen der Westfälischen Wilhelms-Universität, Münster

PRADEAUX, P., Dr.
Institut für Blutgerinnung und Transfusionsmedizin der Heinrich-Heine-Universität, Düsseldorf

PROHASKA, W., Dr.
Institut für Laboratoriums- und Transfusionsmedizin, Herzzentrum Nordrhein-Westfalen, Bad Oeynhausen

PTOSKOVA, Frau Dr.
Detska Hematologie, Ostrava-Zabreh/Tschechische Republik

RAGELIENE, L., Frau Dr.
Abteilung Hämatologie, Hospital für Pädiatrie der Universität, Vilnius/Litauen

RAMSCHAK, H., Dr.
I. Medizinische Universitätsklinik, Graz/Österreich

RAMSCHAK, S., Frau Dr.
I. Medizinische Universitätsklinik, Graz/Österreich

RENG, M., Dr.
Abteilung Hämatologie, Universitätsklinik, Regensburg

RIES, M., Dr.
Kinderklinik mit Poliklinik der Universität Erlangen-Nürnberg, Erlangen

ROCKSTROH, J.K., Dr.
Medizinische Klinik der Rheinischen Friedrich-Wilhelms-Universität, Bonn

RODRIGUEZ, M., Dr.
Orthopädische Universitätsklinik, Klinik Balgrist, Zürich/Schweiz

ROGGENDORF, M., Prof. Dr.
Institut für Medizinische Virologie, Universitätsklinikum der Gesamthochschule, Essen

ROLF, R., Frau
Institut für Medizinische Mikrobiologie und Immunologie der Universität, Bonn

ROMMEL, F., Dr.
Abteilung Hämostaseologie, Medizinische Klinik, Klinikum Innenstadt der Ludwig-Maximilians-Universität, München

SAILER, M., Frau Dr.
Universitätsklinik für Kinderheilkunde, Innsbruck/Österreich

SAILER, S., Prof. Dr.
II. Medizinische Abteilung und Lungenabteilung, Allgemeines Österreichisches Landeskrankenhaus, Salzburg/Österreich

SAS, G., Frau Prof. Dr.
Department of Hematology, Medical University, Budapest/Ungarn

SAVASTJANOVA, Frau Dr.
Abteilung Hämatologie, Kinderkrankenhaus der Republik, Riga/Lettland

SCHARRER, I., Frau Prof. Dr.
Abteilung für Angiologie, Zentrum der Inneren Medizin, Klinikum der Johann-Wolfgang-Goethe-Universität, Frankfurt a.M.

SCHEEL, H., Dr.
Ambulanz für Hämostase und Thrombose, Klinik für Innere Medizin, Universität Leipzig

SCHILLING, F., Dr.
Abteilung Hämatologie und Onkologie, Pädiatrisches Zentrum, Olgahospital, Stuttgart

SCHIMPF, K., Prof. Dr.
Heidelberg

SCHMELTZER, B., Frau Dr.
Arztin für Kinderheilkunde, Potsdam

SCHMIDT, S., Dr.
Abteilung Hämatologie und Onkologie, Kinderklinik, Ernst-Moritz-Arndt-Universität, Greifswald

SCHNEIDER, E.M., Frau Dr.
Institut für Blutgerinnung und Transfusionsmedizin der Heinrich-Heine-Universität, Düsseldorf

SCHNEIDERGRUBER, B., Frau Dr.
Kinder- und Infektionsabteilung, Allgemeines Österreichisches Landeskrankenhaus, Villach/Österreich

SCHNEWEIS, K. E., Prof. Dr.
Institut für Medizinische Mikrobiologie und Immunologie der Universität, Bonn

SCHOBESS, R., Frau Dr.
Klinik und Poliklinik für Kinderheilkunde, Martin-Luther-Universität Halle-Wittenberg, Halle

SCHOTT, G., Doz. Dr.
Abteilung Hämatologie und Onkologie, Klinik für Innere Medizin B des Heinrich-Braun-Krankenhauses, Zwickau

SCHRAMM, W., Prof. Dr.
Abteilung Hämostaseologie, Medizinische Klinik, Klinikum Innenstadt der Ludwig-Maximilians-Universität, München

SCHRÖDER, W., Frau Dr.
Institut für Medizinische Genetik, Ernst-Moritz-Arndt-Universität, Greifswald

SCHULTE-HILLEN, J., Dr.
Abteilung Hämostaseologie, Medizinische Klinik, Klinikum Innenstadt der Ludwig-Maximilians-Universität, München

SCHULTE-OVERBERG, G. U., Frau Dr.
Hämatologische Poliklinik, Kinderklinik, Klinikum Rudolf Virchow/ Wedding, Freie Universität, Berlin

SCHUMACHER, R.
Kinderklinik, Klinikum Schwerin

SCHUSTER, J., Dr.
Immuno GmbH, Heidelberg

SCHWAAB, R., Dr.
Institut für Experimentelle Hämatologie und Transfusionsmedizin der Universität, Bonn

SCHWARZ, H., Frau Dr.
Kinderambulanz, Klinikum Suhl

SCHWARZ, H.-P., Doz.
Immuno AG, Wien/Österreich

SCHWERDTFEGER, R., Prov.-Doz. Dr.
Abteilung Hämatologie und Onkologie, Innere Medizin, Klinikum Rudolf Virchow/Charlottenburg, Freie Universität, Berlin

SEDLAK, W., Dr.
Arzt für Kinderheilkunde, Linz/Österreich

SEDLMAIER, M., Frau
Abteilung Hämostaseologie, Medizinische Klinik, Klinikum Innenstadt der Ludwig-Maximilians-Universität, München

SEIFRIED, E., Priv.-Doz. Dr.
Medizin III, Zentralinstitut Frankfurt, Blutspendedienst DRK-Hessen, Frankfurt/Main

SEIGE, F., Frau
Fachkrankenhaus für Innere Medizin, Leipzig

SERBAN, M., Frau Dr.
Clinic for Paediatrics, University of Medicine, Timisoara/Rumänien

SEUSER, A., Dr.
Orthopädische Klinik, Medizinische Einrichtungen der Rheinischen Friedrich-Wilhelms-Universität, Bonn

SIEGEMUND, A., Frau Dr.
Gerinnungslabor, Klinik für Innere Medizin, Universität Leipzig

SIEGERT, G., Frau Dr.
Institut für Klinische Chemie und Laboratoriumsmedizin, Universitätsklinikum Carl Gustav Carus, Technische Universität, Dresden

SIEGERT, S., Frau
Abteilung für Angiologie, Zentrum der Inneren Medizin, Klinikum der Johann-Wolfgang-Goethe-Universität, Frankfurt a.M.

SIEMENS, H. J., Dr.
Abteilung Hämatologie und Onkologie, Klinik für Innere Medizin, Universitätskliniken zu Lübeck

SKRANDIES, G., Frau Dr.
Ärztin für Innere Medizin, Hamburg

SÖLING, U., Frau Dr.
Abteilung Hämatologie und Onkologie, Zentrum Innere Medizin der Georg-August-Universität, Göttingen

SOSADA, M., Dr.
Abteilung Hämatologie und Onkologie, Zentrum Innere Medizin, Kliniken der Medizinischen Hochschule, Hannover

SPEISER, W., Prof. Dr.
Klinisches Institut für Medizinische und Chemische Labordiagnostik, Wien/Österreich

SPENGLER, U., Dr.
Medizinische Klinik der Rheinischen Friedrich-Wilhelms-Universität, Bonn

STEINBRENNER, D., Prim. Dr.
Bundesversicherungsanstalt, Wien/Österreich

STEINBRÜCKNER, B., Dr.
Zentrallabor, Kinderklinik und Poliklinik, Klinikum der Julius-Maximilians-Universität, Würzburg

STENZINGER, W., Prov.-Doz. Dr.
Abteilung Hämatologie, Medizinische Klinik und Poliklinik der Westfälischen Wilhelms-Universität, Münster

STIGENDAL, L., Dr.
Koagulationscentrum, Göteborg/Schweden

STOLL, H., Frau
Abteilung für Angiologie, Zentrum der Inneren Medizin, Klinikum der Johann-Wolfgang-Goethe-Universität, Frankfurt a.M.

STREIF, W., Dr.
Universitätsklinik für Kinderheilkunde, Innsbruck/Österreich

SUBERT, R., Frau Dr.
Abteilung für Hämatologie und Onkologie, Klinik für Innere Medizin, Klinikum Schwerin

SÜSSENGUTH, R., Dr.
Altonaer Kinderkrankenhaus, Hamburg

SUTOR, A.H., Prof. Dr.
Abteilung Hämatologie und Hämostaseologie, Kinderklinik, Klinikum der Albert-Ludwigs-Universität, Freiburg

SYRBE, G., Priv.-Doz. Dr.
Innere Abteilung, Landesfachkrankenhaus Stadtroda

TELLER, H., Dr.
Rheumaklinik, Bad Bramstedt

THAISS, H., Frau Dr.
Ärztin für Kinderheilkunde, Alveslohe

THOMAS, K.B., Frau Dr.
Univ.-Kinderklinik, Klinikum der Albert-Ludwigs-Universität, Freiburg

TILSNER, V., Prof. Dr.
Hamburg

TRAUN, H., Dr.
II. Medizinische Abteilung und Lungenabteilung, Allgemeines Österreichisches Landeskrankenhaus, Salzburg/Österreich

TRIPLETT, D.A., Dr.
Department of Pathology, Ball Memorial Hospital, Muncie/USA

TÜRK-KRAETZER, B., Frau Dr.
Ärztin für Kinderheilkunde, Oldenburg

TURECEK, P.L., Dr.
Immuno AG, Wien/Österreich

VIGH, TH.
Abteilung für Angiologie, Zentrum der Inneren Medizin, Klinikum der Johann-Wolfgang-Goethe-Universität, Frankfurt a.M.

VINAZZER, H., Prof. Dr.
Laboratorium für Blutgerinnung, Hämophiliezentrum, Linz/Österreich

VOGEL, G., Prof. Dr.
Abteilung Hämostaseologie, Medizinische Klinik, Medizinische Akademie, Erfurt

VOIGT, I., Frau Dr.
Abteilung Kinderstoma, Klinik und Poliklinik für Stomatologie, Medizinische Fakultät Carl-Gustav-Carus, Technische Universität, Dresden

VORLOVÁ, J., Frau Dr.
Institut für Hämatologie und Bluttransfusion, Praha/Tschechische Republik

WALKA, A., Frau
Pädiatrie, Stadtkrankenhaus, Hanau

WALKA, M.M., Dr.
Kinderklinik, Klinikum der Philipps-Universität, Marburg

WANK, H., Dr.
St.-Anna-Kinderspital, Wien/Österreich

WATZKE, H., Doz. Dr.
Universitätsklinik für Innere Medizin I, Wien/Österreich

WATZKE, I., Frau Doz. Dr.
Universitätsklinikum für Kiefer- und Gesichtschirurgie, Wien/Österreich

WEDEMEYER, U., Frau Dr.
Ärztin für Hämatologie und Onkologie, Potsdam

WEINSTOCK, N., Dr.
Medizinisch-diagnostisches Institut und Kinderklinik, Städtisches Klinikum, Karlsruhe

WEIPPERT-KRETSCHMER, M., Frau Dr.
Abteilung Transfusionsmedizin und Gerinnungsphysiologie, Klinikum der Philipps-Universität, Marburg

WEISSBACH, G., Prof. Dr.
Klinik für Kinderheilkunde, Medizinische Fakultät Carl-Gustav-Carus, Technische Universität, Dresden

WEISSER, J., Dr.
Abteilung Pädiatrie, Südwestdeutsches Rehabilitationszentrum für Kinder und Jugendliche, Neckargemünd

WENDISCH, J., Dr.
Klinik für Kinderheilkunde, Medizinische Fakultät Carl-Gustav-Carus, Technische Universität, Dresden

WENZEL, E., Prof. Dr.
Abteilung Klinische Hämostaseologie und Transfusionsmedizin, Universitätskliniken des Saarlandes, Homburg

WESEMEYER, D., Dr.
Innere Abteilung, Segeberger Kliniken, Bad Segeberg

WICHERS, M., Frau
Institut für Medizinische Mikrobiologie und Immunologie der Universität, Bonn

WIEDING, J. U., Dr.
Abteilung Transfusionsmedizin, Zentrum Hygiene- und Humangenetik der Georg-August-Universität, Göttingen

WINGE, B., Frau
Abteilung für Angiologie, Zentrum der Inneren Medizin, Klinikum der Johann-Wolfgang-Goethe-Universität, Frankfurt a. M.

WINTERSTEIN, E. M., Frau Dr.
Abteilung für Hämostaseologie, Klinik für Innere Medizin, Medizinische Hochschule, Erfurt

WITT, A., Frau
Institut für Medizinische Mikrobiologie und Immunologie der Universität, Bonn

WOITINAS, F., Dr.
Abteilung Hämatologie, I. Medizinische Abteilung, Städtisches Krankenhaus München-Schwabing

WOLF, K., Frau Dr.
Innere Abteilung, Städtisches Klinikum Chemnitz

WOLLINA, K., Frau Dr.
Kinderklinik der Friedrich-Schiller-Universität, Jena

WULFF, K., Frau Dr.
Institut für Medizinische Genetik, Ernst-Moritz-Arndt-Universität, Greifswald

WYSS, M., Frau Priv.-Doz. Dr.
Clinique de Pédiatrie, Hôpital Cantonal Universitaire, Genève/Schweiz

ZEGNER, M., Frau
Hämophilie-Ambulanz, Universitätsklinik für Innere Medizin I, Wien/Österreich

ZEHENTER, A., Frau Dr.
Kinderklinik, Klinikum der Albert-Ludwigs-Universität, Freiburg

ZENZ, W., Dr.
Universitäts-Kinderklinik Graz, Graz/Österreich

ZIEGER, B., Frau Dr.
Kinderklinik, Klinikum der Albert-Ludwigs-Universität, Freiburg

ZIEMER, S., Frau Dr.
Institut für Pathologische und Klinische Chemie, Charité, Humboldt-Universität, Berlin

ZIMMERMANN, R., Prof. Dr.
Rehabilitationsklinik und Hämophiliezentrum, Stiftung Rehabilitation, Heidelberg

ZIMONYL, I., Frau Dr.
Hematology Department, Hospital for Children, Budapest/Ungarn

ZINSMEYER, J., Dr.
Institut für Klinische Chemie und Labormedizin, Plauen

ZWIEAUER, K., Prim. Dr.
Abteilung für Kinderheilkunde, Allgemeines Österreichisches Krankenhaus, St. Pölten/Österreich

ZWINGE, B.,
Abteilung für Angiologie, Zentrum der Inneren Medizin, Klinikum der Johann-Wolfgang-Goethe-Universität, Frankfurt a. M.

HIV-Infektion

Diskussionsleitung:

L. Gürtler (München)
D. Goebel (München)

Todesursachen und AIDS-Erkrankungen Hämophiler in der Bundesrepublik Deutschland (Umfrageergebnisse September 1993)

W. Schramm, J. Schulte-Hillen

In den alten Bundesländern begann Prof. Landbeck 1983, durch jährliche Erhebungen rückwirkend bis 1980, die Todesursachen und AIDS-Erkrankungen Hämophiler zu erfassen.

Ziel war es, das Risiko therapiebedingter Virusinfektionen möglichst zuverlässig zu erkennen.

1987, zwei Jahre nach allgemeiner Etablierung der Anti-HIV-Testverfahren, wurde erstmals versucht, die Gesamtzahl Hämophiler, aufgeteilt nach Faktor VIII- und Faktor IX-Mangel, nach Schweregraden sowie nach HIV-Infizierten und Nicht-HIV-Infizierten zu ermitteln.

Bei der damaligen Erhebung waren von 2476 Patienten 47,4% Anti-HIV-positiv, d.h. fast die Hälfte unserer Patienten mußte zu Beginn der achtziger Jahre eine HIV-Infektion erlitten haben.

In den folgenden Jahren konnten diese Zahlen durch altersbezogene Umfragen mit geringen Abweichungen von etwa 10 Fällen weitgehend bestätigt werden.

An der Umfrage 1993 haben sich 103 Behandlungseinrichtungen aus der Bundesrepublik beteiligt. In 81 davon werden Anti-HIV-positive Hämophile behandelt (Tabelle 1; s. auch Anhang).

Allen Kolleginnen und Kollegen sei sehr herzlich für ihre aktive Mitarbeit gedankt.

Mit Stand 31.12.1993 ergeben sich für die Bundesrepublik Deutschland folgende Zahlen (Tabelle 2):

Die Gesamtgruppe Hämophiler beträgt 3546 Patienten. Hierbei können Doppelmeldungen nicht ausgeschlossen werden, da von den Zentren die Anzahl HIV-negativer Hämophiler ohne Einzelidentifizierbarkeit angegeben wurde. Wahrscheinlich liegt die Zahl der behandelten Hämophilen niedriger. Dar-

Tabelle 1. Beteiligte Hämophiliezentren

	1991	1992	1993
BRD-W	47	62	
BRD-O	18	18	
Gesamt	65	80	103
Behandlung HIV-infizierter Hämophiler			81

Tabelle 2. Erfassung Hämophiler in Deutschland (inkl. Verstorbener), Stand 31. 12. 1993

Gesamtzahl	3546 (inkl. mögl. Doppelmeldungen)			
Anti-HIV-positiv (inkl. Verstorbene)	1358			
– Hämophilie A	1088	86,1%		(von 1263)
– Hämophilie B	175	13,9%		(von 1263)
– ohne Angabe	95			
Lebend (Anti-HIV-positiv)	849	62,5%		(von 1358)
– manifest an AIDS erkrankt	82		9,7%	(von 849)
– asymptomatisch Anti-HIV-positiv	767		90,3%	(von 849)
Verstorben (Anti-HIV-positiv)	509	37,5%		(von 1358)
– Hämophilie A	440		90,3%	(von 487)
– Hämophilie B	47		9,7%	(von 487)
– ohne Angabe	22			
– verstorben an AIDS	393	(Häm. A) 346	(Häm. B) 47	
– verstorben an anderen Ursachen	116			
Verstorben (Anti-HIV-negativ)	38			

Tabelle 3. Anteil der an AIDS Verstorbenen bei Hämophilie A und Hämophilie B

	Anti-HIV-positiv	Verstorben	
Hämophilie A	1088	346	31,9%
Hämophilie B	175	47	26,9%

über hinaus ergibt sich eine Differenz von 370 Patienten zur im Vorjahr genannten Zahl aus der Beteiligung von weiteren 23 Hämophiliebehandlern.

Von den 3546 Patienten wurden 1358 als Anti-HIV-positiv gemeldet. Dies entspräche einem Anteil von 38,3%. Wegen der oben genannten wahrscheinlichen Doppelmeldungen liegt der Anteil der HIV-Infizierten hierbei wahrscheinlich höher.

Bei den 1993 mit Initialen, BGA-Code und Geburtsdatum gemeldeten Anti-HIV-positiven Hämophilen konnten 432 Patienten als Mehrfachmeldungen (in Einzelfällen von bis zu 6 Zentren gemeldet), identifiziert werden. Dies entspricht einem Anteil von 24,1%.

Legt man diesen Anteil bei der Meldung HIV-negativer Hämophiler zugrunde, reduziert sich die Anzahl der in Behandlung befindlichen Patienten um 24,1% der HIV-negativen auf 3019 Hämophile, damit wäre es bei 45% der in Behandlung befindlichen Patienten zu einer HIV-Infektion gekommen.

Die Verteilung von HIV-infizierten Hämophilen (inkl. Verstorbene) in Hämophilie A und Hämophilie B entspricht mit 86,1% zu 13,9% den früheren Daten.

Von den Anti-HIV-positiven Hämophile-A-Patienten sind 31,9%, von den Anti-HIV-positiven Hämophile-B-Patienten 26,9% an den Folgen der HIV-Infektion verstorben (Tabelle 3). Möglicherweise nimmt die HIV-Infektion bei

Tabelle 4. Todesursachen bei Anti-HIV-positiven und Anti-HIV-negativen Hämophilen (1/80 – 12/93)

	Anti-HIV-positiv		Anti-HIV-negativ		Gesamt	
AIDS	393	77,2%			393	71,8%
Leberzirrhose	29	5,7%	13	34,2%	42	7,7%
Blutung	24	4,7%	7	18,4%	31	5,7%
Malignome	7	1,4%	6	15,8%	13	2,4%
Andere inn. Krh.	9	1,8%	5	13,2%	14	2,6%
Unfall	3	0,6%	5	13,2%	8	1,5%
Suizid	3	0,6%	1	2,6%	4	0,7%
Mord	1	0,2%	0	0,0%	1	0,2%
Drogen	1	0,2%	0	0,0%	1	0,2%
Ohne Angaben	39	7,7%	1	2,6%	40	7,3%
Gesamt	509		38		547	

Erläuterung: Unter Tod an Leberzirrhose wurde auch Tod an Blutung aus Ösophagusvarizen bei posthepatischer Leberzirrhose subsummiert. Tod an Blutung enthält nicht die Folgen der Ösophagusvarizenblutung oder Verbluten bei HIV-Thrombopenie

Hämophilie A und Hämophilie B einen anderen Verlauf. Ob für die bei Patienten mit Hämophilie A beobachtete höhere Mortalität eine durch höhere Substitution bei Faktor VIII-Mangel bedingte stärkere Virusexposition (z. B. Mehrfachinfektionen) oder ein anderer Mechanismus verantwortlich zeichnet, bedarf weiterer Abklärung.

Bei den Anti-HIV-positiven Hämophilen steht AIDS als Todesursache mit 393 von 509 (77,2%) bei weitem an erster Stelle (Tabelle 4), gefolgt von Tod an Folgen der Leberzirrhose mit 5,7% Häufigkeit.

Bei den Anti-HIV-negativen Hämophilen steht der Tod an Folgen der Leberzirrhose mit 34,2% Häufigkeit an erster Stelle, wie bei den Anti-HIV-positiven Patienten gefolgt von Blutungen als nächsthäufigere Todesursache.

Aus Abb. 1 und 2 gehen die aktuellen Todesursachenverteilungen im Erfassungszeitraum 1/1980 bis 12/1993 von Anti-HIV-positiven und Anti-HIV-negativen Hämophilen hervor.

Über den Erhebungszeitraum 1980 – 1993 war bei 77,1% der verstorbenen Bluter AIDS oder Folgen einer Leberzirrhose Todesursache. Bei den Anti-HIV-positiven verstorbenen Hämophilen liegt der Anteil von AIDS und Leberzirrhose zusammen bei 82,9%. Insbesondere ist AIDS als Todesursache im Erfassungszeitraum 1993 weiter angestiegen.

Insgesamt ergeben sich somit bei den Anti-HIV-positiven Hämophilen in 422 von 509 Todesfällen (82,9%) therapiebedingte Komplikationen als Todesursache. Seit 1982 stieg AIDS als Todesursache von anfangs wenigen Prozent auf nunmehr 71,8% pro Jahr kumulativ an (Tabelle 5).

Bei der jährlichen Erfassung der Todesursachen liegt AIDS im Erfassungszeitraum 10/92 bis 12/93 bei 86,7%. Hier ist, gemessen am Anteil der an AIDS verstorbenen Patienten der letzten Jahre, ein starker Anstieg zu verzeichnen.

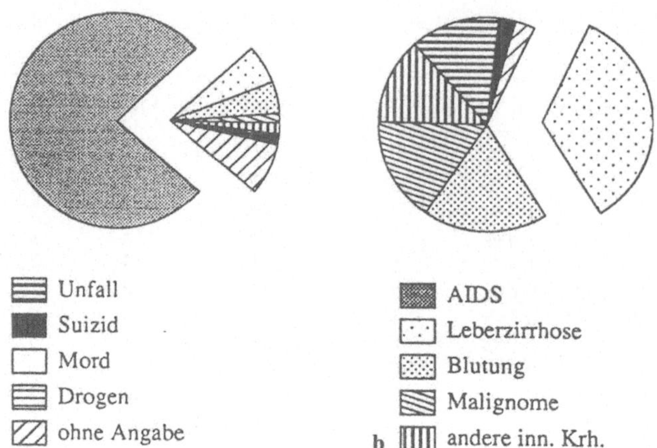

Abb. 1. a Todesursachen bei Anti-HIV-positiven Hämophilen; **b** Todesursachen bei Anti-HIV-negativen Hämophilen

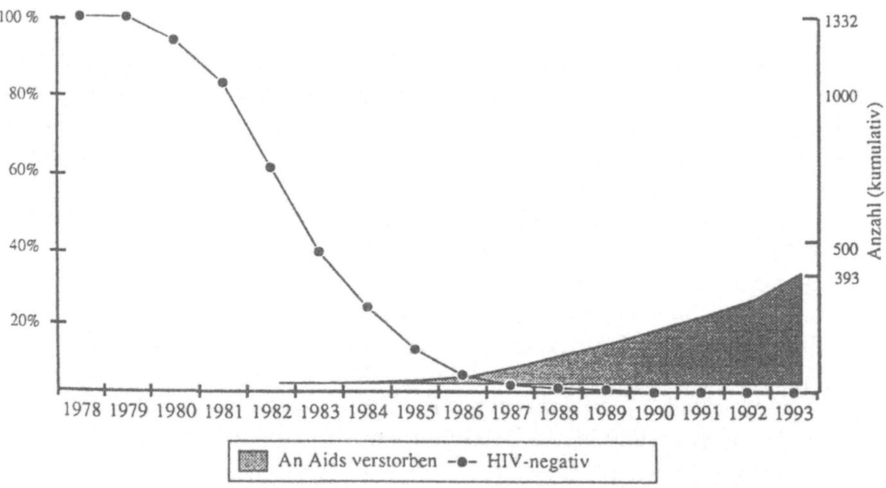

Abb. 2. Serokonversion von 93 Hämophilen in München in % der HIV-AK-negativen Patienten. Anstieg der an AIDS verstorbenen Hämophilen in der BRD (Umfrageergebnisse 1993)

Die graphische Darstellung der Todesursachenstatistik in Abb. 2 zeigt ab 1985 die explosionsartige Zunahme von AIDS als Todesursache.

Wichtig in der Beurteilung der über einen Zeitraum von 12 Jahren erhobenen Daten ist die Beurteilung der HIV-Infektion und der kumulativ erfaßten Todesfälle (Abb. 2). Diese systematische Untersuchung unserer Bluter wurde erstmalig 1983/84 möglich. Anhand von dokumentierten Serokonversionen durch Untersuchung tiefgefrorener Plasmen, aus denen die letzten seronegativen und ersten seropositiven Befunde erhoben werden konnten, ließ sich der Zeitpunkt der Serokonversion bei einzelnen Patientengruppen ermitteln.

Tabelle 5. Todesursachen von Anti-HIV-positiven und Anti-HIV-negativen Hämophilen

	AIDS		Andere Ursachen		Gesamt
1980			8	100,0%	8
1981			9	100,0%	9
1982	1	10%	9	90%	10
1983		0,0%	9	100,0%	9
1984	4	28,6%	10	71,4%	14
1985	7	38,9%	11	61,1%	18
1986	15	57,7%	11	42,3%	26
1987	36	78,3%	10	21,7%	46
1988	43	79,6%	11	20,4%	54
1989	42	77,8%	12	22,2%	54
1990	48	78,7%	13	21,3%	61
1991	51	79,7%	13	20,3%	64
1992	55	79,7%	14	20,3%	69
1993	91	86,7%	14	13,3%	105
Summe	393	71,8%	154	28,2%	547

Tabelle 6. Verstorbene mit HIV-Infektion, AIDS-kranke und asymptomatisch HIV-infizierte Hämophile

An AIDS verstorben	393
An anderen Ursachen verstorben	116
Manifest an AIDS erkrankt	82
Asymptomatisch HIV-infiziert	767

B. Kroner und J. Goedert (NIH) konnten aus unserem Münchner Patientenkollektiv durch Anwendung der Turnbullberechnung die Serokonversion von 93 Hämophilen in München in Prozent der HIV-Antikörper-negativen Patienten beschreiben. Diese über den Zeitraum abfallende Kurve der Anti-HIV-negativen Patienten sind dem kumulativen Anstieg der an AIDS verstorbenen Hämophilen in der Bundesrepublik wie in den Umfrageergebnissen dargelegt, gegenübergestellt. Aus der Darstellung (Abb. 2) wird ersichtlich, wie in den Jahren 1982–1983 bereits mehr als die Hälfte der Bluter infiziert war, und erst sehr wenige Patienten als erkrankt oder verstorben erfaßt wurden.

Insgesamt ergibt sich zur Zeit folgendes Bild: Von 1358 Anti-HIV-positiven Hämophilen sind heute 393 an AIDS verstorben (28,9%), 116 an den Folgen anderer Erkrankungen (8,5%), 82 sind manifest an AIDS erkrankt (6%) und 767 sind asymptomatisch HIV infiziert (56,5%) (Tabelle 6).

Unser bei den Auswertungen der letzten Jahre aufgekommener Verdacht bezüglich möglicher Doppelmeldungen hat sich bei der diesjährigen Datenerfassung bestätigt. Durch weitgehend konsequente Angabe des BGA-Kodes, der Initialen und des Geburtsjahres seitens der an der Umfrage teilnehmenden Zentren konnten von den ursprünglich in diesem Jahr 1790 als asymptomatisch infiziert, manifest erkrankt oder verstorben gemeldeten Hämophilen 432 Fälle als Doppelmeldungen identifiziert werden.

Es hat sich gezeigt, daß in unserer Auswertung bei alleiniger Angabe des BGA-Codes in 10–12% derselbe Code auf bis zu 6 verschiedene Patienten zutrifft.

Auch bei Angabe von BGA-Code und Geburtsjahr entsteht die Konstellation identischer Code, gleiches Geburtsjahr in etwa 1%. Rechnerisch schwer nachzuvollziehen, liegt die Erklärung in der inhomogenen Altersverteilung unserer Patienten.

Eine absolut sichere Identifikation erscheint nur bei Angabe von BGA-Code, Geburtsjahr und Initialen möglich. Dennoch erlauben die vorhandenen Daten im Vergleich zu anderen betroffenen Gruppen eine sehr gute Beurteilung der Epidemiologie der HIV-Infektion bei Hämophilie.

Anhang

Hämophiliebehandlungseinrichtungen aus den folgenden Städten waren an der Auswertung beteiligt:

Aachen	Gera	München
Altstätten	Gießen	Münster
Augsburg	Görlitz	Neckargemünd
Bad Oeynhausen	Göttingen	Neubrandenburg
Berlin	Greifswald	Nürnberg
Bielefeld	Halle/S	Oldenburg
Böblingen	Halle-Wittenberg	Potsdam
Bonn	Hamburg	Rostock
Braunschweig	Hamm	Saalfeld
Bremen	Hannover	Saarbrücken
Bünde	Heidelberg	Schwerin
Cottbus	Hildesheim	Siegen
Delmenhorst	Homburg/S	Stadroda
Dillingen	Kassel	Suhl
Dortmund	Kiel	Thüringen
Dresden	Köln	Tübingen
Düsseldorf	Leipzig	Ulm
Erfurt	Lübeck	Wismar
Erlangen	Ludwigshafen/Rh	Wuppertal
Essen	Magdeburg	Würzburg
Frankfurt/M	Marburg	Zella-Mehlis
Frankfurt/O	Mecklenburg	Zwickau
Freiburg		

World Federation of Hemophilia Registry und Nationales Hämophilieregister

K. Schimpf

Im Rahmen des Dekadenplans, der bei der World Federation of Hemophilia (WFH) für die nächsten 10 Jahre ausgearbeitet wird, wurde das Data & Demographic Committee beauftragt, globale demographische Daten über die Personen mit Hämophilie der Mitgliedsländer zu sammeln und die Schaffung nationaler Register zu unterstützen. Nur durch die Übermittlung der Daten aus den nationalen Registern kann die WFH ihre Daten erhalten. So geschah und geschieht es auch mit den Informationen für den neuen Status and Atlas of Hemophilia Worldwide, den das Information Clearinghouse in Heidelberg gegenwärtig zusammenstellt. Aus den 30 Antworten auf dem 27seitigen Fragebogen, die schon eingegangen sind, wissen wir, daß jedes Land, welches antwortete, ein nationales Register hat, mindestens 12 davon ein computerisiertes. Alle unsere Antworten erhielten wir über die nationalen Hämophiliegesellschaften. Es hat keinen Sinn, einzelne Zentren anzuschreiben. Dr. Dietrich vom WFH Aids-Zentrum in Los Angeles erfragte z. B. per Rundschreiben Daten über HIV-Infektionen bei 500 Behandlungszentren. Geantwortet haben 140, also 28%. Das Data & Demographic Committee der WFH vertritt deshalb die Ansicht, daß es seine Informationen über Hämophiliebasisdaten von den Ärztlichen Beiräten der Länder erhalten sollte, beziehungsweise von dem Hämophiliezentrum, bei dem sich das nationale Register befindet. Dies ist in Deutschland das Zentrum Herrn Schramms.

Wozu sollen die Daten dienen? 1) Zur Planung, 2) zur Information anderer Organisationen wie WHO und Europäische Gemeinschaft oder von weiteren regionalen Einrichtungen und 3) zur Information der Mitgliedsländer über das, was weltweit passiert. So erwies sich die Verbreitung der Informationen über die finanzielle Unterstützungen für HIV-infizierte Bluter, welche in den einzelnen Ländern erreicht wurden, als außerordentlich nützlich für die Verhandlungen, mit denen im jeweiligen eigenen Lande die gleichen oder bessere Lösungen erreicht werden konnten. Das entsprechende Komitee der WFH legt die neusten Informationen über Verhandlungsergebnisse über die HIV Financial Assistence regelmäßig durch das Information Clearinghouse vor. Es leuchtet ein, daß es in Situationen, wie z. B. im Rahmen des gegenwärtigen so genannten AIDS-Skandals, außerordentlich nützlich ist, präzise nationale und internationale Daten parat zu haben.

Dem britischen Register der Hemophilia Center Directors in Oxford wurden 1992 durch 109 von 112 Hämophilibehandlern komplette Jahresdaten geliefert. Sie gaben nicht nur das an, was Herr Landbeck und jetzt Herr

Schramm sammeln, sondern mehr, wie Angaben über alle Patienten in kodierter Form, Informationen über Alter, Schweregrade, Art der angeborenen Gerinnungsstörung, über Jahresverbräuche der verschiedenen Konzentrate. Dies zusammen mit den bisher für Hamburg gesammelten Angaben stelle ich mir unter Basisdaten vor. Bis so etwas in den verschiedenen Ländern erreicht wird, braucht es offensichtlich viel Erziehungsarbeit, wie Ernest Briet in Leiden/ Niederlande sich ausdrückt. Er habe 10 Jahre Arbeit benötigt, um eine Antwortrate von 80% zu erreichen. Bruce Evatt vom CDC in den USA kam nicht über 60% hinaus, wie er vor einem Monat ziemlich enttäuscht feststellte.

Sie haben bemerkt, ich bezwecke mit meinen Worten eine Unterstützung von Herrn Schramms Bemühungen, alle Patienten mit Hämophilie und anderen angeborenen plasmatischen Gerinnungsstörungen in Deutschland zu erfassen, einschließlich der obengenannten Detailinformationen. Helfen Sie, daß er die nötigen Daten bekommt und eine Antwortrate erreicht, die mindestens so hoch ist wie in den Niederlanden, besser noch wie im Vereinigten Königreich, und daß seine Daten komplett und zuverlässig sind wie dort.

HIV-Impfstoffstudien: Neue Entwicklungen

M. EIBL

Meine Aufgabe ist es, Ihnen über die wichtigsten neuen Ergebnisse zu berichten, die bei der Conference on Advances in AIDS Vaccine Development (6th Annual Meeting of the National Cooperative Vaccine Development Groups for AIDS, 30. Oktober–4. November 1993 in Alexandria, Virginia) präsentiert wurden.

Selbstverständlich ist so ein Bericht immer auch subjektiv.

Im Zusammenhang mit der Entwicklung von AIDS-Impfstoffen sind vorerst zwei große Hürden zu überwinden:
erstens, daß die immunologischen Mechanismen der protektiven Immunität gegen HIV nicht genau bekannt sind, und zweitens, daß immunologische Reaktionen, die die Virusreplikation kontrollieren, ebenfalls zu wenig definiert sind. Informationen können wir aus der Untersuchung jener Personen erwarten, die ad 1) mit an Sicherheit grenzender Wahrscheinlichkeit HIV-exponiert waren und nicht infiziert wurden und ad 2) von Personen, die HIV infiziert wurden, aber nach der Infektion einen besonders günstigen klinischen Verlauf zeigen, in dem ihr Immunsystem über lange Zeit nicht oder nur wenig angegriffen wird. Diesen Fragestellungen waren im Laufe der Konferenz verschiedene Berichte gewidmet.

Thomas Harrer aus der Gruppe von Bruce Walker von der Harvard Universität berichtete über HIV-1-spezifische zytotoxische T-Zellantwort bei Personen, die HIV-seropositiv sind, aber keine progrediente Immundefizienz zeigen. Diese Gruppe untersuchte die zelluläre Immunantwort gegen HIV-1 bei Personen, die über 10 Jahre infiziert sind und CD4-Zellen über 500 aufweisen. Bei 7 von 8 solcher Personen konnten HIV-1-spezifische zytotoxische Zellen aus peripheren Blutleukozyten oder durch die Untersuchung spezifischer T-Zell-Klone identifiziert werden. In zwei der untersuchten Probanden waren Viruskulturen negativ. Die Spezifität der T-Zellen bei diesen zwei Personen war gegen eine konstante Region des HIV gerichtet, die in der aktiven Region der reversen Transkriptase lokalisierbar war. Aufgrund dieser Ergebnisse könnte man annehmen, daß Immunreaktionen gegen reverse Transkriptase in der Kontrolle der Virusreplikation von Bedeutung sein könnten.

In ähnlicher Weise untersuchten K. Luzuriaga und J. L. Sullivan aus Massachusetts zytotoxische T-Zellen bei der vertikalen Transmission der HIV-Infektion bei Kindern HIV-infizierter Mütter im ersten Lebensjahr. Ihr Untersuchungssystem erstreckte sich auf gag-, nef- und pol-spezifische zytotoxische T-Zellen. Sie untersuchten 11 Säuglinge: in 5 Fällen konnten sie HIV-spezifische

T-Zellen identifizieren. Bei 3 Kindern fanden sie gag-spezifische, bei 4 nef-spezifische zytotoxische Zellen, bei keinem konnten sie pol-spezifische T-Zellen nachweisen – T-Zellen, die spezifisch gegen die reverse Transkriptase gerichtet sind (die von der Gruppe Bruce Walkers beschriebenen Zellen waren pol-spezifisch). In einem der Kinder konnten zytotoxische T-Zellen bereits mit 3 Monaten, bei den anderen erst im 2. Lebenshalbjahr identifiziert werden. Eine Erweiterung dieser Studie zeigte, daß bei Kindern mit einem rasch progredierenden Verlauf eines von fünf gegen gag gerichtete Zytotoxizität aufwies, während bei den Kindern mit langsamer Progression in zwei Dritteln der Fälle zytotoxische T-Zellen nachweisbar waren. Bei hämophilen Kindern fanden sie in 8 von 10 untersuchten Patienten gegen gag gerichtete zytotoxische T-Zellen.

Über ganz ähnliche Ergebnisse berichtete auch I. J. MacFarland aus der Arbeitsgruppe von R. Schooley aus Denver. Die Ergebnisse dieser Arbeitsgruppe zeigen, daß die zellmediierte Immunität, insbesondere die zytotoxischen T-Zellen, die gegen HIV-Antigene gerichtet sind, für die Kontrolle der Virusreplikation von Bedeutung sind. Die erforderliche Spezifität dieser zytotoxischen T-Zellen ist noch nicht definiert.

Es ist bekannt, daß Personen mit unterschiedlichen genetischen Voraussetzungen auf unterschiedliche Peptide ein und desselben Antigens reagieren können. Und es wäre nicht überraschend, wenn dieses Phänomen auch in der Reaktivität gegen HIV zum Tragen käme. Dies könnte bedeuten, daß Personen mit unterschiedlichen genetischen Eigenschaften zytotoxische T-Zellen unterschiedlicher Spezifität ausbilden, wobei die Summe dieser T-Zellen in der Kontrolle der HIV-Infektion wirksam werden könnte. Bei Infektionen von Inzuchtmäusen weiß man, daß die Bereitschaft zur Ausbildung von bestimmten Immunreaktionen für die Empfänglichkeit gegenüber verschiedenen Infektionen von entscheidender Bedeutung ist.

Frühere Arbeiten von M. Clerici and G. M. Shearer (Journal of Infectious Diseases, 1992) haben darauf hingewiesen, daß die zellmediierte Immunität auch in der Verhinderung einer HIV-Infektion eine Bedeutung haben könnte. Diese Autoren untersuchten homosexuelle Männer, die aufgrund ihres Sexualverhaltens gegenüber HIV exponiert waren. Mononukleäre Zellen dieser Personen wurden mit Peptiden aus dem Hüllprotein des HI-Virus in der Kultur zusammengebracht, was bei allen untersuchten Probanden zu einer Bildung von Interleukin-2 führte. Das könnte als Zeichen gewertet werden, daß mit dem Hüllprotein des Virus bereits früher ein Kontakt stattgefunden hatte. Die Zellen der Probanden erkennen dieses Hüllprotein, weil das immunologische Gedächtnis bereits beim ersten Kontakt mit HIV induziert wurde. In der weiteren Folge kam es bei einer dieser Hochrisikopersonen zu einer Serokonversion, während 4 seronegativ blieben. Ursprünglich konnte aus den Zellen dieser 5 Personen kein Virus kultiviert werden, und bei den 4, die seronegativ geblieben sind, brachte auch die Polymerease Chain Reaction (PCR)-Testung 10 Monate später negative Ergebnisse.

Über diese Ergebnisse wurde bei dem Kongreß diskutiert, und die mögliche Bedeutung des immunologischen Gedächtnisses neben den zytotoxischen T-Zellen für die protektive Immunität und für die Kontrolle der Virusreplikation wurden in Erwägung gezogen. Diese Erkenntnisse ergänzen frühere Annahmen, die besagen, daß die Ausbildung der humoralen Immunität mit neutralisierenden Antikörpern die wichtigste Komponente der immunologischen Reaktivität für die Schutzwirkung gegenüber Infektionen darstellt.

Klinische Studien mit Kandidat-AIDS-Impfstoffen

Die meisten klinischen Studien mit Kandidat-AIDS-Impfstoffen in den Vereinigten Staaten werden durch die amerikanische Gesundheitsbehörde und deren angeschlossene Institute durchgeführt. Die AIDS Vaccine Evaluation Group und die AIDS Clinical Trial Group leiten diese Bemühungen.

Die meisten Kandidat-AIDS-Impfstoffe enthalten das Hüllprotein von einem HIV-1-Stamm oder Teile desselben (s. Tabelle 1).

Ein Kandidatimpfstoff der Firma MicroGeneSys enthält gp 160 in Baculovirus hergestellt. Das gp 160 in diesem Impfstoff ist denaturiert, und die Glykosilierung unterscheidet sich von der nativen Form des Hüllproteins.

Der Kandidatimpfstoff der Firma Immuno enthält ebenfalls gp 160. Dieses Hüllprotein wird in Säugetierzellen (Verozellen) hergestellt, ist nicht denaturiert, glykosiliert und somit der nativen Form des Hüllproteins entsprechend.

Ein Kandidatimpfstoff von Genentech und einer von Biocine enthalten gp 120. Bei infizierten Freiwilligen wurde zusätzlich zu diesen Impfstoffen ein weiterer, der von Dr. Salk, verwendet. Dabei handelt es sich um einen Vollvirus-Impstoff mit inaktivierten HI-Viren. Dieser Impfstoff kann aus Sicherheitsgründen nur bei HIV-infizierten Personen eingesetzt werden.

Insgesamt wurde bisher über 12 Studien berichtet. Eine weitere Phase-II-Studie, in die mehrere hundert Freiwillige, auch solche mit Hochrisikoverhalten, aufgenommen werden, hat begonnen. Ergebnisse sind noch nicht verfügbar, da die Studie derzeit läuft.

In den 12 Studien, über welche Teilergebnisse vorhanden sind, waren 1400 Freiwillige eingeschlossen und von diesen 1250 nicht HIV-Infizierte. In diesen Untersuchungen wurde vorerst die Frage nach der Sicherheit der verschiedenen

Tabelle 1. Kandidat HIV-Impfstoffe, die von der NIAID in umfassenden Studien bei HIV-Seronegativen eingesetzt wurden

Kandidat-Impfstoff	HIV-Stamm/Zelltyp	Hersteller
rgp 160	LAI[a]/Baculovirus	MicroGeneSys Immuno AG
	LAI/Vaccinia	
rgp 120	LAI/CHO	Genentech
	IIIB/CHO	
	MN/CHO	
	SF2/CHO	Biocine
	SF2/Hefe	

[a] HIV IIIB

Impfstoffe gestellt, und die bei diesem Kongreß allgemein ausgesprochene Erfahrung war einheitlich, daß die geprüften HIV-1-Kandidat-Impfstoffe von den Impfärzten und von den Impflingen als klinisch sicher aufgefaßt wurden, Dies bedeutet nicht, daß keine unerwünschten Nebenwirkungen aufgetreten sind. Lokalreaktionen mit Schmerz- und Druckempfindlichkeit sowie Rötung an der Injektionsstelle wurden bei Impfungen mit allen Kandidatvakzinen in den Schweregraden 1–3 beobachtet. Die lokale Reaktionsrate variiert zwischen 15–50%. Die Reaktion war mit ganz wenigen Ausnahmen von kurzer Dauer, und die Impflinge und Impfärzte bezeichneten sie als akzeptabel. Allgemeinreaktionen wurden bei den verschiedenen Kandidatimpfstoffen ebenfalls beobachtet. Sie waren von kurzer Dauer und wurden als akzeptabel eingestuft. In den Kandidatimpfstoffen werden unterschiedliche Adjuvantien verwendet. Eines dieser Adjuvantien, ein Muramyl-Tripeptid-Derivat, wird wegen starker Reaktogenität in weiteren Studien nicht mehr verwendet.

Die Impfung im klassischen Sinn bedeutet, eine präventive Immunisierung durchzuführen, d.h., man impft, um zu einem späteren Zeitpunkt die Infektion oder die Krankheit zu verhindern. Die wesentlichste Zielsetzung der bisherigen klinischen Studien durch NIAID war es, verschiedene Kandidatimpfstoffe in diesem Sinn einzusetzen. Bei 1250 nicht infizierten Probanden wurden die verfügbaren Kandidatimpfstoffe (s. Tabelle 1) auf Verträglichkeit und Immunogenität getestet.

Unter dem Druck der Ausweitung der HIV-Epidemie werden Kandidat AIDS-Impfstoffe auch als therapeutische Impfstoffe geprüft. In solchen Studien, die derzeit deutlich weniger Probanden (ca. 250) einschließen, wird die Fragestellung der therapeutischen Impfung untersucht. Dabei erfolgt die Impfung bereits Infizierter mit dem Ziel, die Progredienz der klinischen Symptomatik hintanzuhalten und eine Erkrankung zu verhindern bzw. mit Hilfe der Induktion von Immunmechanismen eine gewisse Kontrolle der HIV-Infektion zu bewirken. Begonnen wurde auch eine Studie, in der versucht wird, mit Hilfe der Impfung die vertikale Infektionsrate zu senken, d.h., die Übertragung von der Mutter auf das Neugeborene zu verhindern.

Impfstudien in HIV-Seronegativen

Von den Kandidatimpfstoffen, die das Hüllprotein eines HIV-1-Stammes enthalten, stehen zwei wesentliche Typen in Verwendung: Solche, die das komplette Hüllprotein gp 160 des AIDS-Virus, das auf gentechnischem Weg hergestellt wurde, enthalten, und andere, die einen Teil des Hüllproteins enthalten, gp 120, bei dem der transmembrane Anteil der Virushülle fehlt.

Die Immunreaktionen, die mit den verschiedenen Kandidatimpfstoffen in den Impflingen induziert wurden, wiesen Unterschiede auf. Die klinische Relevanz derselben steht noch nicht fest. Die mit gp 120 geimpften Freiwilligen zeigten relativ hohe neutralisierende Antikörper bei einer gleichzeitig eher schwachen Bindung an das Antigen. Neutralisationstiter gegen den homologen, im Impfstoff enthaltenen MN-Stamm lagen zwischen 1:100 und 1:500.

Dies entspricht etwa einem Zehntel der Werte, die man bei HIV-infizierten Personen beobachtet. Die Lymphozytenproliferation war bei mit gp 120 geimpften Freiwilligen eher niedrig. Es wurden die im Lancet von D. Schwartz 1993 beschriebenen Ergebnisse präsentiert, mit Stimulationsindices, die nach der dritten Impfung zwischen 5 und 10 lagen.

Bei der Präsentation der Ergebnisse der Impfstudien wurde von drei verschiedenen Rednern aufgezeigt, daß die im Rahmen solcher Impfstudien induzierten relativ hochtitrigen neutralisierenden Antikörper wohl Laborstämme von HI-Viren auf Zellkulturen neutralisieren konnten, jedoch keine primären Virusisolate. Hat man nämlich diese neutralisierende Antikörper enthaltenden Immunseren mit Viren zusammengebracht, die aus Blutzellen HIV-infizierter Personen isoliert wurden – 40 solche Stämme wurden untersucht –, so konnte in keinem einzigen Fall eine neutralisierende Wirkung auf diese HI-Viren (primäre Isolate) festgestellt werden. Die daraus sich ergebende Problematik liegt auf der Hand, und die große Mehrheit der Anwesenden vertrat die Ansicht, daß neue Richtungen in der Impfstoffentwicklung – ergänzend oder überhaupt – eingeschlagen werden müssen, um dieser Problematik Rechnung zu tragen.

Es wurden vorläufige Ergebnisse von einem Impfling berichtet, dessen Serum vielleicht auch gegen ein primäres HI-Virusisolat wirksam war. Dieser Impfling wurde mit einem Impfstoff immunisiert, der unterschiedliche Peptide des HIV-Hüllproteins enthielt. Dieses vorläufige Ergebnis ist von großem Interesse, muß jedoch noch vielfach überprüft werden.

Bei dem mit gp 160 Kandidatimpfstoff geimpften Personen fand man höhere bindende, aber deutlich niedrigere neutralisierende Antikörper, die Lymphozytenproliferation im Sinne des immunologischen Gedächtnisses war signifikant, die Stimulationsindices nach drei Impfungen waren über 50.

Bei den Impfstudien, die mit dem Immuno-Kandidat-AIDS-Impfstoff von der AIDS Vaccination Evaluation Group des NIAID durchgeführt werden, berichtete Dr. Gorse (in Zusammenarbeit mit Dr. Belshe und anderen) folgende interessante Ergebnisse: Die Art der induzierten Immunreaktion ist bei im wesentlich ähnlichen Impfstoffdosen auch vom Zeitplan der Impfung abhängig. Freiwillige nicht infizierte Probanden, die vorerst in den Monaten 0, 1, 6 und 12 mit Einzeldosen von je 50 µg geimpft wurden und im Monat 18 eine Boosterdosis von 200 µg erhielten, entwickelten neutralisierende Antikörper. Diese neutralisierenden Antikörper waren gegen Laboratoriumsstämme in Zellkulturen wirksam; gegen primäre Virusstämme, in Blutzellen gezüchtet, wurden sie noch nicht getestet. Mit demselben Impfstoff, mit einem anderen Zeitplan angewandt – 5 Impfungen hintereinander in monatlicher Folge – konnten zytotoxische T-Zellen generiert werden. Dies sind meines Wissens die ersten Ergebnisse beim Menschen, wo, abhängig von der Art der Immunisierung, die induzierte Immunreaktion in eine bestimmte Richtung gelenkt werden konnte.

Impfungen bei HIV-Seropositiven

Bei therapeutischen Impfstudien an HIV-Seropositiven wurden prinzipiell dieselben Impfstoffe verwendet, die auch bei den seronegativen Freiwilligen angewandt wurden (s. Tabelle 1).

Die meisten klinischen Studien bei Infizierten wurden bei solchen mit CD4-Zellen über 500 durchgeführt, bei Personen also, bei welchen man ein wenn auch nicht intaktes, aber funktionierendes Immunsystem vermuten kann. Die Ergebnisse unterschiedlicher kleiner Studien ergaben, daß in einer Einjahresperiode die CD4-Zahlen weitgehend konstant waren. Die Sicherheit der Impfstoffe wurde auch in dieser Situation bestätigt.

Über die klinische Wirksamkeit kann noch keinerlei Aussage getroffen werden.

Die Ergebnisse der klinischen Studie mit dem Salk-Impfstoff wurden lebhaft diskutiert. In dieser kontrollierten klinischen Prüfung, die *nicht* von NIAID durchgeführt wurde, zeigten die nicht geimpften Personen in der Zeitspanne von einem Jahr einen signifikanten Abfall ihrer CD4-Zellen, der bei den geimpften Personen nicht stattfand. Allerdings muß noch einmal betont werden, daß in vier anderen von der NIAID mit anderen Impfstoffen durchgeführten Studien ein Abfall der CD4-Zellen bei den nicht Geimpften in keinem der Fälle beobachtet wurde. Ferner wurden bei der Salk-Impfstoffstudie Ergebnisse präsentiert, daß die Virusbelastung mit einem Faktor 1,6 abgenommen hätte. Die anwesenden Virologen allerdings betonten, daß Unterschiede, die kleiner als eine halbe Logstufe (dreifach) darstellen, einfach methodische Hintergründe hätten, das bedeutet, daß die Relevanz einer Abnahme, die weniger als dem dreifachen Wert entspricht, mit Vorsicht aufgenommen werden sollte. Damit wurde übereinstimmend festgestellt, daß sich die Sicherheit dieses Impfstoffes im Rahmen der Studie als zufriedenstellend erwies, während zur Wirksamkeit derzeit keine Aussagen getroffen werden können.

Eine allgemeine Diskussion entbrannte über die Frage, wie weit Surrogatmarker, wie z.B. CD4-Zahlen, aussagekräftig seien. Auch über die Erfassung der Virusbelastung im Rahmen der Studien wurde diskutiert. Hier stand die Genauigkeit der Meßmthoden zur Diskussion, und eine einheitliche Auffassung zu diesen Fragen bestand auch am Ende des Kongresses nicht.

Die Impfung mit dem Immuno-Kandidat-AIDS-Impfstoff bei infizierten Freiwilligen ist 1992 angelaufen. Die von der NIAID durchgeführte Studie ist multizentrisch. Der Vorsitzende ist Dr. D. Schwartz an der John Hopkins Universität in Baltimore. In diese Studie wurden Freiwillige mit CD4-Zahlen von 600 und darüber aufgenommen. Die Sicherheit dieser Impfung wurde ähnlich den anderen Impfstoffen dokumentiert. Die Studie wurde, da bereits 4 Monate seit der letzten Impfung der letzten Probanden vergangen sind, entblindet, doch werden die Freiwilligen natürlich weiter beobachtet und untersucht werden. Über die Wirksamkeit der Impfung in dieser Studie können ähnlich den anderen Studien noch keine Aussagen gemacht werden.

Soweit der Bericht über einige der wichtigen Gesichtspunkte, die in Zusammenhang mit AIDS-Impfstoffen bei der Conference on Advances in AIDS Vaccine Development diskutiert worden sind.

In der Folge möchte ich noch über die europäische Studie mit dem Kandidatimpfstoff berichten, die unter Vorsitz von Professor G. Goebel seit einem Jahr in 16 klinischen Zentren in 8 europäischen Ländern durchgeführt wird. Diese Studie umfaßt zwei Protokolle mit HIV-infizierten Freiwilligen. In einem wurden solche mit CD4-Zahlen über 500, im anderen solche mit CD4-Zahlen zwischen 200 und 500 inkludiert. Geplant sind 6 Impfungen mit je 100 µg in monatlichen Abständen. Die Anzahl der Studienteilnehmer lag zwischen 100 und 120 je Studie. Die Zielsetzung war die Prüfung der Sicherheit und der Immunogenität, wobei auch die Virusbelastung untersucht wird. Es handelt sich um eine multinationale, randomisierte, plazebokontrollierte Doppelblindstudie. Unserer Ansicht nach können aufgrund klinischer Studien bei HIV-Infizierten nur dann Aussagen getroffen werden, wenn sie als kontrollierte Studien geplant sind.

Die Rekrutierung für beide Studien (für über 200 Freiwillige) konnte mit Ende des Jahres beendet werden, und über die Hälfte der Freiwilligen erhielten bereits 6 Impfungen. Die Verträglichkeit der Impfung wurde auch hier bestätigt, die Nebenreaktionen ähnlich wie in anderen Studien, als tolerabel beschrieben. Über die Wirksamkeit wird man erst nach der Entblindung der Studie Aussagen treffen können. Die Organisation und der disziplinierte Ablauf erfüllen die ursprünglichen Erwartungen.

Das Ziel dieser kurzen Darstellungen war es, über einige Aspekte der AIDS-Impfstofforschung zu berichten und in erster Linie auch, Ihnen vor Augen zu führen, daß wichtige Schritte in der Entwicklung der AIDS-Impfstoffforschung gemacht werden. Der Weg zu einer wirksamen Vakzine ist lang und wird durch Ergebnisse der täglichen Arbeit bestimmt. Wir können mehr von dem Aneinanderreihen dieser Ergebnisse erwarten als von einem einzigen Durchbruch erhoffen.

10 Jahre Verlauf der HIV-Infektion bei Kindern und Jugendlichen mit Hämophilie

W. Gross, U. Herberg, M. Lehn, K.E. Schneweis,
A.M. Eis-Hübinger, R. Bialek

Einleitung

Inzwischen sind etwa 10 Jahre vergangen, seit die an der Universitäts-Kinderklinik Bonn betreuten hämophilen Kinder und Jugendlichen mit HIV über Gerinnungsfaktor-Konzentrate infiziert wurden. Hämophile Patienten haben bekanntermaßen ähnlich wie homosexuelle Männer im Vergleich zu anderen Risikogruppen eine bessere Prognose [3, 6–8, 11]. Aufgrund des begrenzten Zeitraumes der Serokonversion und der vergleichsweise guten Compliance, eignen sich jedoch besonders bei hämophilen HIV-Infizierten Untersuchungen hinsichtlich der Bedeutung von prognostischen Markern und Kofaktoren für den Verlauf der HIV-Infektion.

Methodik

Seit 1987 stellten sich 48 hämophile Patienten mit vermutlicher Serokonversion zwischen 1980 und 1984 regelmäßig in 3- bis 6monatigen Abständen in unserer Ambulanz zur Routineuntersuchung vor. 3 weitere Patienten konnten nicht nachverfolgt werden. Bei Erstvorstellung lag der Altersmedian bei 13 Jahren (5–18 Jahre), eine Hämophilie A hatten 40, eine Hämophilie B 8 Patienten.

Zur Vereinfachung wurden alle Patienten nach der aktuellen in Deutschland gültigen CDC-Klassifikation für Erwachsene eingeordnet. Da die Lymphadenopathie, die Stadium III definiert, für den Verlauf nur eine geringe Bedeutung hat, können Stadium II und III zusammengefaßt werden. Der Zusatz A bezeichnet einen normalen Immunstatus, B bezeichnet CD4-Lymphozytenzahlen unter 400/μl und/oder Thrombozytopenien.

Die Hepatitis-B- und Hepatitis-C-Serologie wurde mit kommerziellen ELISA der Firma Abbott nach Anweisungen des Herstellers durchgeführt, im Falle der Hepatitis C mit einem ELISA der zweiten Generation. Ein HCV-RNA-Nachweis stand seit 1992 zur Verfügung.

Rezidivierende Herpes labialis- und Herpes zoster-Infektionen wurden nach klinischen Kriterien diagnostiziert, bzw. anamnestisch erfragt.

In Anlehnung an bekannte Verfahren wurden aus dem peripheren Blut gewonnene HIV-Isolate in der Zellkultur hinsichtlich Syncytium-Induktion (SI) untersucht [12]. Folgende graduelle Einteilung wurde hierbei zugrunde gelegt: D-Isolate bilden keine Syncytien (NSI), C-Isolate nur geringe Mengen kleiner

Syncytien binnen Wochen, B-Isolate größere Syncytien innerhalb von 7–12 Tagen und A-Isolate bilden riesige Syncytien innerhalb von 4–6 Tagen.

Ergebnisse

Während 1987 der überwiegende Anteil der Patienten asymptomatisch war (94%), sind inzwischen weniger als 25% asymptomatisch geblieben. 29% der Patienten haben inzwischen AIDS entwickelt oder sind an Komplikationen der HIV-Infektion verstorben.

In Tabelle 1 sind die AIDS definierenden Erkrankungen, die bei unseren Patienten auftraten, aufgeführt. Eine hohe Letalität bzw. kurze Überlebenszeit zeigten wasting syndrome, cerebrale Toxoplasmose, HIV-Enzephalopathie und das ZNS-Lymphom, demgegenüber ist die Prognose der Pneumocystis-carinii-Pneumonie deutlich besser.

In Tabelle 2 sind die klinischen Stadien in Abhängigkeit der Syncytium-Induktion der HIV-Isolate zum Zeitpunkt der Kultur sowie nach ein und nach zwei Jahren dargestellt. Während D-, C- und B-Isolate mit einem weitgehend stabilen Verlauf in dieser Zeitspanne verknüpft waren, zeigte das Auftreten von A-Isolaten, d.h. stark Syncytium-induzierenden Isolaten, einen deutlichen Progreß der HIV-Infektion an. Diese Beziehung war im „Fisher's exact test" statistisch signifikant. Zudem hatten 12/14 Patienten bei der letzten Virusisolierung vor Übergang in das Stadium AIDS ein A-Isolat, zu diesem Zeitpunkt hatten 9/14 IgA >400 mg/dl, 8/14 eine CD4-Lymphozytenzahl $<200/\mu l$, 7/14

Tabelle 1. Aufgetretene AIDS definierende Erkrankungen

Erkrankung	Anzahl	Davon verstorben
Wasting syndrome	5	4
Pneumocystis-carinii-Pneumonie	5	1
Zerebrale Toxoplasmose	4	2
HIV-Enzephalopathie	2	2
ZNS-Lymphom	1	1

Tabelle 2. Graduelle Syncytium-Induktion (SI/NSI-Gruppe) der isolierten HIV-Isolate und klinisches Stadium zum Zeitpunkt der Virusisolierung, sowie nach 1 und nach 2 Jahren

SI/NSI-Gruppe	Klinisches Stadium bei Isolierung			Nach 1 Jahr			Nach 2 Jahren			
	II/IIIA	II/IIIB	AIDS	II/IIIA	II/IIIB	AIDS	II/IIIA	II/IIIB	AIDS	Tod
D	12			9	3		9	3		
C	11	2		9	4		5	8		
B	4			3	1		1	3		
A	6	12		2	11	5		9	4	5

Tabelle 3. Krankheitsstadium von 48 Patienten in Beziehung zur Hepatitis-B-Serologie

	II/III A	II/III B	IV B	AIDS	Verstorben
HBs-Ag positiv	2	2	1	0	4
HBs-Ag negativ Anti-HBc positiv	8	7	0	3	5
HBs-Ag negativ Anti-HBc negativ	5	8	0	2	1

Tabelle 4. Krankheitsstadium von 38 Patienten in Beziehung zur Hepatitis C-Serologie

	II/III A	II/III B	IV B	AIDS
HCV-Ak positiv HCV-RNA positiv	9	12	1	4
HCV-Ak positiv HCV-RNA negativ	2	4	0	2
HCV-Ak negativ	1	3	0	0

Tabelle 5. Krankheitsstadium mit (ja) und ohne (nein) Anamnese rezidivierender Herpes labialis- und/oder Herpes zoster-Episoden

Rezidivierende Herpes-Infektionen	II/III A	II/III B	IV/AIDS	Verstorben
Ja	3	2	4	5
Nein	12	15	2	5

einen positiven Nachweis von p24-Antigen, 4/14 hatten keine nachweisbaren p24-Antikörper.

Alle nachfolgend aufgeführten Hepatitiden und Herpesinfektionen bestanden bereits mindestens seit Erstvorstellung bzw. in noch asymptomatischen Stadien der HIV-Infektion.

Tabelle 3 zeigt das Krankheitsstadium am 1. 11. 93 in Bezug zur Hepatitis-B-Serologie. Eine chronische Hepatitis B war nicht signifikant, aber doch häufiger mit einem Progress der HIV-Infektion oder Tod verknüpft. Die Fallzahlen gerade der chronischen Hepatitis B sind jedoch gering.

Eine chronische Hepatitis C scheint demgegenüber keinen Einfluß zu haben (Tabelle 4). Tabelle 5 zeigt das Krankheitsstadium am 1. 11. 93 in Korrelation zu einer Anamnese rezidivierender Herpes labialis- und/oder Herpes zoster-Infektionen, diese sind häufiger mit einem Progreß der HIV-Infektion vergesellschaftet.

Diskussion

In unserem Patientenkollektiv zeigte sich eine mit 29% an AIDS oder Komplikationen der HIV-Infektion verstorbenen Patienten bessere Prognose im Vergleich zu zwei kürzlich veröffentlichten Studien bei überwiegend erwachsenen hämophilen HIV-Infizierten [4, 8]. Dies ist ein weiterer Hinweis auf die altersabhängig bessere Prognose jüngerer Hämophiler [1, 2, 7]. Einige AIDS-definierende Erkrankungen, die in anderen Risikogruppen eine Rolle spielen, traten in unserem Patientenkollektiv nicht auf, insbesondere nicht Kaposi-Sarkom, atypische Mykobakteriosen oder CMV-Infektionen, der genaue Grund hierfür ist bis auf die altersabhängige CMV-Prävalenz unbekannt.

Hinsichtlich der Syncytium-Induktion der isolierten HIV-Isolate scheint insbesondere die graduelle Einteilung einen prognostisch bedeutsamen Parameter zu liefern, der ein Fortschreiten der HIV-Infektion zu einem Zeitpunkt anzeigt, zu dem andere Parameter (IgA, CD4-Lymphozyten, p24Ag, anti-p24) zum Teil noch unauffällig sind.

Eine chronische Hapatitis B könnte nach unseren Beobachtungen als Kofaktor der HIV-Infektion in Betracht kommen, allerdings sind hier die Fallzahlen gering. Auch in einer größeren amerikanischen Studie wiesen nur 3% der untersuchten hämophilen Patienten eine chronische Hepatitis B auf [5]. Eine Hepatitis C scheint keinen Einfluß zu haben. Eine Interferon-Therapie der Hepatitiden wird bei fortgeschrittener HIV-Infektion mangels Effektivität nicht durchgeführt, ob sie zu einem früheren Zeitpunkt sinnvoll wäre, wurde bislang nicht gezeigt.

Rezidivierende Herpes labialis- und/oder Herpes zoster-Infektionen könnten als Kofaktor der HIV-Infektion eine Rolle spielen. Neben experimentellen Hinweisen einer Transaktivierung von HIV durch HSV-1, HSV-2 und VZV [9], wurde in einer größeren multizentrischen Studie, der auch unsere Patienten angeschlossen sind [2], die mögliche Bedeutung von Herpes zoster-Infektionen als Kofaktor aufgezeigt. Ob eine prophylaktische Aciclovir-Therapie, die bei häufig rezidivierendem Herpes labialis bei Personen ohne Immundefizienz die Häufigkeit von Rezidiven senken kann [10], von Nutzen wäre, ist noch unklar.

Zusammenfassung

48 horizontal HIV-infizierte hämophile Kinder und Jugendliche mit vermutlicher Serokonversion zwischen 1980 und 1984 wurden in 3- bis 6monatigen Abständen zur Routineuntersuchung vorgestellt. Am 1. 11. 93 waren weniger als ein Viertel der Patienten asymptomatisch (Stadium II/III A), 29% hatten AIDS oder waren an HIV-Komplikationen verstorben. AIDS definierende Erkrankungen waren „wasting syndrome“, Pneumocystis-carinii-Pneumonie, zerebrale Toxoplasmose und ZNS-Lymphom. Ein bedeutsamer prognostischer Parameter war das Auftreten von stark Syncytium-induzierenden HIV-Isolaten in der Zellkultur. Der klinische Nachweis von rezidivierenden Herpes labialis- und/oder Herpes zoster-Infektionen kommt als Kofaktor der HIV-Infektion in

Betrácht, während chronische Hepatitis-B- oder Hepatitis-C-Infektionen diesbezüglich nur eine geringe Bedeutung zu haben scheinen.

Literatur

1. Aledort LM, Hilgarntner MW, Pike MC et al (1992) Variability in serial CD4 counts and relation to progression of HIV-1 infection to AIDS in haemophilic patients. BMJ 304:212–216
2. Aronstam A, Congard B, Evans DIK, Gazengel CF, Herberg U, Hill FG, Jones PM, Ljung R, Mauser-Bunschoten EP, Scheibel E, Torchet MF, Verroust FM, Wagner N (1993) HIV-infection in hemophilia – a European cohort. Arch Dis Child 68:521–524
3. Bacchetti P, Moss AR (1989) Incubation period of AIDS in San Francisco. Nature 338:251–253
4. Cuthbert RJG, Ludlam CA, Tucker J, Steel CM, Beatson D, Rebus S, Peutherer JF (1990) Five year prospective study of HIV infection in the Edinburgh heamophilic cohort. BMJ 301:956–961
5. Eyster ME, Diamondstone LS, Lien J-M, Ehmann WC, Quan S, Goedert JJ (1993) Natural history of hepatitis C virus infection in multitransfused hemophiliacs: effect of coinfection with human immunodeficiency virus. J AIDS 6:602–610
6. Jason J, Lui K-J, Ragni MV, Hessol NA, Darrow WW (1989) Risk of developing AIDS in HIV-infected cohorts of hemophilic and homosexuel men. JAMA 261:725–727
7. Goedert JJ, Kessler CM, Aledort CM et al (1989) A prospective study of Human immunodeficiency virus type 1-infection and the development of AIDS in subjects with hemophilia. NEJM 321:1141–1148
8. Lee CA, Phillips AN, Elford J, Janossy G, Griffiths P, Kernoff P (1991) Progression of HIV-disease in a haemophilic cohort followed for 11 years and the effect of treatment BMJ 303:1093–1096
9. Rando CR, Pellett PE, Luciw PA, Bohan CA, Srinivasan A (1987) Transactivation of human immunodeficiency virus by herpesviruses. Oncogene 1:13–18
10. Rooney JF, Straus SE, Mannix ML, Wohlenberg CR, Alling DW, Dumois JA, Notkins AL (1993) Oral acyclovir to suppress frequently recurrent herpes labialis. Ann Int Med 118:268–272
11. Rutherford GW, Lifson AR, Hessol NA et al (1989) Course of HIV-1 infection in a cohort of homosexuell and bisexuel men: an 11 year follow-up study. BMJ 301:1183–1189
12. Schneweis KE, Kleim JP, Bailly E, Niese D, Wagner N, Brackmann HH (1990) Graded cytopathogenicity of the human immunodeficiency virus (HIV) in the course of HIV infection. Med Microbiol Immunol 179:193–203

Isolierung und Charakterisierung von monozytotropen HIV-Isolaten aus dem Blut von Hämophiliepatienten verschiedener Infektionsstadien

A. WITT, R. KAISER, H. BÖRNER, R. ROLF, B. MATZ, K.E. SCHNEWEIS

In den verschiedenen Krankheitsstadien begegnet uns HIV in unterschiedlichen Phänotypen [4]. In späten Krankheitsstadien isolieren wir meistens hochzytophathogene HIV-Varianten, die in der Lymphozytenkultur die Bildung vielkerniger Synzytien induzieren [2] und daher als SI-Isolate („syncytium inducing") bezeichnet werden. In den Riesenzellen findet eine massive Virusproduktion statt, und zwar sowohl mit intra- wie auch extrazellulärer Virusreifung [5].

Von Patienten früher Infektionsstadien isoliert man dagegen meist HIV-Stämme, die keine Synzytien induzieren und daher als NSI-Isolate („non syncytium inducing") bezeichnet werden. In diesen Zellen ist ultrastrukturell keine Virusproduktion zu finden, denn der Virustiter liegt um den Faktor 10^3 niedriger als in mit SI-Isolaten infizierten Lymphozytenkulturen [5].

NSI-Isolate lassen sich in der Regel auf Monozyten passagieren. Sie sind monozytotrop. SI-Isolate können dagegen in der Regel nicht in Monozyten kultiviert werden, sie sind nicht monozytotrop. Daraus wurde geschlossen, daß monozytotrope Virusstämme im Verlauf der HIV-Infektion verloren gehen [3].

Diese Beobachtungen resultierten aus Untersuchungen an HIV-Isolaten, die primär von den Lymphozyten eines Patienten isoliert wurden. Wir haben dagegen versucht, HIV unmittelbar nebeneinander aus getrennten Lymphozyten- und Monozytenkulturen von Patienten anzuziehen.

Die Virusisolierung aus Monozyten gelang in etwa einem Drittel der Fälle mit erfolgreicher Virusanzucht aus den Lymphozyten. Sie war auch dann positiv, wenn aus den Lymphozyten SI-Virus isoliert wurde, und zwar nicht seltener als in den Fällen, in denen aus den Lymphozyten NSI-Virus isoliert wurde (Tabelle 1). Zusätzlich konnte HIV in 4 Fällen nur aus den Monozyten isoliert werden. Es handelte sich dabei um klinisch gesunde Patienten.

Tabelle 1. Virusisolierung aus Patienten-PBMCs

Isolierung von HIV aus Patientenlymphozyten		Isolierung von HIV aus Patientenmonozyten
Phänotyp	n	
SI	51	15/51 (29%)
NSI	29	8/29 (28%)

Tabelle 2. Vergleich der V3-Sequenzen von Monozyten- und Lymphozytenisolaten

Patient	HIV-Phänotyp in Kulturen von Lymphozyten	Heterologie Lymphozyten-/ Monozytenisolat	Ladung im V3-Bereich	
			in Lymphozyten	in Monozyten
1475	SI	23%	+7	+6
1498	SI	6%	+6	+6
1556	SI	6%	+7	+7
1564	NSI	5%	+5	+4
1473	n.i.			+4
1557	n.i.			+4

n.i. nicht isolierbar

Der Zytotropismus der HIV-Stämme ebenso wie die Zytopathogenität soll durch die viralen Hüllproteine (envelope-Proteine) bestimmt werden, und zwar besonders durch die V3-Region des env-Gens [1]. Wir haben daher diesen DNA-Abschnitt sequenziert und dabei lymphozytäres und monozytäres Isolat sowie die Provirus-DNA, die unmittelbar aus dem Blut des Patienten stammte, miteinander verglichen. Generell unterschieden sich lymphozytäres und monozytäres Isolat deutlich voneinander, sie zeigten bis zu 23% Aminosäureheterologie (Tabelle 2). Die prädominante Sequenz der Blut-Provirus-DNA stimmte bei Patienten mit Lymphozytenisolat immer mit der lymphozytären Sequenz überein. Im Hintergrund waren aber auch die in Monozyten vorkommenden Basen erkennbar, d.h. die monozytotropen Varianten waren auch im Blut erkennbar. Wenn dagegen HIV allein aus Monozyten isoliert wurde, entsprach die Monozytensequenz der Sequenz des im Blut prädominanten Virus.

Ein auffälliges Merkmal monozytotroper V3-Peptide soll nach der Literatur seine niedrige positive Ladung (ungefähr +4) sein [1]. Dagegen sollen lymphozytotrope Varianten eine höhere Ladung aufweisen. In unseren Untersuchungen bestätigte sich dies für Stämme von Patienten mit NSI-Isolat oder ohne Lymphozytenisolat, wie Tabelle 2 zeigt. Die monozytotropen Isolate aus Patienten mit SI-Isolaten wiesen dagegen eine hohe positive Ladung auf, sie zeigten also ein bisher nur lymphozytotropen Stämmen zugeschriebenes Merkmal.

Unsere Ergebnisse weisen darauf hin, daß monozytotrope HIV-Varianten im Verlauf der Infektion keineswegs verloren gehen, sondern in verschiedenen Infektionsstadien mit gleicher Häufigkeit isoliert werden können. Die höhere Ladung ist offenbar kein Kriterium für den unterschiedlichen Tropismus der HIV-Stämme.

Es bleibt ungeklärt, ob sich das HIV in Lymphozyten und Monozyten nebeneinander in die gleiche Richtung entwickelt oder ob Monozyten erst in späteren Krankheitsstadien von höher zytopathogenen HIV-Stämmen neu infiziert werden. Diese Befunde könnten von großer Bedeutung sein, da HIV-infizierte Monozyten/Makrophagen eine wichtige Rolle bei der Übertragung des Virus in andere Organe und bei HIV-assoziierten Erkrankungen des ZNS spielen.

Literatur

1. Fouchier RAM, Groenink M, Kootstra NA et al (1992) Phenotype-associated sequence variation in the third variable domain of the human immunodeficiency virus type 1 gp 120 molecule. J Virol 66:3183–3187
2. Schneweis KE, Kleim J-P, Bailly E et al (1990) Graded cytopathogenicity of the human immunodeficiency virus (HIV) in the course of HIV infection. Med Microbiol Immunol 179:193–203
3. Schuitemaker H, Koot M, Kootstra NA et al (1992) Biological phenotype of human immunodeficiency virus type 1 clones at different stages of infection: Progression of disease is associated with a shift from monocytotropic to T cell tropic virus populations. J Virol 66:1354–1360
4. Tersmette M, Gruters RA, De Wolf F et al (1989) Evidence for a role of virulent human immunodeficiency virus (HIV) variants in the pathogenesis of acquired immunodeficiency syndrom: studies on sequential HIV isolates. J Virol 63:2118–2125
5. Witt A, Kaiser R, Börner H et al (1993) Ultrastrukturelle Untersuchungen an HIV-Isolaten unterschiedlicher Zytopathogenität. Jahrestagung der Gesellschaft für Virologie (GfV) Homburg

Untersuchungen zur Aktivität von HIV in den peripheren Blutlymphozyten von HIV-positiven Hämophilen

B. Kupfer, R. Kaiser, H. Börner, A. Mayer, R. Rolf, J. Oldenburg, H.H. Brackmann, J. Rockstroh, B. Matz, K.E. Schneweis

Einleitung

Die HIV-Infektion ist durch verschiedene Stadien gekennzeichnet:

1. die Primärinfektion,
2. die sich anschließende sog. klinische Latenz und
3. den Ausbruch der Krankheit AIDS.

Während der klinischen Latenz, die meist einige Jahre andauert, gelingt es nur selten, das Virus aus dem Blut der Patienten anzuzüchten [4]. Während freies HIV-core-Antigen p24 ebenfalls meist nur im späteren Infektionsverlauf nachweisbar wird, kann immunkomplexiertes p24, unabhängig vom Infektionsstadium, in etwa 60% der untersuchten Seren erfaßt werden [3]. Dies deutet auf eine Aktivität der Infektion, auch im Stadium der klinischen Latenz hin.

Zu einer Depletion der T4-Helferzellen, also der Haupt-Zielzellen von HIV, kommt es bereits in der klinischen Latenz. Deshalb sollte untersucht werden, ob während dieser Phase grundsätzlich eine Expression der proviralen DNA stattfindet. Als Marker hierfür diente der Nachweis HIV-spezifischer env-RNA in den mononukleären Zellen des peripheren Blutes (PBMC) und im Blutplasma. Damit sollte, gerade im Hinblick auf die frühe Phase der HIV-Infektion, ein weiterer, besonders sensitiver Parameter herangezogen werden, der über den Nachweis retroviraler Aktivität darauf hinweisen könnte, daß in der Phase der klinischen Latenz eine komplette oder inkomplette Virusreplikation stattfindet.

Patientenkollektiv

Untersucht wurden 16 HIV-positive Hämophile mit unterschiedlichem Infektionsstatus. In Tabelle 1 sind die untersuchten Patienten anhand ihrer T4-Helferzellzahl geordnet und zusammen mit den Ergebnissen anderer Untersuchungen aufgelistet.

Tabelle 1. Vergleich verschiedener Parameter bezüglich der HIV-Infektion

Patient	T4	V-Iso	P24	RNA in	
				PBMC	Plasma
H	1066	–	–	–	–
O	547	+	–	+	+
C	546	–	+	–	+
J	543	–	–	–	+
L	539	–	+	+	n.d.
P	530	–	–	+	n.d.
K	513	–	–	+	n.d.
F	464	–	+	+	n.d.
E	397	–	–	+	n.d.
Q	202	+	–	+	+
M	196	–	–	+	n.d.
D	195	+	+	+	n.d.
A	179	–	–	+	n.d.
N	94	–	+	+	+
B	8	+	+	+	n.d.
G	6	+	–	+	n.d.

n.d., nicht durchgeführt

Material und Methoden

Die PBMC wurden mit Hilfe einer Percoll Dichtgradienten-Zentrifugation aus je 4 ml EDTA-Blut isoliert.

Die polyadenylierte RNA wurde mittels eines an eine Festphase gekoppelten Oligo $(dT)_{25}$ isoliert: diejenige aus den PBMC mit dem QuickPrep mRNA Purification Kit (Pharmacia Biotech, Uppsala), die Poly A^+ RNA aus Plasma mit dem Dynabeads mRNA Direct Kit (Dynal, Oslo).

RT-PCR: Die isolierte RNA wurde in einer reversen Transkription in cDNA umgeschrieben. Als Starter für die Reverse Transkriptase diente Primer D (s. u.). Die cDNA wurde anschließend in einer zweistufigen (= nested) PCR mit für den V3-Bereich des HIV-env-Gens spezifischen Primern amplifiziert. In der ersten PCR wurden die Primer A und D (Sequenz von Primer A: TACAATGTACACATGGAATT; Sequenz von Primer D: ATTACAGTAGAAAAATTCCCC) verwendet. In der zweiten PCR wurden die Primer B und D (Sequenz von Primer B: TGGCAGTCTAGCAGAAGAAG) eingesetzt.

Das PCR-Produkt wurde in einer Agarose-Gelelektrophorese aufgetrennt, mit Ethidiumbromid angefärbt (Abb. 1) und mittels Southern Blot auf eine Nylonmembran übertragen. Anschließend wurde die DNA mit einem DIG-ddUTP-markierten Oligonukleotid C (Sequenz des Oligonukleotids C: CTGGGTCCCTCCTGAGG), das spezifisch eine Sequenz innerhalb des PCR-Produktes erkennt, hybridisiert und die resultierende Chemolumineszenz auf einem Röntgenfilm sichtbar gemacht (Abb. 2).

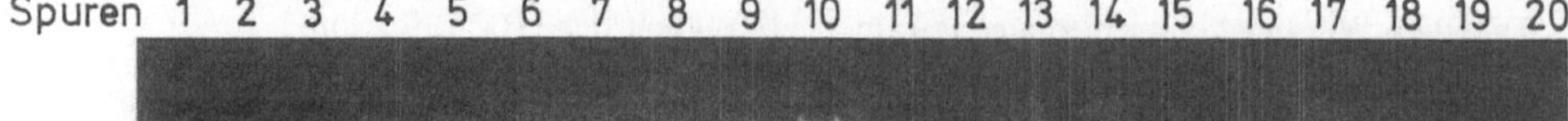

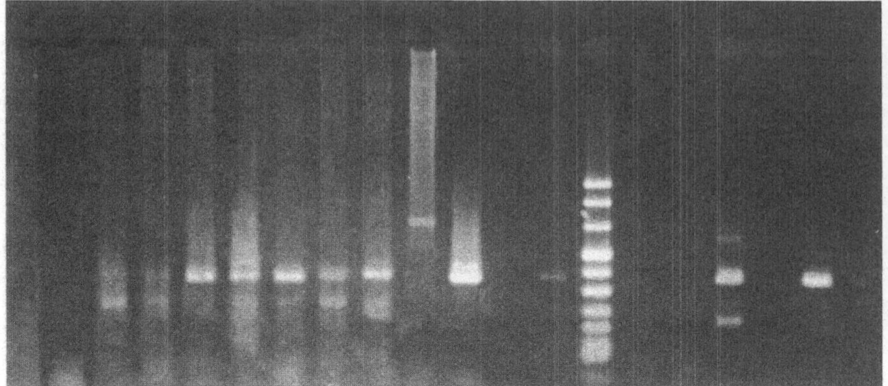

Abb. 1. PCR-Produkte in einem 2%igen Agarosegel aufgetrennt und mit Ethidiumbromid angefärbt.
Spuren 1–13: PBMC-RNA. *Spuren 15–20:* Plasma-RNA. *Spuren 1–9, 16 und 17:* Patienten. *Spuren 10, 12, 15 und 18:* Negativ-Kontrollen. *Spuren 11, 13, 19 und 20:* Positiv-Kontrollen. *Spur 14:* Längenstandard Marker VIII (Boehringer Mannheim). *Spuren 3–9, 11, 13, 17, 19 und 20:* positive Signale. *Patient H:* Spur 1 und 16. *Patient J:* Spur 2 und 17

1 1 2 3 4 5 6 7 8 9 10 11 12 13 14 15 16 17 18 19 20

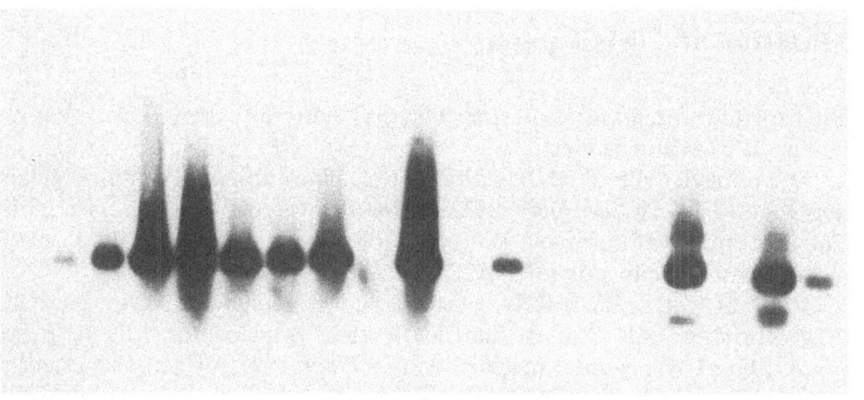

Abb. 2. Nichtradioaktiv detektiertes PCR-Produkt auf einem Röntgenfilm nach Southern Blot und Hybridisierung mit dem DIG-ddUTP-markierten Oligonukleotid C. Spuren entsprechen der Verteilung auf dem Agarosegel in **Abb. 1.** Im Gegensatz zu den entsprechenden Proben in **Abb. 1** sind hier die Signale der Spuren 3 und 4 eindeutig sichtbar

Ergebnisse

Die Ergebnisse der RNA-Untersuchungen wurden in Tabelle 1 mit anderen Parametern der HIV-Infektion in Beziehung gesetzt.

Nach der Hybridisierung sind alle 5 Patienten mit positiver Virusisolierung in der HIV-RNA-Analyse der PBMC ebenfalls positiv, bei 5 von 6 Patienten mit positivem p24-Antigen-Test konnte auch in den PBMC HIV-RNA detektiert werden. Darüber hinaus waren 5 der 7 Patienten mit negativer Virusisolierung und negativem p24-Ag-Test in der RNA-Analyse der PBMC positiv. Bei einem der beiden in der PBMC-HIV-RNA negativen Patienten (Patient J mit 543 T4 Helferzellen/µl Blut) konnte HIV-env-RNA im Plasma nachgewiesen werden (Abb. 1 und 2: Spur 2 und 17). Bei dem zweiten Patienten (Patient H mit 1066 T4-Helferzellen/µl Blut) blieb auch dieser Test negativ (Abb. 1 und 2: Spur 1 und 16).

Diskussion

Aufgrund der unterschiedlichen T4-Helferzellzahlen der Patienten gingen unterschiedliche Mengen dieser Zellen in den Test zum Nachweis HIV-spezifischer RNA ein. Dies brachte jedoch keine Verfälschung der Ergebnisse, da die negativen Ergebnisse mit hohen Zellzahlen in Verbindung standen.

Die vorliegenden Ergebnisse deuten darauf hin, daß die HIV-Infektion auch in der Phase der klinischen Latenz aktiv ist. Kürzlich wurde gezeigt, daß HIV-RNA im Plasma – wenn auch in unterschiedlicher Menge – in allen Infektionsstadien nachgewiesen werden kann [2]. Diese virale RNA kann aus dem lymphoiden System stammen (Patient J), in dem in allen Stadien Virus produziert, aber weitgehend von den follikulären dendritischen Zellen abgefangen wird [1]. Die hier nachgewiesene, zellulär gebundene RNA zeigt jedoch an, daß auch im peripheren Blut Zellen vorkommen, in denen HIV-RNA transkribiert wird. Ohne dies beweisen zu können, kann man vermuten, daß damit auch eine Synthese und Freisetzung viraler Proteine verbunden ist. Da wir bewußt nach der HIV-RNA gesucht haben, die das virale Hüllprotein kodiert, könnte durch unsere Befunde ein Hinweis dafür gegeben sein, daß dieses für die Pathogenese der HIV-Infektion so wichtige Protein schon in der Phase der klinischen Latenz auch in den peripheren Lymphozyten synthetisiert wird. In dieser Phase stellt der Nachweis viraler RNA einen besonders früh meßbaren Parameter dar und ist damit eine nützliche Ergänzung zum p24-Antigen-Test und zur Virusisolierung. Es ist denkbar, daß eine quantitative Analyse der HIV-RNA neben der Anzahl der T4-Helferzellen ein Parameter für die Indikation einer antiretroviralen Chemotherapie sein kann.

Literatur

1. Embretson J, Zupanic M, Ribas JL et al (1993) Massive covert infection of helper T lymphocytes and macrophages by HIV during the incubation period of AIDS. Nature 362:359–362
2. Piatak Jr M, Saag, MS, Yang LC, Clark SJ, Kappes JC, Luk KC, Hahn BH, Shaw GM, Lifson JD (1993) High levels of HIV-1 in plasma during all stages of infection determined by competitive PCR. Science 259:1749–1754
3. Rolf R, Börner H, Schneweis KE, Oldenburg J, Brackmann HH, Rockstroh J (1992) Komplette und inkomplette Virusproduktion im Verlauf der HIV-Infektion. 4. Deutscher AIDS-Kongress, Wiesbaden
4. Schneweis KE, Ackermann A, Friedrich A, Kleim J-P, Kornau K, Ruff R, Siefer-Wippermann B (1989) Comparison of different methods for detecting human immunodeficiency virus in human immunodeficiency virus-seropositive hemophiliacs. J Med Virol 29: 94–101

Vergleich der biologischen Resistenzbestimmung von HIV-Stämmen gegenüber Azidothymidin (AZT) mit der Sequenzanalyse des Polymerasegens

M. Wichers, A. Ackermann, A. Meyer, R. Rolf, R. Kaiser, H.H. Brackmann, J. Oldenburg, J. Rockstroh, R. Bialek, B. Matz, K.E. Schneweis,

Hauptangriffspunkt der antiviralen Chemotherapie der HIV-Infektion ist bis heute die reverse Transkriptase (RT), ein Teilprodukt des HIV Polymerasegens, mit dem Ziel, durch die Hemmung der reversen Transkription die Neuinfektion von Zellen zu verhindern. Die Reverse Transkriptase stellt eine strukturelle und funktionelle Einheit aus einer RNA-abhängigen DNA-Polymerase und einer Ribonuklease-H dar [1].

Die Polymerase kopiert die einzelsträngige, virale Ribonukleinsäure als reverses Transkript in Desoxyribonukleinsäure. Die RNase-H löst das RNA-Original von dem RNA/DNA Heteropolymer und anschließend synthetisiert die Polymerase einen zweiten DNA-Strang. Dieses sog. Provirus wird in das Wirtszellgenom integriert.

Die RT besitzt eine relativ hohe Fehlerrate, die zu dem hohen Grad an genetischer Variabilität des HIV beiträgt [2, 3].

3′-Azido-3′-Desoxythymidin (Azidothymidin, AZT) ist ein Strukturanalogon des Thymidins. Es hat an der 3′-Position des Riboseringes anstelle einer Hydroxylgruppe eine Azidgruppe gebunden. AZT erreicht das Zellinnere durch passive Diffusion [4] und wird dort mit Hilfe von drei zellulären Enzymen in seine aktive Triphosphatform (AZT-TP) umgewandelt [5].

AZT-TP wirkt als kompetitiver Inhibitor von Desoxythymidin-TP. Nach Einbau in die provirale DNA-Kette blockiert es die DNA-Synthese, da die 3-Azidogruppe jede weitere 5′-3′-Phosphodiesterbindung eines Nukleotides an die wachsende Kette verhindert.

Im Verlauf der Therapie HIV-infizierter Patienten mit Polymerasehemmern treten Virusstämme auf, die sich gegenüber dem Chemotherapeutikum als resistent erweisen.

Wir wollten untersuchen, ob die biologische Resistenzbestimmung zu Fehlbeurteilungen führen kann, weil im Verlauf der Viruskultivation mit oder ohne AZT möglicherweise Virusvarianten selektiert werden können, die nicht dem in vivo prädominanten Virus entsprechen.

Alternativ sollte deshalb ein molekularbiologisches Verfahren, die Sequenzanalyse des Polymerasegens, herangezogen werden. Für die Untersuchung wurden aus 50 HIV-Stämmen, bei denen eine biologische Resistenzbestimmung durchgeführt worden war, 18 Isolate, die von 14 Patienten stammten, ausgewählt.

Die Sequenzanalyse umfaßte die ersten 696 Basen, d.h. 232 Aminosäuren der 798 Basen großen Polymerase Domäne des Reverse-Transkriptase-Gens

Tabelle 1. Aufbau des Reverse-Transkriptase-Gens von HIV-1

Polymerase Domäne	Zwischen-Domäne „Tether“	RNase-H Domäne
266 AS	170 AS	122 AS
266 AS	437 AS	559 AS

Tabelle 2. AZT-spezifische Aminosäuremutationen im Reverse-Transkriptase Protein

HIV reverse Transkriptase Wildtyp		Aminosäure Substitution
41 Methionin	→	Leukin
67 Asparaginsäure	→	Asparagin
70 Lysin	→	Arginin
215 Threonin	→	Tyrosin o. Phenylalanin
219 Lysin	→	Glutamin

Tabelle 3. Aminosäuresequenz und biologische Resistenzbestimmung des Virus von Patient W im Verlauf von 14 Monaten AZT-Therapie im Vergleich zu einem sensiblen Wildtyp-Stamm

Aminosäuren	Sequenzanalyse					Biol. Resistenzbest. AZT (ng/ml)			
	41	67	70	215	219	20	100	500	2500
Wildtyp	Met	Asp	Lys	Thr	Lys	○	○	○	○
Patient W 5 Monate AZT (Probe 1417)	Met	Asp	Lys	Thr	Lys	±	○	○	○
Patient W 14 Monate AZT (Probe 1517)	Met	Asp	Lys/*Arg*	Thr/*Tyr*	Lys	+	(+)	(+)	(+)
Patient W 19 Monate AZT (Probe 1570)	Met	*Asn*	*Arg*	*Tyr*	Lys	+	+	+	+

Lys/Arg, beide Virusvarianten nebeneinander nachweisbar; ○, kein; ±, sehr geringe; (+), verminderte; +, ungehemmte Virusvermehrung

(Tabelle 1). Analysiert wurde die ummittelbar aus dem Blutleukozyten des Patienten gewonnene Virus-DNA, und die DNA, die nach Kultivation des Virus mit sowie ohne AZT aus den infizierten Zellkulturen präpariert worden war. Insgesamt sequenzierten wir 36 Proben.

Mittlerweile wurde eine größere Zahl von Mutationen im RT-Gen beschrieben, die mit der Resistenzentwicklung in Verbindung gebracht werden. Von besonderer Bedeutung sind solche, die eine Veränderung innerhalb der Nukleosidbindungsstelle im Reverse Transkriptase Protein hervorrufen [6].

Verschiedene Sequenzstudien an resistenten Virusisolaten haben gezeigt, daß bestimmte Mutationen gehäuft auftreten [7–13]. Diese führen zu fünf Aminosäuresubstitutionen an Position 41, 67, 70, 215 und 219 des RT-Proteins (Tabelle 2).

Bei unserer Untersuchung stellten wir fest, daß alle Patienten die länger als 5–6 Monate mit AZT behandelt worden waren, Virusstämme mit einer oder mehreren AZT-spezifischen Mutationen und unterschiedlichen Graden biologischer Resistenz boten.

Bei einem Patienten konnten wir die Entwicklung über einen längeren Zeitraum verfolgen. Die Ergebnisse im Vergleich zum sensiblen Wildtyp zeigt die Tabelle 3.

Nach 5 Monaten Behandlung war das isolierte Virus noch hochsensibel und keine Mutation nachweisbar. Nach 14 Monten zeigte sich eine deutliche biologische Resistenz und Heterozygotie bei zwei Aminosäuren. Nach 19 Monaten war das Virus bis 2500 ng/ml resistent und 3 der 5 Mutationen voll ausgeprägt.

Bei einem Patienten der noch nicht so lange mit AZT behandelt worden war, fanden wir folgenden Zustand (Tabelle 4): Vor der Behandlung war das isolierte Virus weitgehend sensibel und die Sequenz entsprach dem Wildtyp. Nach 5 Monaten war das Virus bis 2500 ng/ml – wenn auch eingeschränkt – vermehrbar, in der Sequenzanalyse bot es jedoch keine oder noch keine der spezifischen Veränderungen.

Insgesamt zeigte sich, daß weder die Position noch die Anzahl der Mutationen Rückschlüsse auf den Grad der biologischen Resistenz zuließen und daß mehrere hochresistente Stämme unterschiedliche Kombinationen der Mutationen aufwiesen (Tabelle 5).

So bot Patient K nach 26 Monaten Behandlung und voll ausgeprägter biologischer Resistenz 4 veränderte Aminosäuren. Voll ausgeprägte Resistenz bestand aber auch bei Patient B, dessen Virus nach 22 Monaten AZT nur die Mu-

Tabelle 4. Aminosäuresequenz und biologische Resistenzbestimmung des HIV von Patient Z im Vergleich zu einem sensiblen Wildtyp-Stamm

Aminosäuren	Sequenzanalyse					Biol. Resistenzbest. AZT (ng/ml)			
	41	67	70	215	219	20	100	500	2500
Wildtyp	Met	Asp	Lys	Thr	Lys	○	○	○	○
Patient Z vor Behandlung	Met	Asp	Lys	Thr	Lys	+	○	○	○
Patient Z 5 Monate AZT Behandlung	Met	Asp	Lys	Thr	Lys	+	(+)	(+)	(+)

○, kein; ±, sehr geringe; (+), verminderte; +, ungehemmte Virusvermehrung

Tabelle 5. Aminosäuresequenz von drei hoch- und zwei mäßig-resistenten Virusstämmen im Vergleich zu einem sensiblen Wildtyp-Stamm

Aminosäuren	Sequenzanalyse					Biol. Resistenzbest. AZT (ng/ml)			
	41	67	70	215	219	20	100	500	2500
Wildtyp	Met	Asp	Lys	Thr	Lys	○	○	○	○
Patient K 26 Monate AZT (Probe 1420)	*Leu*	*Asn*	*Arg*	*Tyr*	Lys	+	+	+	+
Patient B 22 Monate AZT (Probe 1438)	*Leu*	Asp	Lys	*Tyr*	Lys	+	+	+	+
Patient W 19 Monate AZT (Probe 1570)	Met	*Asn*	*Arg*	*Tyr*	Lys	+	+	+	+
Patient Kr 31 Monate AZT (Probe 1469)	Met	*Asn*	*Arg*	*Tyr*	*Gln*	+	+	(+)	(+)
Patient G kein AZT (Probe 1489)	Met	Asp	Lys	Thr	Lys	+	(+)	(+)	(+)

○, kein; ±, sehr geringe; (+), verminderte; +, ungehemmte Virusvermehrung

tationen an den Postitionen 41 und 215 aufwies, oder Patient W mit 19 Monaten AZT und 3 Aminosäuresubstitutionen. Der Patient Kr bot nach 31 Monaten AZT ein Virus mit 4 Mutationen, obwohl die biologische Resistenzbestimmung nur auf eine partielle Resistenz hinwies. Die Mutation an Position 215 trat bei allen Stämmen auf. Der Patient G hatte im Gegensatz zu den anderen nie AZT erhalten. Sein Virus war aber bis 2500 ng/ml – wenn auch eingeschränkt – vermehrbar, auf molekularbiologischer Ebene fehlten jedoch die Mutationen.

Derzeit werden die Untersuchungen auf andere Polymerasehemmer (ddI und ddC) ausgedehnt.

Die Studie macht deutlich, daß es sowohl bei der biologischen Resistenzbestimmung, als auch bei dem molekularbiologischen Verfahren zu Fehlbeurteilungen kommen kann.

Wir empfehlen daher beide Methoden in gegenseitiger Ergänzung.

Literatur

1. Johnson MS, McClure MA, Feng D-F et al (1988) Computer analysis of retroviral pol genes: Assignment of enzymatic functions to specific sequences and homologies with nonviral enzymes. Proc Natl Acad Sci USA 83:7648–7652

2. Preston BD, Poiesz BJ, Loeb LA (1989) Fidelity of HIV-1 reverse transcriptase. Science 242:1168–1171
3. Roberts JD, Bebenek K, Kunkel TA (1988) The accuracy of reverse transcriptase from HIV-1. Science, 242:1171–1173
4. Zimmerman TP, Mahony WB, Prus KL (1987) 3'-Azido-3'-desoxythymidine (An unusual nucleoside analogue that permeates the membrane of human erythrocytes and lymphocytes by nonfacilitated diffusion. J Biol Chem 262:5748–5754
5. Furman PA, Fyfe JA, St Clair MH et al (1986) Phosphorylation of 3'-azido-3'-desoxythymidine and selective interaction of the 5'-triphosphate with human immunodeficiency virus reverse transcriptase. Proc Natl Acad Sci USA, 83:83333–8337
6. Levantis P, Oxford JS (1992) Molecular aspects of AZT resistance in HIV I. Res Virol 143:136–142
7. Boucher CA, O'Sullivan E, Mulder JW et al (1992) Ordered appearance of zidovudine resistance mutations during treatment of 18 human immunodeficiency virus-positive subjects. J Infect Dis, 165:105–110
8. Gao Q, Gu Z, Parniak MA et al (1992) In vitro selection of variants of human immunodeficiency virus type 1 resistant to 3'-azido-3'-desoxythymidine and 2',3'-didesoxyinosine. J Virol 66:12–19
9. Kellam, SD, Boucher CA, Larder BA (1992) Fifth mutation in human immunodeficiency virus type 1 reverse transcriptase contributes to the development of high-level resistance to zidovudine. Proc Natl Acad Sci USA, 89:1934–1938
10. Larder BA, Kemp SD (1989) Multiple mutations in HIV-1 reverse transcriptase confer high level resistance. Science 246:1155–1158
11. Larder BA, Kellam P, Kemp SD (1991) Zidovudine resistance predicted by direct detection of mutations in DNA from HIV-infected lymphocytes. AIDS 5:137–144
12. St Clair MH, Martin JL, Tudor-Williams, G, Bach MC, Vavro CL, King DM, Kellam P, Kemp SD, Larder BA (1991) Resistance to ddI and sensitivity to AZT induced by a mutation in HIV-1 reverse transcriptase. Science 253:1557–1559
13. Wahlberg J, Albert J, Lundeberg J et al (1992) Dynamic changes in HIV-1 quasispecies from azidothymidine (AZT)-treated patients. FASEB 6:2843–2847

Resistenzbestimmung für HIV-1 für Nukleosidanaloga durch In-vitro-Kultur und gleichzeitige Nukleinsäurensequenzierung

A. von Brunn, J. Eberle, U. Notheis, G. Auberger, F. Rommel, W. Schramm, L. Bader, L. Gürtler

HIV hat drei Enzyme, die für eine therapeutische Intervention ausgenützt werden können: die reverse Transkriptase, die Proteinase und die Integrase. Während für die Testung der Inhibtion der Proteinase klinische Studien ab 1992/93 begonnen wurden, hat die Beeinflussung des HIV Wachstums durch Nukleosidanaloga durch die Hemmung der reversen Transskriptase ab 1986 zu ersten verwertbaren Ergebnissen geführt [1].

In frühen Versuchen wurden für Didesoxithymidin (DDT) größer als 50% inhibitorische Konzentrationen für ATH-8 Zellen ab 1000 μM gefunden, für Didesoxicytidin (DDC) ab 0.1 μM und Didesoxiinosin (DDI) ebenfalls ab 0.1 μM. Die inhibitorische Konzentration für Azidothymidin (AZT) bei Verwendung von MT-4 Zellen lag bei 0.1 μM wenn ein 8 Tage Test angewendet wurde [2]. In-vitro-Untersuchungen zur Resistenzbestimmung von Nukleosidanaloga werden in ihrer Interpretierbarkeit erschwert, da das Nukleosid den Zellen in Kultur angeboten wird, jedoch die Substanz erst in die Zelle penetrieren bzw. diffundieren muß und erst das dann von zellulären Enzymen gebildete Triphosphat für die Hemmwirkung in der Synthese des c-DNA Stranges der viralen RNA verantwortlich ist. Sowohl die Penetration des Nukleosidanalogons als auch die Syntheserate des Triphosphates sind testmäßig schwer meßbar.

Bei Langzeit behandelten HIV-Infizierten kann AZT eine durchaus das Leben verlängernde und verbessernde Wirkung haben [3]. Bei einigen Patienten kann jedoch schon nach 2 Jahren eine Verschlechterung des Krankheitsbildes auftreten, die durch Mutationen im Gen der reversen Transkriptase bedingt ist. Die Resistenz kann durch In-vitro-Kultur gemessen werden oder aber auch durch die entstandenen Mutationen analysiert oder dadurch vorher gesagt werden [6]. Besondere Positionen in der Aminosäurensequenz der reversen Transkriptase sind Asp 67, Lys 70, Thr 215 und Lys 219, die, wenn sie alle vier mutiert sind, zu hoch resistenten Viren führen [6].

Der Hintergrund der angehenden Studie war zu vergleichen, wieweit die In-vitro gefundenen Resistenzmuster einzelner Viren von Hämophiliepatienten und die durch Nukleinsäurensequenzanalyse gefundenen Mutationen zu gleichen Aussagen kommen. Die In-vitro-Resistenzbestimmung setzt voraus, daß ein HIV aus dem Blut des Patienten isoliert worden ist und auf Lymphozyten dauerhaft kultiviert werden kann. Die Mutationsanalyse auf Nukleinsäurenbasis kann über die Polymerase-Ketten-Reaktion (PCR) technisch einfach durchgeführt werden, wenn vom betroffenen Patienten ausreichend Blut (20 ml beim Erwachsenen) vorhanden war.

Methoden

HIV-Isolierung: Im wesentlichen wurde nach der Methode, die von Coombs beschrieben wurde [7], vorgegangen. Nach Isolation der Blutlymphozyten wurde diese mit PHA stimuliert und für das freigesetzte HIV Akzeptorlymphozyten angeboten. Viruswachstum wurde verfolgt durch Bestimmung von Riesenzellbildung, p24-Antigen und reverse Transkriptase. In dieser Studie erfolgte die Testung von 2 Isolaten eines Patienten vom November 1992 und Juli 1993. Der Patient verschlechterte sich Anfang 1993 in seiner klinischen Symptomatik. Die Therapie wurde von AZT auf DDI umgestellt.

Resistenzbestimmung von AZT, DDC und DDI: Im wesentlichen wurde die von Shirasaka entwickelte Methode [8] verwendet. AZT war ein Produkt von Boehringer Mannheim, DDC und DDI von Sigma, München. Die Kulturdauer zur Endpunktmessung des Virusdurchbruchs in den Zellen betrug 7 Tage, ein Mediumwechsel der Kultur wurde innerhalb der Inkubationszeit nicht vorgenommen. Die PHA-stimulierten Lymphozyten wurden im Gegensatz zu anderen Testbeschreibungen nicht mit dem Nukleosid vorinkubiert, sondern gleichzeitig mit 100 infektiösen Einheiten HIV wurde das Nukleosidanalogon auf ca. 1 Mio. Zellen gegeben. Die Testung der beiden Isolate erfolgte aus Vergleichbarkeitgründen im gleichen Kulturansatz.

Nukleinsäurensequenzierung: Die Sequenzierung wurde nach der Taq Didesoxy-Terminator-Zyklus-Sequenzierung durchgeführt [9] und die erhaltenen fluoreszierenden Bruchstücke nach der Elektrophorese automatisch analysiert (Applied Biosystems, Forster City, Calif.). Die Anordnung der Primer im Gen der reversen Transkriptase und die angewendeten Primer sind in Abb. 1 angegeben. Die Analyse von Mutationen erfolgte durch Vergleich mit dem LAI-Isolat

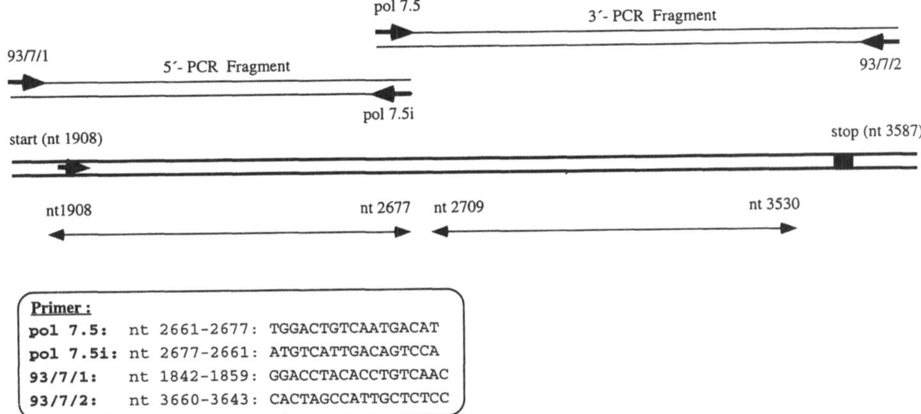

Primer:
pol 7.5: nt 2661-2677: TGGACTGTCAATGACAT
pol 7.5i: nt 2677-2661: ATGTCATTGACAGTCCA
93/7/1: nt 1842-1859: GGACCTACACCTGTCAAC
93/7/2: nt 3660-3643: CACTAGCCATTGCTCTCC

Abb. 1. Anordnung der Primerbindungsstellen im Gen der reversen Transkriptase des HIV zur Sequenzanalyse. Der Start beginnt bei Nukleotid 1908. Über dem Strang des Gens sind die Anheftungsstellen der Primer angezeigt, darunter die erhaltenen, durchsequenzierten Bruchstücke und ihre Begrenzung. Im Kasten sind die Sequenzen der Primer gezeigt, wobei die Anordnung der Nukleotide von 5′ nach 3′ ist

und durch Vergleich der beiden Isolate untereinander. Eine Rückmutation wurde nicht gefunden. Nukleotidaustausche, die keine Änderung der Aminosäuren beinhalten oder keine Änderung der Ladung der Seitenkette, z. B. Lys→Arg, Leu→Ile, sind in der Abb. 3 nicht angegeben, da solche Austausche für die Funktion der reversen Transkriptase irrelevant sind [10].

Ergebnisse

Innerhalb von 7 Monaten entwickelte das HIV des untersuchten Patienten einen 1000fachen Anstieg der Resistenz gegen AZT und DDC, während die Empfindlichkeit gegenüber DDI unverändert blieb (Abb. 2). Auf Aminosäu-

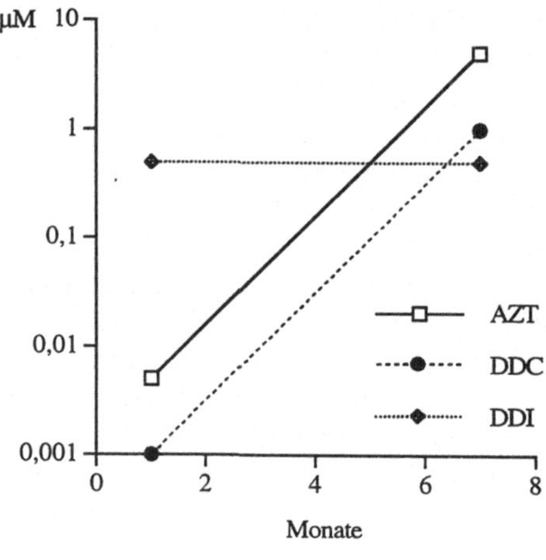

Abb. 2. Vergleich der inhibitorischen Konzentration von AZT, DDC und DDI in µM innerhalb der 2 HIVs, die in einem Abstand von 7 Monaten isoliert wurden. Der 1000fache Anstieg für AZT und DDC ist auffällig, während für DDI keine Änderung in der Hemmbarkeit gefunden wurde.

```
5'PCR-Fragment

         42                     122         197  200    214 215
---------Met---------------------Glu---------Gln--Leu---Leu-Thr---------
.........Leu.....................Glu.........
.........Leu.....................Lys.........Glu..Trp...Phe-Tyr.........

3'PCR-Fragment

          357  376          400          460    467  469       483       519
----------Met--Thr---------Thr--------Gln----Pro--Thr------Tyr------Gln-
..........Thr..Asn.........Ala........Glu....Ser..Ala......His......Ser.
```

Abb. 3. Diagramm der gefundenen relevanten Aminosäurenaustausche in den beiden Isolaten, verglichen mit dem Wildtyp. Bisher kann nur das Thr215 für die Funktionsänderung der reversen Transkriptase mit den berichteten Mutationen korreliert werden. Die 1. Zeile gibt die Position der Aminosäure, die 2. Zeile die Sequenz des Wildtyps (LAI), die 3. Zeile die Sequenz des Nov. 1992 Isolates und die 4. Zeile die Sequenz des Juli 1993 Isolates. Der Strich bedeutet homologe Aminosäure in allen 3 Isolaten, ein Punkt den Bereich der durchgeführten Sequenzfolge. Der obere Abschnitt die von nt 2709–3530 aus Abb. 1. Zur Übersichtlichkeit sind nicht alle Aminosäurenpositionen aufgeführt. Im unteren Abschnitt wurde nur die Sequenz des 3'PCR-Fragments des Juli 1993 Isolates wiedergegeben.

renbasis ließ sich keine Mutation erkennen, die den Anstieg der DDC-Resistenz erklären konnte, wohl aber die Änderung von Thr215 zu Tyr215, die für die Entstehung der AZT-Resistenz sehr charakteristisch ist [6]. Eine Darstellung der gefundenen relevanten Mutationen gibt Abb. 3.

Diskussion

Ein tausendfacher Anstieg der AZT-Resistenz ist auch in anderen Studien innerhalb von Jahresfrist gefunden worden [4, 5, 8], während die Resistenz gegen DDI schwer im In-vitro-Test meßbar zu sein scheint [8]. Gegenüber anderen Studien fällt auf, daß bei dem hier verwendeten Testsystem, die gefundenen inhibitorischen Konzentrationen etwa 10fach niedriger sind, als von Shirasaka berichtet [8]. Werden nicht Lymphozyten sondern etablierte Zellinien verwendet, steigt die inhibitorische Konzentration nochmals um den Faktor 10 [1]. Ein Grund für die Unterschiede in den Hemmkonzentrationen ist wahrscheinlich die nicht meßbare Umwandlung des Nukleosids in das aktive Triphosphat. Die Folgerung aus dem Unterschied ist, daß es zu früh ist, in vitro mit absoluten Werten die Resistenz gegenüber einem Medikament zu bestimmen und daß es zur jetzigen Zeit empfehlenswert ist 2 Isolate, die in einem ausreichenden Zeitabstand von Patienten erhalten wurden, gleichzeitig zu testen.

Die über die Nukleinsäurenanalyse festgestellte Mutation von Thr215 geht konform mit den Ergebnissen von B. Larder [4, 6], jedoch müssen für die Erklärung der gefundenen DDC-Resistenz weitere Studien abgewartet werden, bevor eine Korrelation einer Mutation mit der sich entwickelnden Resistenz gegeben werden kann. Folglich ist es bis mehr Erfahrung vorliegt sicherlich besser, In-vitro-Resistenzbestimmung und Nukleinsäurensequenzanalyse gleichzeitig durchzuführen. Nachdem beide Methoden aufwendig sind, bleibt der klinische Verlauf des Patienten ein unentbehrlicher Parameter.

Literatur

1. Mitsuya H, Broder S (1986) Inhibition of the in vitro infectivity and cytopathic effect of human T-Lymphotropic virus type III/lymphadenopathy-associated virus (HTLV-III/LAV) by 2′,3′-didesoxynucleosides. Proc Nat Acd Sci USA 83:1911–1915
2. Nakashima H, Matsui T, Harada S, Kobayashi N, Matsuda A, Ueda T, Yamamoto N (1986) Inhibition of replication and cytopathic effect of human T cell lymphotropic virus type III/lymphadenopathy-associated virus by 2′-azido-3′-desoxythymidine in vitro. Antimicrob Agents Chemother 30:933–937
3. Moore RD, Hidalgo J, Sugland BW, Chaisson RE (1991) Zidovudine and the natural history of the acquired immunodeficiency syndrome. N Engl J Med 324:1412–1416
4. Larder BA, Darby G, Richman DD (1989) HIV with reduced sensitivity to zidovudine (AZT) isolated during prolonged therapy. Science 243:1731–1734
5. Boucher CAB, O'Sullivan E, Mulder JW, Ramautarsing C, Kellam P, Darby G, Lange JMA, Goudsmit J, Larder BA (1992) Ordered appearance of zidovudine resistance mutations during treatment of 18 human immunodeficiency viruspositiv subjects. J Infect Dis 165:105–110

6. Larder BA, Kellam P, Kemp SD (1991) Zidovudine resistance predicted by direct detection of mutations in DNA from HIV-infected lymphocytes. AIDS 5:137–144
7. Coombs RW, Collier AC, Allain JP, Nikora B, Leuther M, Gjerset GF, Corey L (1989) Plasma viremia in human immunodeficiency virus infection. N Engl J Med 321: 1626–1631
8. Shirasaka T, Yarchoan R, O'Brien MC, Husson RN, Anderson BD, Kojima E, Shimada T, Broder S, Mitsuya H (1993) Changes in drug sensitivity of human immunodeficiency virus type 1 during therapy with azidothymidine dideoxycytidine, and didesoxyinosine: an in vitro comparative study. Proc Natl Acad Sci USA 90:562–566
9. Sanger F, Nicklen S, Coulson AR (1977) DNA sequencing with chainterminating inhibitors. Proc Natl Acad Sci USA 74:5463–5467
10. Kohlstaedt LA, Wang J, Friedman JM, Rice PA, Steitz TA (1992) Crystal structure at 3.5 Å resolution of HIV-1 reverse transcriptase complexed with an inhibitor. Science 256:1783–1790

Antiretrovirale Kombinationstherapie bei HIV-1-Infektion und Therapie HIV-assoziierter Komplikationen

M. VON DEPKA PRONDZINSKI, I. SCHARRER

AZT ist die derzeit wirksamste unter den verfügbaren Substanzen in der Vorbeugung HIV-1-assoziierter Morbidität und Mortalität therapienaiver Patienten [1–4]. Unter bestimmten Voraussetzungen scheinen ddI [5–7] und ddC [8–10] eine AZT äquivalente Effektivität zu besitzen. Es gibt Hinweise, daß auch Foscarnet antiretrovirale Wirkung gegen HIV-1 entfaltet [11–16]. In jüngster Zeit haben Kombinationsschemata mit zwei oder mehr Reverse-Transkriptase-Inhibitoren bei fortgeschrittener HIV-1-Infektion länger anhaltende und ausgeprägtere CD4-Zell-Anstiege demonstriert als die Monotherapie bzw. alternierende Gabe [17–26].

Vorgeschichte

Wir berichten über die 24jährige Ehefrau eines HIV-1-infizierten Hämophilen, deren HIV-Infektion erstmalig 1985 in einem auswärtigen Krankenhaus diagnostiziert wurde. Im Juni 1992 wurde bei Helferzellzahlen von 130/µl eine AZT-Monotherapie mit 3×200 mg täglich begonnen, worunter die Helferzellzahlen auf über 200/µl anstiegen (Abb. 1). Im selben Monat wechselte die Patientin von der auswärtigen Klinik an das Frankfurter Hämophiliezentrum. Bei CD4-Zellzahlen von 188/µl erhielt die Patientin auf eigenen Wunsch ab Dezember 1992 eine monatliche Gabe von IVIG in einer Dosierung von 400 mg/kg Körpergewicht und begann eine primäre PCP-Prophylaxe mit 14-tägiger Inhalation von 200 mg aerosoliertem Pentamidin. Im März 1993 erhielt sie zusätzlich 250 mg ddI täglich, da die CD4 positiven T-Zellen erneut auf 138/µl abgefallen waren. Die Patientin war bislang p24-Titer negativ (Abb. 2).

Krankheitsverlauf

Im April 1993 wurde die Patientin wegen Krankheitsgefühl, Abgeschlagenheit und anhaltenden frontotemporalen Kopfschmerzen beidseits sowie Druckschmerz hinter den Augen vorstellig. Kurz zuvor hatte die Patientin Übelkeit empfunden, erbrochen und wurde arbeitsunfähig. Die körperliche Untersuchung ergab keine pathologischen Befunde, insbesondere keinerlei neurologischen Auffälligkeiten. Die daraufhin eingeleitete Liquorpunktion sowie ein zerebrales CT ergaben Normalbefunde. Die Ursache dieses Beschwerdekomple-

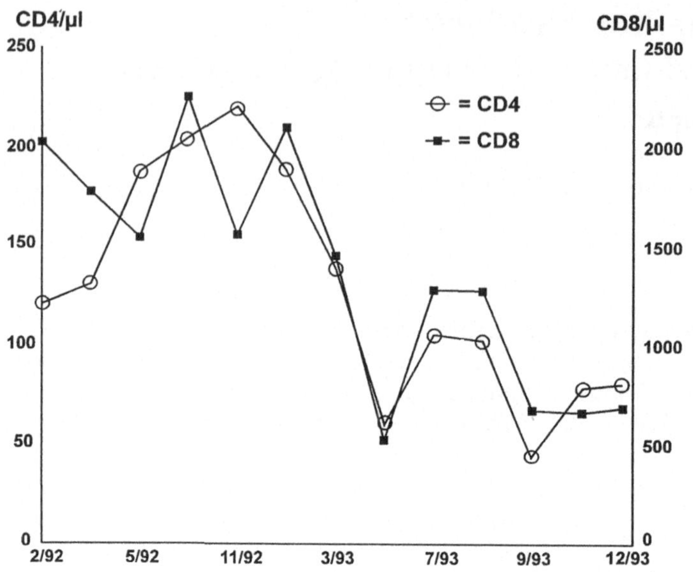

Abb. 1. Verlauf der CD4- und CD8 positiven T-Zellsubpopulationen

xes blieb letztlich unklar. Zur gleichen Zeit kam es zu einem deutlichen Abfall der CD4-Zellzahlen auf 60/µl und zu meßbaren p24-Titern in Höhe von 43 pg/ml (Mai 1993) bei zuvor negativen p24-Befunden. Die Patientin erhielt daher zusätzlich zu AZT und ddI 3 mal täglich 0.75 mg ddC. Unter dieser Dreifachkombination kam es zu einem weiteren Anstieg des p24-Titers auf 90 pg/ml im Juni 1993 (Abb. 2).

Anfang Juli 1993 trat zum ersten Mal Dysphagie mit retrosternal stechendem Schmerz auf. Die unverzüglich eingeleitete Ösophago-Gastroskopie ergab eine ausgeprägte Soor-Ösophagitis sowie den Verdacht auf eine floride ulzerierende CMV-Ösophagitis bei weiter abgesunkenen Helferzellzahlen auf nunmehr 25/µl und unverändert hohem p24-Titer von 90 pg/ml. Noch vor histologischer Diagnosesicherung, die später die Verdachtsdiagnose bestätigte, wurde eine Therapie mit Fluconazol und Foscarnet-Infusionen unter stationären Bedingungen eingeleitet. Wir wählten die Gabe von Foscarnet in Höhe von 90 mg/kg Körpergewicht zweimal täglich anstelle von Ganciclovir, um die antiretrovirale Wirkung des Foscarnet zu nutzen [11, 27, 28].

Zwei Wochen später zeigte die Kontroll-Ösophagoskopie eine Abheilung der Soor-Ösophagitis und ein in Rückbildung begriffenes CMV-Ulkus. Eine zwischenzeitlich durchgeführte ophthalmologische Untersuchung ergab keine Hinweise auf das Vorliegen einer CMV-Retinitis. Die Patientin wurde nun p24 negativ (Abb. 2, Juli 1993), die Helferzellzahl stieg auf 102/µl an (Abb. 1, 7/93). Leider entwickelte die Patientin trotz Dosisreduktion des Foscarnets auf 90 mg/kg Körpergewicht an fünf Tagen in der Woche zwei Wochen nach Therapiebeginn eine ausgeprägte Hypokaliämie von 2,6 mmol/L (Norm: 3,5–5,3 mmol/L), die zur erneuten stationären Aufnahme zwecks i. v.-Kalium-

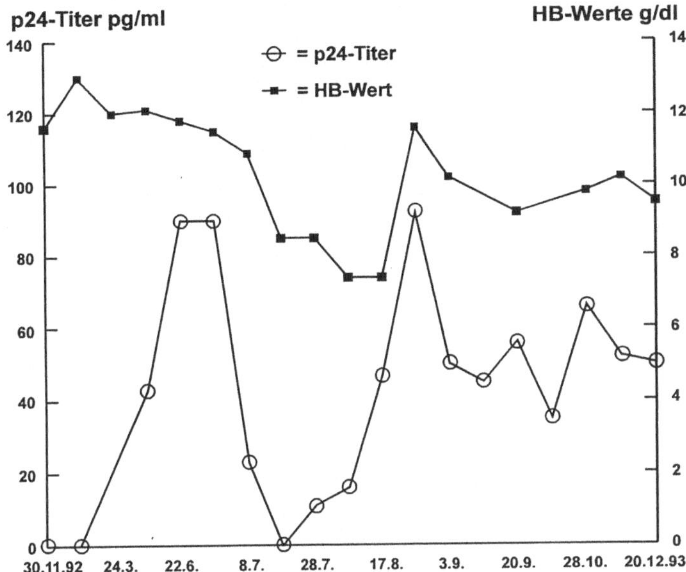

Abb. 2. Verlauf der p24-Titer und der HB-Werte

substitution und Umstellung auf Ganciclovir in einer Dosierung von 300 mg i.v. an fünf Tagen in der Woche zwang. Während des stationären Aufenthaltes entstanden bei der Patientin schmerzhafte Genitalulzerationen, so daß der Verdacht auf eine kutane Herpes-Infektion trotz Foscarnet-Infusionen seitens der konsiliarisch hinzugezogenen Gynäkologen geäußert wurde. In den wiederholt durchgeführten Ulkus-Abstrichen konnte kein HSV-1/2 nachgewiesen werden. Dennoch erhielt die Patientin 3 × 500 mg Aciclovir i.v. und lokale Anwendungen Aciclovir- bzw. Dexpanthenol-haltiger Externa, worunter es zur Abheilung der Genitalulzerationen kam. Zwischenzeitlich wurde bei den Patientin ein Armvenenport im Bereich des linken Unterarms implantiert. Nachdem die Kaliumwerte wieder im Normbereich lagen und die Patientin die Heimselbst-Infusionsbehandlung erlernt hatte, wurde sie entlassen.

Drei Wochen nach Entlassung fand sich ösophagoskopisch ein unauffälliger Befund. Unter der Ganciclovir-Gabe kam es jedoch zu einem erneuten Abfall der Helferzellen auf 46/μl und wiederum positive p24-Titer mit allmählich ansteigenden Werten von 16 pg/ml auf 92 pg/ml (Abb. 2, Ende August 1993). Eine Anämie erforderte dann das Absetzen von AZT und die Gabe von mehreren Erythrozytenkonzentraten (Abb. 2, Ende August 1993). Wegen der myelosuppressiven Wirkung von Ganciclovir (29–33) und des meßbaren p24-Titers haben wir uns zur Umstellung auf Foscarnet in der für die Sekundärprophylaxe üblichen Erhaltungsdosis entschlossen. Darunter fiel der p24-Titer zwar auf 35 pg/ml ab, wurde jedoch nicht wieder negativ (Abb. 2). Die Zahl CD4 positiver T-Zellen stieg diesmal nur geringfügig auf 78/μl (Abb. 1).

Zirka zwei Wochen nach Umstellung der Infusionstherapie auf Foscarnet klagte die Patientin wiederum über schmerzhafte Genitalulzera. In Abstrichen konnte auch diesmal kein HSV-1/2 nachgewiesen werden, so daß wir auf die Gabe von Aciclovir verzichteten und der Patientin zu gründlicher Genitalhygiene mit Waschen nach der Miktion anhielten. Lokal verabreichten wir vorübergehend ein östrogenhaltiges Externum unter dem Verdacht Foscarnet-bedingter Genitalulzerationen, die bislang nur bei Männern beschrieben waren. Darunter kam es zum folgenlosen Abheilen der Ulzera. Die HB-Werte der Patientin blieben nun um ca. 10 g/dl stabil, eine Hypokaliämie stellte sich bei kaliumreicher Ernährung und oraler Gabe von K^+ in einer Dosierung von 16 mval täglich nicht mehr ein. Da die Patientin unmittelbar nach der Foscarnet-Infusion über Tremor und innere Unruhe über mehrere Stunden klagte, erhielt sie vor Infusionsbeginn jeweils 5 mg Diazepam, wodurch sowohl der Tremor als auch die innere Unruhe zufriedenstellend reduziert werden konnten. Schließlich haben wir die Erhaltungsdosis des Foscarnet auf 250 mg montags, mittwochs und freitags reduziert.

Nach anfänglich deutlicher, subjektiver Verschlechterung und Gewichtsabnahme seit April 1993 fühlte sich die Patientin nun besser, gewann an Gewicht und wurde wieder arbeitsfähig. Die Helferzellen blieben bei Werten um 50/µl stabil. Auch die p24-Titer blieben bei Werten zwischen 35 und 66 pg/ml weitgehend unverändert. In der zuletzt durchgeführten CMV-Antigen-Bestimmung mittels beimpfter Fibroblastenzellkultur (Zellkultur/EIA) war kein Zytomegalievirus-spezifisches Antigen nachweisbar. Relevante CMV-IgG-Antikörpertiter-Schwankungen (ELISA) fanden sich während des gesamten Beobachtungszeitraums nicht. CMV-IgM-Antikörper-Bestimmungen waren durchweg negativ.

Zusammenfassung

Aus unseren Erfahrungen mit dieser Patientin schließen wir, daß die bislang nur bei Männern beschriebenen Genitalulzerationen unter Foscarnet folglich auch bei Frauen auftreten können. Die lokale Anwendung östrogenhaltiger Externa sowie eine gründliche Genitalhygiene sind offenbar geeignete Maßnahmen, die zum Abheilen der Ulzerationen führen können. Durch entsprechende Aufklärung und Instruktion vor Beginn einer Foscarnet-Therapie dürfte das Entstehen der beobachteten Genitalulzerationen bei Frauen vermeidbar sein.

Auch bei dieser Patientin bestätigte sich die Unzuverläßigkeit von Antikörpertiter-Bestimmungen zur Diagnostik akuter opportunistischer Infektionen bei immunkompromittierten Patienten, bei denen eine Titerdynamik völlig ausbleiben kann. Relevante CMV-IgG-Titeranstiege waren zu Beginn der CMV-Ösophagitis nicht nachweisbar und CMV-IgM-Titermessungen erbrachten durchweg negative Ergebnisse [2, 34].

Kombinationen verschiedener Reverse-Transkriptase-Inhibitoren wie ddI, ddC oder Foscarnet können im Verlauf der HIV-Infektion notwendig werden. Sie erwiesen sich bei unserer Patientin hinsichtlich verschiedener Surrogatmarker des Progresses einer HIV-Infektion (p24-Titer und CD4-positive T-Zellen) als antiretroviral wirksam. Die durch die jeweiligen Präparate verursachten Nebenwirkungen erschweren die Kombinierbarkeit und verlangen von dem Therapeuten eine genaue Kenntnis des Nebenwirkungsspektrums sowie ausreichende Erfahrung im Umgang mit den erwähnten Substanzen.

Literatur

1. Fischl MA, Richman DD, Grieco MH et al (1987) The efficacy of azidothymidine (AZT) in the treatment of patients with AIDS and AIDS-related complex. A double-blind, placebo-controlled trial. N Engl J Med 317:185–191
2. Jackson GG, Paul DA, Falk LA et al (1988) Human immunodeficiency virus (HIV) antigenemia (p24) in the acquired immunodeficiency syndrom (AIDS) and the effect of treatment with zidovudine (AZT). Ann Intern Med 108:175–180
3. Cooper DA, Gatell JM, Kroon S et al (1993) Zidovudine in persons with asymptomatic HIV infection and CD4+ cell counts greater than 400 per cubic millimeter. N Engl J Med 329:297–303
4. Volberding PA, Lagakos SW, Koch MA et al (1990) Zidovudine in asymptomatic human immunodeficiency virus infection. A controlled trial in persons with fewer than 500 CD4-positive cells per cubic millimeter. The AIDS Clinical Trials Group of the National Institute of Allergy and Infectious Diseases. N Engl J Med 322:941–949
5. Kahn J (1993) New developments in the clinical use of didanosine. J Acquir Immune Defic Syndr 6 (Suppl 1):47–50
6. Shelton MJ, O-Donnell AM, Morse GD (1992) Didanosine. Ann Pharmacother 26:660–670
7. Allan JD, Connolly KJ, Fitch H et al (1993) Long-term follow-up of didanosine administered orally twice daily to patients with advanced human immunodeficiency virus infection and hematologic intolerance of zidovudine. Clin Infect Dis 16 (Suppl 1):46–51
8. Abrams DI, Goldman AI, Launer C et al (1994) A comparative trial of Didanosine or Zalcitabine after treatment with Zidovudine in patients with human immunodeficiency virus infection. New Engl J Med 330:657–662
9. Broder S, Yarchoan R (1990) Dideoxycytidine: current clinical experience and future prospects. A summary. Am J med 88:31S–33S
10. Toglhofer W (1992) Neue, in Österreich registrierte Spezialitäten. Hivid (2′,3′-Didesoxycytidin; ddC). Wien Klin Wochenschr 104:363–367
11. Herst CV, Ondrasik J, Redding K, Ussery F (1991) Effects of foscarnet on HIV P24 antigen levels in vivo in AIDS patients with cytomegalovirus (CMV) retinitis. Int Conf AIDS 1991 Jun 16–21 7:212
12. Vrang L, Oberg B, Lower J, Kurth R (1988) Reverse transcriptases from human immunodeficiency virus type 1 (HIV-1), HIV-2, and simian immunodeficiency virus (SIV-MAC) are susceptible to inhibition by foscarnet and 3′-azido-3′-deoxythymidine triphosphate. Antimicrob Agents Chemother 32:1733–1734
13. Gaub J, Pedersen C, Poulsen AG et al (1987) The effect of foscarnet (phosphonoformate) on human immunodeficiency virus isolation, T-cell subsets and lymphocyte function in AIDS patients. AIDS 1:27–33
14. Koshida R, Vrang L, Gilljam G et al (1989) Inhibition of human immunodeficiency virus in vitro by combinations of 3′-azido-3′-desoxythymidine and foscarnet. Antimicrob Agents Chemother 33:778–780
15. Jacobson MA, Crowe S, Levy J et al (1988) Effect of Foscarnet therapy on infection with human immunodeficiency virus in patients with AIDS. J Infect Dis 158:862–865
16. Jacobsen MA, van der Horst C, Causey DM et al (1991) In vivo additive antiretroviral effect of combined zidovudine and foscarnet therapy for human immunodeficiency virus infection (ACTG Protocol 053). J Infect Dis 163:1219–1222
17. Shirasaka T, Yarchoan R, O'Brien MC et al (1993) Changes in drug sensitivity of human immunodeficiency virus type 1 during therapy with azidothymidine, didesoxycytidine, and dideoxyinosine: an in vitro comparative study. Proc Natl Acad Sci 90:562–566

18. Barr MR, Torres RA, Shay W et al (1992) Case control study of didesoxycytidine (ddC), didanosine (ddI) and zidovudine (AZT) in patients with late stage HIV disease. Int Conf AIDS 1992 Jul 19–24 8:B87
19. Shirasaka T, Yarchoan R, O'Brien M et al (1992) HIV-1 drug-resistance profile in vivo: a comparison of azidothymidine (AZT), didesoxycytidine (ddC), and didesoxyinosine (ddI). Int Conf AIDS 1992 Jul 19–24 8:B182
20. Shirasaka T, Yarchoan R, Husson R et al (1991) HIV may develop resistance preferentially to adzidothymidine (AZT) as compared to didesoxycytidine (ddC) and didesoxyinosine (ddI) in patients receiving antiviral therapy. Int Conf AIDS 1991 Jun 16–21 7:24
21. Yarchoan R, Pluda JM, Perno CF et al (1990) Initial clinical experience with didesoxynucleosides as single agents and in combination therapy. Ann N Y Acad Sci 616:328–343
22. Dolin R, Amato D, Fischl M et al (1993) Efficacy of Didanosine (ddI) versus Zidovudine (ZDV) in patients with no or ≤16 weeks of prior ZDV therapy. IXth International Conference on AIDS, Berlin Jne 6—11, 1993 WS-B24-1
23. Ragni M, Dafni R, Amato DA et al (1992) Combination zidovudine and didesoxyinosine in asymptomatic HIV(+) patients. Int Conf AIDS 1992 Jul 19–24 8:Mo15
24. Merigan TC (1991) Treatment of AIDS with combinations of antiretroviral agents. Am J Med 90:8–17
25. Kahn JO, Lagakos SW, Richman DD et al (1992) A controlled trial comparing continued zidovudine with didanosine in human immunodeficiency virus infection. The NIAID AIDS Clinical Trials Group. N Engl J Med 327:581–587
26. Connolly KJ, Allan JD, Fitch H et al (1991) Phase I study of 2′-3′-didesoxyinosine administered orally twice daily to patients with AIDS or AIDS-related complex and hematologic intolerance to zidovudine. AM J Med 91:471–478
27. Reddy MM, Grieco MH, McKinley GF et al (1992) Effect of foscarnet therapy on human immunodeficiency virus p24 antigen levels in AIDS patients with cytomegalovirus retinitis. J Infect Dis 166:607–610
28. Bergdahl S, Sonnerborg A, Larsson A et al (1988) Declining levels of HIV P24 antigen in serum during treatment with foscarnet [letter]. Lancet 1:1052
29. Buhles WC jr, Mastre BJ, Tinker AJ et al (1988) Ganciclovir treatment of life- or sight-threatening cytomegalovirus infection: experience in 314 immunocompromised patients. Rev Infect Dis 10 (Suppl 3):495–506
30. Bueno S, Souza R, Sampaio P et al (1992) Ganciclovir toxicity in treatment of AIDS patients with cytomegalovirus retinitis. Int Conf AIDS 1992 Jul 19–24 8:B111
31. Nussbaum J, Antoniskis D, Causey D, Leedom JM (1989) Toxicity of combined AZT/gancyclovir (DHPG) therapy in AIDS patients. Int Conf AIDS 1989 Jun 4–9 5:195
32. Jacobson MA, Owen W, Campbell J et al (1993) Tolerability of combined ganciclovir and didanosine for the treatment of cytomegalovirus disease associated with AIDS. Clin Infect Dis 16 (Suppl 1):69–73
33. Hochster H, Dietrich D, Bozzette S et al (1990) Toxicity of combined ganciclovir and zidovudine for cytomegalovirus disease associated with AIDS. An AIDS Clinical Trials Group Study. Ann Intern Med 113:111–117
34. Luft BJ, Brooks RG, Conley FK et al (1984) Toxoplasmic encephalitis in patients with acquired immune deficiency syndrome. JAMA 252:913–917

Vorstellung einer Studie zur AZT-Mono-versus AZT/ddI-Kombinationstherapie bei asymptomatischen, horizontal infizierten Patienten unter Berücksichtigung der Altersgruppen

W. KREUZ, M. FUNK, J. JOSEPH-STEINER, R. BIALEK, U. HERBERG, W. GROSS, M. WEISS, H. KLOSE, H. NEUGEBAUER, G. AUERSWALD, E. MAASS, M. LANG

Einleitung

Mit AZT, ddI und ddC stehen mittlerweile 3 Nukleosidanaloga zur Verfügung, die ihre Wirkung über eine Hemmung der reversen Transkriptase erzielen. Eine Monotherapie mit jeweils einer der genannten Substanzen wird in ihrer Wirksamkeit u. a. limitiert durch das Auftreten resistenter Virusstämme [1, 2, 3]. Die Frage, ob eine primäre Kombinationstherapie im Gegensatz zur Monotherapie Resistenzentwicklungen verzögern oder sogar verhindern kann, war eine der Überlegungen, die am Anfang der Planung dieser hier vorgestellten Studie standen. Weitere Vorteile der Kombination zweier antiretroviraler Substanzen könnten die synergistische oder additive Wirkungsverstärkung, die unterschiedliche Gewebegängigkeit und die mögliche Dosisreduktion der Einzelsubstanzen in der Kombination sein. Vorteile, die mit Kombinationstherapien bei onkologischen Erkrankugen, Tuberkulose und schweren, bakteriellen Infektionen gesehen werden konnten.

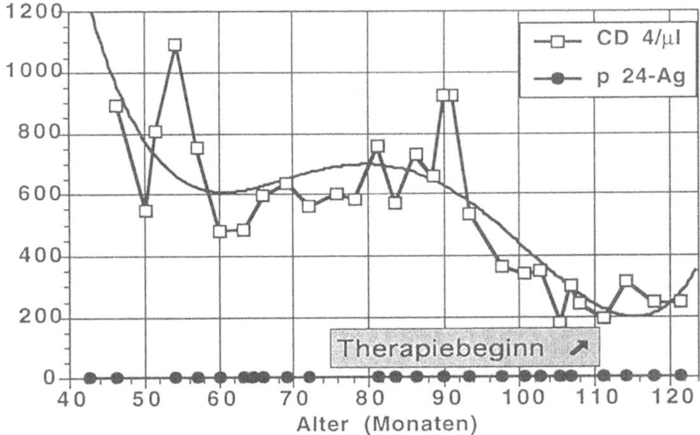

Abb. 1. CD4-Zell- und p24-Antigen-Verlauf bei einem HIV-Patienten unter AZT/ddI-Kombination

Neben ersten ermutigenden In-vitro-Ergebnissen [4] zeigten auch Studien bei erwachsenen HIV-Patienten einen Vorteil der simultanen Kombination AZT/ddC bzw. AZT/ddI gegenüber einer AZT-Monotherapie bzw. alternierenden antiretroviralen Therapie bei symptomatischen Patienten bezüglich des CD4(+)-Zellverlaufes [5, 6]. In der Studie von Meng et al. [5] zeigte sich in den Kombinationstherapiearmen im Mittel ein stärkerer, initialer Anstieg der CD4(+)-Zellen, die sich nach einer Beobachtungsdauer von 48 Wochen im Mittel immer noch über dem Ausgangsniveau bewegten. Die CD4(+)-Zellzahl der Monotherapiegruppe war zu diesem Zeitpunkt im Mittel bereits unter das Ausgangsniveau gefallen.

Inwieweit der CD4(+)-Zellanstieg eine klinische Bedeutung hat und ob eine antiretrovirale Kombinationstherapie auch bei noch asymptomatischen Patienten einen Vorteil gegenüber einer AZT-Monotherapie darstellt, ist bisher noch nicht ausreichend untersucht. Von verschiedenen Zentren wurde daher eine prospektive, randomisierte, multizentrische Studie initiiert, um zu klären, ob HIV-Infizierte Patienten verschiedener Altersgruppen von einer Kombinationstherapie gegenüber einer Monotherapie profitieren.

Erste eigene Erfahrungen vor Konzeption der Studie zeigen eine gute Verträglichkeit der AZT/ddI-Kombination und einen anhaltenden CD4-Zellanstieg über einen längeren Zeitraum (s. Abb. 1).

Vorstellung der Studie

Studienaufbau

Die Patienten werden in zwei Gruppen eingeteilt, und zwar je nach ihrem Transmissionsmodus in vertikal und horizontal Infizierte. Die beiden Gruppen werden in der Auswertung ebenfalls getrennt voneinander betrachtet, da für diese beiden Patientengruppen unterschiedliche Krankheitsverläufe beobachtet wurden. Der Beobachtungszeitraum der Studie ist auf 24 Monate festgelegt.

Studienziel

Es soll geprüft werden, ob eine antiretrovirale Kombinationstherapie die Krankheitsprogression bei asymptomatischen HIV-Patienten gegenüber einer AZT-Monotherapie verzögert, wobei die Patienten nach 3 Altersklassen getrennt betrachtet werden sollen.

Darüberhinaus soll untersucht werden, ob die Krankheitsprogression mit dem Auftreten von Syncytium-induzierenden Virusstämmen bzw. AZT/ddI resistenter Virusstämme korreliert.

Einschlußkriterien

- HIV-Positivität,
- keine AIDS-definierenden Vorerkrankungen,
- keine Vorbehandlung mit einer antiretroviralen Substanz,
- Laborparameter (Lipase, Amylase, Kreatinin) im Normbereich,
- CD4-Zellzahl zwischen 150 und 500/μl bei der Gruppe der horizontal Infizierten,
- CD4-Zellzahl altersentsprechend (nach dem CDC-Empfehlungen für die PCP-Prophylaxe).

Alter	*CD4(+) Zellen/μl*
1. Lebensjahr:	1500
1.–2. Lebensjahr:	750
2.–6. Lebensjahr:	500
>6. Lebensjahr:	500–150

Randomisierung

Die Patienten werden telefonisch, zentral von der Studienleitung in Frankfurt je nach Infektionsmodus entsprechend dem Lebensalter in 3 bzw. 4 Untergruppen einer der beiden Therapieformen zugeteilt:

– Horizontal	Vertikal infizierte Patienten
– 0–17 Jahre	0–1 Jahre
– 18–35 Jahre	1–2 Jahre
– >35 Jahre	2–6 Jahre
–	>6 Jahre

Dosierungsschema

ATZ-Monotherapie und in Kombination:
300 mg/qm KOF/Tag bzw. 10 mg/kgKG/Tag in drei Einzeldosen
Retrovir®-Saft: 10 ml = 100 mg
Retrovir®-Kapseln: 100–250 und 500 mg

ddI in Kombination:
180 mg/qm KOF/Tag bzw. 6 mg/kg/Tag in zwei Einzeldosen
Videx®-Tabletten: 25 - 50 - 100 und 150 mg
Videx®-Pulver: 2 g und 4 g-Beutel

Laborparameter

Untersuchungen	*Studienbeginn*	*Vierteljährlich*	*Halbjährlich*
H'säure, H'stoff, Lipase Krea, LDH, IgG, IgM, E'lyte GOT, GPT, γ-GT, (Amylase)	×	×	×
Blutbild + Diff, CD 4, p 24 Ag	×	×	×
Serologie: Hepatitis B, C, (Hepatitis A, Parvo B 19, CMV, EBV, Toxoplasmose)	×		×
Virusanzucht mit Beurteilung der Syncytium-Bildung und Resistenzentwicklung	×		×

Biometrische Auswertung

Entscheidend für die statistische Auswertung ist die Zeit bis zum Erreichen des Endpunktes für jeden Therapiearm in jeder Untergruppe.

Definition der Endpunkte:

a) Alle nach CDC beschriebenen AIDS-definierenden Erkrankungen:

- opportunistische Infektionen,
- Enzephalopathie,
- Wasting-Syndrom (Gewichtsverlust ≥ 10% in 8 Wochen),
- HIV-assoziierte maligne Erkrankungen,

eine Ausnahme bildet das Auftreten einer Lymphoide Interstielle Pneumonitis

b) Tod.

Das Hauptkriterium wird durch die Product-Limit-Methode nach Kaplan-Meier geschätzt, und die Gruppen durch das Cox-Modell verglichen.

Testniveau für die Endauswertung der Studie:	alpha = 0,04
Testniveau für die Zwischenauswertung:	alpha = 0,01
Testniveau für die gesamte Studie	alpha = 0,05

Der klinisch relevante Unterschied zwischen den beiden Therapiestrategien wird auf 15% festgelegt.

Die biostatistische Auswertung übernimmt das Institut für Biomathematik der Universitätsklinik Frankfurt.

Die Frankfurter Ethikkommission hat die Studie in berufsethischer und berufsrechtlicher Hinsicht für unbedenklich erklärt. Die Rekrutierungsphase hat somit begonnen und Patienten, die die Voraussetzungen erfüllen, können in die Studie aufgenommen werden.

Literatur

1. Richman DD, Grimes JM, Lagakos SW (1990) Effect of stage of disease and drug dose on zidovudine susceptibilities of isolates of human immunodeficiency virus. J Acquir Immune Defic Syndr 3(8):743–746
2. St Clair MH, Martin JL, Tudor-Williams G et al (1991) Resistance to ddI and sensitivity to AZT induced by a mutation in HIV-1 reverse transcriptase. Science 253(5027): 1557–1559
3. Fitzgibbon JE, Howell RM, Haberzettl CA et al (1992) Human immunodeficiency virus type 1 pol gene mutations which cause decreased susceptibility to 2′-3′-didesoxycytidine. Antimicrob Agents Chemother 36(1):153–157
4. Eron JJ, Hirsch MS, Merrill DP et al (1991) Synergistic inhibition of HIV-1 by the combination of zidovudine (AZT) and 2′,3′-didesoxycytidine (ddC) in vitro. Int Conf AIDS 1991 June 16–21; 7(2):209 (Abstr no WB2110)
5. Meng T, Fischl M, Boota AM et al (1992) Combination therapy with zidovudine and didesoxycytidine in patients with advanced human immunodeficiency virus infection. A phase I/II study Ann Intern Med 116(1):85–86
6. Yarchoan R, Lietzau JA, Brawley O et al (1992) Therapy of AIDS or symptomatic HIV infection with simultaneous or alternating regimens of AZT and DDI. Int Conf AIDS 1992 Jul 19–24; 8(1): Mo15 (Abst no. MoB0054)

Interleukin-10 as a Potential Immunosuppressor in Patients with Human Immunodeficiency Virus and Its Modulation After the First Cycle of Autovaccination Treatment

P. PRADEAUX, E.M. SCHNEIDER, B. HARMS, H.T. BRÜSTER

Abstract

Lymphocytes from HIV-infected patients before and after the first cycle of AUVA treatment were tested for their cytokine release pattern. Patients with more than 200 $CD4^+$ cells/μl responded with increased or constant levels of interleukin (IL)-10 but decreased levels of tumor necrosis factor (TNF) alpha after in vitro stimulation with 10% AUVA material. These patients responded with increased or constant levels of $CD4^+$ cells during the first course of treatment. Patients with less than 200 $CD4^+$ cells never showed a positive IL-10 response but presented with reduced TNF alpha production in vitro if positive levels had been detected before. These data are consistent with the interpretation that AUVA directly downmodulates TNF alpha production by increased production of IL-10 and/or by the action of activated transforming growth factor (TGF)-β in vitro. The results can explain stimulation and increase of $CD4^+$ TH2 type cells in patients entering the treatment protocol with more than 200 $CD4^+$ cells as well as the direct clinical improvement by suppressing inflammatory events in vivo.

Introduction

It is largely accepted that progression of human immunodeficiency virus (HIV) disease involves a switch from TH1 to TH2 [1]. Moreover, it has been proposed that the HLA A1, B8, DR3 haplotype is associated with a deficit in interleukin (IL)-2 production as well as other TH1 responses correlating with a more rapid progression of HIV infection [2, 3]. Also an uncommon type of the tumor necrosis factor (TNF) alpha allele has been recently described to occur in association with the A1, B8, DR3 haplotype [4] and could result in differences of TNF alpha transcriptional as well as translational regulation in these individuals.

On the other hand amongst a number of other approaches to influence the course of HIV infection, the one involving T cell vaccination has remained to be promising [5–7].

In the following study we started to investigate the cytokine response pattern of patients before and during the first cycle of autovaccination (AUVA) performed with a preparation of autologous lymphocytes as described earlier

[8]. We selected the cytokines IL-10 and TNF alpha as indicators for an influence of T cell stimulation due to autovaccination.

Methods

Patients

Patients entering AUVA treatment were tested for hematological parameters, lymphocyte and CD4 cell counts as well as for other parameters necessary to perform CDC staging. The patients analyzed are shown in Table 1.

Table 1. Patients analyzed

Patients	Changes in $CD4^+$ cell counts before and after the first AUVA treatment
UPN 373, IVC2	378→418 $CD4^+/\mu l$
UPN 375, IVC2	114→ 41 $CD4^+/\mu l$
UPN 395, IIB	557→377 $CD4^+/\mu l$
UPN 425, IVC2	632→600 $CD4^+/\mu l$
UPN 700, IVC2	557→645 $CD4^+/\mu l$
UPN 701, IVC1, C2A	161→114 $CD4^+/\mu l$
RH, IVC2	235→404 $CD4^+/\mu l$
TE, IVC2	315→263 $CD4^+/\mu l$
BD, IVC1, C2	170→127 $CD4^+/\mu l$

AUVA, autovaccination

Material

An aliquot of AUVA material [8] was filtered through 0.45 μm Millipore filters and added (10%) to a medium of IMDM (Gibco/BRL) supplemented with 5% endotoxin-free fetal calf serum (Gibco/BRL).

Cultures

Ficoll-separated lymphocytes from healthy donors as well as from patients were seeded with cells obtained from 1 ml blood per well from 24-well cluster plates (Costar) in medium containing either 5% FCS/IMDM alone, or 5% FCS 10% AUVA/IMDM. Cultures containing 2 ml/well were incubated with 5% CO_2 at 37 °C in a humidified atmosphere for 96 h, when supernatants were harvested to quantitate cytokines released.

Elisa

Specific enzyme-linked immunosorbent assays (ELISA) to detect IL-10 were purchased from Laboserv (Gießen) or from Medgenix (Düsseldorf). Detection levels for IL-10 were 13 – 500 pg/ml and for TNF alpha were 5 – 1200 pg/ml.

Results

Since plasma levels of cytokines indicating a modulation of TH1 or TH2 type activities during therapy were too low to reach significance with the currently available ELISA we stimulated patients' lymphocytes before and after the first cycle of AUVA treatment in vitro, using autologous AUVA material.

Patients were randomly selected and were grouped in having more than 200 $CD4^+$ counts (UPN 373, 395, 425, 700, 701, RH and TE) or less than 200 $CD4^+$ cells (UPN 375, 701, and BD).

Figure 1 shows that spontaneous TNF alpha secretion by patients' lymphocytes was systematically decreased when 10% AUVA material were added at the beginning of the culture. This was true for cultures obtained from material before and after the first cycle of AUVA treatment. Exceptions were UPN 395 and TE, but both were marked by an initial decrease of $CD4^+$ cells (see Table 1). In the group with less than 200 $CD4^+$ cells, a reduction of TNF alpha was also seen in a single patient BD with lymphocytes isolated before treatment. The two other patients in this group had no detectable levels of TNF produced in vitro. As shown in Fig. 2, the secretion of IL-10 appeared to be affected in some cultures when performed in the presence of AUVA. However, all but one culture isolated from patients after the first treatment course produced significant levels of IL-10 as compared to three of six cultures from lymphocytes isolated before treatment. Cultures performed with lymphocytes of patients with less than 200 $CD4^+$ cells/µl were negative with the exception of BD who attained detection levels of IL-10 (Fig. 2, lower part).

Lymphocytes from healthy individuals were also cultured in the presence of some AUVA preparations isolated from the HIV-infected patients analyzed here. Results on cytokine secretion patterns are summarized in Table 2. IL-10 secretion was upregulated by AUVA of UPN 395 and 425 but suppressed by AUVA of UPN 373. Consistently all of these as well as four other AUVA preparations (data not shown) resulted in a decrease of control TNF production in vitro, when patients started therapy with more than 200 $CD4^{\pm}$ cells/µl (Table 1). AUVA of patients with less than 200 $CD4^+$ cells resulted in increased levels of IL-10 release by healthy donorsi lymphocytes.

Fig. 1. Tumor necrosis factor (TNF) alpha concentrations produced by lymphocytes of human immunodeficiency virus (HIV)-infected patients with >200 $CD4^+$/µl (*upper panels*) or <200 $CD4^+$/µl (*lower panels*) before (*left*) or after (*right*) the first cycle of autovaccination (AUVA) treatment. Lymphocytes were either cultured in the absence (*open bars*) or the presence (*shaded bars*) of 10% AUVA for 96 h

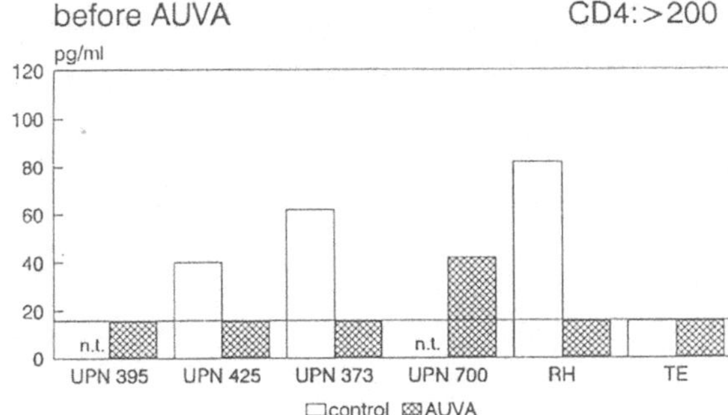
before AUVA
CD4:>200
pg/ml
120
100
80
60
40
20
0
n.t.
n.t.
UPN 395
UPN 425
UPN 373
UPN 700
RH
TE
control
AUVA

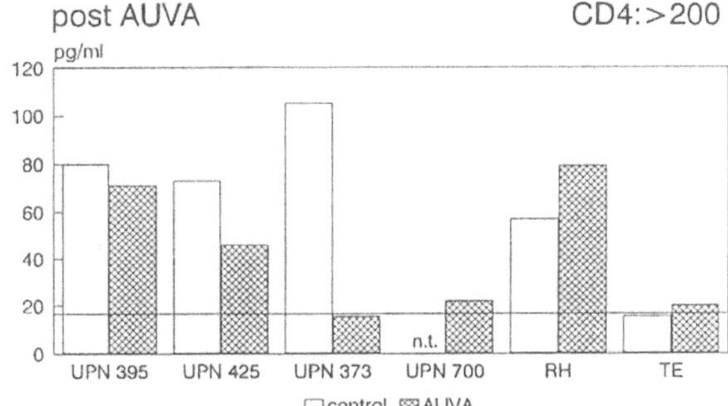
post AUVA
CD4:>200
pg/ml
120
100
80
60
40
20
0
n.t.
UPN 395
UPN 425
UPN 373
UPN 700
RH
TE
control
AUVA

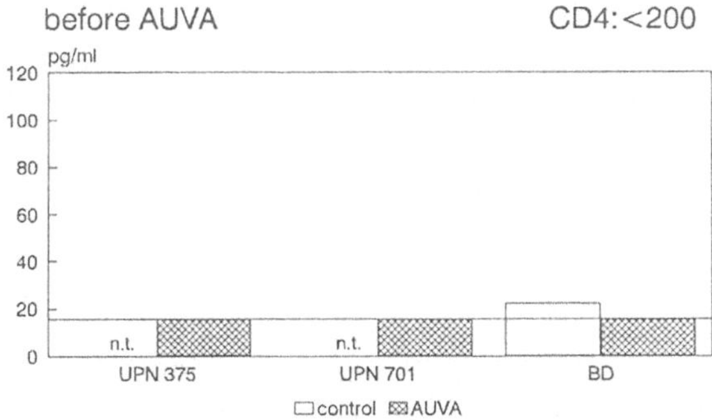
before AUVA
CD4:<200
pg/ml
120
100
80
60
40
20
0
n.t.
n.t.
UPN 375
UPN 701
BD
control
AUVA

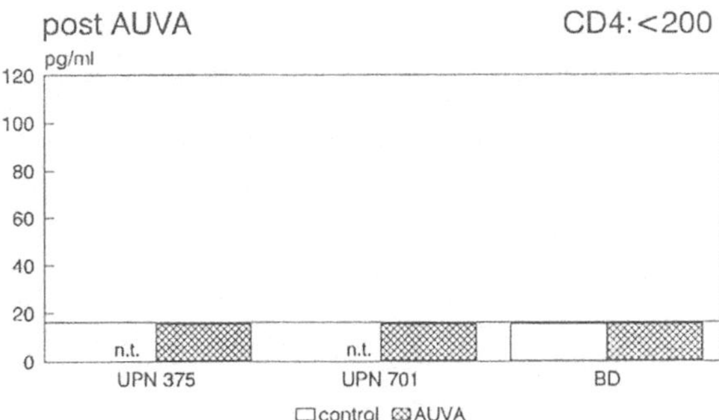
post AUVA
CD4:<200
pg/ml
120
100
80
60
40
20
0
n.t.
n.t.
UPN 375
UPN 701
BD
control
AUVA

Table 2. Secretion of interleukin (IL)-10 and tumor necrosis factor (TNF)-alpha by lymphocyte cultures of a representative healthy individual in the absence (control) or the presence of 10% autovaccination (AUVA) isolated from individual patients

	IL-10 (pg/ml)	TNF (pg/ml)
Control	103	3433
PHA	348	>4800
AUVA (UPN 395)	129	2420
AUVA (UPN 425)	130	2099
AUVA (UPN 373)	43	1984

PHA, phytohemagglutinin

Discussion

Using a small panel of HIV-infected patients entering the AUVA treatment we showed that the spontaneous activity of monocytes secreting TNF-alpha is suppressed in the presence of AUVA material. The same effect has been observed in cultures with lymphocytes from healthy individuals.

Concommittantly, we observed no significant influence on measurable IL-10 produced by control or AUVA-stimulated cultures. However when comparing lymphocytes cultures from patients before and after the first cycle of AUVA treatment, more cultures turned positive for secreted IL-10. This was not the case in patients who entered therapy with less than 200 $CD4^+$ cells/µl. Cultures from these patients remained negative for IL-10. The positive effect on IL-10 by the AUVA material is also seen in cultures performed with lymphocytes of healthy individuals. In contrast to the disease promoting and inflammatory effects with the consequence of significant tissue damage displayed by TNF alpha, the interpretation of IL-10 modulation is more ambiguous. According to results obtained by different T cell clones, IL-10 can be produced by TH1 and TH2 type cells [9]. Moreover IL-10 is a potent mediator to preferentially inhibit T cell-independent but not T cell-dependent responses in vitro [10] and thus results in a more specific immunstimulation. Since the increase of IL-10 is solely observed in patients with $CD4^+$ cell counts of more than 200/µl, the inhibition of TNF alpha levels in the AUVA stimulated cultures are not fully explained by a direct action of IL-10 on the degradation of TNF alpha mRNA [11]. Indeed Bogdan and coworkers described a cooperative effect of IL-10 and transforming growth factor (TGF)-β on the downregulation of TNF alpha secretion in that the latter affect translation activity [11].

Fig. 2. Interleukin (IL) 10 levels produced by lymphocytes of human immunodeficiency virus (HIV)-infected patients with >200 $CD4^+$/µl (*upper panels*) or <200 $CD4^+$/µl (*lower panels*) before (*left*) or after (*right*) the first cycle of autovaccination (AUVA) treatment. Lymphocytes were either cultured in the absence (*open bars*) or the presence (*shaded bars*) of 10% AUVA for 96 h (detection levels for IL-10 were 18 pg/ml in this assay.)

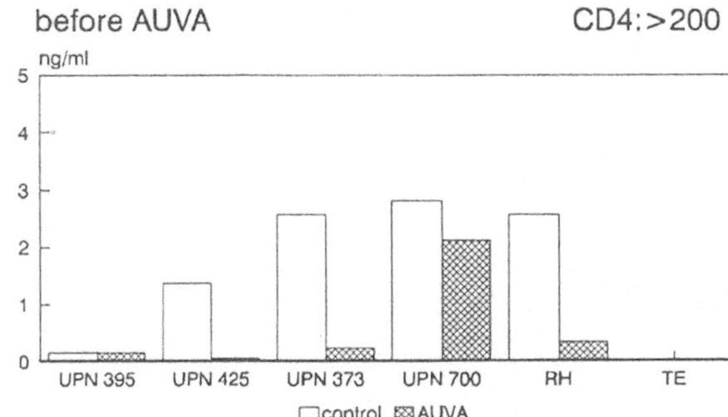
before AUVA
CD4:>200
ng/ml
5
4
3
2
1
0
UPN 395
UPN 425
UPN 373
UPN 700
RH
TE
control
AUVA

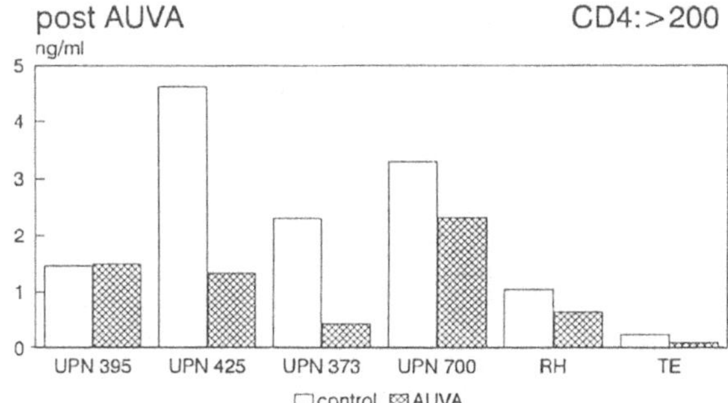
post AUVA
CD4:>200
ng/ml
5
4
3
2
1
0
UPN 395
UPN 425
UPN 373
UPN 700
RH
TE
control
AUVA

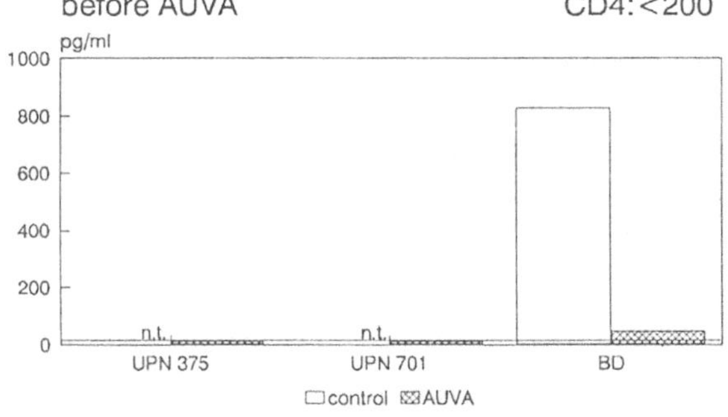
before AUVA
CD4:<200
pg/ml
1000
800
600
400
200
0
n.t.
n.t.
UPN 375
UPN 701
BD
control
AUVA

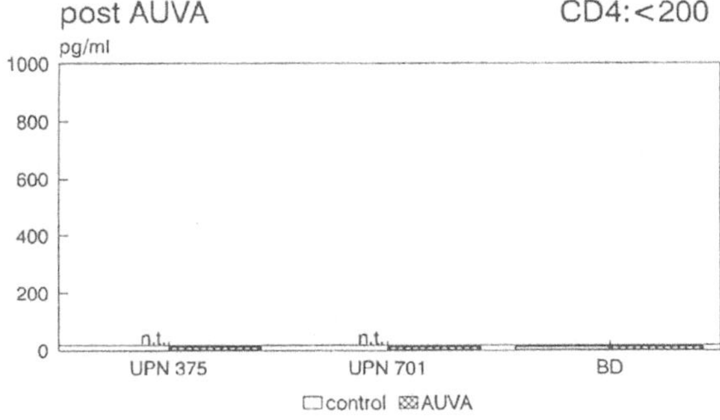
post AUVA
CD4:<200
pg/ml
1000
800
600
400
200
0
n.t.
n.t.
UPN 375
UPN 701
BD
control
AUVA

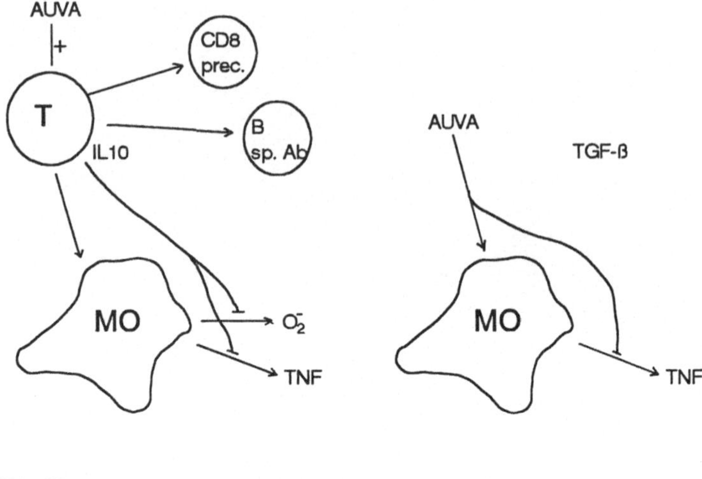

Fig. 3. Proposed effects of autovaccination (*AUVA*) in patients with more than 200 CD4$^+$ cells/µl (*left*) and less than 200 CD4$^+$ cells/µl (*right*). *IL*, interleukin; *T*, T cell; *TNF*, tumor necrosis factor; *TGF*, transforming growth factor

From this primary set of data obtained with HIV-infected patients before and after the first phase of autovaccination covering 8 weeks of treatment with one leukapheresis harvest of autologous lymphocytes and one vaccination per week we conclude that patients starting with CD4$^+$ counts of more than 200/µl respond with a spontaneous secretion of IL-10 and decreased secretion of TNF alpha as a direct effect of autovaccination in vitro and possibly also in vivo. These results correspond to those described by Gerard and coworkers describing the counterregulatory events between TNF alpha and IL-10 [12]. However, we found that patients entering AUVA treatment with less than 200 CD4$^+$ cells/µl remain to be responsive to AUVA in terms of a reduction of TNF alpha release. Most likely, this effect is mediated by TGF-β [11]. The effect of activated TGF-β directly applied by AUVA could also explain an immediate beneficial effect on inflammatory events after autovaccination which is reported in a number of patients. This small set of data suggests that AUVA appears to activate a TH2-type response in patients with higher CD4 cell counts by/or in addition to, a reduction of inflammatory events dominated by TNF and IL-1. We imply that IL-10 could significantly contribute to the generation of highly specific cytotoxic cells [13] representing a major candidate for immunity against HIV when an improved course of the disease caused by HIV infection will be documanted in the IL-10-responder patient group. Figure 3 illustrates the proposed effects induced by AUVA in patients with more than 200 CD4$^+$ cells/µl as compared to patients with less than 200 CD4$^+$ cells/µl.

References

1. Steel CM, Beatson D, Cuthbert RJG, Morrison H, Ludlam CA, Peutherer JF, Simmonds P, Jones M (1988) HLA haplotype A1 B8 DR3 as a risk factor for HIV related disease. Lancet i:1185–1188
2. Kaslow RA, Duquesnoy R, van Raden M, Kingley L, Marrari M, Friedman H, Su S, Saah AJ, Detels R, Phair J, Rinaldo C (1990) A1, Cw7, B8, DR3 HLA antigen combination associated with rapid decline of T-helper lymphocytes in HIV-1 infection. Lancet 335:927–930
3. Hashimoto S, Michalski JP, Berman MA, McCombs C (1990) Mechanism of a lymphocyte abnormality associated with HLA-B8/DR3: role of interleukin 1. Clin Exp Immunol 79:227–232
4. Wilson AG, de Vries N, Pociot F, di Giovine FS, van der Putte LBA, Duff GW (1993) An allelic polymorphism within the human tumor necrosis factor alpha promotor region is strongly associated with HLA A1, B8, and DR3 alleles. J Exp Med 177:557–560
5. Riddell SR, Gilbert MJ, Greenberg PD (1993) CD8+ cytotoxic T cell therapy of cytomegalovirus and HIV infection. Curr Oppinion Immunol 5:484–491
6. Birx DL, Redfield RR (1993) Immunotherapeutic strategies in the treatment of HIV infection and AIDS. Curr Opinion Immunol 5:600–607
7. Atla H, Gersten MJ, Salk PL, Salk J (1993) Can AIDS be prevented by T-cell vaccination. Immunol Today 14:200–202
8. Brüster HT, Holder A, Illes A, Kuntz BME, Lehnert E, Molling R, Scheja JW, Schneider M (1993) Langzeitstudie einer Therapie mittels lymphozytärer Autovakzine bei HIV-infizierten Patienten. In: Scharrer I, Schramm W (eds) 23. Hämophilie-Symposium, Hamburg 1992. Springer, Berlin Heidelberg New York, pp 68–73
9. Del Prete G, de Carli M, Almerigogna F, Giudizi MG, Biagiotti R, Romagnani S (1993) Human IL-10 is produced by both type 1 helper (Th1) and type 2 helper (Th2) T cell clones and inhibits their antigen-specific proliferation and cytokine production. J Immunol 150:353–360
10. Pecanha LMT, Snapper CM, Lees A, Yamaguchi H, Mond JJ (1993) IL-10 inhibits T cell independent but not T cell-dependent responses in vitro. J Immunol 150:3215–3223
11. Bogdan C, Palk J, Vodovotz Y, Nathan C (1992) Contrasting mechanisms for suppression of macrophage cytokine release by transforming growth factor-β and interleukin 10. J Biol Chem 267:23301–23308
12. Gerard C, Bruyns C, Marchant A, Abramowicz D, Vadenabeele P, Delvaux A, Fiers W, Goldman M, Velu T (1993) Interleukin 10 reduces the release of tumor necrosis factor and prevents lethality in experimental endotoxemia. J Exp Med 177:547–550
13. Chen W-F, Zlotnik A (1991) IL-10: a novel cytotoxic T cell differentiation factor. J Immunol 147:528–534

Use of the Polymerase Chain Reaction to Detect Viral Contamination of Clotting Factor Concentrates

M. Makris

Abstract

Although the introduction of viral inactivation methods has dramatically reduced the capacity of clotting factors to transmit viral infections, rare transmissions continue to occur. The polymerase chain reaction (PCR) is an extremely sensitive technique that can detect minute amounts of viral genomic material in these products. It has been used to show contamination of factor VIII concentrates with hepatitis C (HCV), human immunodeficiency virus (HIV), hepatitis A (HAV) and parvovirus B 19. In the case of HCV and HAV it has been shown that detection of viral product in the concentrate is associated with transmission of infection to the recipient.

Introduction

The introduction of clotting factor concentrates revolutionised the lives of haemophiliacs to the point that by the late 1970s their life expectancy approached that of the normal population (Rizza and Spooner 1983). Unfortunately, as these products were prepared from pooled plasma collected from thousands of donors, most haemophiliacs have been infected by chronic viruses present in the donors. Table 1 illustrates the range of infections that can be transmitted by blood and blood products. Following the HIV epidemic in the

Table 1. Infections transmitted by blood and blood products

	Blood	Clotting factor concentrates
HIV	Yes	Yes
Hepatitis C	Yes	Yes
Hepatitis B	Yes	Yes
Hepatitis D	Yes	Yes
Parvo B19	Yes	Yes
CMV	Yes	No
Epstein-Barr virus	Yes	No
HTLV-1	Yes	No

HIV, human immunodeficiency virus; CMV, cytomegalovirus; HTLV, human T cell lymphocyte virus

mid 1980s most manufacturers introduced a range of viral inactivation treatments to "sterilise" their products. Methods used to reduce the risk of viral transmission by blood/blood products include:

1. Voluntary donor self-exclusion
2. Exclusion of donors by interview/examination
3. Testing of each blood/plasma donation
4. Viral inactivation of blood product
5. Vaccination of recipient
6. Use of PCR to test final product.

These inactivation procedures have been successful in dramatically reducing the ability of concentrates to transmit infection but rare cases of viral transmission continue to occur (Mannucci et al. 1994; Brackmann and Egli 1988; Gerritzen et al. 1992; Kleim et al. 1990). The subject of this review is the use of the polymerase chain reaction (PCR) to detect viral contamination of clotting factor concentrates. Non-cellular blood products that potentially can transmit viral infections include fresh frozen plasma, cryoprecipitate, immunoglobulin preparations and clotting factor concentrats such as FVIII, FIX, FVII, FXI, PCC, antithrombin III and protein C.

Polymerase Chain Reaction

This is a technique whereby minute amounts of DNA are exponentially amplified to levels where they can be visualised following electrophoresis and ethidium bromide staining. Once a gene sequence is known, oligonucleotides flanking a specific target sequence and complementary to its opposite strand can be used together with a heat-stable DNA polymerase to amplify specific DNA sequences. Thus, target DNA sequences can be amplified ten millionfold after 25–35 cycles. The use of a second set of "nested" primers located within the DNA sequence defined by the original primers increase the specificity of the reaction and produces greater amplification (approximately 10^{12}-fold, Barbara and Garson 1993). RNA viruses can be analysed if the viral RNA is first reverse transcribed to yield a cDNA. The PCR has been used to demonstrate viral genomic material in serum, tissues and clotting factor concentrates.

Hepatitis C

Prior to the introduction of viral inactivation procedures, virtually all haemophiliacs treated with clotting factor concentrate for the first time developed hepatitis (Fletcher et al. 1983). The virus responsible was named non-A, non-B hepatitis as it was not detected by assays for the known hepatitis A and B viruses. In 1989 the virus responsible was cloned and named hepatitis C (Choo et al. 1989). Antibody tests confirmed the almost universal infection of haemophiliacs treated prior to 1985, with this virus (Watson et al. 1992). In the absence of a test for viral antigen, PCR has been used to detect this virus in fluids and tissues. Tedder and colleagues have shown that 90% of HCV antibody positive haemophiliacs are also HCV RNA positive by PCR indicating active infection (Tedder et al. 1991).

We have used the PCR to detect HCV in clotting factor concentrates and related this to the development of hepatitis in the recipient (Makris et al. 1993). Clotting factor concentrates were stored at +4 °C for 1 – 16 years and were reconstituted just prior to testing. A total of 43 concentrates (31 FVIII, six prothrombin complex concentrates, three FEIBA, two ATIII, and one FVII) from European and American manufacturers were tested. Sixteen of the batches had not undergone any form of viral inactivation, the other 27 had been virally inactivated by one of six different processes. HCV RNA in the reconstituted concentrates was detected with the nested polymerase chain reaction (Garson et al. 1990a) using primers for the highly conserved 5′ non-coding region (Garson et al. 1990b). HCV RNA was detected in 13 of the 43 batches (30.2%). Concentrates that had not undergone viral inactivation were significantly more likely to contain detectable HCV RNA than concentrates that had been virally inactivated (56.3% vs. 14.5%, p = 0.006). HCV sequences were more commonly detected in concentrates made from paid donor plasma than in those made from volunteer plasma (44% vs. 11%, $p = 0.041$). Four of 27 virally inactivated concentrates were found to contain HCV RNA and the relation of viral inactivation process to the presence of HCV RNA is shown in Table 2; three of these HCV positive batches were shown in prospective studies to have transmitted hepatitis C to the recipient.

The relationship between HCV RNA in concentrate and development of hepatitis in the recipient was studied more formally in nine patients who took part in prospective viral safety studies (Table 3). All these previously untreated patients were followed up 2 weekly for 16 weeks and then monthly to 40 weeks. Although all nine patients developed abnormal (raised) transminases, the diagnosis of non-A, non-B hepatitis as defined by the Scientific and Standardization Committee of the ISTH (Mannucci and Colombo 1989) was only met for six of the patients. For all patients with NANBH, HCV-RNA was detected in the concentrate given to them and all seroconverted for HCV developing anti-

Table 2. Relation between viral inactivation process and presence of HCV RNA in concentrate

Viral inactivation process	No. tested	HCV RNA positive (%)
Dry heat 60 °C/32 h	2	2 (100)
Dry heat 80 °C/72 h	12	0
Pasteurised 60 °C/10 h	3	0
N-Heptane 60 °C/20 h	4	2 (50)
Monoclonal 60 °C/30 h	3	0
Solvent detergent	3	0

Table 3. Concentrates given to nine previously untreated patients and their biochemical and serological responses. In patients nos. 3–7, the concentrate was heat treated in *N*-heptane, and in nos. 8 and 9 it was pasteurised (i.e. heated in aqueous solution at 60 °C for 10 h)

Patient	Concentrate			Patient		
	Product	Viral inactivation	HCV RNA	Elevated ALT	Clinical NANBH[a]	Anti-HCV
1	FVIII	Dry 60 °C/32 h	Yes	Yes	Yes	Yes
2	FVIII	Dry 60 °C/32 h	Yes	Yes	Yes	Yes
3	FVIII	Wet 60 °C/20 h	Yes	Yes	Yes	Yes
4	FVIII	Wet 60 °C/20 h	Yes	Yes	Yes	Yes
5	FVIII	Wet 60 °C/20 h	Yes	Yes	Yes	Yes
6	FVIII	Wet 60 °C/20 h	Yes	Yes	Yes	Yes
7	FVIII	Wet 60 °C/20 h	No	Yes	No	No
8	ATIII	Wet 60 °C/10 h	No	Yes	No	No
9	ATIII	Wet 60 °C/10 h	No	Yes	No	No

[a] As defined by the Scientific and Standardization committee of the ISTH (Mannucci and Colombo 1989).
NANBH, non-A; non-B, hepatitis; ALT, Alanine aminotransferase

bodies to this virus. In three patients the abnormal transaminases were either not high enough or did not persist for long enough to qualify for NANBH; HCV-RNA was not detected in any of the concentrates given to these patients and none seroconverted for HCV.

Thus, the nested PCR technique provides a way of detecting HCV in concentrates and the data from patients followed prospectively suggests that the detected product is viable viral material.

In a study from Edinburgh, UK, Simmonds and colleagues (1990) were also able to demonstrate HCV RNA viral sequences in ten of 19 non-virally inactivated clotting factor concentrates. Although they did not specifically study the direct recipients of these products, from the viral sequences identified it was possible to construct a phylogenetic tree and show that the HCV strains in concentrates were similar to those in haemophiliacs but distinct from those found in intravenous drug abusers of Scottish blood donors.

Hepatitis A

Since the first report of hepatitis A (HAV) in haemophilia (Mannucci 1992), a total of 88 haemophiliacs in Europe have developed HAV soon after treatment with factor VIII concentrate (Mannucci et al. 1994). In a carefully conducted case controlled study in Italy, Mannucci and colleagues showed that treatment with solvent detergent treated factor VIII was the single most important factor in the development of the hepatitis. In the same publication they used the PCR to show that five of 12 solvent detergent-treated concentrates contained hepatitis A viral sequences. For two patients the hepatitis A viral sequences were sequenced and the authors were able to show that identical sequences were present in both concentrate and recipient (Mannucci et al. 1994).

Human Immunodeficiency Virus

Two groups have used a nested PCR to detect HIV-1 virus in non-virally inactivated clotting factor concentrates. Zhang and colleagues (1991) in Edinburgh used the PCR to detect HIV RNA in two of eight clotting factor concentrate batches tested. Direct sequencing of the PCR product revealed that the HIV strains were more closely related to North American than to African strains of HIV-1 which was not surprising as both batches of concentrate were imported from the USA. HCV RNA was detected in six of these eight batches and the authors were able to show that the level of viral contamination was very different with HIV RNA being present at 2.5 copies per ml compared to 30000–100000 copies per ml HCV RNA. Using similar techniques Semple and colleagues were able to demonstrate HIV RNA in one of eight non-virally inactivated batches of clotting factor concentrate (Semple et al. 1991).

Parvovirus B19

Parvovirus B19 is a small non-enveloped single stranded virus and 60%–70% of adults have antibodies to this virus by the age of 10 (Anderson and Pattison 1987). Although infection often goes unrecognised it can cause erythroblastopenia in those with rapid red cell turnover and aplasia in HIV-infected patients (Naides et al. 1993). The acute infection can mimic the symptoms of acute HIV infection (personal observation). Parvo B19 is thermostable and as it lacks a lipid envelope it is not destroyed by viral inactivation procedures employing physical or chemical treatments; it is therefore currently the commonest virus to be transmitted by blood products. The PCR has been used by Lefrere and colleagues to demonstrate parvo B19 DNA in six of 30 batches of clotting factor tested (Lefrere et al. 1994). Zakrzerwska et al. (1992) tested 25 concentrates and detected parvo B19 using dot blot hybridization in 1/25, Southern blot hybridisation in 2/25 and nested PCR in 7/25. PCR was the most sensitive technique detecting it in all positive batches identified by the other methods as well as in five additional concentrates.

Although parvo B19 is not considered to be a highly pathogenic virus the fact that it can still be transmitted by clotting factors is of concern, not only because of its effects on already immunocompromised HIV positive haemophiliacs, but also because it could be a marker of other yet unidentified but potentially pathogenic viruses that could also be transmitted to patients.

Hepatitis B

It is currently difficult to assess the effectiveness of the current viral inactivation processes in eliminating HBV because all patients entered in viral safety studies are now vaccinated against HBV and thus not susceptible. Cases of HBV transmission following treatment with virally inactivated concentrates have been shown to occur outside clinical trials (Brackman and Egli 1988). Although all blood/plasma donors are screened for HbsAg some infected donors may not be detected by the currently available tests either because their level of antigenaemia is low or because they are infected with the HBsAg negative, HBV DNA positive pre-core mutant (Carman et al. 1990). The use of PCR to test clotting factor concentrates for HBV deserves consideration but so far there have been no publications on the subject.

Limitations of the Use of Polymerase Chain Reaction to Detect Viral Contamination of Blood Products

Despite the usefulness of the PCR a number of limitations must be appreciated. Its extreme sensitivity means that false positive results may arise due to contamination of test sample or due to poor technique. It is essential that precautions to avoid contamination are followed (Kwok and Higuchi 1989).

Selection of primers is critical and should allow amplification of sequence that is highly conserved so that all viral strains are detected. Primers should be chosen to avoid amplification of related endogenous human sequences especially if retroviral "pol" genes are being analysed since the human genome contains thousands of endogenous retroviral "pol" related sequences (Barbara and Garson 1993).

False negative results may arise if samples have not been stored under the correct conditions or have been frozen and thawed many times. The level of viraemia may be below the sensitivity of the PCR so a negative result does not ensure a product will not transmit a viral infection.

Detection of viral nucleic acid does not prove infectivity as at least in theory the PCR could be detecting defective or inactivated viral particles but it would seem prudent to assume infectivity in most situations where genomic sequences are detected (Barbara and Garson 1993).

Conclusion

Despite a dramatic reduction in the transmission of viral infections by blood products, reports of such events continue to occur (Mannucci et al. 1994; Brackmann and Egli 1988; Gerritzen et al. 1992; Kleim et al. 1990). A number of viral inactivation procedures are used throughout the world by different manufacturers but formal safety follow-up is not always adequately performed. It is assumed that a process shown to be safe in one country with one pool of plasma will be equally safe in another with a different donor population; an assumption not supported by the available scientific data. The use of the PCR to detect viral contamination of concentrates adds a further step in enhancing safety and 1 believe manufacturers should consider its use before releasing a blood product onto the market. The cost of such a test is minute by comparison with the sale value of the product.

References

Anderson MJ, Pattison JR (1987) Parvoviruses. In: Weatherall DJ, Ledingham JGG, Warrell DA (eds) Oxford textbook of medicine, 2nd edn. Oxford Medical, pp 5.162–5.164

Barbara JAJ, Garson JA (1993) Polymerase chain reaction and transfusion microbiology. Vox Sang 64:73–81

Brackmann HH, Egli H (1988) Acute hepatitis B infection after treatment with heat-inactivated factor VIII concentrate. Lancet II:967

Carman WF, Zanetti AR, Karayiannis P et al (1990) Vaccine-induced escape mutant of hepatitis B virus. Lancet 336:325–329

Choo QL, Kuo G, Weiner AJ, Overby LR, Bradley DW, Houghton M (1989) Isolation of cDNA clone from a blood borne non-A, non-B viral hepatitis genome. Science 244:359–362

Fletcher ML, Trowell JM, Craske J, Pavier K, Rizza CR (1983) Non-A, non-B hepatitis after transfusion of factor VIII in infrequently treated patients. Br Med J 287:1754

Garson JA, Tedder RS, Briggs M et al (1990a) Detection of hepatitis C viral sequences in blood donation by "nested" polymerase chain reaction and prediction of infectivity. Lancet 335:1419

Garson JA, Ring C, Tuke P, Tedder RS (1990b) Enhanced detection by PCR of hepatitis C virus RNA. Lancet 336:1022

Gerritzen A, Schneweis KE, Scholt B et al (1992) Acute hepatitis C in haemophiliacs due to "virus-inactivated" clotting factor concentrates. Thromb Haemostas 68:781

Kernoff PBA, Lee CA, Karayiannis P, Thomas HC (1985) High risk of non-A, non-B hepatitis after a first exposure to volunteer or commercial clotting factor concentrates; effect of prophylactic immune serum globulin. Br Haematol 80:469

Kleim JP, Bailly E, Schneweis KE et al (1990) Acute HIV-1 infection in patients with haemophilia B treated with beta-propiolactone-UV-inactivated clotting factor. Thromb Haemostas 64:336–337

Kwok S, Higuchi R (1989) Avoiding false positives with PCR. Nature 339:237–328

Lefrere JJ, Mariotti M, Thauvin M (1994) B19 parvovirus DNA in solvent/detergent-treated anti-haemophilia concentrates. Lancet 343:211–212

Makris M, Garson JA, Ring CJA, Tuke PW, Tedder RS, Preston FE (1993) Hepatitis C viral RNA in clotting factor concentrates and the development of hepatitis in recipients. Blood 81:1898–1902

Mannucci PM (1992) Outbreak of hepatitis A among Italian patients with haemophilia. Lancet 339:819

Mannucci PM, Colombo M (1989) Revision of the protocol recommended for studies of safety from hepatitis of clotting factor concentrates. Thromb Haemostas 61:532–534

Mannucci PM, Gdovin S, Gringeri A et al (1994) Transmission of hepatitis A to patients with haemophilia by factor VIII concentrates treated with organic solvent and detergent to inactivate viruses. Ann Intern Med 120:1–7

Naides SJ, Howard EJ, Swack NS, True CA, Stapleton JT (1993) Parvovirus B19 infection in human immunodeficiency virus type-1 infected persons failing or intolerant to zidovudine therapy. J Infect Dis 168:101–105

Rizza CR, Spooner RJD (1983) Treatment of haemophilia and related disorders in Britain and Northern Ireland during 1976–1980: report on behalf of the directors of haemophilia centres in the United Kingdom. Br Med J 286:929–933

Semple MG, Loveday C, Preston FE, Tedder RS (1991) Detection of HIV-1 RNA in factor FVIII concentrate. AIDS 5:597–598

Simmonds P, Zhang LQ, Watson HG et al (1990) Hepatitis C quantification and sequencing in blood products, haemophiliacs and drug users. Lancet 336:1469–1472

Tedder RS, Briggs M, Ring C, Tuke PW, Jones P, Savidge GF, Rodgers B, Garson JA (1991) Hepatitis C antibody profile and viraemia prevalence in adults with severe haemophilia. Br J Haematol 79:512

Watson HG, Ludlam CA, Rebus S, Zhang LQ, Peutherer JF, Simmonds P (1992) Use of several second generation serological assays to determine the true prevalence of hepatitis C virus infection in haemophiliacs treated with non-virus inactivated factor VIII and IX concentrates. Br J Haematol 80:514–518

Zakrzewska K, Azzi A, Patou G, Morfini M, Rafanelli D, Pattison JR (1992) Human parvovirus B19 in clotting factor concentrates: B19 DNA detection by the nested polymerase chain reaction. Br J Haematol 81:407–412

Zhang LQ, Simmonds P, Ludlam CA, Leigh Brown AJ (1991) Detection, quantification and sequencing of HIV-1 from the plasma of seropositive individuals and from factor VIII concentrates. AIDS 5:675–681

Charakterisierung der HCV-Infektion bei Hämophilen

M. Jonas, R. Kaiser, P. Simmonds, J. Oldenburg, H. H. Brackmann, B. Kochan, B. Scholt, M. Lechmann, U. Spengler, K. E. Schneweis, B. Matz

Einleitung

Die Durchseuchung der 800 Patienten der Bonner Hämophilie-Ambulanz liegt für Hepatitis C bei 65%. Die Seroprävalenz in der deutschen Bevölkerung wird auf 0.3 – 0.5% geschätzt. Der Infektionszeitpunkt kann für die meisten Hämophiliepatienten auf vor 1984 datiert werden. Dies kann durch die damals mangelhafte Verfügbarkeit an virusinaktivierten Plasmapräparaten erklärt werden.

Um die HCV-Infektion bei Hämophilien weiter zu charakterisieren, untersuchten wir 100 HCV-Antikörper-positive Hämophile auf das gleichzeitige Auftreten von HCV-RNA im Serum mittels Polymerasekettenreaktion. Außerdem wurden die HCV-Antikörper mittels eines HCV-typenspezifischen Peptid-ELISA differenziert. Diese virologischen Befunde wurden in Beziehung zu den Transaminasenaktivitäten gesetzt. Um die zellvermittelte Immunreaktion zu bestimmen, wurde bei 5 Patienten zusätzlich das Proliferationsverhalten von T-Lymphozyten gegen verschiedene HCV-Proteine und Peptide analysiert.

Methoden

Patienten

Aus unserem Kollektiv untersuchten wir 100 Hämophile, die HIV-negativ, aber mittels eines ELISA der 2. Generation als HCV-Antikörper positiv getestet worden waren.

Peptid-ELISA

Wir klassifizierten die Seren mittels eines für HCV typenspezifischen Peptid-ELISAs aus dem 511-Bereich (s. Abb. 1) des NS4-Genes des Hepatitis-C-Virus entsprechend der HCV-Einteilung nach Simmonds et al. [1]. Hier kann zwischen den Typen 1, 2 und 3 unterschieden werden.

Polymerase-Ketten-Reaktion

HCV-RNA wurde aus 150 µl Patientenplasma mittels Guanidinium-Thiocyanat-Phenol-Chloroform-Extraktion nach Chomczynski und Sacchi [2] isoliert,

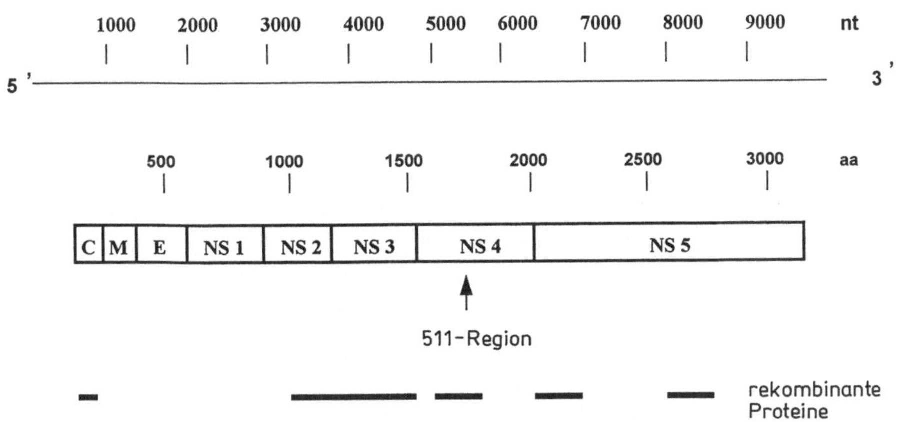

Abb. 1. Schematische Übersicht über das HCV-Genom

mittels MMuLV-RT revers transkribiert (Primer 1 CH), und nachfolgend die DNA mittels Taq DNA-Polymerase in der 'nested PCR' amplifiziert. (Primer für 1. PCR: 1 CH, 2 CH; Primer für 2. PCR: 4 CH and 1 TS). Die Produkte wurden in einem 2%igen Agarosegel aufgetrennt und mit Ethidiumbromid sichtbar gemacht.

Primer:
1 CH [GATGCACGGTCTACGAGACCTC]
2 CH [AACTACTGTCTTCACGCAGAA]
4 CH [GCGACCCCAACACTACTCGGCT]
1 TS [ATGGCGTTAGTATGAGTG]

Transaminasenbestimmung

Die Messung der Enzymaktivität von Alaninaminotransferase (ALT) im Serum der Patienten erfolgte nach einem Standardverfahren. Die Meßwerte sind in U/L angegeben.

T-Zell-Proliferationsassay

Wir untersuchten die Proliferation (ermittelt durch den ^{3}H-Thymidineinbau) von peripheren Blutlymphozyten nach Stimulation mit 5 rekombinanten Hepatitis-C-Proteinen (Core: aa 1–115, NS2/3: aa 1007–1534, NS4: aa 1616–1863, NS5–12: aa 2005–2267, NS5-4: aa 2621–2868) (s. Abb. 1) sowie gegenüber 15 überlappenden Peptiden aus dem Core Bereich (aa 1 bis aa 172) und 12 überlappenden Peptiden aus dem E1 Bereich (aa 198 bis aa 342 und aa 348 bis aa 392) [3].

Ergebnisse

Peptid-ELISA

Bei den Hämophilen wurden Antikörper gegen HCV Typ 1, Typ 2 und Typ 3 gefunden. Wie in Tabelle 1 dargestellt, reagierten einige Patienten-Seren mit mehr als einem HCV-Typ. Lediglich 6 Patientenseren waren nicht eindeutig typisierbar. 88 Patientenseren reagierten mit Typ 1, 27 mit Typ 2 und 17 mit Typ 3. Von den 88 Reaktionen mit Typ 1 waren 27 mit Typ 2, und 8 mit Typ 3 kombiniert. Typ 2 Reaktionen (27) kamen nur in Verbindung mit Typ 1 oder Typ 3 vor. 6 Seren reagierten ausschließlich mit Typ 3.

Polymerase-Ketten-Reaktion

Bei 48 der 100 Patientenproben wurde ein positives PCR-Ergebnis erhalten. In diesen Fällen ist eine Virämie anzunehmen. Die Verteilung der Virustypen bei dieser Gruppe zeigte keine signifikanten Unterschiede zur Gesamtpopulation.

Transaminasenwerte

Zum Zeitpunkt der PCR-Analyse wiesen von den 100 Patienten 61 hohe Transaminasenwerte und 39 normale Werte auf. Wie in Diagramm 1 dargestellt, zeigten 71% der PCR-positiven Seren hohe Transaminasenwerte, 51% der

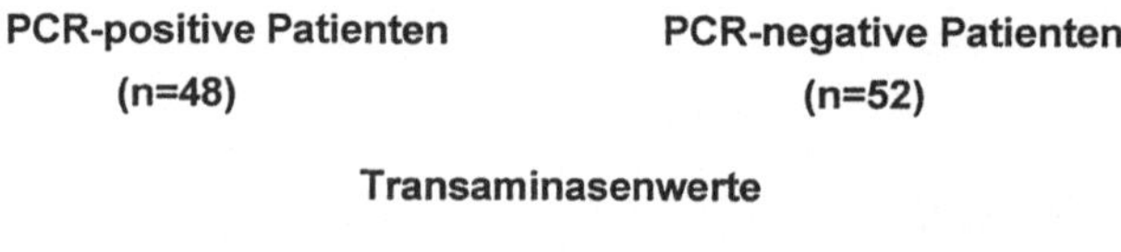

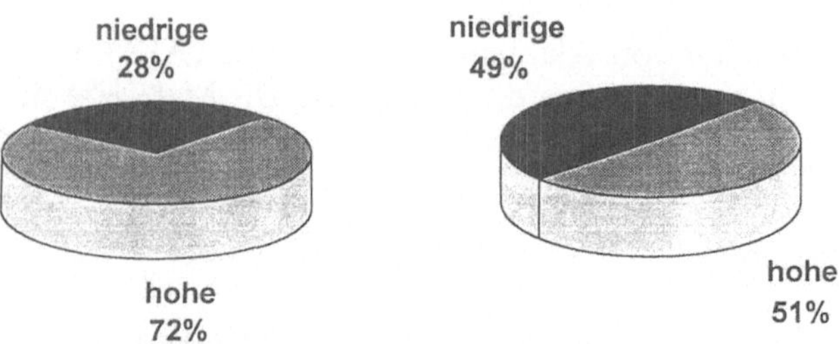

niedrige Transaminasen (ALT)-Werte : < 100 U/l

hohe Transaminasen (ALT)-Werte : > 100 U/l

Diagramm 1. Transaminasenwerterhöhung in Relation zum PCR-Status

Tabelle 1. Verteilung der Reaktivitäten im typenspezifischen Peptid-ELISA

HCV-Typ	Zahl der Patienten gesamt (ALT ↑)	PCR-positive gesamt (ALT ↑)
1	53 (31)	24 (17)
1+2	23 (16)	15 (11)
1+3	8 (5)	4 (3)
1+2+3	4 (4)	2 (2)
2	0 (0)	0 (0)
2+3	0 (0)	0 (0)
3	6 (3)	2 (1)
NT	6 (2)	1 (1)

ALT ↑, Alanin-amino-Transferase-Aktivität > 100 U/l; NT, nicht eindeutig typisierbar

Tabelle 2. T-Zell-Proliferationsassay

Patient	ALT (U(l)	HCV-Typ	PCR-Ergebnis	Reaktivitäten im T-Zell-Assay				
				Core	NS3	NS4	NS5-4	NS5-12
1	17	NT	negativ	+ +	–	+ + +	+ +	+ + +
2	8	1	negativ	±	+	+ + +	–	–
3	31	NT	negativ	+	+ +	+ +	–	+ +
4	22	1	negativ	–	–	–	–	–
5	669	1+3	positiv	–	+ + +	–	+ +	+ +

NT, nicht eindeutig typisierbar
Reaktivitäten: –, keine; ±, schwach; +, gut; + +, sehr gut; + + +, sehr stark

PCR-negativen Seren hatten hohe Werte. Tabelle 1 zeigt, daß der Anstieg der Transaminasenaktivitäten unabhängig vom HCV-Typ ist.

T-Zell-Proliferationsassay

Von den 100 Hämophilen wurden bislang 5 Patienten untersucht, bei denen in 4 Fällen die Transaminasenwerte niedrig waren und welche nicht in der PCR reagierten. Die Lymphozyten von 3 dieser 4 Patienten sowie die Lymphozyten des fünften Patienten mit hohen Transaminasenwerten und positivem PCR-Ergebnis reagierten im Proliferationsassay, das heißt, diese Patienten zeigten eine T-Zell-Antwort. Die Ergebnisse sind in Tabelle 2 zusammengefaßt.

Diskussion

Bei den PCR-positiven Patienten (48 von 100) ist eine aktive, in der Regel chronische Infektion, anzunehmen. Schwierig ist es, bei den PCR-negativen Patienten einen chronischen Verlauf auszuschließen, da im Verlauf der Hepatitis C die Nachweisgrenze der PCR unterschritten werden kann und über längere Zeiträume auch niedrige Transaminasenwerte vorkommen können. Ein positives Ergebnis im T-Zell-Proliferationsassay zeigt, daß die Lymphozyten eines Patienten Virusproteine erkennen. Für Patienten, bei denen starke Reaktionen mit einer Vielzahl von Proteinen/Peptiden im T-Zell-Proliferationsassay in Verbindung mit negativen Ergebnissen in der PCR-Analyse vorliegen und welche über einen längeren Zeitraum niedrige Transaminasenwerte aufweisen, ist die Wahrscheinlichkeit hoch, die HCV-Infektion überwunden zu haben. Die HCV-Typisierung mittels Peptid-ELISA deutet auf Mehrfachinfektionen bei unseren Hämophiliepatienten hin. Die gefundene Verteilung (53% Typ 1-Infektionen, 0% Typ 2, 6% Typ 3, 36% Mischinfektionen und 6% nicht typisierbare Seren) unterscheidet sich von einem italienischen Kollektiv [4] (45% Typ 1, 15% Typ 2, 14% Typ 3, 12% Mischinfektionen, 14% nicht eindeutig typisierbar) und einem Schottischen Kollektiv [1] (45% Typ 1, 8% Typ 2, 33% Typ 3 und 12% nicht typisierbar), welche mit dem gleichen Peptid-ELISA untersucht wurden. Ein direkter Vergleich mit einem deutschen Kollektiv von Hepatitis-C-Patienten mit anderen Risikofaktoren ist nicht möglich, da die Verteilung der einzelnen Typen (91% Typ 1, 4.5% Typ 2, 4.5% Typ 3) [Roggendorf DVV-Tagung, Hamburg 1993]) mittels PCR ermittelt wurde. Ob in Deutschland Mehrfachinfektionen nur bei den Hämophilien vorliegen und ob wirklich häufiger Typ 2 und Typ 3 Infektionen bei den Hämophilien vorkommen, kann bisher nicht eindeutig beantwortet werden.

Literatur

1. Simmonds P, Rose KA, Graham S, Chan SW, McOmish F, Dow BC, Follett EAC, Yap PL, Marsden H (1993) Mapping of serotype-specific, immunodominant epitopes in the NS-4 region of hepatitis C virus (HCV): Use of type-specific peptides to serologically differentiate infections with HCV types 1, 2, 3. J Clin Microbiol I:1493–1503
2. Chomczynski P, Sacchi N (1987) Single-step method of RNA isolation by acid guanidinium thiocyanate-phenol-chloroform extraction. Anal Biochem 162:156–159
3. Lechmann M, Giers G, Ihlenfeld HG, Jung G, Matz B, Kaiser R, Sauerbruch T, Spengler U (1993) T-Lymphocyte response to peptides of HCV core and E1 proteins. Hepatology 18:No 4, Pt2
4. Chemello L, Pontisso P, Rose KA, Simmonds P, Bonetti P, Cavaletto L, Alberti A (1994) N Engl J Med 330:143

Was bedeutet der Befund „HCV-Antikörper positiv"?

R. Laufs

Der Nachweis von Antikörpern gegen das Hepatitis-C-Virus (HCV) [3] bedeutet, daß sich mit über 94%iger Wahrscheinlichkeit auch das HCV im Blut befindet, und daß dieses bei parenterealer Übertragung als infektiös zu betrachten ist. Wir haben die HCV-Antikörper-positiven Serumproben von 652 Patienten in der PCR untersucht [4] und bei 617 (84%) das HCV nachgewiesen. Wenn das Serum nach der Blutentnahme rasch von den Blutzellen getrennt und in einer speziellen Transportlösung eingesendet wird, die den Abbau der sehr empfindlichen HCV-RNS durch Ribonukleasen im Serum erschwert, liegt die Nachweisrate sogar über 94%. Die Konzentration der HCV-RNS im Blut kann im Verlauf der Erkrankung und von Patient zu Patient beträchtlich schwanken.

Das HCV wird von den Virusträgern durch Alltagskontakte nur extrem selten übertragen. Wir haben 68 Familienangehörige (Eltern, Geschwister und Kinder) von HCV-Infizierten untersucht und in keinem Fall eine Virusübertragung feststellen können, sofern keine Sexualkontakte bestanden und eine perinatale Infektion ausgeschlossen war. Die sexuelle Infektion ist zwar möglich, aber sehr selten; wir müssen sie bei 4 von 85 untersuchten Paaren (5%) annehmen, da bei diesen kein anderes Infektionsrisiko bestand. Bei 3 von 40 Kindern HCV-infizierter Mütter (7,5%), konnten wir die perinatale HCV-Übertragung mit der PCR nachweisen. Obwohl die Infektion durch Nadelstichverletzung möglich ist, kommt diese Übertragung doch sehr viel seltener vor als bei der Hepatitis B. Die von uns bisher untersuchten 42 Fälle verliefen alle negativ. Das Infektionsrisiko für Medizinalberufe ist gering und hängt von der Art der Tätigkeit ab. Etwa 0,4% aller Menschen in Deutschland sind HCV-Träger. Im Unterschied zur Hepatitis A und B besteht derzeit keine Möglichkeit zur passiven oder aktiven Schutzimpfung gegen die Hepatitis C, und ein Impfstoff ist auch noch für längere Zeit nicht zu erwarten. Da bisher nicht gezeigt werden konnte, daß die passive Immunisierung als Postexpositionsprophylaxe wirksam ist, empfehlen wir derzeit bei Neugeborenen HCV-positiver Mütter sowie nach akzidenteller Kontamination mit dem HCV, wie z. B. nach Nadelstichverletzung, keine passive Immunisierung.

Der Nachweis von HCV-Antikörpern bedeutet außerdem, daß es sich mit über 80% Wahrscheinlichkeit um eine chronische HCV-Infektion handelt [1]. Von 67 HCV-Trägern blieben nur 22% in einer durchschnittlich 13 Jahre langen Beobachtungszeit beschwerdefrei. 67% der HCV-Infizierten entwickelten eine Leberzirrhose, die bei 36% nach 15 Jahren komplett und bei 31% nach 17 Jahren noch inkomplett war. Weder die virologisch-serologischen Befunde noch der Verlauf der Transaminasen oder die histologischen Befunde ließen einen Rückschluß darauf zu, bei welchem Patienten und zu welchem Zeitpunkt die persistierende HCV-Infektion zur Zirrhose fortschreiten würde. Aber je länger die Infektion bestand, desto häufiger wurde die klinische Manifestation. Der Therapieversuch mit Inferferon alpha (5 Mio. E. an drei Tagen der Woche für ein halbes Jahr) brachte bei acht Patienten (Durchschnittsalter 52 Jahre) mit mehr als dreijähriger chronisch aktiver Hepatitis C keinen dauerhaften Erfolg. Bei jüngeren Patienten mit nicht so lange bestehender Erkrankung kann mit einer Erfolgsrate von bis zu 20% gerechnet werden [2]. Die längerfristige Prognose der HCV-Infektion ist ungünstig, und die therapeutischen Möglichkeiten sind noch sehr unbefriedigend.

Die Hepatitis C hat als wichtige Ursache chronischer Lebererkrankungen große medizinische Bedeutung.

Literatur

1. Alter MJ, Margolis HS, Krawczynski K et al (1992) The natural history of community-acquired hepatitis C in the United States. N Engl J Med 327:1899–1905
2. Hoofnagle JH (1993) International symposium on viral hepatitis and liver disease, Tokyo (in press)
3. Laufs R, Polywka S, Krüger W, Nolte H, Friedrich K, Henning H (1989) Hepatitis-C-Virus-Antikörper bei Hepatitis-Patienten und Risikogruppen. Deutsches Ärzteblatt 50: 3867–3869
4. Reuter D, Polywka S, Iske L, Feucht HH, Laufs R (1992) Close correlation between hepatitis C virus serology and polymerase chain reaction in chronically infected patients. Infection 20:320–323

Verlauf der Virushepatitis bei HIV-infizierten Hämophilen

J.K. Rockstroh, U. Spengler, U. Hammerstein, F.L. Dumoulin, J. Oldenburg, H-H. Brackmann, T. Sauerbruch

Einleitung

Eine chronische, teilweise letal verlaufende Entzündung der Leber ist bei Hämophiliepatienten, die unter regelmäßiger Faktorbehandlung stehen, häufig [1]. Klinisch und histologisch weist der überwiegende Teil der Hämophilien mit Lebererkrankungen eine Hepatitis C auf. Obwohl die akute Hepatitis C bei Hämophilen benigne verläuft, zeigen doch zumindest 50% der infizierten Patienten Erhöhungen der Lebertransaminasen im Sinne einer chronischen Hepatitis und 10–20% entwickeln eine chronisch aktive Hepatitis oder eine Leberzirrhose im weiteren Verlauf ihrer Erkrankung [2]. Die Prävalenz der HCV-Infektion bei Hämophiliepatienten, die während der letzten zwei Jahrzehnte mit Faktorkonzentraten behandelt wurden, die nicht hitzeinaktiviert waren, wird zwischen 60 und 95% angegeben. Der Anteil der Hämophilen, der neben HCV- auch HIV-infiziert wurde, liegt hoch, wenn sie vor 1985 Faktorkonzentrate bekamen. Die Auswirkungen dieser zusätzlichen Infektion auf den Verlauf der Hepatitis C sind bisher nur ungenügend bekannt.

Seit 1984 werden alle im Bonner Kollektiv betreuten Hämophilen, die HIV- und HCV-doppelinfiziert sind, prospektiv erfaßt. Nachdem wir in den letzten Jahren zunehmend Fälle von Leberversagen und Leberzirrhose in HIV/HCV-doppelinfizierten erwachsenen Hämophilen beobachtet hatten, stellten wir uns die Frage, inwieweit sich die zunehmende Immundefizienz bei HIV-infizierten Hämophilen mit gleichzeitiger chronischer Hepatitis auf den Verlauf der Lebererkrankung auswirkt.

Methodik

Wir untersuchten Lebertransaminasen (GOT, GPT), Cholestaseparameter (γ-GT, AP, Gesamtbilirubin) und Cholinesterase (CHE) sowie die absoluten Helferzellzahlen zwischen 1990 und 1993 bei allen Hämophilen mit HCV- und HIV-Koinfektion (n = 99), die bis 1990 noch nicht an AIDS erkrankt waren. Die Gruppe der HCV/HIV-doppelinfizierten Patienten wurde jeweils in Patienten mit stabiler Immunfunktion und Patienten mit fortschreitender Immundefizienz (definiert als Helferzellen $<150/\mu l$ oder Auftreten eines AIDS-definierenden Ereignisses zwischen 1990 und 1993) aufgeteilt.

Achtzehn HIV-infizierte Homosexuelle ohne chronische Hepatitis, die zwischen 1990 und 1993 einen Helferzellabfall $<150/\mu l$ oder aber das Auftreten eines AIDS-definierenden Ereignisses aufwiesen, dienten als zusätzliche Kontrollgruppe. Hier wurden ebenfalls Lebertransaminasen, Cholestaseparameter und Cholinesterase bestimmt.

Ergebnisse

Zwischen 1990 und 1993 entwickelten 32 Hämophile mit HIV- und HCV-Doppelinfektion AIDS oder wiesen eine zunehmende Immundefizienz auf. 67 HIV-/HCV-doppelinfizierte Hämophile wiesen einen stabilen Immunstatus auf. In der Tabelle 1 sind die untersuchten Werte (Lebertransaminasen, Cholestaseparameter, CHE) für die untersuchten Patientenkollektive dargestellt. An signifikanten Unterschieden fiel bei den Hämophilen mit fortschreitender Immundefizienz bei zugrundeliegender HIV-/HCV-Doppelinfektion ein signifikant höherer Anstieg der γ-GT (Δ 53 ± 96 U/l versus 5 ± 26 U/l, $p<0.01$) gegenüber den HIV-/HCV-doppelinfizierten Patienten mit stabiler Immunfunktion auf. Derselbe signifikante Unterschied fand sich für die alkalische Phosphatase (Δ 86 ± 204 U/l versus 11 ± 29 U/l, $p<0.01$).

Wie bereits oben erwähnt, sollten HIV-infizierte Homosexuelle ohne serologisch nachweisbaren HCV- oder HIV-Infekt, die zwischen 1990 und 1993 mit den Helferzellen $<150/\mu l$ gefallen waren oder aber ein AIDS-definierendes Ereignis in diesem Zeitraum entwickelten, als Kontrollgruppe dienen. Die innerhalb dieser Gruppe erhobenen Laborparameter in dem Beobachtungszeitraum sind in Tabelle 2 dargestellt. Innerhalb der Kontrollgruppe der HIV-infizierten Homosexuellen ohne Hepatitis, die zwischen 1990 und 1993 AIDS entwickelten, zeigte sich ein signifikant niedriger Anstieg in γ-GT und alkalischer Phosphatase als bei HCV-/HIV-koinfizierte Hämophilen, die innerhalb desselben Zeitraumes AIDS entwickelten (γ-GT Δ 7 ± 10 versus 53 ± 96 U/l und AP Δ 3 ± 29 versus 86 ± 204 U/l).

Diskussion

Die Prävalenz der HCV-Infektion in unserem HIV-positiven hämophilen Patientenkollektiv liegt bei 91%. Diese hohe Prävalenz ist in Übereinstimmung mit anderen Berichten aus der Literatur, wo Hämophilie, die vor 1985 mit Faktor -VIII-Konzentraten behandelt wurden, in der Regel bei der ersten Faktorgabe mit HCV infiziert wurden [4]. Obwohl histologische Leberveränderungen bei über der Hälfte der Patienten mit alleinigem HCV-Infekt nach 10–15 Jahren zu beobachten sind, tritt eine Dekompensation der Leberfunktion mit der Entwicklung von Hyperbilirubinämie, Ösophagusvarizen, Aszites oder Ausbildung einer Leberenzephalopathie in der Regel nicht vor 20–30 Jahren nach der akuten HCV-Infektion auf. Bei den HIV/HCV-doppelinfizierten Patienten läßt sich jedoch nach der Literatur eine höhere Rate an Leberversagen in einem

Tabelle 1.

	n	Δ GOT (U/l)	Δ GPT (U/l)	Δγ-GT (U/l)	Δ AP (U/l)	Δ Gesamtbilirubin (mg/dl)	Δ CHE (U/l)
HIV + HCV + zunehmende Immundefizienz	32	15 ± 37	17 ± 46	53 ± 96	86 ± 204	– 0,01 ± 1,6	– 572 ± 1670
HIV + HCV + stabile Immunfunktion	67	– 19 ± 23	1 ± 34	5 ± 26	11 ± 29	0,11 ± 0,42	– 116 ± 1083
HIV + HCV + HBV + zunehmende Immundefizienz	6	29 ± 46	13 ± 40	114 ± 145	120 ± 83	1,3 ± 2,3	– 1960 ± 1812
HIV + HCV + HBV + stabile Immunfunktion	7	7 ± 24	4 ± 27	19 ± 28	5 ± 53	0,5 ± 0,8	– 798 ± 1259

Tabelle 2.

	n	Δ GOT (U/l)	Δ GPT (U/l)	Δγ-GT (U/l)	Δ AP (U/l)	Δ Gesamtbilirubin (mg/dl)	Δ CHE (U/l)
HIV + zunehmende Immundefizienz	18	4 ± 7	4 ± 9	7 ± 16	3 ± 29	0,14 ± 0,26	– 364 ± 1281

wesentlich kürzeren Zeitraum feststellen. Hierbei sind AIDS und Leberversagen in der Regel mit einer Lymphozytopenie unter Ausbildung einer schweren Immundefizienz mit Helferzellen < 100/µg vergesellschaftet [5]. Unsere vorliegende Untersuchung zeigt, daß bei den Patienten mit Koinfektion von HIV und HCV schon wenige Jahre nach Beginn der schweren Immundefizienz (definiert als Auftreten von AIDS-assoziierten Erkrankungen oder Helferzellwerten < 150 abs./µl) cholestatische Verlaufsformen einer Hepatitis auftreten. Dieses war bei Vergleichskollektiven mit schwerer Immundefizienz ohne nachweisbare HCV-Infektion nicht der Fall, ebensowenig bei Patienten ohne schwere Immundefizienz und Koinfektion mit HCV.

Die Ursache der Cholestase bei fortschreitender Immundefizienz ist noch unklar. Wir spekulieren, daß es mit zunehmender Immundefizienz zu vermehrter Virusreplikation des Hepatitis-C-Virus kommt, so daß es rascher zur Cholestase und nachlassender Leberfunktion kommt. Den Beweis dieser Hypothese würde die Quantifizierung von HCV-RNA mit gleichzeitiger histologischer Verlaufskontrolle bei Patienten mit fortschreitender Immundefizienz gegenüber Patienten mit stabiler Immunfunktion verlangen. Ein entsprechender Ansatz befindet sich derzeit in klinischer und virologischer Prüfung.

Schlußfolgerung

Zusammenfassend schließen wir aus der von uns durchgeführten Untersuchung zum Verlauf der Virushepatitis bei HIV-infizierten Hämophilen, daß es in der Gruppe der HIV-/HCV-doppelinfizierten Patienten mit fortschreitender Immundefizienz zu einer cholestatischen Verlaufsform der Lebererkrankung kommt.

Literatur

1. Triger DR, Preston FE (1990) Chronic liver disease in hemophiliacs. Br J Hemotol 74:241–145
2. White II GC, Zeitler KD, Lesesne HR et al (1992) Chronic hepatitis in patients with hemophilia A: Histologic studies in patients with intermittently abnormal liver function tests. Blood 60:1259–1262
3. Makris M, Preston FE, Triger DR et al (1990) Hepatitis C antibody and chronic liver disease in hemophilia. Lancet 335:1117–1119
4. Kernoff PBA, Lee CA, Karayiannis P, Thomas HC (1985) High risk of non-A and non-B hepatitis after first exposure to volunteer or commercial clotting factor concentrates: Effects of prophylactic immunserum globuline. Brit J Hematol 60:469–479
5. Eyster ME, Diamond-Stone LS, Lien JM et al (1993) Natural history of hepatitis C virus infection in multitransfused hemophiliacs: Effect of coinfection with human immunodeficiency virus. J AIDS 6:602–610

Koinzidenz der HCV- und HIV-Infektion bei Hämophilen: Einfluß auf die Manifestation von AIDS

R. Rommel, A. Trauner, L. Gürtler, W. Schramm

Mit dem seit 1989 zur Verfügung stehenden Anti-HCV/C-100 ELISA konnte erstmals eine hohe Zahl der Posttransfusionshepatitiden (Non-A-Non-B-Typ) bei Hämophilien der Hepatitis C zugeordnet werden. Aufgrund der mangelnden Spezifität gab es viele falsch positive und falsch negative Testergebnisse mit diesem gegen ein Nicht-Strukturprotein gerichteten Antikörpersuchtest. Durch die Erweiterung des Anti-HCV/ELISA der 2. Testgeneration um zwei weitere HCV-Antigene und die Etablierung des Anti-HCV-RIBA als Bestätigungstest mußten die vorher gewonnenen epidemiologischen Zahlen nach oben korrigiert werden. Bei allen Patienten des Münchner Behandlungszentrums (100%) die vor 1986, also bevor effektive Virusinaktivierungsverfahren zur Verfügung standen, Blut und Faktorkonzentraten exponiert waren, konnten Antikörper gegen Hepatitis-C-Virus im ELISA II und RIBA nachgewiesen werden. Wir untersuchten die gegenseitige Beeinflussung von HCV und HIV bei Hämophilen hinsichtlich der Ausbildung einer chronisch-aktiven Hepatitis und der Progression zu AIDS bei HIV Infizierten.

Entzündungsaktivität

Beschreibung des Kollektivs

80 gut dokumentierte Hämophile wurden entsprechend ihrer Transaminasenhöhe als Ausdruck der Leberentzündungsaktivität charakterisiert. Als laborchemisches Maß für die Klassifizierung einer chronisch-aktiven Hepatitis wurde der Mittelwert der GPT-Werte über die vergangenen Jahre bestimmt. Als Patienten mit chronisch-aktiver Hepatitis wurden jene diagnostiziert, deren GPT um das 2,5fache erhöht war.

Ergebnisse zur Leberentzündungsaktivität gemessen an der GPT

33 (41,25%) der untersuchten Hämophilen zeigen eine permanente Erhöhung der GPT auf über das 2,5fache. Weitere 24 (30%) Hämophile haben eine nicht im Normbereich liegende GPT. Lediglich 23 (28,75%) zeigen keine laborchemisch meßbare Leberentzündungsaktivität (Abb. 1).

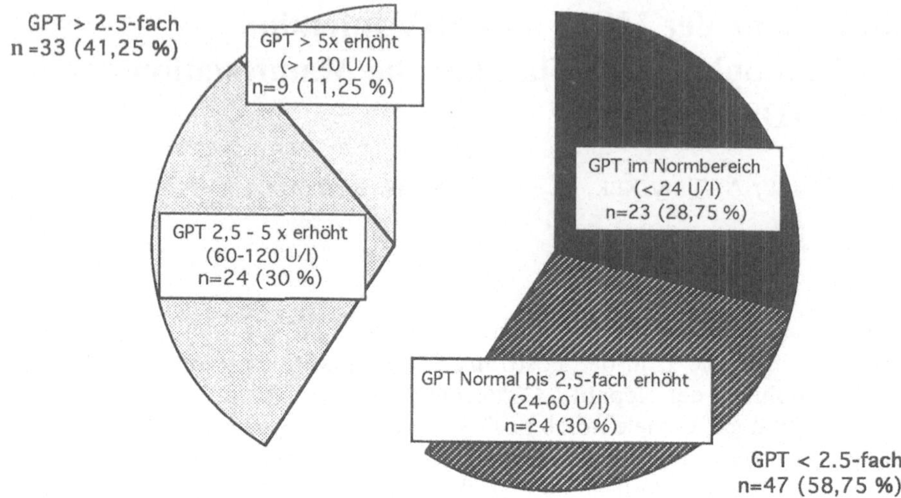

Abb. 1. Leberentzündungsaktivität bei 80 Hämophilen mit Anti-HCV-positivem RIBA

Ergebnisse zur Leberentzündungsaktivität gemessen an der GPT in Abhängigkeit von der HIV-Serologie

Weiterhin wurde untersucht, inwieweit das Vorhandensein einer HIV-Infektion Einfluß auf die Entzündungsaktivität hat. 16 (34%) von 47 HIV-infizierten Hämophilen zeigten erhöhte GPT-Werte im Sinne einer chronisch-aktiven Hepatitis C. Jedoch 17 (51%) der 33 nicht-HIV-infizierten Hämophilen wiesen eine chronisch-aktive Hepatitis C auf. Der Anteil der Patienten mit normaler GPT war in der HIV-positiven Gruppe 27,5%, in der HIV-negativen Gruppe 30% (Abb. 2).

Diskussion der Ergebnisse zur Leberentzündungsaktivität gemessen an der GPT

Zur Beurteilung der Entzündungsaktivität bei chronisch-aktiver Hepatitis C ist der Parameter GPT nur unzureichend geeignet. Die aussagekräftigste Art der Diagnose wäre eine Leberbiopsie zur Klärung dieser Frage. Eine italienische Arbeitsgruppe um Alberti untersuchte Patienten mit persistierenden im Anti-HCV/RIBA bindenden Antikörpern ohne Transaminasenerhöhung. Es wurden 23 Patienten untersucht, von denen 16 normale GPT Werte aufwiesen. 16 Patienten hatten in der Leberbiopsie die histologischen Zeichen einer chronischen Hepatitis, die jedoch in keiner Korrelation zur Transaminasenhöhe standen. Jedoch hatten alle 16 Patienten mit bioptisch gesicherter Hepatitis eine positive HCV-RNA-PCR (davon 9 mit normaler GPT) [1]. Eine normale

Leberentzündungsaktivität bei Anti-HIV-positiven Haemophilen mit Anti-HCV-positivem Immunoblot (n=47)

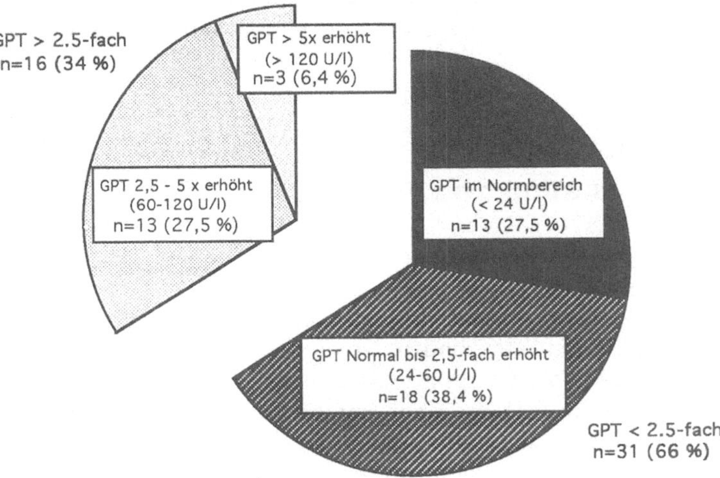

Leberentzündungsaktivität bei Anti-HIV-negativen Haemophilen mit Anti-HCV-positivem Immunoblot (n=33)

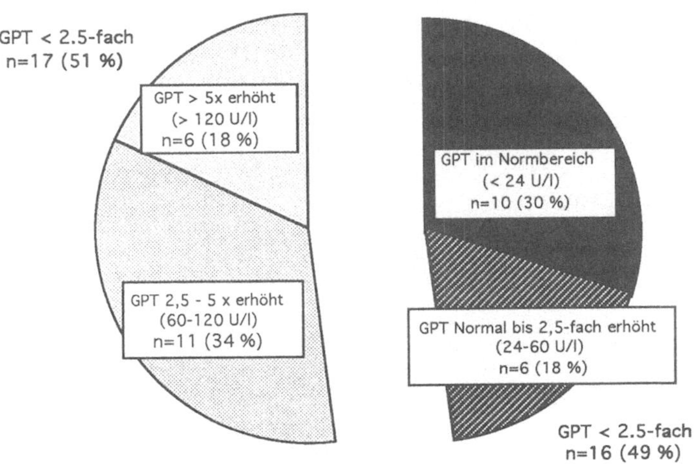

Abb. 2. Leberentzündungsaktivität bei 80 Hämophilen mit Anti-HCV-positivem RIBA

bzw. gering erhöhte GPT schließt eine chronisch-aktive Hepatitis also nicht aus.

Eine Leberbiopsie ist bei Hämophilen eine riskante und zudem teure diagnostische Maßnahme, die deshalb nicht durchgeführt wurde. Da die Ausbildung einer Leberzirrhose unstrittig mit der Höhe der Transaminasenaktivität verknüpft ist, kann dieser Parameter als „Surrogat-Marker“ verwendet werden.

Insgesamt bestätigen die Ergebnisse die bereits Anfang der Achtziger Jahre objektivierten hohen Anteile von Hämophilen mit Lebertransaminasenerhöhung [2, 5].

Einfluß der HCV-Infekten auf die Manifestation von AIDS

Beschreibung des Kollektivs

Die Hepatitis-C-Infektion ist die häufigste Koinfektion eines chronisch aktiven Virus bei HIV-infizierten Hämophilen. Es wurde retrospektiv zwischen Januar 1986 und Januar 1993 bei 61 Hämophilen mit HCV- und HIV-Infektion die AIDS-Manifestation im Verhältnis zur Entzündungsaktivität der Leber untersucht. Hierzu wurden die Patienten je nach Transaminasenhöhe zwei Gruppen zugeordnet. Zur Bestimmung der Transaminasenhöhe wurden von den je 6 zuletzt bestimmten GPT-Werten der Mittelwert gebildet. Die Gruppe I zeigte im Mittel eine GPT im Normbereich oder bis zum 2,5fachen der Norm erhöht; die Gruppe II eine um das mehr als 2,5fache erhöhte GPT. Als AIDS-Manifestationen wurden Indikatorerkrankungen entsprechend der BGA-Klassifikation vom 1. 7. 1993 registriert. Die Gruppen wurden statistisch mit ihrem Durchschnittsalter und dem Median des ersten positiven HIV-Antikörper-Nachweises charakterisiert. Beide Gruppen sind sowohl vom Alter her als auch vom Median des ersten HIV-Antikörpernachweises relativ homogen (Abb. 3).

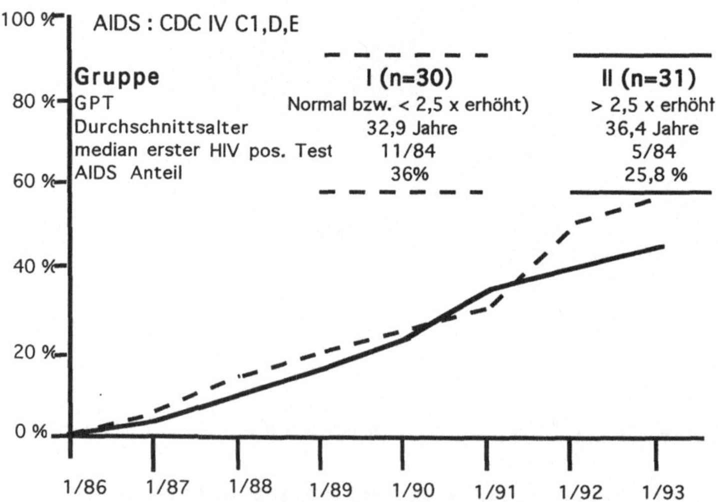

Abb. 3. AIDS Manifestation bei 61 Hämophilen mit HCV- und HIV-Infektion in Abhängigkeit von der Entzündungsaktivität gemessen an den Transaminasen

Ergebnisse der Untersuchung auf HCV als Kofaktor für die AIDS-Manifestation bei Hämophilen

Nach 7 Jahren sind in der Gruppe I von 30 Patienten mit normaler bzw. bis zum 2,5fachen erhöhten GPT 36% der Patienten an AIDS erkrankt (s. Abb. 3). In der Gruppe II sind von 31 Patienten nach 7 Jahren 25,8% an AIDS erkrankt.

Die Gruppe II wurde in zwei Subgruppen unterteilt. Die 22 Patienten der Gruppe II a hat eine um das 2,5- bis 5fache erhöhte GPT, während die 9 Patienten der Gruppe II b eine über das 5fache hinaus erhöhte GPT aufweisen. Nach 7 Jahren haben in der Gruppe II a 17,4% AIDS entwickelt. In der Gruppe II b mit der sehr stark erhöhten GPT verlaufen die ersten 3 Jahre ohne AIDS-Indikator-Erkrankungen, doch dann entwickeln bis zum 7. Jahr 44%, das heißt knapp die Hälfte, AIDS (Abb. 4).

Diskussion zur Beeinflussung der AIDS-Manifestation bei Hämophilen durch eine chronisch-aktive Hepatitis C

Eine chronisch-aktive Hepatitis C ist eine in der Regel permanent aktive Virushepatitis, die einer endogenen Zytokinfreisetzung Vorschub leistet. So wurden bei Patienten mit einer chronisch-aktiven Hepatitis C erhöhte Spiegel des Zytokins Interleukin-2 gemessen [2]. Bei HBV-Infizierten waren die erhöhten Interleukin-2-Spiegel mit einer gesteigerten zytotoxischen Aktivität der Natural-killer-cells vergesellschaftet [3]. Interleukin-2 scheint ein Stoff zu sein, der, wenn er HIV-positiven Patienten in der asymptomatischen Phase substituiert wird,

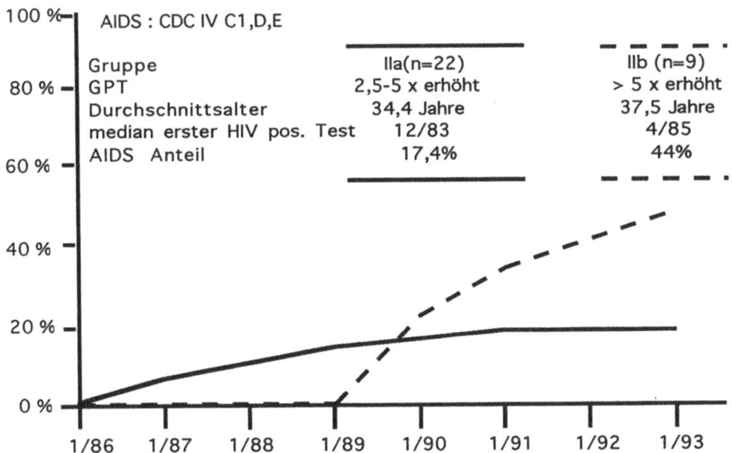

Abb. 4. AIDS-Manifestation bei 31 Hämophilen mit HCV- und HIV-Infektion und den laborchemischen Zeichen einer chronisch-aktiven Hepatitis C

der HIV-Replikation entgegenwirkt. Bei Progression zu AIDS scheinen diese hohen Spiegel endogener Zytokine kontraproduktiv zu werden, da durch fortgesetzte HIV-Virämie und durch gleichzeitig hinzukommende oder opportunistische Infektionen die Spiegel der endogenen Zytokine (z. B. Tumor-Nekrose Faktor α) so stark ansteigen, daß der Patient in eine katabole Stoffwechsellage kommt, an deren Ende die therapierefraktäre AIDS-Kachexie steht. Darüber hinaus wird die durch die chronisch-aktive Hepatitis angeschlagene Leber des Patienten noch von anderen zur Behandlung von HIV oder opportunistischen Infektionen verabreichten hepatotoxischen Medikamente in Mitleidenschaft gezogen. Im Amerikanischen wird dieser Zustand „liver-AIDS" genannt. Mit diesem Bild von „liver-AIDS" ist eine schlechte Prognose für den Immunschwächeerkrankten verknüpft.

Diskussion

Die Hepatitis C ist die häufigste parenteral erworbene Virusinfektion bei Hämophilen. Bei einer Chronifizierungsrate von über 50% ist die Hepatitis C die klinisch relevanteste Virushepatitis, die zur Leberzirrhose führen kann. Allerdings schließt weder eine negative HCV-RNA-PCR, noch normale Transaminasen eine chronisch-aktive Hepatitis definitiv aus. Die Komplikationen der Leberzirrhose sind die häufigste Todesursache bei den HIV-negativen Hämophilen. Bei den zusätzlich HIV-infizierten Hämophilen ist AIDS die häufigste Todesursache, jedoch sterben etwa 1/5 der HIV-infizierten Hämophilen vor oder nach der Manifestation von AIDS an den Folgen der chronisch-aktiven Hepatitis C (sehr selten an den Folgen der chronisch-aktiven Hepatitis B).

Die Ausbildung einer chronisch-aktiven Hepatitis C scheint von der HIV-Infektion in der asymptomatischen Phase nicht nachteilig beeinflußt zu sein. Der Anteil der Hämophilen mit chronisch-aktiver Hepatitis C bei Anti-HIV-negativen Patienten ist größer als bei Anti-HIV-positiven Hämophilen.

Die durch eine chronisch-aktive Hepatitis C möglicherweise induzierten erhöhten Zytokinspiegel (z. B. Interleukin-2) können sich möglicherweise verzögernd auf die Ausbildung des Vollbildes AIDS auswirken. Dadurch, daß erhöhte Zytokinspiegel die primäre HIV-Infektion erschweren und in der Folge die HIV-Replikation inhibieren können, scheint es zu einer Verlängerung der asymptomatischen Phase der HIV-Infektion zu kommen. Allerdings um den Preis, daß die symptomatische Phase (AIDS) bei vorgeschädigter Leber eher verkürzt ist.

Literatur

1. Alberti A, Morsica G, Chemello L et al (1992) Hepatitis C viraemia and liver disease in symptom-free individuals with anti-HCV. Lancet 340:697–698
2. Dienstag J (1983) Non-A, non-B hepatitis. I. Recognition, epidemiology, and clinical features. Gastroenterology 85:439–462

3. Echvarria S, Casafont F, Miera M et al (1991) Interleukin-2 and natural killer cell activity in acute type B hepatitis. Hepatogastroenterology 38(4):307–310
4. Fauci A (1993) Pathogenesis of HIV infection. IX.th International Conference on AIDS, Berlin, June 6–11, 1993, PS-01-3
5. Hay CM, Preston F, Triger D, Underwood J (1985) Progressive liver disease in hemophilia: an understated problem? Lancet I:1495–1497
6. Onji M, Kikuchi T, Kumon I et al (1992) Intrahepatic lymphocyte subpopulations and HLA class I antigen expression by hepatocytes in chronic hepatitis C. Hepatogastroenterology 39(4):340–343

Chronische Hepatitis bei HBV-, HCV-, HIV-infizierten und koinfizierten Patienten mit angeborener Hämophilie A oder B

M. von Depka Prondzinski, A. Berger, S. Ehrenforth, I. Scharrer, B. Weber

Einleitung

Mit Verfügbarkeit des Anti-HCV-Tests [1–3] stellte sich heraus, daß von einer hohen Prävalenz von HCV-Antikörpern, insbesondere bei Vorliegen einer chronisch viralen Hepatitis, unter Blut- und Blutprodukt-Empfängern auszugehen ist [4–14]. Ein erheblicher Anteil HCV-Infizierter muß mit der Entwicklung einer chronisch aktiven Hepatitis bzw. einer Leberzirrhose rechnen [14–18]. Auch das hepatozelluläre Karzinom scheint bei HCV-seropositiven Patienten häufiger vorzukommen [19–24]. Viele parenteral HCV-infizierte Hämophile sind zugleich HIV-infiziert [16, 25–27]. Indes ist unklar, welchen Einfluß eine HIV-Infektion auf den Verlauf einer durch HCV verursachten Hepatitis ausübt. Die Befürchtung, HIV könne bei HCV-Infizierten zu einer überdurchschnittlich häufigen bzw. raschen Entwicklung eines Leberversagens führen [28–32], veranlaßte diese retrospektive Untersuchung, die Klinik und Laborparameter HCV-infizierter und HIV-seropositiver Patienten einerseits und HIV-seronegativer Hämophiler andererseits vergleicht.

Patienten und Methoden

Bei sämtlichen am Frankfurter Hämophiliezentrum betreuten Patienten mit angeborener Hämophilie A bzw. B wurden Screening-Tests auf HBV-, HCV- und HIV-Antikörper durchgeführt (n = 147). Bei 45 Patienten wurden bislang PCR-Untersuchungen zum Nachweis von HCV-cDNA vorgenommen. Vier Patienten leiden an einer manifesten Leberzirrhose. Bei einem dieser Patienten entwickelte sich die Leberzirrhose postoperativ nach Hemihepatektomie aufgrund eines primären Leberzellkarzinoms. Das mittlere Alter des Gesamtkollektivs belief sich auf 38 Jahre mit einer Streubreite von 16–77 Jahren. Wichtige klinische Parameter des Gesamtkollektivs sowie der HIV-seropositiven Patienten sind tabellarisch dargestellt (Tabellen 1, 2). Wesentliche klinische Differenzen zwischen beiden Gruppen (HIV-seropositive und seronegative Patienten) bestehen nicht. Die Gesamtgruppe der HIV-seropositiven Hämophilen einerseits und der HIV-seropositiven mit HCV-Virämie andererseits sind sowohl hinsichtlich des Alters, des wahrscheinlichen Infektionszeitpunktes und des klinischen Stadiums vergleichbar (Tabelle 2).

Tabelle 1. Klinische Parameter des Gesamtkollektivs

Diagnose	Hämophilie A bzw. B
Mittleres Alter	38 (16–77)
Leberzirrhose	4 (2 HIV pos.)
Primäres Leberzellkarzinom	1

Tabelle 2. Klinische Parameter der HIV-seropositiven Patienten

Parameter	HIV+ (31/147)	HIV+, HCV-cDNA+ (17/31)
Mittleres Alter	36 (23–61)	34 (23–59)
Wahrschl. Infektion	vor 1/1984	vor 1/1984
Stadium II	2 (6%)	9 (53%)
Stadium III	8 (26%)	2 (2%)
Stadium IVA	8 (26%)	5 (29%)
Stadium IVB–E	5 (16%)	1 (6%)

Für den Nachweis von anti-HBs-IgG, anti-HBc-IgG and anti-HBc-IgM-Antikörper wurden kommerziell erhältliche ELISA-Testkits (Fa. Abbott, Delkenheim, Deutschland) verwendet. Auch HIV-1/2 Antikörper wurden mittels ELISA-Screening-Tests (Wellcozyme HIV recombinant, Murex, Dartford, England und Enzygnost HIV 1+2, Behringwerke, Marburg, Deutschland) durchgeführt. Zugleich wurden bei den gegen HIV-1/2-Antikörper getesteten Seren wiederholt Western-blot-Untersuchungen (New LAV blot I bzw. New LAV blot II, Pasteur Diagnostica, Freiburg, Deutschland) vorgenommen. Für die Erhebung von HCV-Antikörper-Titer kam ein ELISA-Test der zweiten Generation (Fa. Abbott, Delkenheim, Deutschland) zur Anwendung.

Bei Anti-HCV-Antikörper positiven Patienten wurde versucht, HCV-cDNA mit Hilfe der reversen PCR-Methode zu amplifizieren. Diese Untersuchungen wurden anhand zweier getrennter Proben durchgeführt, wobei zugleich eine positive und eine negative Kontrolle vorgenommen wurde. Nach RNA-Extraktion erfolgte die reverse Transkription mit einem Primer der hochkonservierten 5'Non-Coding-Region (5'NC-Region) unter Verwendung von Taq-DNA-Polymerase. Nachfolgende Zyklen wurden mit Primern aus inneren Strukturen der 5'NC-Region durchgeführt. Die Spezifität der HCV-PCR wurde mittels Southern-Blot unter Verwendung einer mit Digoxigenin markierten Sonde überprüft.

Ergebnisse

Prävalenz von anti-HBV-, anti-HCV-, und anti-HIV-Antikörper

Mehr als die Hälfte der untersuchten Patienten wies serologische Marker einer abgelaufenen Hepatitis B auf, doch nur bei einem Patienten war HBs-Antigen

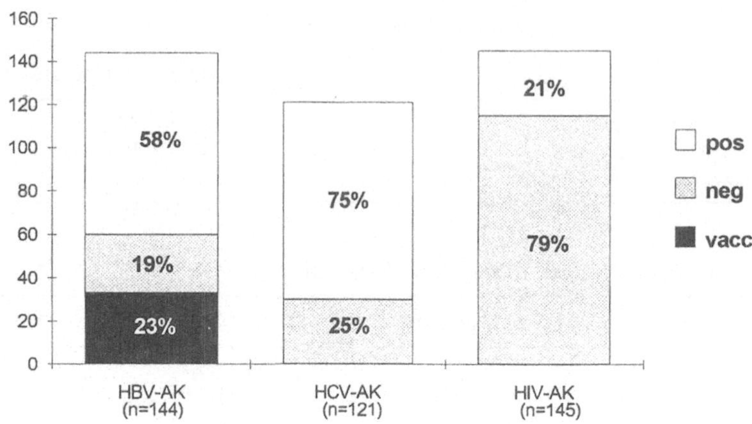

Abb. 1. HBV-, HCV-, HIV-Antikörperprävalenzen des Gesamtkollektivs

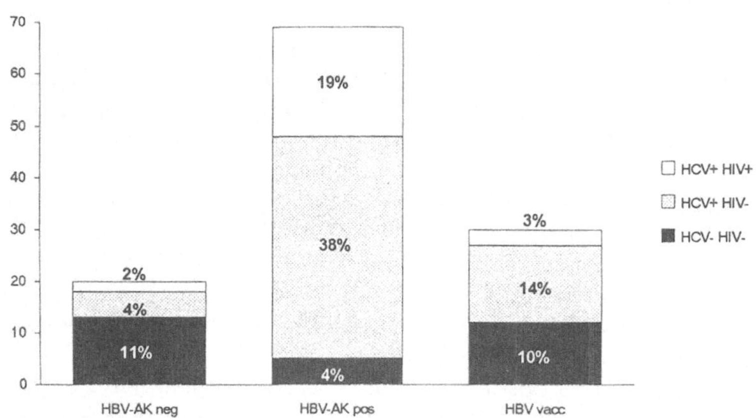

Abb. 2. Prävalenz von Koinfektionen des Gesamtkollektivs (n = 117)

nachweisbar. 23% konnten erfolgreich gegen HBV vacciniert werden. Bei 75% fanden sich Antikörper gegen Hepatitis-C-Virus und bei ca. einem Fünftel Antikörper gegen HIV-1 (Abb. 1).

Ein Viertel des Gesamtkollektivs ist sowohl HCV- als auch HIV-Antikörper negativ und ein weiteres Viertel HCV- und zugleich HIV-Antikörper positiv. Zirka die Hälfte der getesteten Patienten besitzen lediglich HCV-Antikörper. Bei allen HIV-Antikörper positiven Patienten fanden sich Antikörper gegen HCV.

Legt man HCV- und HIV-Koinfektionen in Abhängigkeit vom jeweiligen HBV-Immunstatus zugrunde, so zeigt sich, daß 11% aller Patienten weder eine HBV- noch eine HCV-, noch eine HIV-Infektion erlitten hatten. 4% aller Patienten sind lediglich HCV-infiziert, während 2% sowohl HIV- als auch HCV-infiziert, jedoch HBV-seronegativ sind. Der weitaus größte Teil unserer Patienten ist HBV- und HCV-koinfiziert (38%), während ca. ein Fünftel sowohl HBV-, HCV- als auch HIV-seropositiv ist. 14% der Patienten sind erfolgreich gegen HBV vacciniert, weisen aber Antikörper gegen HCV auf, wogegen ca. 10% aller Patienten gegen HBV geimpft sind und weder eine HCV- noch eine HIV-Infektion erlitten hatten. 3% erhielten eine HBV-Vaccination, weisen aber Antikörper gegen HIV-1 und HCV auf (Abb. 2).

HCV-RNA-Prävalenz

HCV-cDNA-PCR-Untersuchungen wurden bei insgesamt 45 Patienten durchgeführt, von denen 34 positive Ergebnisse erbrachten. Unter ihnen befanden sich 26/45 ohne und 19/45 Patienten mit Antikörper gegen HIV-1. Bei 17/19 der HIV-seropositiven Patienten konnte HCV-cDNA amplifiziert werden (90%), während der Anteil der HCV-cDNA positiven Patienten ohne nachweisbare HIV-Antikörper bei 65% lag (17/26). 31/45 Patienten waren HBV-seropositiv. 27 dieser Patienten wiesen positive HCV-cDNA-Titer auf (87%). Von 10 HBV-vaccinierten bzw. HBV-seronegativen Patienten konnte in 7 Fällen HCV-cDNA amplifiziert werden (70%, Abb. 3).

Transaminasenwerte in den Jahren 1980–1993

Um einen Überblick über den Verlauf der Transaminasen-Spiegel (sGPT, sGOT, sγGT) in den letzten Jahren zu erhalten, wurden alle in den Jahren 1980–1993 durchgeführten Bestimmungen jeweils für ein Jahr gemittelt (Abb. 4). Die stärksten Streuungen fanden sich bei allen drei Leberenzymen in den frühen 80er Jahren. Ab der zweiten Hälfte der 80er Jahre wurden im Mittel deutlich niedrigere Werte als in den Vorjahren erhoben, die sich im zeitlichen Verlauf weiter normalisierten.

Darüber hinaus wurden die Transaminasenwerte HIV-seropositiver Patienten, bei denen HCV-RNA nachweisbar war, denjenigen HIV-seronegativer und

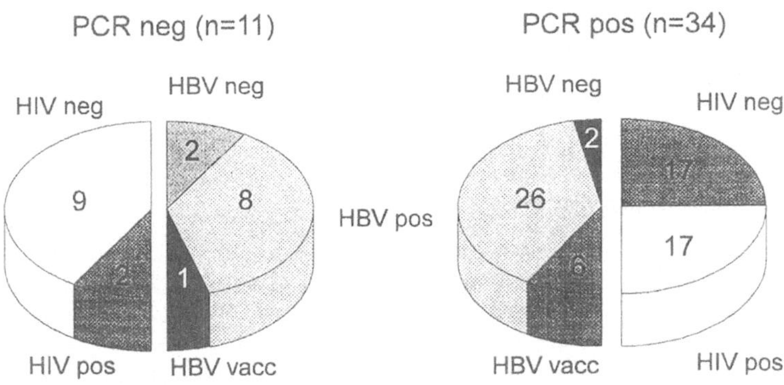

Abb. 3. HCV-RNA-PCR-Messungen (n = 45)

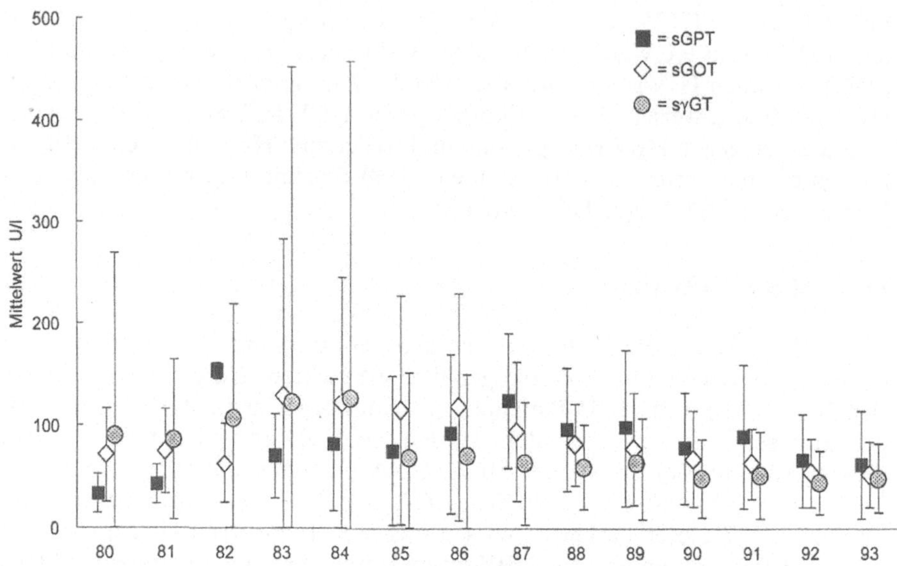

Abb. 4. Transaminasenwerte des Gesamtkollektivs zwischen 1980 und 1993

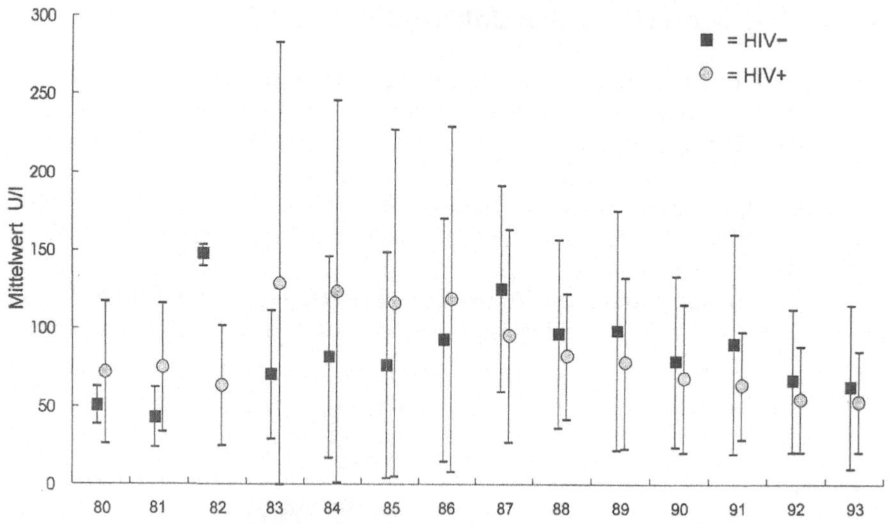

Abb. 5. sGPT bei HCV-RNA pos. Patienten zwischen 1980 und 1993
Vergleich HIV pos. mit HIV neg. Patienten

HCV-RNA positiver Patienten gegenübergestellt. Der Übersichtlichkeit halber sind die Ergebnisse der Jahresmittelwerte für die jeweiligen Transaminasen einzeln in den Abbildungen 5–7 grafisch dargestellt.

SGPT-Werte HIV-seropositiver Patienten mit meßbarer HCV-RNA waren bereits in den frühen 80er Jahren im Mittel deutlich erhöht, bevor es im

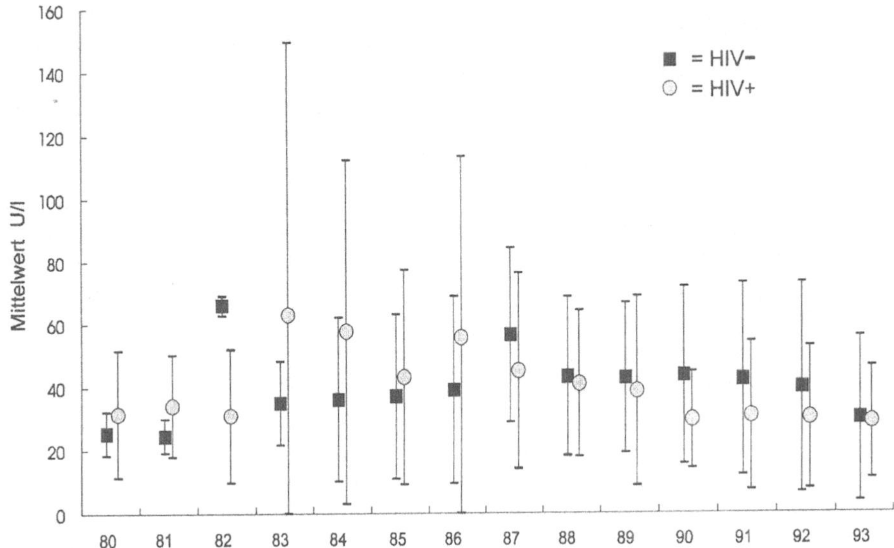

Abb. 6. sGOT bei HCV-RNA pos. Patienten zwischen 1980 und 1993
Vergleich HIV pos. mit HIV neg. Patienten

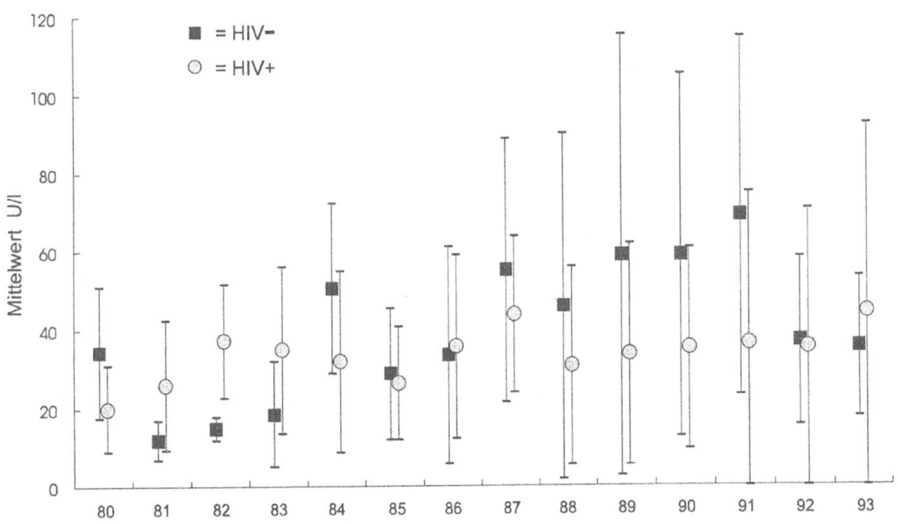

Abb. 7. sγGT bei HCV-RNA pos. Patienten zwischen 1980 und 1993
Vergleich HIV pos. mit HIV neg. Patienten

Jahr 1983 zu einem sprunghaften Anstieg der Werte kam (Abb. 5). Zugleich sind die Streuungen bis zum Jahr 1986 sehr stark. Ab der zweiten Hälfte der 80er Jahre fallen die Werte kontinuierlich ab und erreichen mit Beginn der 90er Jahre die niedrigsten Spiegel. Bei HIV-seronegativen Patienten wurden im Mittel bis zum Jahr 1987 steigende Werte erhoben, die 1987 erstmals die Mittelwerte HIV-seropositiver Patienten übertreffen und von nun an trotz kontinuierlichen Abfalls über denen HIV-seropositiven Patienten liegen. Dennoch gibt es zwischen beiden Gruppen keine bedeutsamen Unterschiede.

Auch die Ergebnisse der sGOT-Bestimmungen lassen bei HIV-seropositiven Patienten im Jahr 1983 einen sprunghaften Anstieg erkennen, bevor es in den folgenden Jahren praktisch zu einem steten Abfall der Werte kommt (Abb. 6). Ab 1990 wurden im Mittel Normwerte erhoben. Auch in diesem Fall finden sich die stärksten Streuungen in den Jahren 1983–1986. Bei HIV-seronegativen Patienten wurden fast über den gesamten Beobachtungszeitraum im Mittel leicht zunehmende Werte erhoben, die innerhalb der Gesamtstreuung liegen. Wiederum lagen die sGOT-Werte HIV-seronegativer Patienten ab dem Jahr 1987 durchschnittlich etwas höher als diejenigen HIV-seropositiven Patienten. Insgesamt besteht aber zwischen beiden Gruppen keine relevante Differenz.

Sehr unterschiedliche Mittelwerte wurden für sγGT sowohl bei HIV-seropositiven als auch bei HIV-seronegativen Patienten erhoben (Abb. 7). Aus den Werten der HIV-seropositiven Patienten läßt sich schwerlich eine Tendenz erkennen. Bei HIV-seronegativen Patienten wurden bis zum Beginn der 90er Jahre im Mittel deutlich zunehmende Spiegel gemessen. Zugleich kommt es in beiden Gruppen zu einer starken Streuung der Werte ab der zweiten Hälfte der 80er Jahre. Die Werte HIV-seropositiver und seronegativer Hämophiler unterscheiden sich nicht wesentlich.

Bezüglich der CD4- und CD8-positiven T-Zellen bestanden zwischen den HIV-infizierten, HCV-RNA positiven und den HCV-RNA negativen Patienten keine bedeutsame Diskrepanz. Die in unserer Klinik seit 1988 routinemäßig erhobenen Werte für die CD4 und CD8 positiven T-Zell-Subpopulationen ergaben im Mittel für HCV-RNA positive Patienten geringfügig höherer Resultate als bei HCV-RNA negativen HIV-Infizierten (Abb. 8).

Diskussion

Da die Auswirkungen einer HIV-Infektion bei gleichzeitig bestehender HCV-Infektion auf deren Verlauf unklar sind, haben wir die in unserer Hämophilie-Ambulanz betreuten und im Jahre 1993 noch lebenden Hämophilen mit angeborener Hämophilie A oder B zunächst auf das Vorliegen von Koinfektionen untersucht. Die Verläufe der Transaminasen des Gesamtkollektivs wurden für die Jahre 1980 bis 1993 protokolliert und die Resultate HCV-RNA positiver Patienten je nach Vorliegen eines positiven oder negativen HIV-Antikörpernachweises getrennt betrachtet und einander gegenübergestellt. Von besonderem Interesse ist ein Vergleich der Transaminasenwerte HCV-RNA positiver mit denen HCV-RNA negativer HIV-infizierter Patienten. Doch war die Durchführung dieses Vergleichs nicht sinnvoll, da zu wenig Patienten HCV-RNA negativ waren. Auch ein Vergleich HIV-infizierter Hämophiler mit bzw. ohne HCV-bedingter Hepatitis (HCV-Antikörper negative bzw. positive Patienten) würde Rückschlüsse auf die gegenseitige Beeinflussung der Virusinfek-

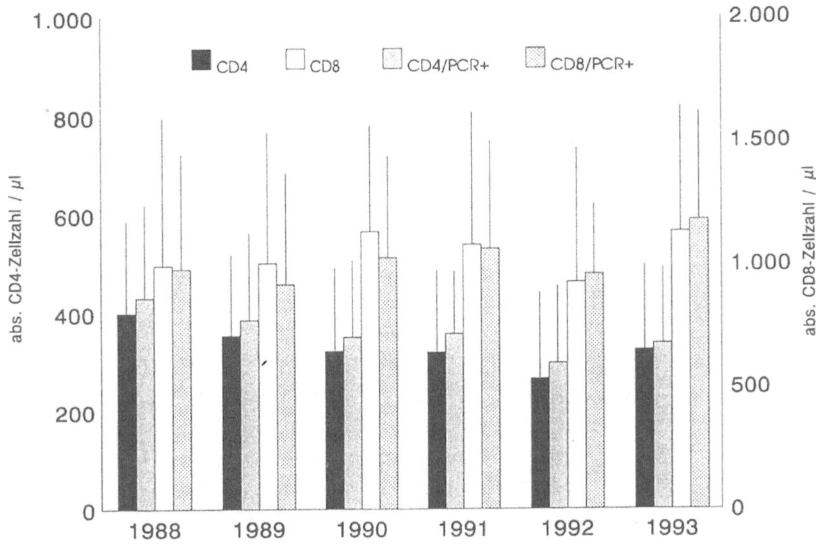

Abb. 8. T-Zell-Subpopulationen HIV-seropositiver Patienten Gesamtgruppe im Vergleich zu HCV-RNA-PCR positiven Patienten

tionen erlauben, ist jedoch an unserem Patientengut nicht möglich, da HIV positive aber HCV-Antikörper negative Patienten fehlen (s. unten).

Über die Hälfte unserer Patienten wies serologische Marker einer stattgehabten Hepatitis B auf. Bei einem noch höheren Prozentsatz (75%) waren Antikörper gegen HCV nachweisbar, während bei einem Fünftel der Patienten HIV-Antikörper gefunden wurden. Der weitaus größte Teil ist daher erwartungsgemäß HBV-HCV-koinfiziert (38%, Abb. 2). Da 19% aller Patienten sowohl HBV- als auch HCV- als auch HIV-infiziert sind, fanden sich nur selten HIV-Antikörper, ohne daß nicht zugleich der Nachweis von HBV-Antikörpern gelungen wäre. Bemerkenswerterweise sind alle unserer HIV-Infizierten HCV-koinfiziert. Die Beobachtung hoher Prävalenzen von HIV-HCV-Koinfektionen unter Blut- oder Blutprodukt-Empfängern ist auch von zahlreichen anderen Behandlungszentren berichtet worden [5, 6, 16, 25–27].

Offensichtlich gelingt bei HIV-Infizierten häufiger der Nachweis einer HCV-Virämie mittels HCV-RNA-PCR als bei HIV-Seronegativen [33, 34]. Auch scheinen HCV-RNA-Titer bei HIV-Infizierten höher zu sein als bei HIV-Antikörper negativen Patienten [31, 34, 35]. Die Feststellung, Leberversagen komme insbesondere bei Patienten mit niedrigen Helferzellzahlen vor [28], führte zu der Annahme, daß der HIV-bedingte Immundefekt eine vermehrte HCV-Replikation bewirken könne und somit als Ursache der häufigeren und höheren HCV-RNA-Titer anzusehen sei. Die Gültigkeit dieser Vermutung muß indes offenbleiben, da bislang ungeklärt ist, ob es sich bei der während einer HCV-Infektion einstellenden Leberentzündung um einen direkt zytopathischen Effekt des HCV oder aber einen immunologisch getriggerten Mechanismus handelt. HCV-PCR-Untersuchungen konnten wir bislang an 45 Patienten durchführen. Zumeist gelang die Amplifikation von HCV-RNA, so daß in den überwiegenden Fällen zumindest von einer passagären HCV-Virämie bzw. Replikation ausgegangen werden muß. Tatsächlich gilt dies in besonderem Maße für HIV-Infizierte (in 90% der Fälle, Abb. 4). Der verglichen mit dem Gesamtkollektiv überdurchschnittlich hohe Anteil HIV-seropositiver Patienten (19/45, i.e. 42%; Gesamtanteil HIV-seropositiver Patienten am Gesamtkollektiv dagegen 21%; vgl. Abb. 1) unter den mittels PCR-Technik untersuchten Patienten liegt darin begründet, daß es sich bei dieser Gruppe um die bestuntersuchten Patienten handelt.

Die Transaminasen-Erhebungen sollen den Vergleich HIV-negativer, HCV-RNA-negativer mit HIV-positiven, HCV-RNA-positiven Patienten bzw. mit HIV-positiven aber HCV-RNA-negativen Patienten ermöglichen, um Rückschlüsse auf einen möglicherweise rascheren Verlauf bzw. eine höhere Prävalenz der chronischen Hepatitis bei bestehender HIV-Infektion ziehen zu können. Da jedoch nur 2 der HIV-Infizierten HCV-RNA negativ waren, konnten nur HCV-RNA positive Patienten je nach HIV-Antikörperstatus miteinander verglichen werden.

Eine signifikante Assoziation erhöhter Transaminasen-Spiegel mit dem Vorliegen einer NANB-Hepatitis bzw. von HCV-Antikörpern wird verschiedentlich berichtet [18, 36, 37]. Bei unseren Patienten bestanden während der letzten 13 Jahre ebenfalls im Mittel erhöhte Transaminasenwerte. Doch konnte zwischen HIV-seronegativen und HIV-seropositiven Patienten mit nachweisbarer HCV-Virämie keine relevante Differenz der Serumspiegel für GPT, GOT und γGT festgestellt werden (Abb. 5–7), obgleich bei HIV-Infizierten relativ häufiger von einer HCV-Virämie ausgegangen werden muß (s. oben). Die höchsten Werte der sGPT und sGOT fanden sich in den frühen 80er Jahren, möglicherweise als Ausdruck hoher Virusexposition. In den folgenden Jahren wurden sowohl bei HIV-negativen als auch bei HIV-positiven Patienten im Mittel zumeist stetig abnehmenden Werte gemessen. Dies gilt nicht für sγGT, bei der in den letzten Jahren die höchsten Mittelwerte erhoben wurden, was aber insbesondere für HIV-seronegative Patienten gilt (Abb. 7). Damit kann festgehalten werden, daß bei HIV-Positiven unseres Patientenkollektivs mit meßbarer HCV-RNA im Mittel keine höheren Transaminasenwerte erhoben wurden als bei HIV-seronegativen Patienten und daß diese sich im zeitlichen Verlauf zunehmend normalisierten.

4 Patienten des Gesamtkollektivs entwickelten eine Leberzirrhose; bei 2 dieser Patienten bestand eine HIV-Infektion. Einer der HIV-seropositiven Patienten entwickelte ein primäres Leberzellkarzinom und im Anschluß an die erfolgte Hemihepatektomie eine Leberzirrhose. In verschiedenen Studien wird vermutet, daß Leberinsuffizienz häufiger bei HIV-Infizierten als bei Nichtinfizierten vorkommt [28–30, 32]. Die geringe Zahl der von Leberversagen bzw. Leberzirrhose Betroffenen unter unseren Patienten erlaubt uns jedoch keine verläßliche Beurteilung dieses Zusammenhangs.

Klinische Parameter sowie CD3- und CD4-Zellzahlen der HCV-RNA positiven HIV-infizierten Hämophilen waren den Ergebnissen aller HIV-Infizierter (einschließlich der noch nicht mittels PCR-Methode untersuchten Patienten) vergleichbar (Tabelle 2 und Abb. 8). Dabei ist jedoch davon auszugehen, daß der Großteil der nicht PCR-untersuchten Patienten ebenfalls HCV-RNA positiv sein dürfte.

Zukünftige Untersuchungen werden auch den Einfluß einer HIV-Therapie bei zunehmender Verfügbarkeit antiretroviraler Substanzen auf den Verlauf einer chronischen Hepatitis berücksichtigen müssen. Serielle und quantitative HIV- und HCV-PCR-Bestimmungen in Langzeituntersuchungen dürften neben besserer Therapierbarkeit der chronischen Hepatitis bzw. der HIV-Infektion weiteren Einblick in die wechselseitigen Einflußnahme der Koinfektionen gewähren.

Literatur

1. Kuo G, Choo CL, Alter HJ et al (1989) An assay for circulating antibodies to a major etiologic virus of human non-A, non-B hepatitis. Science 244:362
2. Bonino E, Brunetto MR, Baldi M (1991) Hepatitis C, serology. Gastroent Hepatol 3:580–584
3. Alter HJ (1992) New kit on the block: evaluation of second generation assays for detection of antibody to the hepatitis C virus. Hepatology 15:350–352
4. Grob PJ, Joller Jemelke HJ (1990) Hepatitis-C-Virus (HCV), Anti-HCV und Non-A-Non-B Hepatitis. Schweiz Med Wochenschr 120:117–124
5. Roggendorf M, Deinhardt F, Rasshofer R et al (1989) Antibodies to hepatitis C virus (anti-HCV). Lancet 2:324–325
6. Esteban JI, Gonzales A, Hernandez JM et al (1990) Evaluation of antibodies to hepatitis C virus in a study of transfusion-associated hepatitis. N Engl J Med 323: 1107–1112
7. Ludlam CA, Chapman D, Cohen BJ, Litton PA (1989) Antibodies to hepatitis C virus in haemophilia. Lancet 2:560
8. Hatzakis A, Polychronaki H, Miriagou V et al (1992) Antibody responses to hepatitis C virus by second-generation immunoassays in a cohort of patients with bleeding disorders. Vox Sang 63:204–209
9. Watson HG, Ludlam CA, Rebus S et al (1992) Use of several second generation serological assays to determine the true prevalence of hepatitis C virus infection in haemophiliacs treated with non-virus inactivated factor VIII and IX concentrates. Br J Haematol 80:514–518
10. Pistello M, Ceccherini-Nelli L, Cecconi N et al (1991) Hepatitis C virus seroprevalence in Italian haemophiliacs injected with virus-inactivated concentrates: five year follow-up and correlation with antibodies to other viruses. J Med Virol 33:43–46
11. Maisonneuve P, Laurian Y, Guerois C et al (1991) Antibody to hepatitis C (anti C 100-3) in French hemophiliacs. Nouv Rev Fr Hematol 33:263–266
12. Brettler DB, Alter HJ, Dienstag JL et al (1990) Prevalence of hepatitis C virus antibody in a cohort of hemophilia patients. Blood 76:254–256
13. Polywka S, Laufs R (1991) Hepatitis C virus antibodies among different groups at risk and patients with suspected non-A, non-B hepatitis. Infection 19:81–84
14. Esteban JI, Esteban R, Viladomiu L et al (1989) Hepatitis C virus antibodies among risk groups in Spain. Lancet 2:294–297
15. Sansonno D, Dammacco F (1989) Antibodies to hepatitis C virus in Non-A, Non-B post-transfusion and cryptogenetic chronic liver disease. Lancet 2:798–799
16. Makris M, Preston FE, Triger DR et al (1990) Hepatitis C antibody and chronic liver disease in haemophilia. Lancet 335:1117–1119

17. Hay CRM, Preston FE, Triger DR, Underwood JCE (1985) Progressive liver disease in haemophilia: an understated problem? Lancet 1:1495–1497
18. Dienstag JL (1983) Non-A, non-B hepatitis. I. Recognition, epidemiology, and clinical features. Gastroenterology 85:439–462
19. Simonetti RG, Cottone M, Craxi A et al (1989) Prevalence of antibodies to hepatitis C virus in hepatocellular carcinoma. Lancet 2:1338
20. Colombo M, Kuo G, Choo QL et al (1989) Prevalence of antibodies to hepatitis C virus in Italian patients with hepatocellular carcinoma. Lancet 2:1006–1008
21. Bruix J, Barrera JM, Calvet X et al (1989) Prevalence of antibodies to hepatitis C virus in Spanish patients with hepatocellular carcinoma and hepatic cirrhosis. Lancet 2:1004–1006
22. Yu MC, Tong MJ, Coursaget P (1990) Prevalence of hepatitis B and C viral markers in black and white patients with hepatocellular carcinoma in the United States. J Natl Cancer Inst 82:1038–1041
23. Chiaramonte M, Farinati F, Fagiuoli S (1990) Antibody to hepatitis in hepatocellular carcinoma. Lancet 335:301–302
24. Noel L, Guerois C, Maisonneuve P et al (1989) Antibodies to hepatitis C virus in haemophilia. Lancet 2:560
25. Troisi CL, Hollinger FB, Hoots WK et al (1993) A multicenter study of viral hepatitis in a United States hemophilic population. Blood 81:412–418
26. Eyster ME, Diamondstone LS, Goedert JJ (1992) Hepatic AIDS in persons with hemophilia coinfected with hepatitis C virus (HCV) and human immunodeficiency virus (HIV). The Multicenter Hemophilia Cohort Study. Int Conf AIDS 1992 July 19–24 8:B164
27. Schulman S, Grillner L (1990) Antibodies against hepatitis C in a population of Swedish haemophiliacs and heterosexual partners. Scand J Infect Dis 22:393–397
28. Eyster ME, Diamondstone LS, Lien JM et al (1993) Natural history of hepatitis C virus infection in multitransfused hemophiliacs: effect of coinfection with human immunodeficiency virus. J Acquir Immune Defic Syndr 6:602–610
32. Martin P, Di Bisceglie AM, Kassianides C et al (1989) Rapidly progressive non-A, non-B hepatitis in patients with human immunodeficiency virus infection. Gastroenterology 97:1559–1561
33. Simmonds P, Zhang LQ, Watson HG et al (1990) Hepatitis C quantification and sequencing in blood products, haemophiliacs, and drug users. Lancet 336:1469–1472
35. Watson HG, Zhang LQ, Simmonds P, Ludlam CA (1992) Hepatitis C virus load increases with time after HIV infection. Int Conf AIDS 1992 July 19–24 8:B195
36. Van der Poel CL, Reesink HW, Lelie PN et al (1989) Anti-hepatitis C antibodies and Non-A, Non-B post-transfusion hepatitis in the Netherlands. Lancet 2:297–298
37. Leslie DE, Rann S, Nicholson S et al (1991) Prevalence of hepatitis C antibodies in patients with clotting disorders in Victoria. Relationship with other blood borne viruses and liver disease. Med J Aust 156:789–792

Abreicherung und Inaktivierung von HIV-1 bei der Herstellung von FEIBA® S-TIM 4

P. L. TURECEK, H. P. SCHWARZ, N. BARRETT, G. PÖLSLER, F. DORNER, J. EIBL

Seit etwa 10 Jahren stehen Methoden zur Inaktivierung möglicher viraler Kontaminationen in Plasmaprodukten zur Verfügung. Nahezu ebenso lange werden Plasmaprodukte ausschließlich aus Plasmen hergestellt, welche auf Abwesenheit von Hepatitis B oder HIV getestet wurden. Jedoch bereits in den frühen 80er Jahren wurden Millionen Dosen von Immunglobulinpräparaten aus Plasmapools gewonnen, ohne daß diese HIV übertrugen, während aus denselben Plasmapools durch die daraus hergestellten Faktor VIII-Konzentrate Patienten mit HIV infiziert wurden. Basierend auf dieser Erkenntnis untersuchten Wells et al. [1] die Inaktivierung und Partitionierung von HIV-1 während der Ethanol-Fraktionierung von Plasma und stellten fest, daß das Verhältnis von Restvirus in der Plasmafraktion Präzipitat II zu Virus im Ausgangsplasma gleich 1×10^{-15} war. Somit wurde die Sicherheit von Immunglobulinpräparaten bestätigt.

Ziel der vorliegenden Studie war es festzustellen, inwieweit bei einem anderen Plasmaprodukt als Immunglobulin durch das Herstellungsverfahren HIV abgereichert wird. Negrier berichtet in diesem Zusammenhang, daß es durch FEIBA zur Zeit vor Einführung der Virusinaktivierung zu keinen Serokonversionen mit HIV gekommen war. Er stellt dabei die Hypothese auf, daß der Herstellungsprozeß von FEIBA möglicherweise selbst in der Lage sei, HIV ausreichend zu inaktivieren [2].

FEIBA, die Abkürzung steht für **F**actor **E**ight **I**nhibitor **B**ypassing **A**ctivity, ist ein gezielt aktiviertes Prothrombinkomplexkonzentrat. Es ist seit den späten 70er Jahren das zentrale Präparat zur Behandlung von Blutungsepisoden bei Patienten mit Inhibitoren [3].

Methode

Um eine Vorstellung vom Herstellungsverfahren von FEIBA zu vermitteln, zeigt Abb. 1 das Fließschema der derzeitigen Produktion.

Ausgehend von einem Plasmapool – heute wird nur Hepatitis- und HIV-getestetes Plasma eingesetzt – wird aus dem Überstand nach der Abtrennung des Kryopräzipitates durch gezielte Aktivierung und anschließende Ionenaustauschchromatographie der Faktorenkomplex gereinigt. Dies führt zur einer Bulk-Lösung I, welche lyophilisiert wird. Das Bulk-Pulver wird neuerlich gelöst, anschließend filtriert und zu einer Bulk-Lösung II weiterverarbeitet. Diese

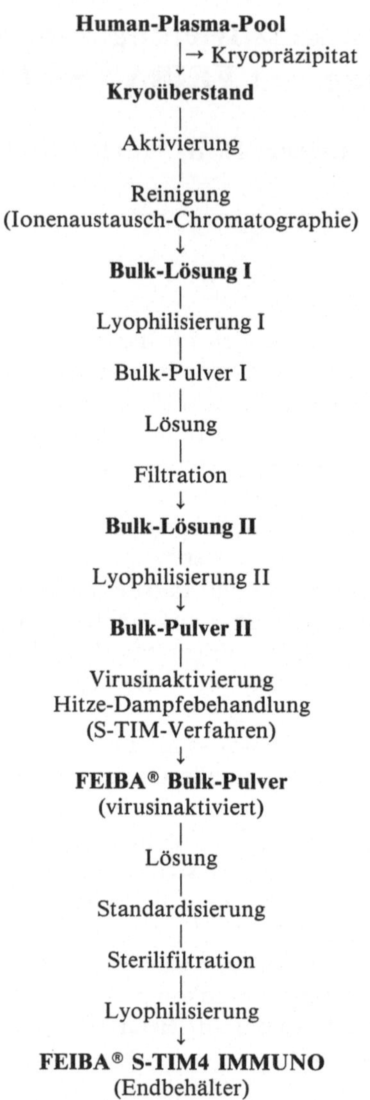

Abb. 1. Produktionsschema FEIBA S-TIM4, IMMUNO

wird erneut lyophilisiert zu einem Bulk-Pulver II, welches heute der IMMUNO-Dampfbehandlung, dem S-TIM-Verfahren, zur Virusinaktivierung unterzogen wird. Dieser Schritt war bei der Einführung des Produktes Ende der 70er Jahre noch nicht verfügbar. Aus dem so gewonnenen virusinaktivierten Bulk wird eine Lösung hergestellt, diese wird dann auf einen bestimmten Gehalt an FEIBA eingestellt, sterilfiltriert und im Endbehälter lyophilisiert. Nach umfangreicher Qualitätskontrolle des Endproduktes, und begleitend zur Produktion auch der Zwischenschritte, gelangt das Produkt in den Handel.

Dieses großtechnische Herstellungsverfahren, das in der Produktion im Maßstab mehrerer 1000 l Plasma pro Batch durchgeführt wird, wurde nun aus Gründen der Praktikabilität für die Ausführung mit virushältigem Ausgangsmaterial maßstabsverkleinert. Die Verfahrensschritte wurden zu produktionstechnisch bedingten Gruppen zusammengefaßt, und zwar vom *Kryoüberstand* zur *Bulk-Lösung I*, von der *Bulk-Lösung I* zur *Bulk-Lösung II*, von der *Bulk-Lösung II* zum *Bulk-Pulver II*; dann die *Dampfbehandlung* als eigener Schritt und schließlich vom *virusinaktivierten Bulk-Pulver* zum *Endbehälter*.

HIV-1 wurde in Zellkultur gezüchtet und bis zu einer Konzentration von 10^8 *T*issue *C*ulture *I*nfectious *D*ose$_{50}$ ($TCID_{50}$) pro ml Medium vermehrt. Der Virusgehalt aller Proben wurde durch Titration bestimmt. Die Resultate wurden nach der Methode von Reed u. Muench [4] ermittelt. Die Virusabreicherung bzw. Inaktivierung wurde gemäß den Empfehlungen der Commission of the European Communities zur *„Validation of Virus Removal and Inactivation Procedures“* bestimmt [5].

Dort wird der Virusreduktionsfaktor eines individuellen Reinigungs- oder Inaktivierungsschrittes Ri definiert als der „dekadische Logarithmus des Verhältnisses der Virusbeladung im Ausgangsmaterial vor der Reinigung oder Inaktivierung und der Virusbeladung im Material nach der Reinigung oder Inaktivierung“, wobei die Volumina vor und nach der Behandlung oder des entsprechenden Reinigungsschrittes zu berücksichtigen sind (s. u. Übersicht aus [5]). Aus den individuellen Reduktionsfaktoren einzelner Reinigungs- oder Inaktivierungsschritte läßt sich dann ein sog. *„Overall Reduction Factor for a Complete Production Process“* als Summe der Reduktionsfaktoren der Einzelschritte errechnen.

$$10^{Ri} = \frac{v' \cdot 10^{a'}}{v'' \cdot 10^{a''}}$$

Ri... Individual Virus Reduction Factor

Starting Material:	vol v'; Titer $10^{a'}$; virus load: $v' \cdot 10^{a'}$
Final Material:	vol v''; Titer $10^{a''}$; virus load: $v'' \cdot 10^{a''}$
Übersicht:	Berechnung von Virusreduktionsfaktoren [5]

Ergebnisse

Aus Tabelle 1 ersieht man die Resultate der HIV-1-Abreicherung im Zuge des Herstellungsprozesses von FEIBA. Für die Spiking-Experimente wurden jeweils Ausgangsmaterialien aus der realen Produktion verwendet. Ausgehend von 1000 ml Kryoüberstand, gespikt mit $10^{5,4}$ HIV-1 pro ml, wurden 24 ml einer Bulk-Lösung I gewonnen, in welcher ein Virustiter von $10^{4,7}$ bestimmt wurde. Daraus ergibt sich ein Reduktionsfaktor von 2,3. Von Bulk-Lösung I zu Bulk-Lösung II ergibt sich analog ein Reduktionsfaktor von 1,4, von Bulk-

Tabelle 1. Abreicherung von HIV-1 durch den Herstellungsprozeß von FEIBA vor Einführung der Dampfbehandlung

Produktionsstufe	Volumen (ml)	HIV-1 Titer pro ml ($TCID_{50}$)		Log-Reduktionsfaktor
		gespikt	gefunden	
Kryoüberstand	1000	$10^{5.4}$	–	
Bulk-Lösung I	24	–	$10^{4.7}$	2.3
Bulk-Lösung I	2	$10^{5.8}$	–	
Bulk-Lösung II	2	–	$10^{4.4}$	1.4
Bulk-Lösung II	2	$10^{5.7}$	–	
Bulk-Pulver II	2	–	$10^{4.0}$	1.7
FEIBA Bulk-Pulver virusinaktiviert	2	$10^{6.2}$	–	
FEIBA S-TIM4 (Endbehälter)	2	–	$10^{4.8}$	1.4
		Gesamt Reduktionsfaktor =		6.8

Tabelle 2. Inaktivierung von HIV-1 durch die Hitze-Dampf-Behandlung

Produktionsstufe	Volumen (ml)	HIV-1 Titer pro ml ($TCID_{50}$)		Log-Reduktionsfaktor
		gespikt	gefunden	
Bulk-Pulver II	2	$10^{7.2}$	–	
FEIBA Bulk-Pulver 10 h, 60 °C	2	–	$<10^{0.8}$	>6.4
Bulk-Pulver II	2	$10^{7.2}$	–	
FEIBA Bulk-Pulver 1 h, 80 °C	2	–	$<10^{0.8}$	>6.4
			Reduktionsfaktor	>12.8

Lösung II zu Bulk-Pulver II ein Reduktionsfaktor von 1,7 und von FEIBA-Bulk nach Virusinaktivierung zum Endbehälter ein weiterer Reduktionsfaktor von 1,4. Daraus kann der sog. *„Overall Reduction Factor“* von 6,8 Log ermittelt werden. Dies bedeutet, daß nur durch die zahlreichen Verfahrensschritte bei der Herstellung von FEIBA bereits eine beachtliche Abreicherung von HIV-1 erreicht werden kann.

Wie schon eingangs erwähnt, wird seit ca. 10 Jahren bei der Herstellung von FEIBA auch das spezielle IMMUNO-Verfahren der Dampfbehandlung zur Virusinaktivierung angewendet. Dabei wird das Bulk-Pulver vor Herstellung der pharmazeutischen Zubereitung von FEIBA mit einer bestimmten Restfeuchte in einer Atmosphäre von Inertgas unter erhöhtem Druck 10 h bei 60 °C und 1 h bei 80 °C erhitzt. Dieses Verfahren wird ohne Zusatz von Stabilisatoren durchgeführt. Auch dieses Verfahren wurde aus dem Produktionsmaßstab in einen viruslaborkompatiblen Maßstab verkleinert und jeder Schritt, der bei

60 °C und der bei 80 °C, jeweils mit $10^{7,2}$ $TCID_{50}$/ml HIV-1 gespikt. Die Resultate sind in Tabelle 2 zusammengefaßt. Aus Untersuchungen der Kinetik der Virusinaktivierung im Zuge der Dampfbehandlung ist bekannt, daß HIV-1 bereits in kürzerer Zeit als nach 10 h bei 60 °C unter die Nachweisgrenze verschwindet, d. h., daß durch die lange Erhitzungsdauer zusätzliche Sicherheit erreicht wird. Insgesamt ergibt sich ohne Einbeziehung dieser zusätzlichen Inaktivierungsmöglichkeit ein Reduktionsfaktor von 12,8 Log für die Dampfbehandlung.

Diskussion

Es gibt nur wenige Angaben über den Virustiter in einem durchschnittlich kontaminierten Plasmapool. Feinberg berichtet, daß in Patienten mit primärer HIV-1-Infektion Titer von 10^3-10^4 TCID pro ml Plasma gefunden werden [6]. Das sind die höchst möglichen Titer, die im Zuge einer HIV-1-Infektion im Plasma auftreten können. Solche Patienten werden und wurden nie als Plasmaspender herangezogen. Petricciani, McDougal u. Evatt von der FDA und vom Center for Disease Control berichten, daß im April/Mai 1985 in den USA 0,2% der Blut- und Plasmaspender HIV-positiv waren [7]. Wenn man vernachlässigt, daß dabei falsch positive Patienten inkludiert waren, läßt sich aus Kenntnis dieser beiden Zahlen kalkulieren, daß für den Fall, daß symptomatische AIDS-Patienten als Plasmaspender herangezogen wurden – und ich betone nochmals, daß das selbstverständlich nie der Fall war – die maximale HIV-1-Beladung für den Ausgangsplasmapool $2 \times 10^1 = 20$ TCID pro Milliliter betrug. Petricciani et al. schließen aus ihren Kalkulationen für Faktor VIII-Präparate, daß jedes Inaktivierungsverfahren, welches die HIV-Infektivität um 5 Log reduzieren kann, Sicherheit gibt, daß eine solche Präparation nicht mehr infektiös ist [7].

Wir haben zeigen können, daß die Virusabreicherung bei der Herstellung von FEIBA bereits vor Einführung der Dampfbehandlung als spezifische Virusinaktivierungsmethode größer als 6 Logstufen war. Damit ist die Möglichkeit einer Übertragung von HIV-1 durch FEIBA auch zur Zeit vor Einführung der Dampfbehandlung auszuschließen, sofern die Titer im Ausgangsplasma in der beschriebenen Größenordnung liegen [6]. Dennoch wird seit etwa 10 Jahren die Dampfbehandlung als spezifisches Virusinaktivierungsverfahren bei der Herstellung von FEIBA angewendet, die ihrerseits eine Inaktivierungskapazität von größer als 12,8 Log besitzt. Daraus kann geschlossen werden, daß FEIBA S-TIM4, dampfbehandelt, ein Produkt mit einer extrem hohen Sicherheitsreserve in Bezug auf die Inaktivierung von HIV-1 ist, und daß sowohl der Herstellungsprozeß als auch die Virusinaktivierungsmethode jeweils alleine, aber erst recht in Kombination in der Lage sind HIV-1, welches im Ausgangsmaterial enthalten sein könnte, zu inaktivieren. Die Wahrscheinlichkeit des Vorhandenseins von HIV-1 im Ausgangsplasma wird jedoch durch die ausschließliche Verwendung von gescreentem Plasma reduziert.

Zusammenfassung

HIV-1-Abreicherung 6,8 (Log-Reduktionsfaktor)
durch den Herstellungsprozeß von FEIBA vor Einführung der Dampfbehandlung

HIV-1-Inaktivierung >12,8 (Log-Reduktionsfaktor)
durch die Hitze-Dampf-Behandlung

- FEIBA S-TIM4, Anti-Inhibitor-Faktorenkomplex, dampfbehandelt, ist ein Produkt mit einer extrem hohen Sicherheitsreserve im Bezug auf die Inaktivierung von HIV-1.
- Sowohl der Herstellungsprozeß als auch die gezielte Virusinaktivierungsmethode sind jeweils in der Lage HIV-1, welches im Ausgangsmaterial enthalten sein könnte, zu inaktivieren.

Literatur

1. Wells MA, Wittek AE, Epstein JS et al. (1986) Inactivation und partition of human T-cell lymphotrophic virus, typ III, during ethanol fractionation of plasma. Transfusion 26:210–213
2. Negrier C, Ballocchi A, Bastit D et al (1993) Multicentric retrospective study on the utilization of FEIBA in France in patients with factor VIII and factor IX inhibitors. 2nd International Symposium on Inhibitors to Coagulation Factors, Abstract No. A23, p 105
3. Lusher JM (1993) Factor IX complex concentrates – uses and limitations. 14th Congress of the Society of Thrombosis and Haemostasis, Satelite Symposium: FVIII Inhibitor Treatment 23–24
4. Reed LJ, Muench H (1938) A simple method in estimating fifty per cent endpoints. Am J Hyg 27:493–497
5. Commission of the European Communities (1991) Ad Hoc Working Party on Biotechnology/Pharmacy – Note for Guidance, Validation of virus removal and inactivation procedures III/8115/89-EN
6. Feinberg MB (1992) The molecular biology and pathogenesis of HIV-1 infection. Curr Opinion Infect Diseases 5:214–220
7. Petricciani JC, McDougal JS, Evatt BL (1985) Case for concluding that heat-treated, licensed anti-haemophilic factor is free from HTLV-III. The Lancet 2:890–891

Gentechnologie

Diskussionsleitung:

H.-H. BRACKMANN (Bonn)
C. MANNHALTER (Wien)

Hämophilietherapie mit rekombinanten Faktor VIII-Konzentraten

I. SCHARRER

Für die Herstellung von rekombinantem Faktor VIII wurden die Grundlagen 1984 durch die Isolierung, Klonierung und Expression des Faktors VIII-Gens durch Toole et al. [7], Wood et al. [10], Gitchier et al. [3] und Vehar et al. [8] gelegt.

Das Faktor VIII-Gen, das außergewöhnlich groß ist, besteht aus 26 Exons unterschiedlicher Länge (69 bis maximal 3106 Basenpaaren). Die vollständige Aminosäurenfolge des Faktors VIII ist bekannt. Der Faktor VIII hat 2351 beziehungsweise 2332 Aminosäuren. Sein Molekulargewicht beträgt 267.039. Auffällig in der Polypeptidkette ist die Homologie zu Coeruloplasmin.

Als geeignete Expressionssysteme stellten sich Hamsternieren und Hamsterovarzellen heraus, in denen nach Einbringen der DNA Faktor VIII synthetisiert werden kann. Diese Zellen unterliegen strengen Sicherheitsbestimmungen und werden daher auf Veränderungen sowie auf bakterielle und virale Kontaminationen und auf Veränderungen der DNA regelmäßig überprüft.

Zwischen den beiden kommerziellen Herstellungsprozessen der Firmen Baxter und Cutter bestehen folgende Unterschiede: (Tabelle 1) Expressionssystem: – Baxter: CHO-Zellen, Cutter: BHK-Zellen, Koexpression: mit und ohne von Willebrand-Faktor, Kulturmedium: pasteurisiertes Rinderalbumin, pasteurisiertes Humanalbumin, Stabilisierung des Faktors VIII: Rinderaprotinin/niedrig molekulare organisch-chemische Verbindungen, Wachstumsfaktoren: humanes Transferrin bei Cutter und weiterhin ein dys- und kontinuierlicher Fermentationsprozeß.

Tabelle 1. Unterschiede im Herstellungsprozeß der beiden rekombinanten FVIII-Präparate (Baxter/Bayer)

	Baxter	Bayer/Cutter
Kooperation	Genetics Institute	Genentech
Expressionssystem	CHO-Zellen	BHK-Zellen
Koexpression	mit v. WF	ohne v. WF
Kulturmedium	past. Rinderalbumin	past. Humanalbumin
Stabilisierung des FVIII	Rinderaprotinin	niedrig molekulare org. chem. Verbind.
Fermentationsprozeß	diskontinuierlich	kontinuierlich

Tabelle 2. Reduktion von Modellviren während der Herstellung von Recombinate

Name	Familie	Hülle	Gesamtreduktion
BVD	Papova	nein	$>2,3\times10^{13}$
PI3	Paramyxo	ja	$6,2\times10^{6}$
Retro	Retro	ja	$1,7\times10^{13}$
Reo3	Reo	nein	$9,9\times10^{6}$
SV40	Papova	nein	$2,7\times10^{6}$

Tabelle 3. Reduktion von Modellviren während der Herstellung von Kogenate

Name	Familie	Hülle	Gesamtreduktion
MuIV	Retro	ja	$>6,3\times10^{12}$
Visna	Retro	ja	$>4,0\times10^{9}$
VSV	Rhabdo	ja	$3,2\times10^{10}$
Polio 1	Picorna	nein	$4,0\times10^{8}$
HSV	Herpes	ja	$>2,0\times10^{9}$
SV40	Papova	nein	$3,2\times10^{6}$

Folgende Substanzen und Zellen, die für die Herstellung von Bedeutung sind, könnten eventuell ein theroretisches infektiöses Risiko bergen: CHO-Zellen, BHK-Zellen, Mauszellen, humanes Transferrin, pasteurisiertes Humanalbumin, pasteurisiertes Rinderaprotinin und Rinderinsulin.

Für den Herstellungsprozeß beider Firmen darf nur Material von gesunden Tieren aus Ländern verwandt werden, in denen bisher keine BSE aufgetreten ist. Zur weiteren Erhöhung der Sicherheit werden hoch empfindliche Reinigungsschritte angewandt, um eventuell potentielle Viren zu entfernen. Durch den Zusatz von behüllten und nicht behüllten Modellviren (Tabelle 2, 3), wurde die Fähigkeit zur Abreicherung potentieller Viren durch den Herstellungsprozeß untersucht.

Bei dem fertigen Präparat handelt es sich um ein hoch gereinigtes Glykoprotein, das aus den 80 und 90 kd Polypeptiden des Faktors VIII besteht. Es enthält keinen von Willebrand-Faktor. Es zeichnet sich durch eine sehr hohe spezifische Aktivität von 3000 E/mg vor der Stabilisierung mit pasteurisiertem Humanalbumin aus.

Die Wirkung des gentechnologisch hergestellten Faktors VIII entspricht völlig dem des Plasmafaktors VIII, er aktiviert und bildet den Faktor Xa. Ebenso wird er in der gleichen Weise wie der Plasmafaktor inaktiviert, durch aktiviertes Protein C.

Zur Prüfung der In-vivo-Wirkung wurde der rekombinante Faktor VIII im Vergleich zum Plasmafaktor zunächst an hämophilen Hunden auf Recovery und Normalisierung der speziellen Hunde-Blutungszeit [2] untersucht.

Danach begann die erste kleine Phase I Studie zur Prüfung der Wirksamkeit und Verträglichkeit im März 1987 an 2 Patienten mit dem Präparat der Firma Baxter.

Die in-vivo Recovery-Untersuchungen durch Morfini et al. [5] zeigten den Plasmapräparaten vergleichbare Ergebnisse (Halbwertszeit: 15 h, Recovery: 93%).

Internationale multizentrische klinische Studien wurden 1988 mit dem Ziel der Prüfung der Wirksamkeit, Verträglichkeit und Sicherheit begonnen. Für den einzelnen Patienten dauerten sie 18–20 Monate. Es wurden die Wirksamkeit, der Konzentratverbrauch, der Nachweis von Antikörpern gegen Mausproteine, gegen Hamsterproteine, gegen von Willebrand-Faktor-Antikörper sowie BSA-Antikörper, Virusmarker (Hepatitits A, B, C, CMV, EBV, HIV) außerdem klinisch chemische Befunde, Blutbild, CD4- und CD8-Zellen geprüft. Weiterhin erfolgte eine dreimonatliche Testung auf Faktor VIII-Inhibitoren und die Prüfung der Recovery und der Halbwertszeit nach Gabe von 50 E/kg/KG.

Die Abb. 1 demonstriert die Stabilität der Recovery nach Gabe von Recombinate bei einem unserer Frankfurter Patienten nach 3 und 6 Monaten im Vergleich zu Hemofil M.

Die Mittelwerte von Recovery und Halbwertszeit der beiden bisher verfügbaren Studienpräparate sind auf Tabelle 4 dargestellt, sie entsprechen den Werten der Plasmapräparate.

Bei einer Auswertung im November 1993 waren in die klinischen Studien seit 1988 insgesamt 122 PTP's (Previously Treated Patients) und seit 1990 171 PUP's (Previously Untreated Patients) aufgenommen, insgesamt 293 Patienten (Tabellen 5, 6).

In verschiedene klinische Phasen wurden die klinischen Studien unterteilt.

Nach der Untersuchung der Recovery folgte die Prüfung auf Wirksamkeit und Verträglichkeit bei der kontrollierten Heimselbstbehandlung. Danach

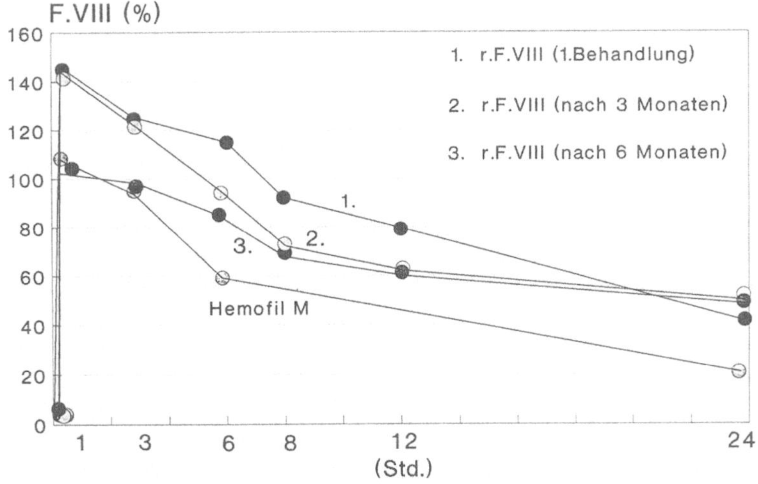

Abb. 1. Recovery von rekombinantem Faktor über 24 h. Bei einem Frankfurter Patienten E.H. mit 50 E/kg rAHF

Tabelle 4. Pharmakokinetik

	Recombinate	Kogenate
Recovery	2,18 IE/dl	2,48 IE/dl
Halbwertszeit	14,4 h	15,0 h

Tabelle 5. Anzahl der Patienten in den klinischen Studien mit Recombinate (Stand Nov. 1993)

PTP's	PUP's
64 43 HIV pos. 21 HIV neg.	72 7 „minimally treated“

Tabelle 6. Anzahl der Patienten in den klinischen Studien mit Kogenate (Stand Nov. 1993)

PTP's	PUP's
58 23 HIV pos. 35 HIV neg.	99 1 „minimally treated“

wurde die hämostatische Wirksamkeit bei operativen Eingriffen untersucht. Auch bei den PUP's wurden parallel dazu die Wirksamkeit und Verträglichkeit der gentechnologischen Präparate geprüft.

Die Verteilung der PTP's nach der Teilnahmedauer in der Studie mit Recombinate ist in Abb. 2 bei einer Auswertung im April 1993 dargestellt.

Mit Kogenate wurden bei der Heimselbstbehandlung 6449 Blutungen therapiert. Nur 1 Gabe wurde bei 82% der Blutungen zur Blutstillung benötigt. Bei 89% der Patienten war die subjektive Beurteilung der Wirkung gut.

4862 Blutungen bei 64 PTP's und 810 Blutungen bei 72 PUP's wurden mit Recombinate therapiert. Bei 64 PTP's wurden 3488 Hämarthrosen, 1162 Weichteilblutungen und 212 Blutungen verschiedenster Art mit Recombinate behandelt. 177 Hämarthrosen, 602 Weichteilblutungen und 31 Blutungen verschiedener Art wurden bei 72 PUP's mit Recombinate therapiert.

Die operative hämostaseologische Wirksamkeit wurde bei 43 Operationen unter Recombinate und bei 52 unter Kogenate untersucht. Dabei wurde eine normale Blutstillung erreicht, vergleichbar den Erfahrungen mit Plasmapräparaten. Unter der Therapie mit Recombinate sind eine Lebertransplantation in Frankfurt, Endoprothesen, zervikale Sympathektomien, arthroskopische Synovektomien und andere Operationen erfolgreich mit guter Blutstillung durchgeführt worden.

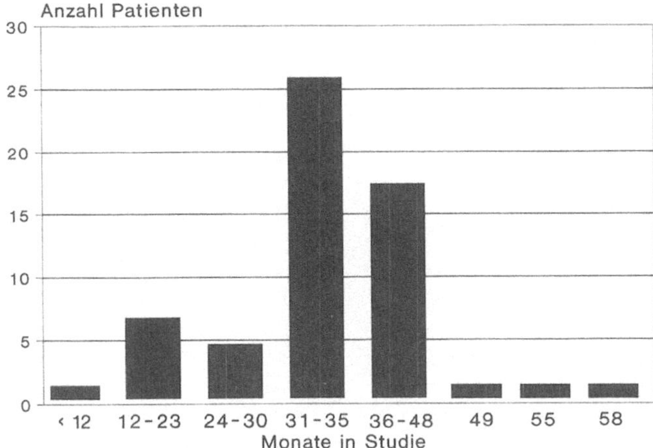

Abb. 2. Verteilung der PTP's nach Teilnahmedauer in der Studie (Recombinate)

Unter Kogenate wurden unter anderem eine Aortenisthmusstenose-Operation, eine Cholezystektomie, Prostatektomie und 19 orthopädische Operationen bei 17 Patienten mit guter hämostaseologischer Wirksamkeit durchgeführt.

Für beide Präparate ergab sich, bezogen auf Verbrauch, Substitutionsdauer und subjektive Beurteilung durch Patient und Arzt hinsichtlich Blutungsverhütung und Blutstillung in Prophylaxe, Heimselbstbehandlung und bei Operationen, eine gute hämostatische Wirksamkeit vergleichbar den Plasmapräparaten.

Von Juli 1990 bis April 1993 wurden insgesamt 846.954 Einheiten Recombinate bei PUP's und von August 1988 bis April 1993 ca. 12 Millionen Einheiten bei PTP's verbraucht.

Von Januar 1989 an wurden 5408 Infusionen Kogenate bei PUP's und von Juni 1988 an 15233 Infusionen Kogenate bei PTP's verabreicht.

Bis zum November 1993 traten in 0,1% bei PTP's (13/13394 Infusionen) Nebenwirkungen und bei 0,1% bei PUP's (2/1789 Infusionen) Nebenwirkungen unter Recombinate und unter Kogenate in 0,3% (49/15243 Infusionen) bei PTP's und 0,2% bei PUP's (11/5408 Infusionen) auf.

Insgesamt waren die Nebenwirkungen milder Natur, Geschmacksveränderungen oder Rötungen an der Einstichstelle wurden am häufigsten geklagt. Außerdem traten Schwindel, leichter Blutdruckabfall und reversible Atemnot auf.

Bisher konnten keine Antikörper gegen Maus- oder Hamsterproteine nachgewiesen werden. Die Prävalenz und Inzidenz der Faktor VIII-Hemmkörper entsprach unter rekombinanten Präparaten denen der Plasmapräparate. Bei 17 von 72 Patienten in 23% traten unter Recombinate und bei 19 von 99 Patienten in 19% unter Kogenate Hemmkörper auf. Außerdem entwickelte sich bei den PTP's unter Kogenate ein Hemmkörper mit einem Maximaltiter von 28 BE, dessen Verlauf leider bedingt durch mehrfachen Wohnungs- und Ortswechsel

Tabelle 7. Hemmkörperpatienten

	Recombinate	Kogenate
Zahl	17/72	19/99
high >10 BE	6	11
low <10 BE	7	2
transient low	4	5 (+1 high)
Restaktivität	17<2%	17<2% 2>2%
Expositionstage	9 Tage	9 Tage
IT-Therapie	4	7 (1 erfolglos)

Tabelle 8. CD4-Zellen bei seropositiven und seronegativen Hämophilen nach Ablauf von 3,5 Jahren, behandelt mit Kongenate [4]

	Baseline	Years of Study		
		1,5	2,5	3,5
HIV (−) CD4/mm³ N	1104±651 (30)	1145±529 (22)	910±450 (23)	910±409 (24)
HIV (+) CD4/mm³ N	553±178 (21)	555±259 (20)	439±188 (18)	432±243 (20)

des Patienten weder vor Auftreten noch danach, lückenlos dokumentiert werden konnte.

Die Inhibitorbestimmungen wurden bei den PUP's in einem dreimonatlichen Intervall durchgeführt, einer Kontrollhäufigkeit, die bisher nur sehr selten bei den Plasmapräparaten erfolgte. Dabei ist die hohe Zahl transienter Hemmkörper (4 und 5) und der low responder (7 und 2) auffällig (Tabelle 7).

Auch bei den Plasmapräparaten scheinen die Prävalenz und Inzidenz von Faktor VIII-Hemmkörpern höher zu sein als bisher angenommen. Der Grund dafür liegt wohl in der bisherigen viel zu seltenen Untersuchungsfrequenz. Durch die Arbeit von Ehrenforth et al. [1] konnte dieses gezeigt werden, die eine Inzidenz von 32% bei 15 von 46 Patienten bei einer Testung an jedem 20. Expositionstag fand. Unter Kogenate und unter Recombinate entsprachen die Expositionstage mit 9 Tagen etwa denen der Plasmapräparate (Tabelle 9) [6]. Das kumulative Risiko war ebenso ähnlich [6].

Auch der Einfluß auf das Immunsystem wurde untersucht. Die CD4-Zellen und die β-2-Microglobulin-Spiegel wurden in der Kogenate-Studie im Abstand von 6 Monaten untersucht, in der Recombinate-Studie die CD4-Zellen im Abstand von 3 Monaten überprüft. Unter Kogenate waren nach Ablauf von 3,5 Jahren die absoluten CD4-Zellen bei den 21 seropositiven Patienten von 553 auf 432 gefallen, bei den 30 seronegativen von 1104 auf 910 (Tabelle 8). Die außerdem kontrollierten β-2-Microglobulin-Spiegel hatten sich ebenfalls nicht signifikant verändert [4].

Bei den HIV-seropositiven Patienten wurden 2 Untergruppen in Abhängigkeit von der antiretroviralen Therapie gebildet. Zwischen der AZT-Naiven und der AZT-Gruppe bestand bei der Prüfung der jährlichen Änderungsrate kein signifikanter Unterschied. Damit ist nicht ausgesagt, daß die Patienten unter rekombinanten Präparaten im Vergleich zu intermediären Präparaten eine verlängerte Überlebenszeit oder eine verzögerte AIDS-Progression haben. Weitere Studien über einen längeren Zeitraum und unter Einschluß weiterer Prognosemarker müssen diese Fragen klären.

Auf einen Indikationsbereich weisen jedoch die Befunde deutlich hin, den Einsatz bei HIV-infizierten Patienten. Denn bei diesen Blutern sollten neben der Vermeidung weiterer Infektionen alles unternommen werden, um die Immunlage zu stabilisieren.

Zukünftig werden als Vorteile von rekombinanten Präparaten Infektionssicherheit und Reinheit von unnötigen Fremdproteinen sowie die Unabhängigkeit von Bluttransfusionen erwartet.

In Deutschland werden demnächst die Phase II und Phase III Studien des dritten rekombinanten Präparates rFraktor-VIII-SQ der Firma Kabi beginnen. Dieses Präpárat wird ebenfalls in CHO-Zellen produziert. Es fehlt dabei die B-Domäne. Das Kulturmedium enthält humanes Serumalbumin und rekombinantes Insulin. Bisher liegen noch keine klinische Daten vor.

Wägt man alle Erkenntnisse, die vom Beginn der Klonierung und Sequenzierung des Faktor VIII-Gens im Jahre 1984 bis zur Zulassung durch die FDA im Dezember 1992 und im Februar 1993 und bis zur Zulassung des ersten gentechnologischen Präparates (Baxter) im Juli 1993 durch das BGA gewonnen wurden, vorsichtig ab, so ist festzuhalten, daß vermutlich ein wesentlicher Fortschritt und Erfolg in der Hämophilietherapie durch die Entwicklung der rekombinanten Präparate vorliegt.

Literatur

1. Ehrenforth S, Kreuz W, Scharrer I et al (1992) Incidence of development of factor VIII and factor IX inhibitors in haemophiliacs. Lancet 339:594–98
2. Giles AR, Tinlin S, Hoogendoorn H et al (1988) In vivo characterization of recombinant factor VIII in a canine model of hemophilia A (factor VIII deficiency). Blood 72: 335–339
3. Gitschier I, Wood WI, Goralka TM et al (1984) Characterization of the human factor VIII gene. Nature 312:326–330
4. Mannucci PM, Abildgaard CF, Aledort LM et al (1993) Immune function over 3.5 years in HIV positive and HIV negative hemophilia patients receiving recombinant FVIII (Kogenate®). Thromb Haemost (Abstr. No 2) 362:1205
5. Morfini M, Messori A, Longo G et al (1989) Pharmacokinetics of recombinant. F. VIII compared with monoclonal antibody purified, plasma-derived F.VIII. Thromb Haemostas 62 (1):198 (Abstr. No 598)
6. Scharrer I, Neutzling O (1993) Incidence of inhibitors in haemophiliacs. A review of the literature, Blood Coag Fibrin 4:753–758
7. Toole JJ, Knopf JL, Wozney JM et al (1984) Molecular cloning of DNA encoding human antihaemophiliac factor. Nature 312:342–347

8. Vehar GA, Keyt B, Eaton D et al. (1984) Structure of human factor VIII. Nature 312:337–342
9. White GC, McMillan GW, Kingdon GS, Shoemaker GB (1989) Use of recombinant antithaemophiliac factor in the treatment of two patients with classic haemophilia. NEJM 320(3):166–170
10. Wood WI, Capon DJ, Simonsen CC et al (1984) Expression of active human fator VIII from recombinant DNA clones. Nature 312:330–337

Mögliche Techniken für eine Hämophilie-Gentherapie

R. SCHWAAB, J.-P. FABER, J. OLDENBURG, H.-H. BRACKMANN

Die Hämophilie wird durch teilweise funktionsunfähige oder nicht vorhandene Gerinnungsproteine ausgelöst. Ist das Faktor VIII-Protein defekt, liegt eine Hämophilie A vor. Ist dagegen das Faktor IX-Protein defekt, spricht man von einer Hämophilie B. Beide Erbkrankheiten werden durch Mutationen im Faktor VIII- bzw. Faktor IX-Gen ausgelöst [1, 2].

Die bisherige Hämophilietherapie beruht auf der intravenösen Gabe von Faktor VIII- oder Faktor IX-Konzentraten [3]. Dabei konnten die Proteine durch stetig verbesserte Aufreinigungsverfahren immer sauberer gewonnen werden. Heute sind im allgemeinen über monoklonale Antikörper gereinigte Faktor VIII/IX-Konzentrate und sogar schon rekombinant hergestellte Faktor VIII-Konzentrate im Handel [4].

Bedingt durch die schnelle Entwicklung der Molekularbiologie innerhalb der letzten Jahre ist neben der Substitutionstherapie neuerdings eine neue Form der Therapie im Gespräch: die Gentherapie.

Wenn normale Körperzellen (somatische Zellen) gentherapiert werden, so handelt es sich hierbei um eine Körperzelltherapie (somatische Zelltherapie). Parallel dazu wird bei der Gentherapie von Keimzellen der Begriff der Keimbahntherapie verwendet.

Im folgenden wird nur die Gentherapie von Körperzellen behandelt. Eine Gentherapie der Keimbahn wird heute aufgrund der von unserer Gesellschaft vertretenen ethischen Grundsätze abgelehnt.

Die Gentherapie kann in Anlehnung an Organ- und Zelltransplantationen als DNA-Transplantation bezeichnet werden. Um die DNA in die entsprechende Zielzelle zu bringen, werden 2 grundsätzliche Techniken unterschieden:

Die *Genvermehrung* und die *Genkorrektur* (Tabelle 1) [5]. Bei der Genvermehrung wird eine vollständige Geneinheit (Promotorregion und Gen) in Körperzellen transferiert und entweder in das Genom integriert oder als selbständiges Gebilde erhalten. Die neue Geneinheit soll das defekte Gen ersetzen. Bei der Genkorrektur wird versucht, das vorhandene defekte Gen mittels homologer Rekombination zu reparieren.

Die einzelnen Begriffe sollen am Beispiel der Hämophilie A und der Hämophilie B erläutert werden. Die Abb. 1 a, b verdeutlichen schematisch den Unterschied zwischen einer natürlichen und einer gestörten Faktor VIII-Proteinsynthese. Syntheseort des Faktor VIII-Proteins sind Leberzellen (Hepatozyten). Bei einer reibungslos ablaufenden Faktor VIII-Proteinsynthese wird die Faktor VIII-Geninformation mit Hilfe der messengerRNA (mRNA) kopiert

Tabelle 1. Möglichkeiten einer somatischen Zelltherapie

Genvermehrung	Genkorrektur
DNA-Integration – retroviral Systeme – adenoassozierte Viren Selbständige Einheit – Adenoviren – Liposomen	Homologe Rekombination

und vom Zellkern in das Zytoplasma gebracht (Abb. 1 a). An den Ribosomen erfolgt die Umsetzung der Faktor -VIII-Erbinformation in Faktor VIII-Protein, das anschließend über das Endoplasmatische Retikulum aus der Zelle geschleust wird. In der Blutbahn verbindet sich das Faktor VIII-Protein mit dem von Willebrand-Faktor [6].

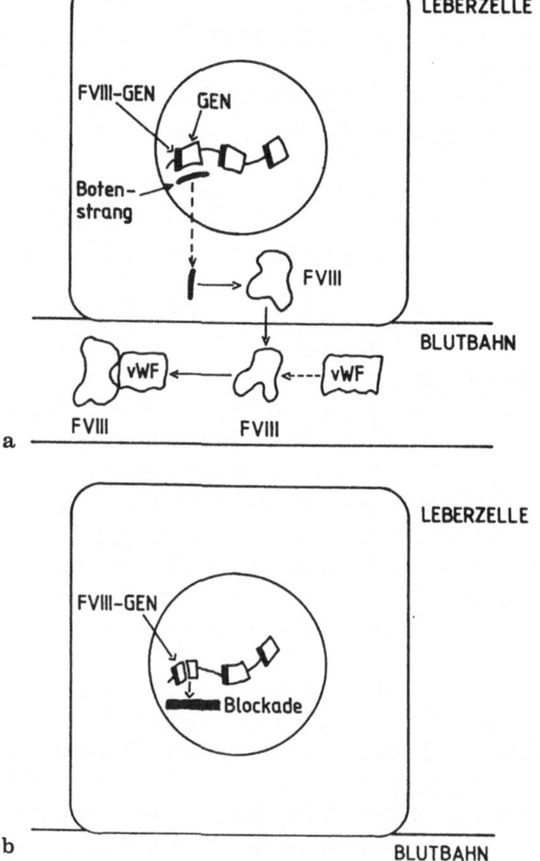

Abb. 1. Ablauf einer (a) intakten und (b) einer gestörten Faktor VIII-Proteinsynthese

Eine gestörte Faktor VIII-Synthese wird durch eine Mutation im Faktor VIII-Gen ausgelöst (Abb. 1 b). Als Folge dieser Veränderung entsteht entweder eine fehlerhafte mRNA oder die mRNA wird überhaupt nicht gebildet. Im ersteren Fall handelt es sich meist um eine leichtere Form der Hämophilie A, im anderen Fall um eine schwere Hämophilie A [1].

Das hier für die Hämophilie A dargestellte Schema gilt in gleicher Weise auch für die Hämophilie B [7].

Eine Möglichkeit, die Faktor VIII-Proteinblockade zu überbrücken, besteht nun darin, zusätzlich intakte Faktor VIII-Gene dauerhaft in das Erbmaterial der Hepatozyten zu integrieren (Genvermehrung) [5].

Da retrovirale Vektoren für den Gentransfer am häufigsten gebraucht werden, soll die Funktionsweise dieses Systems am Beispiel des oft benutzten amphotrophen Mäuseleukämievirus näher beschrieben werden [8]. Amphotroph heißt, daß dieser ursprüngliche Mäusevirus auch in anderen Säugerzellkulturen vermehrt werden kann.

Den Aufbau eines nativen amphotrophen Mäuseleukämievirus und eines die Faktor IX-cDNA enthaltenden Virus zeigt Abb. 2a, b. Bei Einbau von Fremd-DNA werden die retroviralen eigenen Sequenzen (gag, pol, env) durch die cDNA des therapeutischen Gens ersetzt. Als Starter für die Expression des Gens werden Promotoren mitintegriert. Häufig sind dies virale Promotoren. Der so konstruierte, modifiziert vorliegende Vektor muß vor der eigentlichen Infektion von Körperzellen vermehrt werden. Da dieser aber durch den Verlust der eigenen Gene, die die Synthese von viralen Proteinen veranlassen, diese Fähigkeit nicht mehr hat, wird er zur Vermehrung in eine Packzelle gegeben, die 2 weitere modifizierte Virustypen enthält: einen Virustyp mit dem env-Gen und einen mit den 2 anderen viralen Genen (gag, pol) (Abb. 3). Durch das Zusammenwirken der 2 schon in der Zelle vorhandenen Virustypen, die die viruseigenen Proteine von der Zelle synthetisieren lassen, kann nur die in der Zelle vermehrte RNA des therapeutischen Gens wieder in neue Virushüllen verpackt werden. Mit diesen Viren lassen sich menschliche oder tierische Körperzellen für eine Gentherapie infizieren. Durch das Fehlen der viruseigenen Gene ist si-

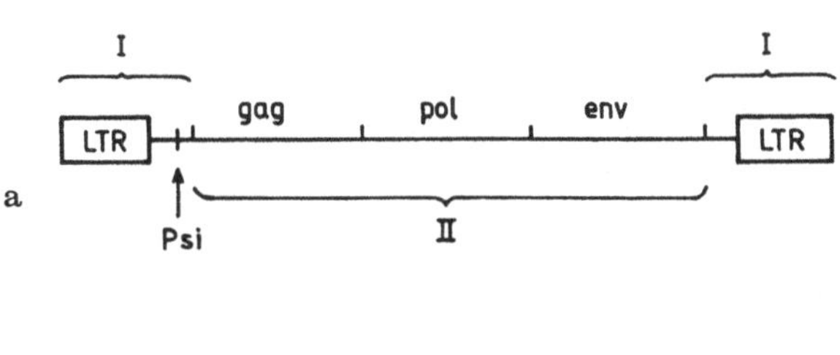

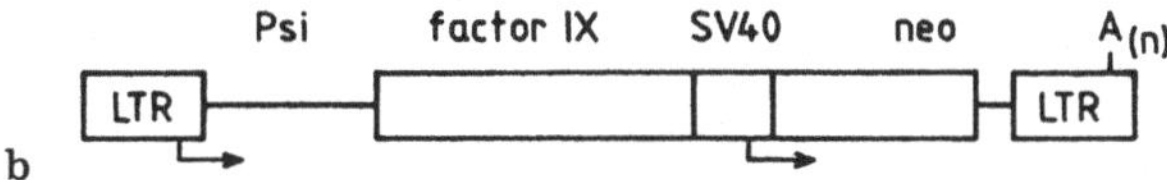

Abb. 2. Aufbau eines (a) nativen und (b) eines modifizierten amphotrophen Mäuseleukämievirus

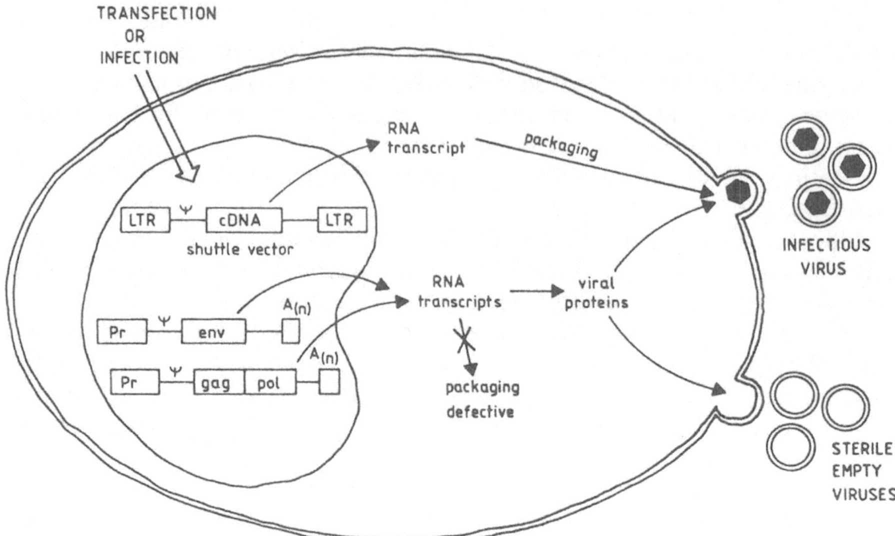

Abb. 3. Vermehrung eines modifizierten, retroviralen Vektors über eine Packzelle, die 2 unterschiedliche Helfervirustypen enthält

chergestellt, daß kein weiterer viraler Vermehrungszyklus mehr stattfindet und auch kein gefährlicher Wildtyp-Virus entstehen kann.

Die Vorteile eines retroviralen Übertragungssystems sind:

1. Es ist keine Identifizierung der individuellen Mutation im Faktor VIII- oder im Faktor IX-Gen nötig.
2. Für die Integration weiterer Faktor VIII/(IX)-Gene muß nicht unbedingt auf die eigentliche natürliche Synthesezelle, sprich die Hepatozyten, zurückgegriffen werden, sondern man kann jede beliebige noch teilungsfähige Körperzelle dafür benutzen. Der Grund für die freie Zellwahl liegt darin, daß bei dem Einbau zusätzlicher Faktor VIII/(IX)-Gene eine komplette Geneinheit, bestehend aus Promotorregion und Gen, das Ablesen der neuen Faktor VIII/(IX)-Erbinformation in jeder beliebigen Zelle gestattet. Die natürliche Promotorregion des Faktor VIII/(IX)-Gens gestattet nur das Ablesen der Faktor VIII/(IX)-Erbinformation in den Hepatozyten, während sie in nahezu allen anderen Zellen inaktiviert ist. Aktive oder nichtaktive Promotorregionen unterschiedlicher Gene sind für die Spezifizierung eines bestimmten Zelltyps verantwortlich.
3. Es erfolgt ein stabiler Einbau der therapeutischen cDNA in das Genom der Zielzelle.
4. Mit dieser Methode ist die Infizierung vieler Zelltypen möglich.
5. Das System hat die höchste Übertragungseffizienz aller verfügbaren Vektoren.

Die Nachteile der retroviralen Genübertragung sind:

1. Es können nur replikationsfähige Zellen als Zielzellen benutzt werden.
2. Bei der Vermehrung des modifizierten Virus in der Packzelle kann die Viruspräparation durch Helferviren verunreinigt werden.
3. Die Integration des therapeutischen Gens in das Zellgenom erfolgt zufällig. Für eine gute Expression ist die Einbauposition auf den Chromosomen entscheidend. Die Nähe von aktiven, häufig abgelesenen Genen fördert auch das Ablesen der eingebauten DNA. Inaktive, genleere Regionen behindern eine erfolgreiche Proteinsynthese. Häufig passiert es auch, daß in Zellkultur gehaltene Zellen sehr gut Proteinsyntheseraten des eingebauten Gens zeigen, nach Applikation in vivo aber sehr schnell herunterreguliert werden. Durch den unkontrollierten Einbau des neuen Gens könnten theoretisch auch gesunde Gene zerstört bzw. Onkogene aktiviert werden.
4. Das System kann in vivo nicht zellspezifisch angewandt werden. Einen Ausweg für den zielzellspezifischen Gebrauch von retroviralen Systemen besteht darin, die entsprechenden Körperzellen zu entnehmen und mit den viralen Systemen zu transfizieren (Ex-vivo-Therapie) (Abb. 4). Diejenigen Zellen, die das zugeführte therapeutische Gen in das Genom integriert haben, werden entweder direkt wieder reimplantiert oder zuvor in Zellkultur selektiv vermehrt.

Retrovirale Systeme werden im Moment schon erfolgreich für eine Gentherapie am Menschen eingesetzt. Es handelt sich hierbei um die gentherapeuti-

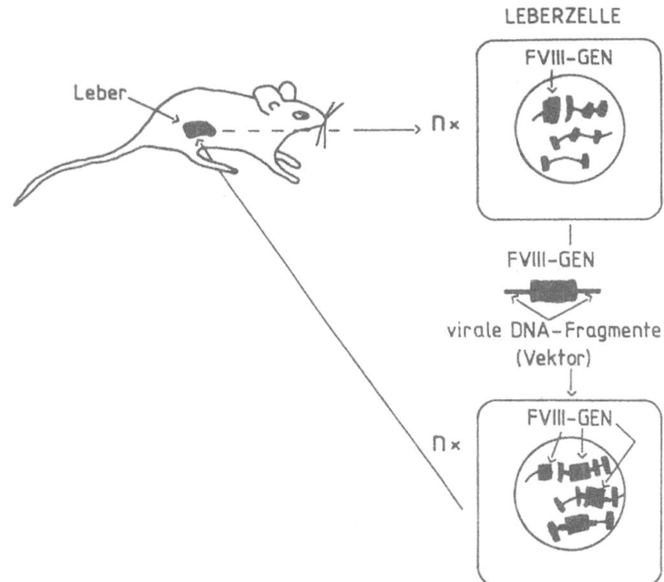

Abb. 4. Schematischer Ablauf einer Ex-vivo-Genvermehrung unter Benutzung retroviraler Systeme

sche Behandlung der Adenosindesaminasedefizienz (ADA), eine Erbkrankheit, bei der ein Enzym, die Adenosindesaminase im Purinmetabolismus defekt ist [9].

Eine weitere Möglichkeit einer dauerhaften Genübertragung kann durch adenoassoziierte Viren erfolgen, die zur Gruppe der Parvoviridae gehören (Tabelle 1) [10]. Die Effektivität der Genintegration ist allerdings geringer als bei Gebrauch der retroviralen Systeme. Es wird vermutet, daß die adenoassoziierten Viren sich auch in die DNA von nichtteilenden Zellen integrieren können. Ein Einsatz am Menschen ist bisher noch nicht erfolgt.

Weitere Transfervehikel für die Genübertragung sind Adenoviren [11] und Liposomem [12]. Bei ihrer Verwendung bleibt das übertragene Gen isoliert in der Zelle vorliegen, mit der Folge, daß dieses nach einer gewissen Zeit wieder abgebaut wird. Die Zellen synthetisieren das Protein nur vorübergehend (transient). Die anfängliche Syntheserate ist mit der Übertragungseffizienz gleichzusetzen.

Während der Liposomentransfer den Nachteil einer geringen Effizienz hat, hat er den Vorteil, daß er – nach heutigem Ermessen – das ungefährlichste Übertragungssystem ist und für alle Zelltypen, auch für nichtteilungsfähige Zellen, angewendet werden kann.

Auch die Adenoviren zeichnen sich wie die Liposomen durch die effiziente Infektion von nicht mehr teilungsfähigen Zellen aus. Da die Adenoviren zusätzlich große Proteinmengen exprimieren, eignen sie sich für eine mögliche In-vivo-Therapie. Jedoch läßt sich dieses System ebenso wie die retroviralen Systeme in vivo (noch) nicht zellspezifisch anwenden. Ein Risiko, das bei dem Gebrauch von Adenoviren am Menschen theoretisch auftreten könnte, wäre eine gegen das Adenovirus gerichtete Immunantwort.

Die Adenoviren sind das erste Mal im April dieses Jahres für die gentherapeutische Behandlung der zystischen Fibrose eingesetzt worden [13]. Die modifizierten, das CFTR-Gen enthaltenden Adenoviren gelangen dabei mit Hilfe eines eingeatmeten Sprays in die Lungenzellen.

Die andere Form der Gentherapie ist die *Genkorrektur* (Tabelle 1) [5]. Für dieses Verfahren macht man sich den natürlichen Vorgang der homologen Rekombination zunutze, der während der Mitose und der Meiose zu einem Austausch identischer oder homologer Sequenzen führen kann. Im Versuch werden den Hepatozyten normale Faktor VIII-DNA-Teilfragmente angeboten, die gegen das die Mutation enthaltene Faktor VIII-DNA-Teilfragment ausgetauscht werden sollen (Abb. 5). Da mit den heutigen Techniken ein gewünschtes homologes Rekombinationsereignis nur einmal in 500 Zellen provoziert werden kann, ist es das Ziel unserer Forschung, neue Methoden zu entwickeln, um dieses Verhältnis zu verbessern. Erst dann wäre eine solche Gentherapie vorstellbar.

Die Vorteile der homologen Rekombination sind:
1. es wird kein Viruspartikel benötigt,
2. es wird keine Fremd-DNA eingeführt,
3. die natürliche Umgebung des (Faktor IX-/Faktor VIII-)Gens bleibt erhalten.

FVIII-GEN

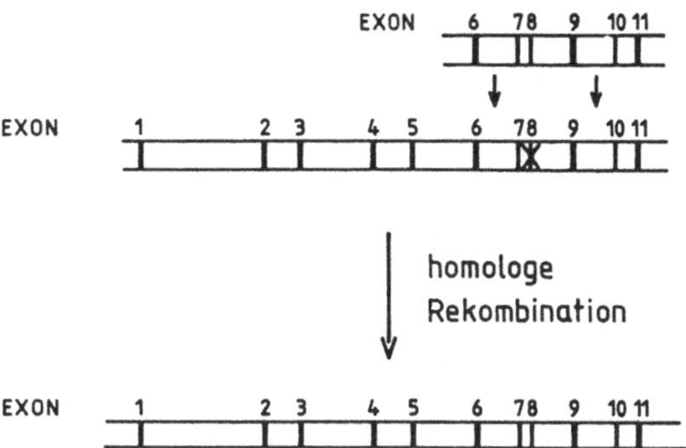

Abb. 5. Schematische Darstellung der Genkorrektur mittels der homologen Rekombination

Die Nachteile der homologen Rekombination sind:
1. die geringe Übertragungseffizienz,
2. das Vorhandensein von teilungsfähigen Zellen als Zielzellen. Die natürlichen Synthesezellen des Faktor VIII- und des Faktor IX-Gens, sind nur noch bedingt teilungsfähig.
3. Die Methode ist zellspezifisch in vivo nicht anwendbar. Hier muß wie bei dem Gebrauch der retroviralen Systeme eine Ex-vivo-Therapie erfolgen. Aufgrund der bisher geringen Übertragungseffizienz müssen die Zellen, bei denen eine homologe Rekombination stattgefunden hat, vor der Reimplantation in Zellkultur selektiv vermehrt werden (Abb. 6).
4. Für jeden Patienten muß die Mutation im Faktor VIII-/(IX)-Gen lokalisiert und identifiziert sein. Nur dadurch ist es möglich, der Zelle das richtige Fragment, das gegen das defekte Fragment ausgetauscht werden soll, anzubieten.

Diese Vorbedingung haben wir mittlerweile erfüllt. Wir kennen die individuelle Mutation von nahezu allen, in unserem Zentrum behandelten Hämophilie-A- und Hämophilie-B-Patienten.

Während die Genkorrektur aufgrund ihrer geringen Effizienz bisher noch nicht in Betracht kommt, steht, wie oben gezeigt, mit der Genvermehrung eine schon verfügbare und brauchbare Technik für die Gentherapie zur Verfügung.

Der Stellenwert der Gentherapie innerhalb der Medizin ist mindestens mit der Entdeckung und Anwendung der Antibiotika gleichzusetzen. Sie ist eine logische Fortsetzung der molekulargenetischen Aufklärung von Erbkrankheiten. Die Gentherapie wird dabei nicht nur, wie die Praxis heute schon zeigt, gegen Krebs und bis heute untherapierbare Erbkrankheiten eingesetzt, sondern wird in Zukunft auch für schon therapierbare Erbkrankheiten eingesetzt werden. Bei der Erforschung der Gentherapie spielen die Hämophilie A und die Hämophilie B sogar eine Vorreiterrolle. Schon ein kleiner Anstieg der Fak-

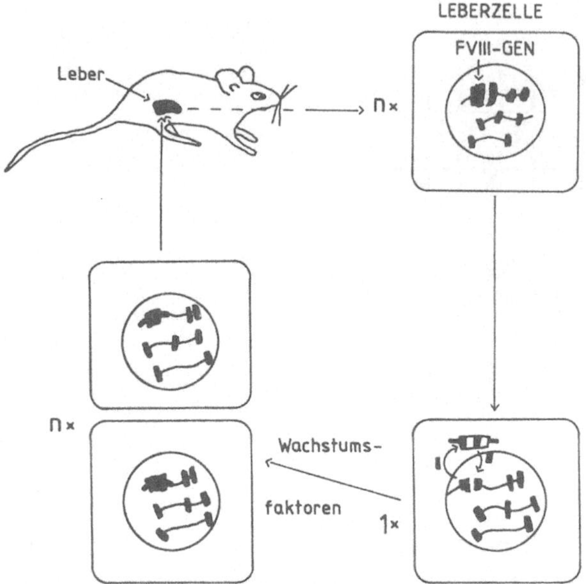

Abb. 6. Schematischer Ablauf einer Ex-vivo-Genkorrektur mit Hilfe der homologen Rekombination

tor VIII/(IX)-Aktivität im Blut überführt eine schwere Hämophilie in eine leichte Hämophilie. Auch eine Steigerung der Faktor VIII/(IX)-Aktivität über 100% hätte auf den Patienten keine Auswirkungen. Zudem wird die Therapie nach heutigen Gesichtspunkten billiger und damit auch für Nicht-Industrieländer finanzierbar sein.

Die Gentherapieforschung der Hämophilie benutzt alle hier im Vortrag angesprochenen Methoden des Gentransfers zur Genvermehrung. Zielgruppe für die Hämophilie-Gentherapie sind Fibroblasten, Keratinozyten, Hepatozyten, Endothelzellen, Myoblasten und Knochenmarkszellen (Stromazellen, Stammzellen) [14]. Dabei sollte allerdings berücksichtigt werden, daß die für eine Gentherapie ausgewählten Zielzellen nicht zu weit von der Blutbahn entfernt sind.

Neben Zellkulturstudien an menschlichen und tierischen Zellen laufen In-vivo-Versuche mit Tieren. Die Arbeitsgruppe um Herrn Woo versucht z. B. durch den Einsatz von Retroviren das Faktor -IX-Gen und das α-Antitrypsingen in die Leberzellen von Hunden zu übertragen [15]. Um sich teilende Leberzellen zu erhalten, wird den Hunden 2/3 der Leber entnommen. Anschließend werden modifizierte Retroviren über die Pfortader in die Leber gebraucht. Durch Zellteilung regeneriert die Leber und integriert die Retroviren. Die bisher gemessene Faktor IX-Konzentration entspricht 10% der normalen Menge und hat den Effekt, daß die Blutgerinnungszeit von 50 auf 20 min verkürzt wird. Neben diesen und weiteren Tierversuchen ist letztes Jahr sogar über eine

Gentherapie an 2 Hämophilie-B-Patienten berichtet worden. Dabei wurden den Patienten Fibroblasten entnommen und nach Behandlung mit den das Faktor IX-Gen enthaltenden Retroviren wieder reimplantiert. Nach 6 Applikationen innerhalb von 6 Monate konnte bei einem Patienten die Faktor IX-Aktivität von 2,9 auf 6,3% gesteigert werden. Der andere Patient zeigte keine Reaktion. Auch wenn diese Therapie am Menschen etwas vorschnell erscheint, belegten schon im Mai 1992 20 unterschiedliche Gentherapieprotokolle, die teilweise vom Recombinat DNA Committee der NIH genehmigt worden waren, daß die Gentherapie heutzutage keine Utopie mehr ist [16]. Es ist anzunehmen, daß eine routinemäßig durchgeführte Hämophilie-Gentherapie in den nächsten 10 Jahren möglich sein wird.

Literatur

1. Tuddenham EGD, Cooper DN, Gitschier J et al (1991) Haemophilia: database of nucleotide substitutions, deletions, insertions and rearrangements of the factor VIII gene. Nucleic Acids Res 19:4821–4833
2. Gianelli F, Green PM, High KA et al (1993) Haemophilia B: database of point mutations and short additions and deletions-fourth edition, 1993. Nucleic Acids Res 21:3075–3087
3. Gill JC (1993) Therapy of factor VIII deficiency. Semin Thromb Haemost 19:1–12
4. Limentani SA, Roth DA, Furie BC, Furie B (1993) Recombinant blood clotting proteins for hemophilia therapy. Semin Thromb Haemost 19:62–72
5. Friedmann T (1989) Progress toward human gene therapy. Science 244:1275–1280
6. Kaufman RJ (1992) Expression and structure-function properties of recombinat factor VIII. Transfusion Med Rev 4:235–246
7. Kurachi K, Furukawa M, Yao S-N, Kurachi S (1992) Biology of factor IX. Coagulation Disorders I:991–997
8. Miller D (1990) Retrovirus packaging cells. Human Gene Therapy 1:5–14
9. Raffaele HS (1993) Transfer of the ADA gene into bone marrow cells and peripheral blood lymphocytes for the treatment of patients affected by ADA-deficient SCID. Human Gene Therapy 4:513–521
10. Mulligan RC (1993) The basic science of gene therapy. Science 260:926–932
11. Kozarsky KF, Wilson JM (1993) Gene therapy: adenovirus vectors. Curr Opinion Genet Develop 3:499–503
12. Felgner PL, Rhodes G (1991) Gene therapeutics. Nature 349:351–352
13. Zabner J, Couture LA, Gregory RJ et al (1993) Adenovirus-mediated gene transfer transiently corrects the chloride transport defect in nasal epithelia of patients with cystic fibrosis. Cell 75:207–216
14. Brinkhous KM (1992) Gene transfer in the hemophilias: retrospect and prospect. Thromb Res 67:329–338
15. Kay MA, Baley P, Rothenberg S et al (1992) Expression of human alpha-1-antitrypsin in dogs after autologous transplantation of retroviraltransduced hepatocytes. Proc Natl Acad Sci USA 89:89–93
16. Anderson WF (1992) Human gene therapy. Science 256:808–813

Efficacy of Recombinant Factor VIIa (rVIIa) in Surgical Procedures in Haemophilia A Patients with Inhibitors and Congenital Factor VII Deficiency

J. INGERSLEV, O. SNEPPEN, L. KNUDSEN, S. SINDET-PEDERSEN

Since bleeding can not safely be controlled by ordinary factor VIII substitution in such cases, the presence on inhibitors against factor VIII is a significant complication in patients with haemophilia A, particularly when highly titered factor VIII antibodies are present. Reported incidences of inhibitors amongst haemophilia A patients have varied from a few percent and up to around 50%. In our centre, the prevalence of persistent high responding patients that have either failed to achieve immune tolerance using continuous high doses or factor VIII or where such treatment has not been attempted is 5/162 (3%) of our present haemophilia A population.

Treatment of bleedings in the haemophilic inhibitor patient demands alternative measures. Activated factor IX concentrates (aPCCs) have been widely used with haemostatic success in around 65% of cases [1]. The biochemical rationale of the factor VIII inhibitor bypassing treatment principle is still quite unclear, and the specific factor(s) responsible for haemostatic correction have not been defined with certainty. Moreover, response to therapy varies amongst and within patients, and thrombotic side effects to high-dose after prolonged use of these concentrates have been reported (e.g. [2]).

Particular problems arise when surgery is demanded in the inhibitor patient. A summary of data concerning haemophilic inhibitor surgery assisted by aPCCs available by 1985 was reported by Penner [3]. In our centre, Feiba was used in conjunction with local tranexamic acid and fibrin sealant to control haemostasis in two cases of compartment syndrome requiring fasciotomy [4], and in treatment of a bilateral fracture of the mandible [5].

Recently, production of an activated human factor VII molecule utilising DNA recombinant technology (rVIIa) has been accomplished (Novo Nordisk A/S, Denmark). As of today, rVIIa has demonstrated haemostatic efficacy in various haemophilic bleedings [6], including surgery [7, 8]. Our surgical experiences using rVIIa in five of our haemophilia A patients with high-titered inhibitors will be presented here. In addition, a brief account on a surgical procedure in a factor VII deficient patient will be discussed.

Patients and Methods

Five haemophilia A patients (aged 3 – 54 years), all high responders, have been subjected to, in total, twelve surgical procedures (six dental extractions, three

Table 1. Dosages of recombinant factor VIIa used in surgery in haemophilia A patients wiht inhibitors

Operation	*n*	Dose (μg/kg per dose, range)	Recombinant rVIIa used (mg)
Dental surgery	6	74 – 108	50 – 79
Prot-A-Cath implants	3	77 – 120	23 – 103
Herniotomy	1	103	475
Knee-joint arthroplasty	2	97 – 125	748 – 1360[a]

[a] Bilateral knee-joint arthroplasty.

Port-A-Cath implantations, one herniotomy and two total knee-joint arthroplasties), under cover of rVIIa plus tranexamic acid (25 mg/kg bw q 6 h). A female with severe congenital factor VII deficiency (age 81) underwent an excision of a subacromial bursa covered by rVIIa. Recombinant factor VIIa was generously supplied by Novo Nordisk A/S (Gentofte, Denmark).

Due to the short half-life of factor VII in circulation, frequent dosing of rVIIa was demanded. An overview of the posology chosen for each type of surgery is given in Table 1. In haemophilia A patients, single doses of rVIIa in the range of 74 – 125 μg per kg be were administered, and as a rule, 2-h dosage intervals were adopted for the first 10 – 30 h. Depending on the type of surgery, this was followed by longer dosage intervals (3 – 4 h) for the remaining substitution period. In congenital factor VII deficient patient, a preoperative study of recovery and fall-off had shown that a dose of 18.5 μg/kg administered at 6-h intervals was sufficient to maintain a VII : C level above 0.5 U/ml, which was regarded sufficient for haemostasis. Tranexamic acid was not used in this patient.

In each instance, the operative procedure was carried out under the rVIIa compassionate use program, since surgery was clearly indicated and agreement was achieved by all involved members of the medical team responsible. Spoken and written informed consent was obtained in all patients, and treatment was approved in each case by legal authorities.

Results

Haemostasis during all surgical procedures used here was clearly undramatic. In the very first patient operated by dental surgery [8], a blood loss of 500 ml was encountered during and after extraction of four teeth and extensive subgingival scaling. However, severe periodontal infections were present in this patient. In less complicated cases, extractions of wisdom teeth was accompanied by lood losses similar to that of non-haemophilic persons (Table 2). In central line implants blood losses were minimal, and no spontaneous wound haematomas or oozing occurred. In a patient undergoing acute herniotomy, the peritoneal cavity contained 100 ml of old, discoloured blood, but haemostasis during

Table 2. Total blood losses during and after surgery

Operation(s)	Dental surgery	Central line implants	Herniotomy	Knee joint arthroplasty
Blood loss (ml, range)	<50 – 500[a]	All <20	<50	1000 – 1200

[a] One operation, all other s <50 – 150.

Table 3. Rebleeds

Surgery performed	No. rebleed episodes	Suspected reason	No. doses rVIIa used
Oral	5	Traumatic	1 – 2 (8)
Central line implant	2	Traumatic	8 – 9

and after the operation was viceless. As appear from Table 2, blood losses encountered in the two patients was close to 1000 ml per knee, which is comparable to blood losses registered encountered in a previous series of non-inhibitor haemophilic patients undergoing knee-joint arthroplasty by the same technique under cover of factor VIII [9].

In the elderly female with congenital facotr VII deficiency extirpation of a chronically bleeding subacromial bursa was performed under cover of 6-h dosage with rVIIa for 10 days. Haemostais was normal throughout, and no late bleeds occurred.

Late rebleeds were seen in some patients after cessation of rVIIa dosing (Table 3). However, these rebleeds were easily controlled by renewed treatment with rVIIa using a few doses. Only in one instance was a traumatic rebleed observed during ongoing rVIIa treatment, four hours after the previous dose of rVIIa. However, the patient responded well to intensified 2-h injections of rVIIa, and the periarticular haematoma resolved completely. No uncontrolled bleeding was seen at any time, and in no instance was alternative treatment demanded. No adverse reactions of side effects were seen or subjectively complained.

Discussion

Surgery in haemophilic patients with inhibitors have only been infrequently been performed and reported in the past, and quite often changes in treatment strategy has been demanded during the postoperative period. Favourable results have been published using aPCCs. A clear drawback of this treatment principle, however, is that systemic activation of coagulation simulating DIC has been observed, and that thrombotic complications have been reported [2].

Recombinant factor VIIa, a single coagulation component free of other protein constituents, has been used together with tranexamic acid for acute and essential surgery. It may be discussed wheter haemostasis under cover of rVIIa is entirely normal in the haemophilic inhibitor patient. Some crucial observations points in this direction, however. During the operative procedures, formation of a small and dense coagulum was often observed in contradiction to the large and loose clots of blood that are typical for coagulated haemophilic blood. Whenever, after cessation of rVIIa substitution, a rebleed occurred, prompt haemostasis was observed on renewed substitution with rVIIa. Further evidence that rVIIa corrects the haemorrhagic abnormality was evidenced by the rather small amounts of blood lost during most of the operations.

Although not reported here in detail, our screening procedures including platelet count, AT-III and fibrin D-dimers never showed any tendency to changes suggesting consumption coagulopathy or DIC.

In conclusion, rVIIa has proven efficient and safe in 12 instances of minor and major surgery in haemophilic inhibitor patients and in one surgical procedure in a patient with congenital factor VII deficiency. In particular with respect to patients with haemophilia A complicated by the presence of inhibitors, we feel that this is a promising perspective.

References

1. Samsjödin L, Heijnen L, Mauser-Bunschoten E et al (1981) Effect of activated prothrombin complex concentrate (FEIBA) on joint and muslce bleeding in patients with haemophilia A and antibodies to factor VIII. New Engl J Med 305:717–721
2. Sullivan DW, Purdy LJ, Billingham M et al (1984) Fatal myocardial infarction following therapy with prothrombin complex concentrates in a young man with hemophilia A. Pediatrics 74:279
3. Penner JA (1984) Treatment of inhibitor patients with activated prothrombin complex concentrates. In: Hoyer LW (ed) Factor VIII inhibitors. Liss, New York, pp 291–308
4. Christiansen SE, Ingerslev J, Wallevik K et al (1986) Management of anterior compartment syndrome in two high responder patients with activated prothrombin complex concentrate. Thromb Res 42:707–712
5. Sindet-Pedersen S, Stenbjerg S, Ingerslev J (1987) Treatment of bilateral fracture of the mandible in a hemophilic patient with inhibitor to factor VIII. J Oral Maxillofac Surg 45:537–540
6. Hedner U, Glazer S (1992) Management of hemophilia patients with inhibitors. Hematol Oncol Clin North Am 6:1035–1046
7. Hedner U, Schulman S, Alberts A et al (1988) Successful use of rFVIIa in a patient with severe haemophilia A subjected to synovectomy. Lancet 2:1193
8. Ingerslev J, Feldstedt M, Sindet-Pedersen S (1991) Control of haermostasis with recombinant factor VIIa in patient with inhibitors to FVIII. Lancet 338:831–832
9. Kjærsgaard Andersen P, Christiansen SE, Ingerslev J, Sneepen O (1990) Total knee arthroplasty in hemophilia A patients. Clin Orthop 258:137–146

Behandlungsalternativen bei Hemmkörperhämophilie B – Erfahrungen mit dem Einsatz von rekombinantem Faktor VIIa (rF VIIa)

F. Bergmann, U. Vester, M. Rose, P.F. Hoyer, U. Bohn, M. Barthels

Einleitung

Die hämostatische Therapie bei Patienten mit Hemmkörperhämophilie kann erhebliche Probleme bereiten. Zur Behandlung von Blutungen bei Hemmkörperhämophilie steht seit 1988 rF VIIa der Fa. Novo Nordisk für bestimmte Indikationen zur Verfügung.

Als Wirkungsmechanismus für Faktor VIIa ist eine Gerinnungsaktivierung über das extrinsische System anzunehmen, durch direkte Umwandlung von Faktor X zu Faktor Xa, wobei Faktor VIIa lokal an *„tissue factor“* gebunden wird [1, 2].

Unsere Erfahrungen mit dem Einsatz von rF VIIa als Behandlungsalternative bei Hemmkörperhämophilie sollen dargestellt werden. Da es sich um einen aktivierten Gerinnungsfaktor handelt, waren wir insbesondere am Verhalten der Aktivierungsmarker Thrombin-Antithrombin III-Komplex (TAT) und der Prothrombinfragmente F 1+2 unter Therapie interessiert. Bei der Anwendung eines aktivierten Gerinnungsfaktors dürfen mögliche Risiken nicht außer Acht gelassen werden, so sind thromboembolische Komplikationen unter der Anwendung von aktivierten Prothrombinkomplexpräparaten (aPCC) berichtet worden [3]. Theoretisch kann durch diese Substitutionstherapie auch eine Verbrauchskoagulopathie ausgelöst werden.

Patient und Methoden

Der behandelte Patient ist ein 11jähriger Knabe mit schwerer Hämophilie B und einem maximalen Hemmkörpertiter von 64 Bethesda Einheiten im Frühjahr dieses Jahres. Im Kleinkindesalter war eine Hemmkörpereliminationstherapie erfolgreich durchgeführt worden, beim Wiederauftreten der Hemmkörper war ein wiederholter Versuch der Immmumtoleranzentwicklung im letzten Jahr abgebrochen worden. Erheblich kompliziert wurde die Situation jetzt durch das Auftreten von schweren allergischen Reaktionen auf unterschiedlich hergestellte FIX-Präparate sowie auf FEIBA (aPCC). Der Junge entwickelte erhebliche Atemnot mit Sauerstoffsättigungsabfällen, Tachykardie, Bauchschmerzen, Übelkeit und Flush – und eine hieraus sich entwickelnde große Angst vor weiteren Substitutionen. Nötige Substitutionen erfolgten in Sedierung unter einer antiallergischen Medikation bestehend aus Prednisolon

Tabelle 1. Verlauf der Gerinnungsparameter unter Therapie mit rFVIIa bei der „PORT"-Implantation

Parameter	Maximalwerte	Normbereich
PT (Quick)	10,9 → 5,7	(13,5 – 9,9 s)
PTT	83 → 65	(33 – 40 s)
FVII	174 → 6800	(70 – 120%)
TAT	3,4 → 17	(<5 µg/l)
F1 + 2	1,2 → 1,6	(<1,2 nmol/l)
FbDP	586 → 677	(<500 µg/l)

(2 mg/kg KG) und Clemastin (TAVEGIL). Bei extrem schlechten Venenverhältnissen war die Anlage einen sicheren, venösen Zugangs unumgänglich geworden. Wir entschieden uns in dieser Situation erstmals für die hämostatische Therapie mit rF VIIa zur Implantation eines Port-a-cath-Systems.

Das Therapieprotokoll entsprach den Dosisempfehlungen der Fa. Novo Nordisk mit einer initialen Dosis von 90 µg/kg KG i.v. alle 2 h (bei einer Halbwertszeit von 3 – 4 h) und gleichzeitiger Fibrinolysehemmung mit Tranexamsäure in der Dosis 20 mg/kg KG alle 6 h [4].

Folgende Gerinnungsparameter wurden engmaschig kontrolliert: Thrombozyten, Prothrombinzeit (PT), partielle Thromboplastinzeit (PTT), Faktor VII, Thrombin-Antithrombin III-Komplex (TAT), Prothrombinfragmente F1 + 2 und FbDP (D-Dimere).

In Tabelle 1 sind die Ausgangs- sowie Maximalwerte, die unter der fünftägigen Therapie gemessen wurden, zusammengestellt.

Ergebnisse

Es kam zu der erwarteten Verkürzung von PT und PTT und zu einem extrem hohen Faktor VII-Spiegel von maximal 6800% im Plasma. Eine Hyperfibrinolyse trat unter konsequenter antifibrinolytischer Therapie nicht auf. Die Thrombozytenzahlen blieben konstant. Bemerkenswert ist jedoch der Anstieg des TAT auf maximal 17 µg/l am 4. postoperativen Tag und eine Anhebung von F1 + 2 auf maximal 1,6 nmol/l (Abb. 1).

Folgende Beobachtungen unter der Therapie mit rF VIIa sind ausgesprochen bemerkenswert, da sie Hinweise für die klinische Effektivität der Therapie geben: Am Morgen des Operationstages fiel dem Jungen beim Zähneputzen ein Backenzahn aus, die Blutung aus der Zahnfleischwunde stand bei der postoperativen Inspektion der Mundhöhle.

Am ersten Behandlungstag trat zusätzlich eine Kniegelenksblutung auf. Der Gelenkumfang nahm unter der Therapie mit rF VIIa nicht weiter zu, jedoch klagte der Junge mehrere Tage über starke Schmerzen im Kniegelenk. Intra- wie auch postoperativ war eine gute Hämostase erzielt worden, eine Wundheilungsstörung wurde nicht beobachtet. Eine Unverträglichkeitsreak-

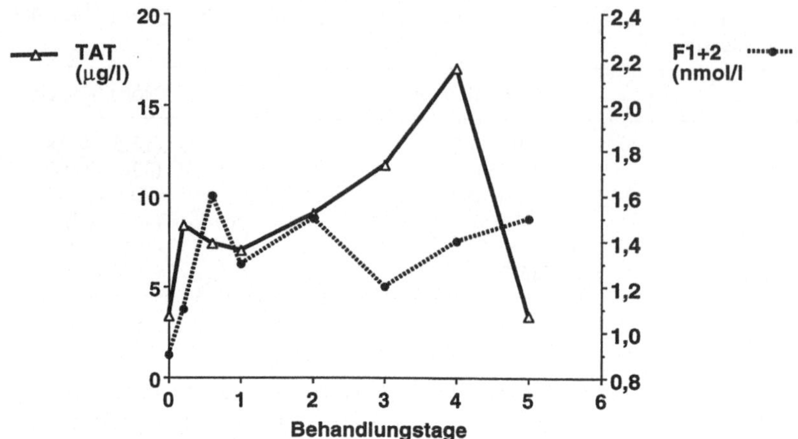

Abb. 1. Verlauf der Aktivierungsmarker TAT und F 1+2 bei einer „PORT"-Implantation unter Therapie mit rF VII a

tion trat nicht auf. Wir entschlossen uns daher, vorerst bei diesem Kind weitere Blutungen mit rF VII a zu behandeln.

Folgende Blutungen wurden im Verlauf mit rF VII a behandelt: Weichteil-, Zahnfleisch-, Ellenbogengelenkblutungen – mit gleichzeitigem Nasenbluten, Einblutung in das andere Ellenbogengelenk – und Einblutung in ein Fingergelenk sowie Kniegelenk. Diese Blutungen wurden alle mit einer leicht reduzierten Dosis von 83 μg/kg KG (entsprechend genau 2 Ampullen des Faktors) und einem Dosisintervall von 2 h behandelt, z. T. erfolgte eine Verlängerung des Intervalls auf 3 bzw. 4 h nach Sistieren der Blutung. Je nach Lokalisation der Blutung war eine erheblich unterschiedliche Therapiedauer nötig, in Klammern sehen Sie die Anzahl der Gaben bis zur Blutstillung, sofern dies eindeutig zu beurteilen war. Als sog. „Endpunkt" wurden angesehen: rückläufiger bzw. nicht weiter zunehmender Gelenkumfang, Verringerung der Schmerzsymptomatik und Verbesserung der Gelenkbeweglichkeit.

Bei einer Gelenkblutung fiel bei zunehmender Therapiedauer auf, daß es zu einem Anstieg des TAT kommt. Eine Korrelation mit der Höhe der gemessenen Faktor VII-Spiegel konnte nicht beobachtet werden und die Thrombozytenzahlen blieben immer konstant. Einer Hyperfibrinolyse mit maximal Werten von 2800 μg/l für die FbDP wurde nur einmalig im Rahmen einer Gelenkblutung beobachtet, zumeist lagen die FbDP zw. 500 – 1000 μg/l.

Zusammenfassung

Die hämostatische Therapie mit rF VII a war effektiv; jedoch unterschiedlich, je nach Lokalisation der Blutung. Es bleibt zu spekulieren, ob dies abhängig von dem lokal vorhandenen *„tissue factor"* ist. Eine Unverträglichkeitsreaktion wurde nicht beobachtet. Problematisch ist das aufgrund der kurzen HWZ von rF VIIa nötige kurze Dosisintervall. Es kam zu einem Anstieg von TAT und F1+2 und geringer Anhebung der FbDP (D-Dimere) als Hinweis für eine Gerinnungsaktivierung. Eine klassische Verbrauchskoagulopathie wurde nicht beobachtet. Eine Heimselbstbehandlung erscheint z. Zt. noch nicht vertretbar, da eine engmaschige Kontrolle der Gerinnungsparameter erfolgen sollte.

Eine endgültige Risikoabschätzung hinsichtlich möglicher thromboembolischer Komplikationen oder der Entwicklung einer Verbrauchskoagulopathie kann bisher nicht gegeben werden.

Literatur

1. Rao LVM, Rapaport SI (1988) Activation of factor VII bound to tissue factor: a key early step in the tissue factor pathway of coagulation. Proc Natl Acad Sci USA 85:6687–6691
2. Rapaport SI (1989) Inhibition of factor VIIa/tissue factor-induced blood coagulation: with particular emphasis upon a factor Xa-dependent inhibitory mechanism. Blood 73: 359–365
3. Sullivan DW, Purdy LJ, Billingham M, Gader BE (1984) Fatal myocardial infarction following therapy with prothrombin complex concentrates in a young man with Hemophilia A. Pediatrics 74:279–281
4. Hedner U (1990) Factor VIIa in the treatment of hemophilia. Blood Coagulation Fibrinolysis 1:307–317

Mutationen im Strukturgen des Faktor IX *

K. WULFF, M. WEHNERT, W. SCHRÖDER, F.H. HERRMANN

Hämophilie B ist eine X-chromosomal rezessive Erkrankung und wird verursacht durch einen Mangel an Faktor IX-Protein. Die Frequenz dieser Erkrankung liegt bei 1:30000 Knabengeburten. Aufgrund des X-chromosomalen Erbganges manifestiert sich diese Erkrankung phänotypisch bei männlichen Individuen, während Frauen Überträgerinnen des Merkmales sind. Die Neumutationsrate ist wie bei anderen X-chromosomalen Erkrankungen hoch [3]. Das Gen für den Faktor IX wurde auf dem langen Arm des X-Chromosomen im Bereich Xq. 27.1 lokalisiert [6, 7] und überspannt einen Bereich von 33 kb [4, 5]. Die 8 Exons dieses Gens variieren in der Größe zwischen 25 bp und 1935 bp. Den Exonbereichen können entsprechende Proteindomänen zugeordnet werden, die für das Processing des Precourserproteins und somit für die katalytische Aktivität des reifen Faktor IX-Proteins von funktioneller Bedeutung sind (Abb. 1).

Klinisch werden die Hämophilen in 3 Gruppen unterteilt. Man unterscheidet die schwere Verlaufsform mit Faktor IX-Antigenwerten <1%, die mittelschwere Verlaufsform mit Werten von 1–5% und die milde Form mit Werten

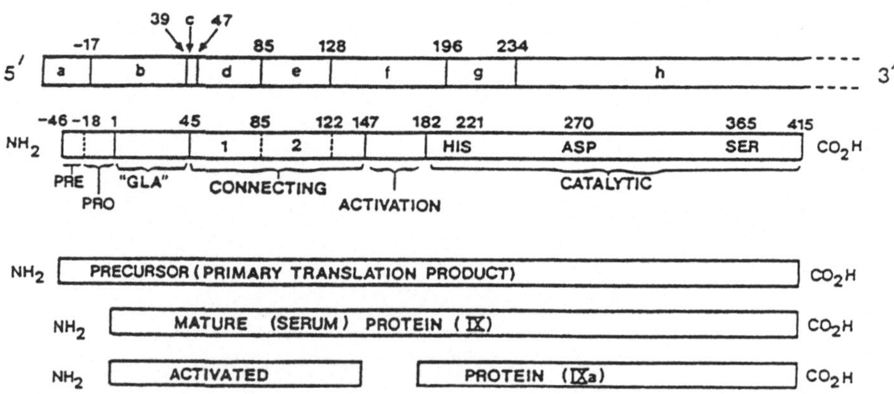

Abb. 1. Korrelation der Exonbereiche des Faktor IX-Gens mit den Domänen des Faktor IX-Proteins. Die Exonregionen sind in den oberen Balken mit a bis h gekennzeichnet, die Proteindomänen sind darunter dargestellt. Die Zahlen kennzeichnen die Position der AS [1]

* Wir danken der Fritz Thyssen Stiftung für die großzügige Unterstützung bei der Druchführung dieser Arbeiten.

von 5–15%. Diese phänotypische Variationsbreite läßt eine Heterogenität auf der DNA-Ebene erwarten [2]. Bisher wurden die unterschiedlichsten Mutationen wie partielle und vollständige Deletionen (Fehlen von DNA-Abschnitten), kleine Insertionen (zusätzlich eingefügte DNA-Bereichen), Splice-junction-Mutationen und Punktmutationen (Austausch einer Base durch eine andere) im Faktor IX-Gen nachgewiesen [2]. Während bei anderen X-chromosomalen Erkrankungen wie der X-chromosomalen Ichthyosis oder Muskeldystrophie vom Typ Duchenne bei über 90% bzw. 60% aller Patienten große Gendeletionen als Ursache für diese Erkrankungen aufgezeigt werden konnten [8], so ist diese Art von Mutation bei der Hämophilie B die Ausnahme. Wir untersuchten Hämophilie-B-Patienten aus 89 nichtverwandten Familien aus Argentinien, Kuba, Deutschland, Österreich, der Schweiz, Tschechischen Republik und Ungarn und konnten bei keinem dieser Patienten eine Genveränderung mittels Southern-Blot-Technik nachweisen. Im Faktor IX-Gen scheinen vorrangig kleinere Veränderungen vorzuliegen, die durch Sequenzanalysen erfaßbar sind [10].

Material und Methodik

DNA von nichtverwandten Hämophilie-B-Patienten aus Argentinien, aus Deutschland, der Schweiz, der Tschechischen Republik und aus Ungarn wurde in die Studie einbezogen. Von allen Patienten wurden die Exonbereiche, die Exon-Intron-Übergänge sowie die Promotorregion mit Hilfe der „Polymerase chain reaction“ Technik (PCR) amplifiziert, die PCR-Produkte über Centricon-Konzentratoren gereinigt und zur Sequenzierung eingesetzt. Die Primerpaare, die zur PCR bzw. teilweise auch als Sequenzierungsprimer benutzt wurden, sind nach Angaben von Green et al. [9] synthetisiert worden.

Die Sequenzreaktion wurde mit fluoreszenzmarkierten Terminatoren mit dem „Dye Terminator Cycle Sequencing Kit“ der Firma ABS durchgeführt. Für die Sequenzanalyse wurde der „Sequencer ABS 370A“ eingesetzt.

Ergebnisse und Diskussion

Die Ergebnisse der Sequenzierungsanalyse sind in der Tabelle 1 zusammengestellt. Bei 8 Patienten wurden Punktmutationen in Exon b nachgewiesen, das für die Gla-Domäne kodiert und letztendlich für die Kalzium-Bindungsstelle des Faktor IX-Genes mitverantwortlich ist. Alle Patienten mit Mutationen in diesem Bereich zeigten klinisch schwere bzw. mittelschwere Hämophilie B. Weil bei den argentinischen Patienten 2225, 2230 und 2237 die gleiche Mutation nachgewiesen wurde, bestimmten wir mit intra- und intergenen Restriktions-Fragment-Längenpolymorphismen (RFLP) die Haplotypen für diese Gene. Da bei allen 3 Patienten der gleiche Haplotyp nachgewiesen wurde, kann man davon ausgehen, daß die Mutation dieser Patienten gemeinsamen Ursprungs ist.

Tabelle 1. Mutationen im Faktor IX-Gen nachgewiesen bei Patienten aus Argentinien (A), der Tschechischen Republik (C), Deutschland (G), der Schweiz (S) und Ungarn (H)

Patienten Nr.	Klinischer Verlauf	Aminosäure-austausch	Nukleotid-austausch Nr.	Codon Nr.	Exon Nr.
2252 (G)	schwer	Arg→Leu	G→T (6365)	−4	b
2232 (A)	mittelschwer	*Glu→Val	A→T (6434)	20	b
2133 (H)	n.b.	Arg→Stop	C→T (6460)	29	b
2225 (A)	schwer	Arg→Stop	C→T (6460)	29	b
2230 (A)	schwer	Arg→Stop	C→T (6460)	29	b
2237 (A)	mittelschwer	Arg→Stop	C→T (6460)	29	b
2254 (G)	schwer	*Glu→Stop	G→T (6463)	30	b
2332 (S)	schwer	*Arg→Phe	G→T (10470)	73	d
2265 (G)	mild	Ile →Thr	T→C (17684)	90	e
2228 (A)	mild	*Gln→His	G→T (17778)	121	e
2235 (A)	mild	*Gln→His	G→T (17778)	121	e
2253 (G)	mild	Arg→His	G→A (20414)	145	f
2130 (H)	n.b.	Arg→Gln	G→A (20519)	180	f
2352 (S)	n.b.	*Gln→Gln	G→A (20565)	195	f
2244 (S)	schwer	*ΔGln	ΔGAG (30839-41)	240	h
2259 (G)	schwer	*ΔGln	ΔGAG (30839-41)	240	h
2234 (A)	mild	*Pro→His	C→A (30981)	287	h
2121 (C)	mittelschwer	*Rasterverschiebung, Stopcodon 308	ΔA (31007)	296	h
2256 (G)	mittelschwer	Thr→Met	C→T (31008)	296	h
2722 (G)	mild	*Thr→Lys	C→A (31008)	296	h
2223 (A)	schwer	*Trp→Cys	G→T (31051)	310	h
830 (G)	mittelschwer	*Lys→Glu	A→G (31067)	316	h
2236 (A)	mittelschwer	Arg→Gly	C→G (31118)	333	h
2245 (G)	schwer	Ile →Phe	A→T (31151)	344	h
2261 (G)	schwer	Ile →Phe	A→T (31151)	344	h
2120 (C)	n.b.	*Tyr→Stop	T→A (31156)	345	h
2248 (G)	schwer	*Cys→Ser	T→A (31202)	361	h
2227 (A)	mittelschwer	*Trp→Arg	T→A (31274)	385	h
2251 (G)	schwer	Gly→Ser	G→A (31277)	386	h
2229 (A)	mild	*Arg→Trp	C→T (31328)	403	h

* Faktor IX-Mutationen, die erstmals nachgewiesen wurden.
n.b., Verlaufsform nicht bekannt.

3 Missensemutationen wurden im Exon e nachgewiesen, die alle mit der milden Hämophilie B einhergehen.

Im Exon f zeigen 2 Patienten eine Missensemutation, während beim Patienten 2352 durch eine G→A Transition die 'Donor splice site' verändert ist. 16 Mutationen wurden im größten Exon des Faktor IX-Gens im Exon h gefunden. In 3 dieser Patienten konnte eine kleine Deletion, der Verlust eines Nukleotids bei 2121 bzw. von 3 Nukleotiden bei 2244 und 2259 ermittelt werden, die zur Leserasterverschiebung bzw. zum Verlust eines Codons für die Aminosäure Glutamin führt.

Die häufigsten Mutationen im Exon h waren Punktmutationen, die den Austausch einer Aminosäure (Missensemutationen) auslösten bzw. zur Entstehung eines Stopcodons und zum Abbruch des Leserasters (Nonsensemutationen) führten.

Die bei 30 nichtverwandten Patienten nachgewiesenen Mutationen repräsentieren 24 verschiedene Typen. Bei Patienten unterschiedlicher ethnischer Herkunft konnten gleiche Mutationen nachgewiesen werden.

Ein Vergleich der hier beschriebenen Befunde mit den bereits vom Faktor IX-Gen vorliegenden Ergebnissen [2, 11] zeigt, daß 15 von den 24 nachgewiesenen Mutationen bisher noch nicht für das Faktor IX-Gen bekannt sind [2]. Dagegen sind andere Mutationen, wie z. B. die Transversion C→T im Codon 296, die zu einem Aminosäureaustausch von Threonin zu Methionin führt, bereits 41mal in den unterschiedlichen Populationen beschrieben worden [2]. Die Charakterisierung von Mutationen im Faktor IX-Gen stellt einen wichtigen Beitrag zur Aufklärung der molekularen Pathologie der Hämophilie B dar. Das Auffinden von Genmutationen in Risikofamilien ist die Grundlage für die direkte genomische Diagnostik, für die Vorgeburts- wie auch Anlageträgerdiagnostik. Die Mutationsaufklärung ermöglicht auch in Familien, die nicht für die RFLP-Marker informativ sind [12, 13], eine DNA-Diagnostik. Besonders in Risikofamilien mit sporadischen Fällen, mit wahrscheinlichen Neumutationen, wird durch den direkten Mutationsnachweis die Aufklärung des Anlageträgerstatus möglich.

Literatur

1. Brownlee GG et al (1986) The molecular pathology of heamophilia B. Biochem Soc Transact 15:1–8
2. Giannelli F, Green PM, High KA et al (1993) Haemophilia B: database of point mutations and short additions and deletions-fourt edition, 1993. Nucleic Acids Res 21:3075–3087
3. Knobloch O, Zoll B, Zerres K et al (1993) Recurrent mutations in the factor IX gene: founder effect or repeat de novo events, 1993. Hum Genet 92:40–48
4. Anson DS, Choo KH, Rees DJG et al (1984) The gene structure of human anti-haemophilic factor IX. EMBO J 3:1053–1060
5. Yoshitake S, Schack BG, Foster DC et al (1985) Nucleotide sequence of gene for human factor IX (antihemophilic factor B). Biochemistry 24:3736–3750
6. Chance PF, Dyer KA et al (1983) Regional localization of the human factor IX gene by molecular hybridization. Hum Genet 65:207–208
7. Schwartz C, Fitch N, Phelan MC et al (1987) Two sister with a distal deletion at the Xq26/Xq27 interface: DNA-studies indicate that the gene locus for factor IX is present. Hum Genet 76:51–57
8. Wulff K, Herrmann FH, Wapenaar MC, Wehnert M (1989) Deletion screening in patients with Duchenne muscular dystrophy. Neurol 236:470–473
9. Green PM; Bently DR, Mibashan RS et al (1989) Molecular pathology of haemophilia B. EMBO J 8:1067–1072
10. Herrmann FH, Dockhorn-Dworniczak B, Schröder W et al (1992) Analysis of factor IX gene aberration in haemophilia B patients from Argentina by use of SSCP technique. Rev Iberoam Tromb Hemostasia 5:24–26

11. Gostout B, Vielhabe E, Ketterling RP et al (1993) Germline mutations in the factor IX gene: a comparison of the pattern in Caucasians and non-Caucasians. Hum Mole Genet 2:293–298
12. Herrman FH, Wehnert M, Schröder W, Wulff K (1990) Genomic diagnosis of hemophilia A and B. Thromb Haemorrh Disorders 2(1):11–15
13. Herrmann FH, Wulff K, Schröder W, Machill G, Wehnert M (1993) Molecular genetics and genomic diagnosis of X-linked disorders of man. Life Sci Advanc Genet 12:43–53

Wertigkeit diagnostischer Verfahren in der Orthopädie unter besonderer Berücksichtigung bildgebender Verfahren

Diskussionsleitung:

L. Hovy (Frankfurt/M.)
H. Pollmann (Münster)

Bildgebende Diagnostik der hämophilen Osteoarthropatie

R. Erlemann

Die Frequenz und der Schweregrad der hämophilen Osteoarthropathie von Kindern und Jugendlichen sind heute – mit der Möglichkeit einer Bedarfs- oder Dauersubstitutionstherapie – im Vergleich zu vergangenen Jahrzehnten rückläufig [14]. Bei vielen Patienten kann das Auftreten einer hämophilen Osteoarthropathie verhindert oder der Schweregrad zumindest gering gehalten werden. Dieses erfordert eine jahrelange Überwachung der blutenden Gelenke und eine Beurteilung mittels objektiver, reproduzierbarer Parameter.

Erste Ansätze, klinische Stadien einer hämophilen Arthropathie zu definieren, gehen auf König [12] und Schloessmann [16] zurück. Sie unterschieden ein Hämarthros, eine Panarthritis und ein regressives Stadium. Klinisch, radiologische Klassifizierungssysteme sind von DePalma u. Cotler [5] und Jordan [11] vorgestellt worden, die aus vier Stadien bestanden. Das radiologische Bild des ersten Stadium entsprach Weichteilveränderungen und gegebenenfalls einer Osteoporose, während sich das vierte Stadium in massiven Destruktionen und häufig einer fibrösen Ankylose äußerte. Ahlberg [1] baute seine Klassifizierung auf den Stadien 2–4 von DePalma u. Cotler auf. Arnold u. Hilgartner [2] stellten ein weiteres radiologisch, klinisches Klassifizierungssystem vor, das sich auf fünf Stadien zusammensetzte. Die starren qualitativen Stadieneinteilungen der genannten Klassifizierungssysteme werden jedoch dem variablen morphologischen Bild der hämophilen Osteoarthropathie nicht gerecht.

Wood et al. [20] erarbeiteten eine quantitative Stadieneinteilung, die auf der Bewertung von sieben verschiedenen radiologisch faßbaren Veränderungen beruhte. Je nach Schweregrad wurden den Veränderungen Punktwerte zwischen 0 und 2 zugeordnet und die Summe dieser Werte definierte den Schweregrad der Osteoarthropathie. An diesem Klassifizierungssystem wurde bemängelt, daß für die hämophile Osteoarthropathie unspezifische Röntgenzeichen einbezogen worden sind. Eine Weiterentwicklung wurde von Pettersson et al. [13] vorgenommen. Sie schlossen in ihr radiologisches Klassifizierungssystem nur Parameter ein, die Ausdruck primärer Veränderungen der hämophilen Osteoarthropathie sind. Dieses Klassifizierungssystem soll alle folgenden Anforderungen, die von einem derartigen System gefordert werden, erfüllen [14]:

1. Es soll objektiv, reproduzierbar und exakt sein.
2. Die bewerteten Veränderungen sollen für eine Beurteilung der Progression der Osteoarthropathie relevant und nicht Ausdruck der rezidivierenden Blutungen sein.
3. Die Veränderungen sollen quantifizierbar sein.

Tabelle 1. Pettersson-Score

Merkmal	Ausprägung	Score
Osteoporose	nicht vorhanden	0
	vorhanden	1
Epiphysenvergrößerung	nicht vorhanden	0
	vorhanden	1
Irreguläre subchondrale	nicht vorhanden	0
Knochenoberfläche	teilweise betroffen	1
	komplett betroffen	2
Gelenksplatverschmälerung	nicht vorhanden	0
	Gelenkspalt > 1 mm	1
	Gelenkspalt ≤ 1 mm	2
Subchondrale Zysten	nicht vorhanden	0
	1 Zyste	1
> 1 Zyste	> 1 Zyste	2
Erosionen an den Gelenkrändern	nicht vorhanden	0
	vorhanden	1
Inkongruenz der artikulierenden	nicht vorhanden	0
Knochen	gering	1
	ausgeprägt	2
Gelenkdeformität	nicht vorhanden	0
(Angulation/Luxation)	gering	1
	ausgeprägt	2
Gelenkscore: ______		
möglicher Gelenkscore: 0–13		

4. Es soll die Osteoarthropatie an einem Gelenk, einem Patienten, aber auch an einer Gruppe von Gelenken und Patienten bestimmen können.
5. Es soll auf Standardröntgenaufnahmen basieren, die technisch einfach in jedem Hämophiliebehandlungszentrum angefertigt werden können.

Dieses Klassifizierungssystem wird seit 1981 von dem Orthopedic Advisory Committee of the World Federation of Hemophilia empfohlen. In diesem wird der Schweregrad der hämophilen Osteoarthropathie anhand von 8 Merkmalen pro untersuchtem Gelenk bestimmt (Tabelle 1). Die Differenzierungskriterien für die Ausprägungen einiger Merkmale sind jedoch nur vage definiert. So wird z. B. bei den verschiedenen Ausprägungen einer subchondralen Knochenunregelmäßigkeit lediglich zwischen einer teilweisen und totalen Unregelmäßigkeit differenziert. Somit ist bei der Befundung eine subjektive Komponente nicht auszuschließen.

Da dem Pettersson-Score als Verlaufskriterium große Bedeutung zugemessen wird, muß vor diesem Hintergrund die Zuverlässigkeit dieses Klassifizierungssystems bestimmt werden.

Interobserverstudie

Die Objektivität wurde in einer Interobserver-Studie mit 5 Befundern überprüft [7]. Dazu wurden die Röntgenaufnahmen von 128 Gelenken, bestehend

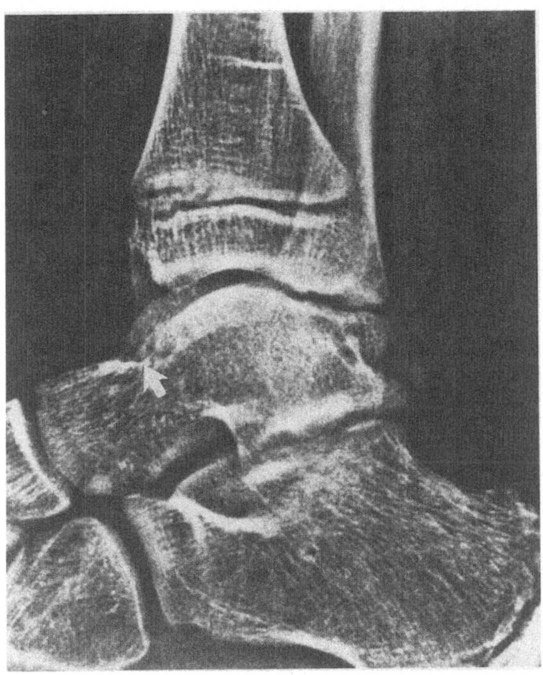

Abb. 1. Hämophile Osteoarthropathie des oberen Sprunggelenkes mit einem Score von 6. Es finden sich ein geringes Überwachsen der distalen Tibiaepiphyse (*1*), eine Gelenkspaltverschmälerung mit einer Gelenkspaltbreite von mehr als 1 mm (*1*), eine partielle subchondrale Knochenunregelmäßigkeit im dorsalen Abschnitt (*1*), zwei kleine Zysten im vorderen Talusrollenabschnitt (2) und eine Erosion am Talushals (*1*) (*Pfeil*)

aus 70 Kniegelenken, 31 oberen Sprunggelenken und 27 Ellenbogengelenken analysiert. Als Goldstandard wurde der Median aus den von den einzelnen Befunden angegebenen Scorewerten eines Gelenkes festgelegt. Das Alter der Patienten lag zwischen 4 und 65 Jahren, wobei der klinische Schweregrad zwischen einer massiven und einer fehlenden Ausprägung variierte (Abb. 1).

Die Objektivität des Petterson-Score kann aus der Anzahl der Übereinstimmungen der einzelnen Untersucher abgelesen werden. Zwar wurde bei der Ermittlung der Gelenkscores eine komplette Übereinstimmung aller Befunder in 5,5% der Fälle nur relativ selten beobachtet. Andererseits wurde für 96,1% aller Gelenke der gleiche Gelenkscore von mindestens zwei Befunden ermittelt. Die niedrige Übereinstimmungsrate sämtlicher Untersucher ist verständlich, da sich der Score aus 8 individuell zu analysierenden Merkmalen zusammensetzt. Andererseits war die maximale Abweichung mit einem Median von 3 Punkten gering und umfaßte weniger als ein Viertel des vorgegebenen Beurteilungsspielraums von 13 Punkten (Abb. 2).

Die Tendenz der Befunder, den Schweregrad der hämophilen Osteoarthropathie in einem eng abgesteckten Rahmen zu ermitteln, zeigt sich auch daran,

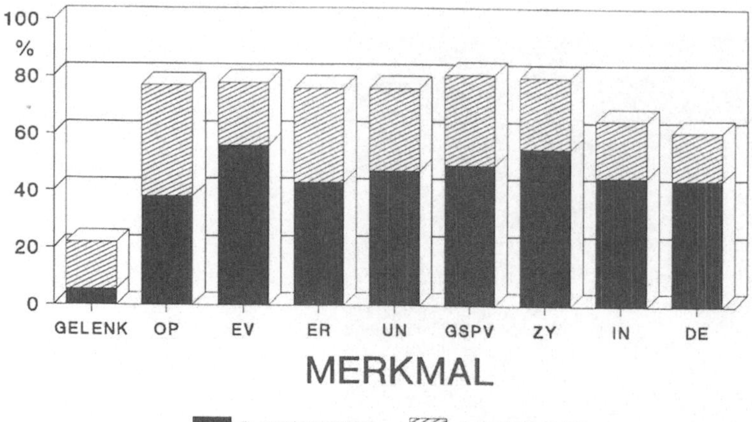

Abb. 2. Befunderübereinstimmung in der Interobserverstudie. Die drei Merkmale Osteoporose (*OP*), Epiphysenvergrößerung (*EV*) und Erosionen (*ER*) haben nur zwei mögliche Ausprägungen, so daß mindestens 3 Befunder übereinstimmen müssen. Die Merkmale Unregelmäßigkeit der subchondralen Knochenoberfläche (*UN*), Gelenkspaltverschmälerung (*GSPV*), Zysten (*ZY*), Inkongruenzen (*IN*) und Deformitäten (*DE*) haben drei Ausprägungen, so daß mindestens 2 Befunder übereinstimmen müssen

daß bei 3 Befundern im Median die ermittelten Scorewerte mit dem Median des Gelenkscores übereinstimmten.

Die Übereinstimmungsrate war auf die einzelnen Scores bezogen deutlich unterschiedlich. Zuverlässig ließen sich die Minimalwerte 0 und 1 sowie die Maximalwerte 12 und 13 der Beurteilungsskala bestimmen, wobei der Ausschluß zuverlässiger als die Diagnose einer massivsten Ausprägung einer Osteoarthropathie gelang. Somit ist der Pettersson-Score im Ausschluß einer hämophilen Osteoarthropathie objektiv. Deutlich schwieriger gestaltete sich die exakte Einstufung der mittelschweren Ausprägungen, wobei die geringsten Befunderübereinstimmungen für die Scores 7–10 beobachtet wurden. Aber gerade eine möglichst exakte Differenzierung der verschiedenen Schweregrade wird von einem verläßlichen Therapieverlaufsparameter gefordert.

Insgesamt wurde der Score von den Befundern in den Knie- und Ellenbogengelenken mit einer größeren Übereinstimmungsrate und einer geringeren Variation als in den oberen Sprunggelenken bestimmt. Aus der Spannweite der Daten konnte ein geringer Lerneffekt der Befunder abgeleitet werden. Abweichungen von mehr als 3 Punkten vom Median des Gelenkscores wurden für sämtliche Untersucher nur bei der Befundung der ersten beiden Drittel der Gelenke beobachtet. Mit zunehmender Erfahrung hielten sich die von den Befundern ermittelten Gelenkscores in einem immer engeren Rahmen.

Für die einzelnen Merkmale des Pettersson-Score wurden unter den Befundern deutlich unterschiedliche Übereinstimmungsgrade beobachtet. Sehr zuverlässig gelang die Bestimmung der Gelenkspaltverschmälerung, der Nachweis von Zysten und die Abschätzung der Epiphysenvergrößerung, wobei in mehr als 50% eine Übereinstimmung sämtlicher Befunder vorlag. Diese Merkmale gehören zu den exakt definierten Merkmalen. Zuverlässig gelang auch die Bestimmung des Ausmaßes der subchondralen Knochenunregelmäßigkeit, obwohl die verschiedenen Ausprägungen dieses Merkmals nur vage definiert sind. Es wird lediglich zwischen einer partiellen und totalen Unregelmäßigkeit differenziert, so daß bei der Befundung durchaus eine subjektive Komponente vorhanden ist. Jedoch kamen in 77% der Fälle mindestens 4 Befunder zu einem identischen Ergebnis. Etwas schwieriger gestaltete sich die Einschätzung der Osteoporose sowie der Nachweis von Erosionen an den Gelenkrändern. Eine geringe Osteoporose ist auf konventionellen Röntgenaufnahmen nur schwer und wenn, dann nur im Vergleich mit der kontralateralen regelrecht mineralisierten Seite zu diagnostizieren. Der Nachweis von Erosionen an den Gelenkrändern kann in Einzelfällen schwierig sein, da physiologische Einkerbungen mit Erosionen verwechselt werden können. In 43% bestand jedoch unter sämtlichen Befundern Einigkeit im Nachweis oder Ausschluß von Erosionen. Für die Befunder schwieriger erwies sich die Graduierung der Gelenkinkongruenz und -deformität. Beide Merkmale sind nicht exakt definiert, denn es wird lediglich zwischen einer geringen und schweren Ausprägung differenziert. Allerdings konnten Inkongruenzen und Deformitäten zuverlässig ausgeschlossen werden.

Die in dieser Interbefunder-Studie ermittelten Variationen unter den verschiedenen Befunder weichen in der Tendenz nicht wesentlich von den von Pettersson [4] mitgeteilten Ergebnissen ab. Er ermittelte bei jeweils 10 untersuchten großen Gelenken pro Patient für zwei erfahrene Befunder eine Interbefunder-Abweichung von 7 Punkten bei einem Signifikanzniveau von $p<0{,}01$ und von 5 Punkten bei einem Signifikanzniveau von $p<0{,}05$. Für die Intrabefunder-Abweichung der oben beschriebenen Studie teilte er einen Wert von 4 Punkten bei einem Signifikanzniveau von $p<0{,}01$ und einen Wert von 3 Punkten bei einem Signifikanzniveau von $p<0{,}05$ mit.

In der vorliegenden Form ist der Pettersson-Score nur bedingt zum Vergleich von Kollektiven, die von verschiedenen Untersuchern befundet wurden, geeignet. Durch eine Optimierung der Differenzierungskriterien für die einzelnen Merkmale, die falls eben möglich quantifiziert werden sollten, könnte die Wertigkeit des Pettersson-Score verbessert werden. Die Pettersson-Score ist eher für Längsschnittuntersuchungen als für Querschnittsuntersuchungen geeignet. Bei Längsschnittuntersuchungen sollten jedoch bei der Beurteilung von aktuellen Röntgenaufnahmen die Voraufnahmen neu befundet werden, um die Intrabefunder-Abweichung niedrig zu halten.

Hämophile Osteoarthropathie bei Kindern und Jugendlichen

Von 40 hämophilen Kindern und Jugendlichen haben wir Kniegelenke, Ellenbogengelenke und obere Sprunggelenke untersucht. Das Alter lag zwischen

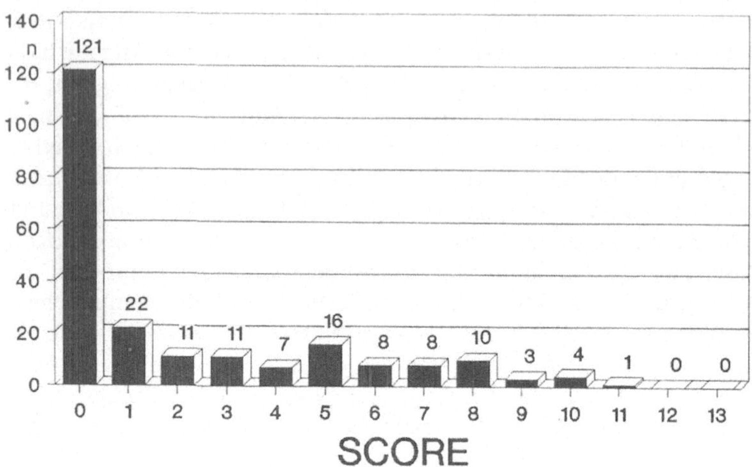

Abb. 3. Verteilung der in einer Studie an 219 Gelenken von hämophilen Kindern und Jugendlichen ermittelten Scores

2 und 22 Jahren. In 37 Fällen bestand eine schwere in 3 Fällen eine mittelschwere Hämophilie. Anhand von Röntgenaufnahmen von 219 Gelenken wurde der Schweregrad der Osteoarthropathie mit dem Pettersson-Score bestimmt [7].

Da die Patienten bereits über einen längeren Zeitraum von einer Substitutionstherapie im Bedarfsfall und teilweise einer Dauertherapie profitierten, wurden nur wenige schwere Osteoarthropathien erwartet. Dieses erwartete Ergebnis zeigt die Zusammensetzung der Gelenkscores, denn 55,3% der Gelenke waren frei von osteoarthropathischen Veränderungen. Ausgeprägte Osteoarthropathien mit Werten über 8 wurden lediglich in 3,7% der Gelenke beobachtet (Abb. 3). Unser jüngster Patient mit einer Osteoarthropathie war 6 Jahre. Diese Beobachtung deckt sich mit der von Arnold u. Hilgartner [2], die ebenfalls als unteren Grenzwert für das Auftreten einer Osteoarthropathie 6 Jahre angaben. Pettersson et al. [13] konnten bei Kindern unter 3 Jahren keine Osteoarthropathie nachweisen, wogegen alle Kinder älter als 6 Jahre mit einer schweren Hämophilie in mindestens einem Gelenk eine Osteoarthropathie aufwiesen. Unser ältester Patient mit schwerer Hämophilie und fehlender Osteoarthropathie war 14 Jahre alt.

Die verstärkte reaktive Durchblutung der kapsulären und epiphysären Gefäße im Gefolge einer Blutung führt im Kindesalter häufig zu einer Akzeleration des Epiphsenwachstums mit einer Vergrößerung und/oder vorzeitigem Auftreten der Epiphysenkerne [2, 3]. In dieser Untersuchung war eine Epiphysenvergrößerung der am häufigsten zu beobachtende Parameter (36%). Es folgten Unregelmäßigkeiten der subchondralen Knochenoberfläche mit 33%. Eine Osteoporose war lediglich an 5% der Gelenke nachweisbar (Abb. 4). Ihre Entstehung wird auf die therapeutische und schmerzbedingte Ruhigstellung des Gelenkes zurückgeführt [2]. Die niedrige Osteoporosefrequenz in unserem Patientenkollektiv kann überwiegend dadurch erklärt werden, daß ein einge-

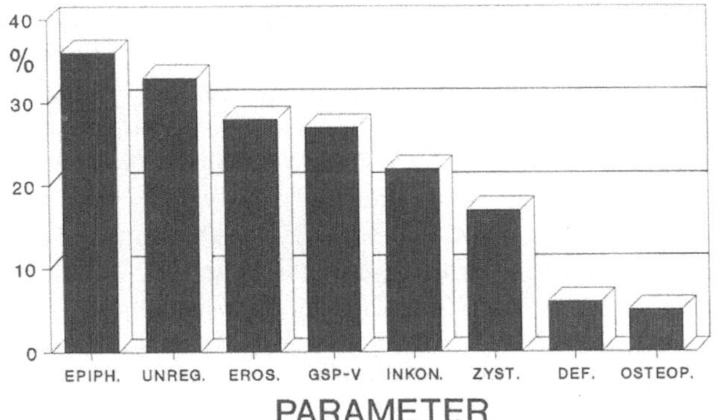

Abb. 4. Häufigkeit der Merkmale des Pettersson-Scores, die bei osteoarthropathischen Gelenken ermittelt wurden

blutetes Gelenk nach adäquater Immobilisierung möglichst frühzeitig wieder belastet wurde.

Für die einzelnen Gelenkregionen, z. B. für alle rechten Kniegelenke, wurden Faktoren aus der Summe der Scores dieser Gelenke dividiert durch die Anzahl der Untersuchungen bestimmt. Bei unseren Patienten war der Schweregrad der Osteoarthropathie in den verschiedenen Gelenkregionen sehr unterschiedlich. Die am stärksten betroffenen Gelenke waren die Sprunggelenke gefolgt von den Ellenbogengelenken. Dagegen waren die Kniegelenke geringer betroffen. Eine seitenbevorzugte Ausprägung lag nicht vor. Dieses Verteilungsmuster der Gelenkschädigungen steht im Gegensatz zu älteren Mitteilungen, die hinsichtlich Häufigkeit und Schwere der Osteoarthropathie folgende Reihenfolge angaben: Kniegelenke > Ellenbogengelenke > obere Sprunggelenke [1–3, 9, 10]. Man erklärte dieses Verteilungsmuster dadurch, daß Gelenke wie das Kniegelenk, deren Stabilität auf einer Weichteilführung und nicht auf einer knöchernen Gelenkführung beruht, besonders vulnerabel sind [15]. Pettersson [14] beobachtete ebenso wie wir eine Änderung dieses Verteilungsmusters. Während bei einer Auswertung der 1958–1962 durchgeführten Röntgenuntersuchungen die Kniegelenke häufiger als die Ellenbogengelenke und diese häufiger als die oberen Sprunggelenke betroffen waren, entsprach in einer Untersuchung einer gleichaltrigen Population 1984 das Verteilungsmuster dem unserigen. Insgesamt war jedoch die Anzahl der betroffenen Gelenke im Gesamtkollektiv deutlich rückläufig. Der Autor führt die Änderung der Verteilung auf eine gesteigerte sportliche Aktivität der Patienten zurück, die unter Substitutionstherapie möglich wurde. Im Rahmen der sportlichen Aktivität tritt nun eine relative und auch absolute Zunahme der Verletzungsblutungen in den oberen Sprunggelenken auf. Kleinere Einblutungen in das Ellenbogen- und das Sprunggelenk immobilisieren im Gegensatz zu Kniegelenkssblutungen den Patienten nicht oder nur kurz. Aber gerade diese vom Patienten weitgehend nicht bemerkten mittelgradigen Reizzustände werden als besonders gelenkschädlich betrachtet [3, 10].

Bei 11 unserer Patienten waren sämtliche Blutungen über 4 Jahre protokolliert, wobei an 61 untersuchten Gelenken 493 Gelenkblutungen beobachtet worden waren. Dabei waren innerhalb des Beobachtungszeitraumes in 78,7% der Gelenke maximal 10 Blutungen aufgetreten. Zu mehr als 30 Blutungen war es lediglich in 8,2% der Gelenke gekommen. In 39,6% traten die Blutungen in den Ellenbogengelenken, in 38,7% in den Sprunggelenken und in 21,7% in den Kniegelenken auf. In dieser Population konnte eine deutliche Abhängigkeit des Gelenkscores von der Anzahl der Gelenkblutungen innerhalb des Beobachtungszeitraums nachgewiesen werden (r = 0,68). Die Analyse der Blutungsfrequenzen ergab, daß innerhalb eines Jahres, vorausgesetzt es kam zu keinen weiteren Blutungen innerhalb des Beobachtungszeitraumes, maximal 7 Blutungen in einem Gelenk eintreten durften, ohne daß sich eine Osteoarthropathie entwickelte. Andererseits zeigten alle Gelenke mit mehr als 3 Blutungsepisoden in einem Jahr und weiteren Blutungen in den übrigen Jahren osteoarthropathische Veränderungen.

Wood et al. [20] eruierten, daß in der Ära vor der Substituionsbehandlung in nicht betroffenen Gelenken maximal 2 Blutungen aufgetreten waren.

Magnetresonanztomographie (MRT) von Blutergelenken

Pathogenetisch bestehen die ersten Gelenkveränderungen in einer Synovialishypertrophie und/oder Knorpeldestruktionen und bei Kindern in einer zusätzlichen Epiphysenakzeleration. Erst wesentlich später im klinischen Verlauf treten dann destruktive ossäre Veränderungen ein [4, 14, 15]. Mit dem Pettersson-Score und den Röntgenaufnahmen werden jedoch nur die ossären Veränderungen erfaßt, die mit Ausnahme der Epiphysenakzeleration und einer passageren Osteoporose irreversible Spätstadien dokumentieren. Die MRT ist neben der Sonographie das einzige Untersuchungsverfahren, mit dem Gelenkveränderungen vor Eintritt ossäre Destruktionen erfaßt werden können. Für die Darstellung der synovialen Hypertrophie eignen sich besonders Gradientenecho-Sequenzen, die die eisenbeladene Synovialis aufgrund ihrer Suszeptibiltätsempfindlichkeit signallos darstellen.

27 Knie- und 25 Sprunggelenke mit mindestens einer Blutungsepisode von 20 Kindern und Jugendlichen (Alter 6–20 Jahre), die alle an einer schweren Hämophilie litten, wurden in der MRT untersucht. Alle Patienten erhielten über mehrere Jahre eine Substitutionstherapie bei Bedarf. Sämtliche Untersuchungen erfolgten an einem 1,5 T Magneten mit 3-D-Gradientenecho-Sequenzen. Das Ausmaß der Synovialishypertrophie wurde mit einem Klassifikationssystem, das 4 Grade beinhaltete, und das der Knorpelalteration mit einem Klassifikationssystem, das aus 5 Schweregraden bestand, abgeschätzt (Tabelle 2).

In den Gradientenecho-Sequenzen war die Synovialis neben der Kompakta und dem Faserknorpel die signalärmste Struktur im Gelenk und konnte von den übrigen Gelenkbinnenstrukturen zuverlässig abgegrenzt werden. In Spin-Echo-Sequenzen besitzt die Synovialis dagegen eine intermediäre Signalinten-

Tabelle 2. MR-Tomographie

Synovialishypertrophie			
Grad	Veränderung	Knie	OSG
0	keine Alterationen	12	4
I	Dicke, signalarme/signallose Membranen an der Innenseite der Gelenkkapsel	8	3
II	Ausdehnung der Membranen zwischen die artikulierenden Knorpel	2	10
III	Fokale Destruktion des Knorpels im Kontaktbereich mit der verdickten Synovialis	5	8
Knorpelatlerationen			
Grad	Veränderung	Knie	OSG
0	Normale Signalintensität	12	3
I	Fokale Signalintensitätsminderung	6	4
II	Fokale Knorpeldestruktionen	3	6
III	Knorpeldestruktion mit Gelenkspaltveränderung	4	12
IV	Subtotaler oder totaler Knorpelverlust	2	0

sität und ihre Abgrenzung erweist sich als schwieriger [21]. Allerdings zeigen Gradientenecho verglichen mit Spin-Echo-Sequenzen auch Nachteile, da Erosionen, die durch Einwachsen der Synovialis in die Kompakta verursacht worden waren, mit dieser Technik nicht befriedigend nachgewiesen werden konnten. Das Ausmaß der synovialen Hypertrophie variierte zwischen schmalen, überwiegend der Gelenkkapsel innen anliegenden Membranen und breiten nodulären konfluierenden Strukturen, die den benachbarten Knorpel destruierten (Abb. 5, 6). Ebenso wie Yulish et al. [21] haben wir beobachtet, daß in Gelenken mit massivsten arthropathischen Veränderungen die Synovialisproliferation häufig geringer als in solchen mit mäßigen Destruktionen ausgeprägt war. Diese Beobachtung kann wohl dadurch erklärt werden, daß die fibrotisch umgewandelte Synovialis atrophiert. Die Progression der Arthropathie kann durch eine Synovektomie verzögert werden, wodurch die Blutungsfrequenz gesenkt werden kann. Um effektiv zu sein, sollte die Synovektomie vor dem Eintritt einer Knorpeldestruktion durchgeführt werden [2, 17, 19]. Im Einklang mit den Literaturmitteilungen sind wir der Meinung, daß die MRT geeignet ist, die für eine Synovektomie in Frage kommenden Gelenke zu ermitteln [21]. Dieses sollten besonders die Gelenke sein, in denen die Synovialis den Knorpel arrodiert.

Ebenso wie bei anderen Gelenkerkrankungen wurden Knorpelveränderungen durch die MRT zuverlässig erfaßt. Dabei reichte das Ausmaß von fokalen Signalintensitätsminderungen, die auf eine Reduktion des Wassergehaltes durch Knorpeluntergang zurückgeführt wird [18], bis zu einem nahezu kompletten Knorpelverlust (Abb. 7). Kleinere Knorpelusuren waren in Gelenken, die einen Erguß aufwiesen, wesentlich besser als in solchen ohne Erguß nachweisbar. Unsere Untersuchungen zeigen, daß Knorpelalteration und Synovialisproliferation nebeneinander ablaufen können und nicht immer miteinander

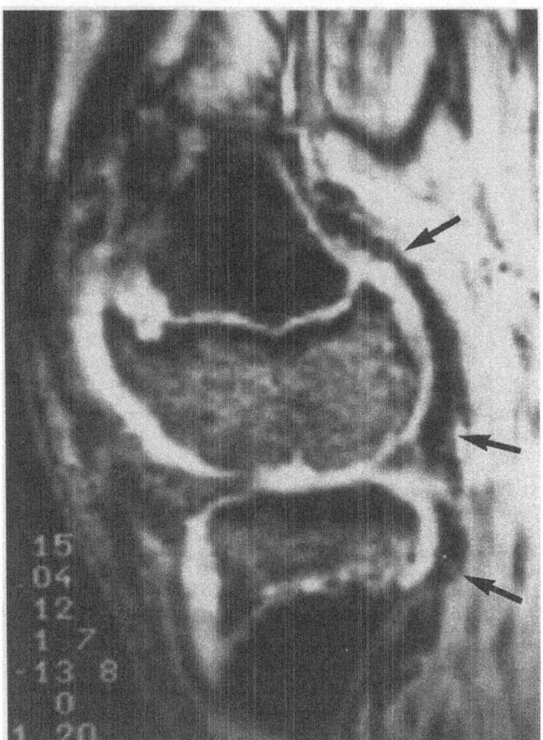

Abb. 5. Synovialishypertrophie Grad I. Besonders im dorsalen Gelenkbereich läßt sich eine breite signallose Membran nachweisen, die der Gelenkkapsel innen anliegt (*Pfeile*). Der Gelenkknorpel wird in dieser Sequenz sehr signalintensiv dargestellt

assoziiert sein müssen. So wurden bei einigen wenigen Gelenken allein Knorpelveränderungen beobachtet, und bei anderen lagen ausgedehnte Knorpelveränderungen bei nur minimalen Synovialisproliferationen vor. In den meisten Gelenken waren jedoch beide Prozesse in etwa gleichem Ausmaß vorhanden.

Ebenso wie von der Auswertung von Röntgenbildern bekannt, beobachteten wir in den oberen Sprunggelenken höhere Schweregrade der Synovialisproliferation und Knorpeldestruktion als in den Kniegelenken.

Mäßige Grade einer Synovialishypertrophie und fokale Knorpelläsionen entgehen der konventionellen Röntgendiagnostik. Die im Röntgenbild nachweisbaren Veränderungen stellen mit Ausnahme der Epiphysenakzeleration und der Osteoporose raltive späte Stadien dieser Erkrankung dar. So konnten an 4 radiologisch unauffälligen Gelenken synoviale Proliferationen der Schweregrade I–II und Knorpelalterationen von Grad I nachgewiesen werden. Andererseits wurden von 5 Gelenken, die als einzige ossäre Veränderung eine Epiphysenvergrößerung zeigten, keine pathologischen Befunde in der MRT erhoben. Da die Epiphysenvergrößerung mit der MRT nicht hinreichend zuverlässig diagnostiziert werden kann, wird mit dieser Technik ein wichtiges Frühzeichen übersehen. Für die Beurteilung einer Epiphysenakzeleration ist der Vergleich mit der kontralateralen Seite unbedingt erforderlich, der mit Röntgenaufnahmen wesentlich besser gelingt. Auch die Osteoporose kann nur aus dem Ver-

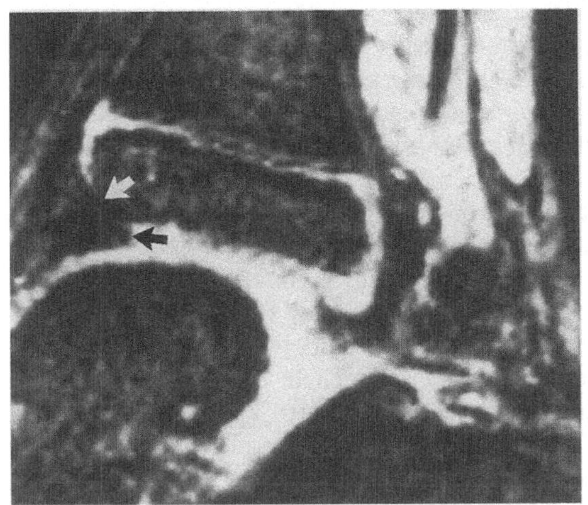

Abb. 6. Synovialishypertrophie Grad III. Die signallose Synovialis ist sowohl ventral als auch dorsal im Gelenkkavum nachweisbar. Sie destruiert den ventralen signalintensiv abgebildeten Knorpel der distalen Tibiaepiphyse (*Pfeil*)

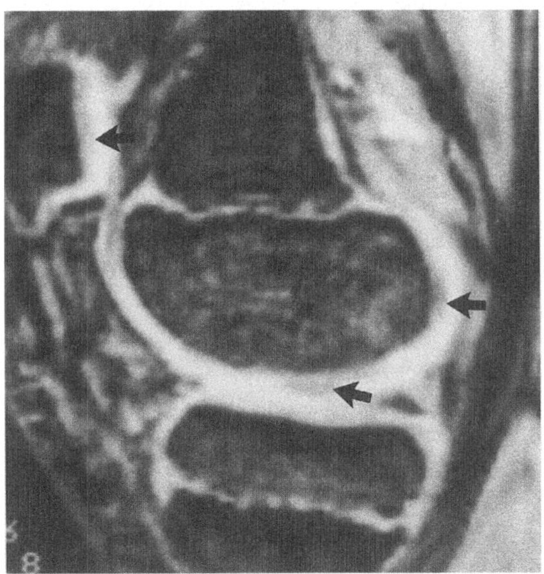

Abb. 7. Knorpelalteration Grad I. Sowohl im femoralen als auch im patellaren signalintensiven Gelenkknorpel lassen sich fokale Signalintensitätsminderungen nachweisen (*Pfeile*)

gleich mit der Gegenseite diagnostiziert werden. Da in der MRT das Knochenmark und nicht die Spongiosa für die Darstellung des Knochens verantwortlich ist, kann mit dieser Methode eine Osteoporose zur Zeit nicht nachgewiesen werden. Massivste Gelenkveränderungen, die zu Inkongruenzen der artikulierenden Knochen sowie Angulationen führen, können ebenfalls zuverlässiger vom Röntgenbild abgeschätzt werden.

Zur Zeit sehen wir den Stellenwert der MRT bei hämophilen Patienten wie folgt. An erster Stelle steht die konventionelle Röntgenuntersuchung der rezidivierend blutenden Gelenke. Sind in dieser mit Ausnahme einer Osteoporose, einer Epiphysenakzeleration oder Zystenbildung keine ossären Veränderungen nachweisbar, sollte dann mit der MRT das Ausmaß der Synovialisproliferation und der Gelenkknorpeldestruktion ermittelt werden. Durch dieses Procedere werden sämtliche Frühveränderungen zuverlässig erfaßt. Solange keine ausgeprägten Knorpeldestruktionen vorhanden sind, sollten Verlaufskontrollen nach rezidivierenden Gelenkblutungen ebenfalls mit der MRT durchgeführt werden. Hierbei muß besonders der Verlauf der Synovialisproliferation beobachtet werden, um rechtzeitig die Indikation zur Synovektomie zu stellen. Möglicherweise kann mittels der MRT die Entscheidung für eine Dauer- gegen eine Bedarfssubstitution gestützt werden. Dazu sind jedoch noch Untersuchungen eines größeren Patientenkollektivs erforderlich. Bei Gelenken, die im Röntgenbild bereits weitergehende ossäre Veränderungen zeigen, erscheint die MRT dann indiziert, wenn wegen einer hohen Blutungsfrequenz eine Synovektomie in Betracht gezogen wird. Ansonsten ist der klinische Nutzen der MR-tomographischen Untersuchung dieser Gelenke eher gering. Die mit dieser Technik zusätzlich nachweisbaren Knorpeldestruktionen werden im Röntgenbild als subchondrale ossäre Unregelmäßigkeiten und/oder Gelenkspaltverschmälerung indirekt dargestellt. Bei diesen Gelenken dominieren die ossären Veränderungen, die mit der Röntgendiagnostik zuverlässig erfaßt werden.

Literatur

1. Ahlberg A (1965) Haemophilia in Sweden. VII. Incidence, treatment and prophylaxis of arthropathy and other musculo-sleletal manifestations of haemophilia A and B. Acta Orthop Scand (Suppl) 77:1
2. Arnold WD, Hilgartner MW (1977) Hemophilic arthropathy. J Bone Joint Surg 59A:287
3. Benz HJ (1980) Zur Klassifizierung der hämophilen Arthropathie. Z Orthop 118:219
4. Benz HJ (1980) Die Entwicklung der Epiphysen und Knochenkerne bei der hämophilen Arthropathie des Ellenbogens. RöFo 133:305
5. DePalma AF, Cotler J (1956) Hemophilic arthropathy. Clin Orthop 8:163
6. Erlemann R, Rosenthal H, Walthers EM, Almeida P, Calleja R (1989) Reproducibility of the Pettersson scoring system: an interobserver study. Acta Radiol 30:147
7. Erlemann R, Pollmann H, Reiser M, Almeida P, Peters PE (1987) Stadieneinteilung der hämophilen Osteoarthropathie mit dem Pettersson-Score. Eine Untersuchung von 40 Kindern und Jugendlichen. RöFo 147:521
8. Erlemann R, Pollmann H, Vestring T, Peters PE (1992) MR Tomographie der hämophilen Osteoarthropathie unter besonderer Berücksichtigung der synovialen und chondrogenen Alterationen. RöFo 156:270
9. Forrai J (1979) Radiology of haemophilic arthropathies. Martinus Nijhoff Publishers, The Hague Boston London
10. Houghton GR, Duthie RB (1979) Orthopedic problems in hemophilia. Clin Orthop 138:197
11. Jordan HH (1958) Hemophilic arthopathies. Charles C Thomas, Springfield
12. König F (1892) Die Gelenkerkrankungen bei Blutern mit besonderer Berücksichtigung der Diagnose. Klin Vorträge NF 36:233
13. Pettersson H, Ahlberg A, Nilsson IM (1980) A radiographic classification of hemophilic osteoarthropathy. Clin Orthop 149:153

14. Pettersson H, Gilbert M (1986) Diagnostic Imaging in Hemophilia. Springer, Berlin Heidelberg New York, p 56
15. Resnick D (1981) Bleeding disorders. In: Resnick D, Niwayama G (eds) Diagnosis of bone and joint disorders. Saunders, Philadelphia
16. Schloessmann H (1930) Die Hämophilie. Enke, Stuttgart
17. Speer DP (1984) Early pathogenesis of hemophilic arthropathy. Evolution of the subchondral cyst. Clin Orthop 185:250
18. Steudel A, Clauss G, Träber F, Nicolas V, Lackner K (1986) MR-Tomographie der hämophilen Arthropathie des Kniegelenks. RöFo 145:571
19. Steven MM, Yogarajah S, Madhok R Forbes CD, Sturrock RD (1986) Hemophilic arthritis. Q J Med 58:181
20. Wood K, Omar A, Shaw MT (1969) Hemophilic arthropathy. A combined radiological and clinical study. Br J Radiol 42:498
21. Yulish BS, Lieberman JM, Strandjord SE et al (1987) Hemophilic arthropathy: assessment with MR imaging. Radiology 164:759

Analyse der Kniekinematik bei Patienten mit Hämarthropathie beim Leg Press Training

A. Seuser, G. Schumpe, H.H. Eickhoff, H.-H. Brackmann, J. Oldenburg

Trainingsgeräte sind heute Bestandteil einer jeden Rehabilitation von Gelenk-Muskel-Systemen. Voruntersuchungen haben bestätigt, daß zum Training der kniegelenksumgebenden Muskulatur das Training auf einem Leg-Press-Trainer einem Extensions/Flexionstraining vorzuziehen ist. Unterschiedliche Belastungsstufen beim Leg-Press-Training veränderten dabei in charakteristischer Weise das Roll-Gleitverhalten des Kniegelenkes. In welcher Weise das Kniegelenk mit Hämarthropathie reagiert und welche Schlüsse daraus zu ziehen sind, sollte mit der Studie geklärt werden.

Dazu wurden bis zum jetzigen Zeitpunkt an 10 Patienten 20 Knie mit unterschiedlichen Ausprägungen von Hämarthropathie untersucht. Untersuchungskriterien waren die subjektive Beschwerdeschilderung der Patienten, die klinische Untersuchung, der Pettersson-Score sowie eine Bewegungsanalyse.

Die Patienten absolvierten ein Trainingsprogramm mit einem Bein auf einem Leg-Press-Trainer. Nach einem Aufwärmprogramm wurde das Gewicht von initial 10 kg auf ein subjektives Maximum gesteigert. Danach erfolgte die subjektive Ausbelastung mit der Hälfte des Maximalgewichtes plus 10%.

Um genaue Aussagen über die Bewegungen im Kniegelenk bei Hämarthropathie unter isotonischer Belastung machen zu können, wurde auf ein in der Abteilung für Biomechanik an der Universität Bonn entwickeltes Meßsystem zurückgegriffen (Abb. 1). Das Ultraschall-Topometer ist eine akustische Meßmethode zur berührungslosen 3-Dimensionalen Ortsmessung. Grundlage dafür ist die Messung der Laufzeiten regelmäßig abgegebener Ultraschallimpulse.

Die Ultraschallimpulse der am zu messenden Körper befestigten Sender werden von fest im Raum installierten Empfängern registriert. Über die Laufzeiten werden die Abstände der Sender zu den Empfängern ermittelt. Diese werden EDV-gesteuert in rechtwinklige karthesische Koordinaten umgerechnet und online in den unterschiedlichen Projekten graphisch auf dem Terminal dargestellt. Zur Messung des Roll-Gleitverhaltens des Kniegelenkes werden 2 Ultraschallsender je oberhalb und unterhalb des Kniegelenks befestigt (Abb. 2).

Die Auswertung erfolgte über ein spezielles Software-Programm. Dieses berechnet das Roll-Gleitverhalten anhand der Tibiastellung während der Kniebeugebewegung über die Bestimmung des Winkels, den die Tangente an der Bewegungsspur mit der Achse der Unterschenkelsender einnimmt (Abb. 3).

Der Roll-Gleitmechanismus des Kniegelenkes ist nach Schumpe [2] ein Produkt aller knieumgebender und bildender Strukturen wie Gelenkform,

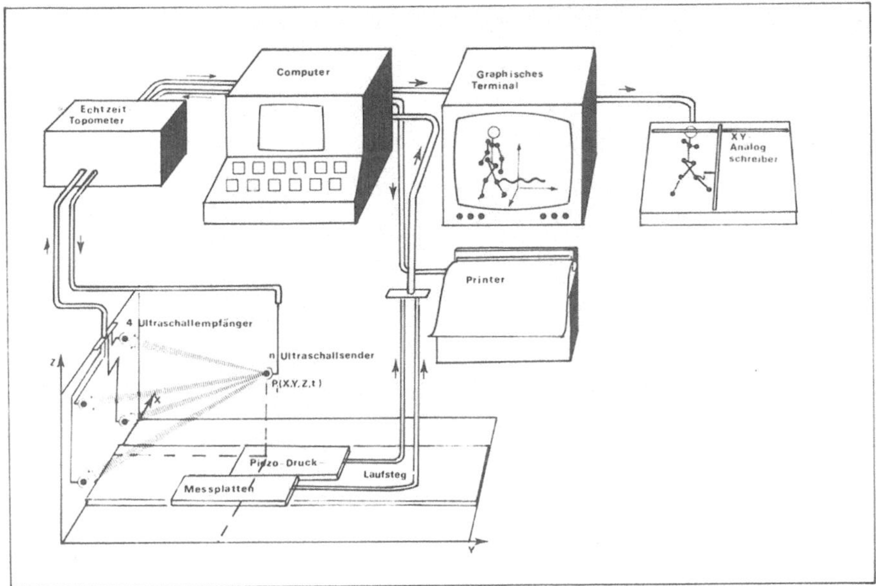

Abb. 1. Orginal Ultraschall-Topometer

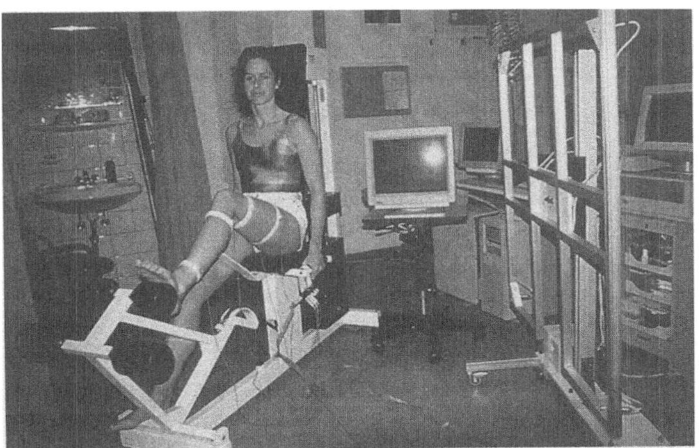

Abb. 2. Leg-Press-Trainer und Versuchsaufbau

Kapsel-Band-Apparat, Menisken und Muskulatur. Das Verhältnis von Rollen zu Gleiten während einer Kniebewegung ist vom jeweiligen Lastfall abhängig. So konnte gezeigt werden, daß bei Kniebeugeübungen mit Widerstand gegen die Schienbeinvorderkante die Gleitbewegung im Knieglenk dominiert. Widerstand gegen die Fußsohle erhöhte jedoch den Rollanteil [1].

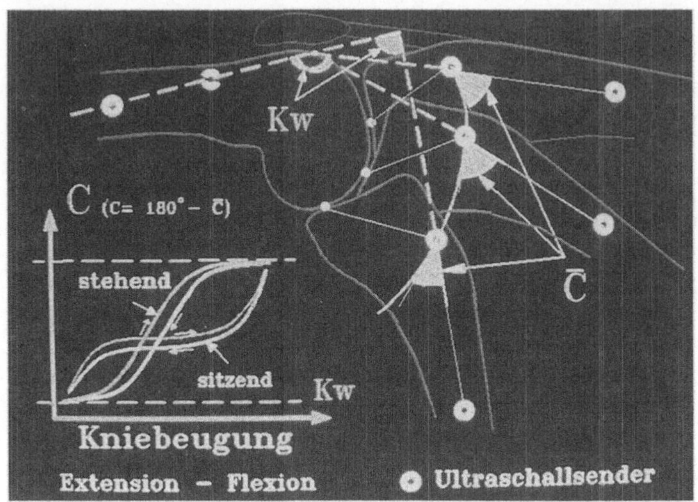

Abb. 3. Verhalten der Tibiawinkelstellung *Vi* im Verhältnis zum Kniebeugewinkel *Wi* bei verschiedenen Lastfällen

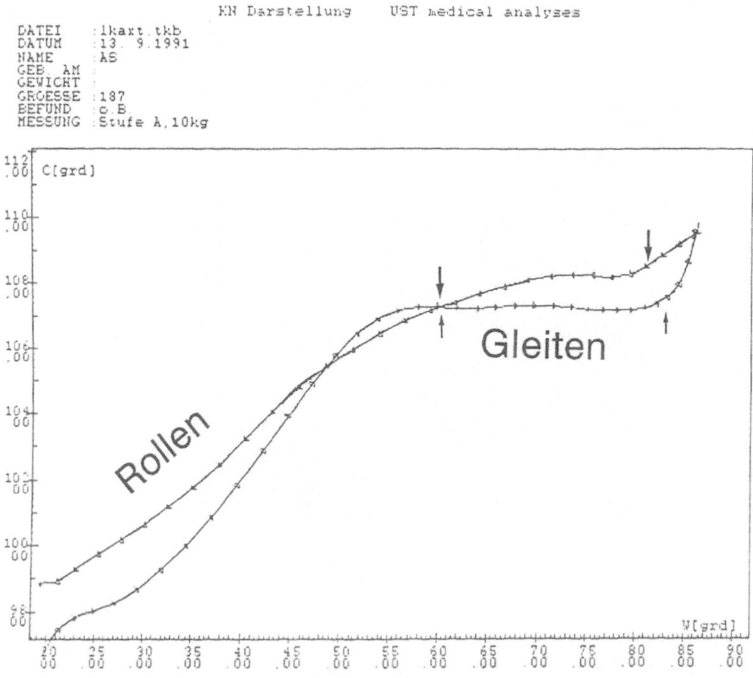

Abb. 4. Physiologisches Roll-Gleiten bei 10 kg Leg-Press-Belastung mit Gleiten zwischen 60° und 80°

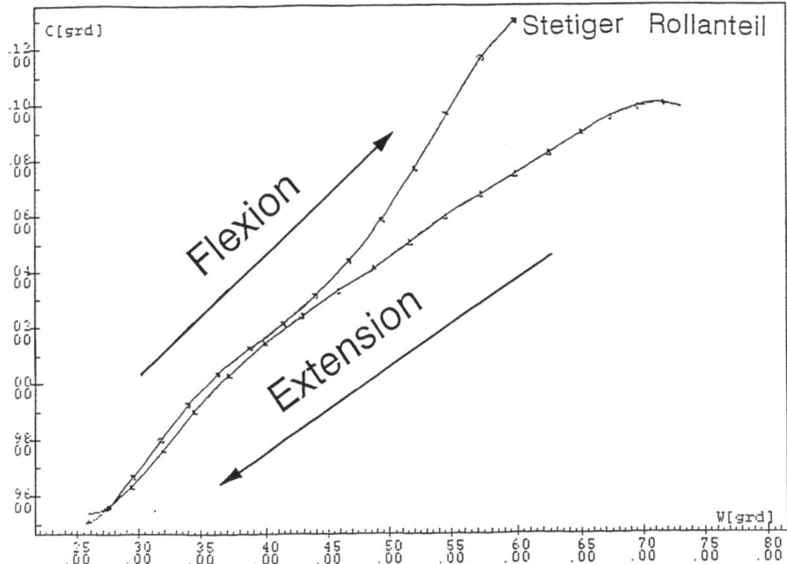

Abb. 5. Physiologisches Roll-Gleiten bei 120 kg Leg-Press-Belastung. Gleichmäßig verteilter Rollanteil

Bei den Leg-Press-Versuchen mit gesunden Probanden konnte gezeigt werden, daß bei niedriger Belastungsstufe ein kleiner Anteil von Rollen in der Kniebewegung vorhanden war.

Mit größerer Belastung nahm der Rollanteil an der Kniebewegung stark bis zum Erreichen des Maximums zu. Als Leitwert konnte im Mittel eine Steigerung von ca. 10° bei 10 kg Belastung auf bis zu 35° bei optimaler Belastung gemessen werden (Abb. 4 und 5).

Die Ergebnisse der hämophilen Patienten wichen deutlich von diesen Normwerten ab. Insgesamt waren die Rollanteile vermindert und zeigten keine oder deutlich geringere Tendenz zum Anstieg mit der Gewichtssteigerung. Bei mehreren Versuchen mit der gleichen Belastung konnte ein zum Teil sehr unterschiedliches Roll-Gleitverhalten als Ausdruck der instabilen inneren Gelenkbewegung gemessen werden. Charakteristisch für die Kurven war ein sehr viel unruhigerer Verlauf (Abb. 6). Je nach Störung der Kinematik kam es während der Kniebewegung zu unterschiedlich großen Anteilen auch zum „negativem Rollen“ gegen die jeweilige Bewegungsrichtung. Diese Form der Bewegung entsteht z. B. zwischen Reifen und Untergrund, wenn ein Auto einen Berg hoch fährt und trotz nach vorne drehender Reifen zurückrutscht. Diese Charakteristika nahmen je nach Ausprägung der Bewegungsstörung mit der Gewichtssteigerung und vor allem mit zunehmender Ausdauerbelastung zu.

Die Ergebnisse erwiesen sich als unabhängig von der subjektiven Einschätzung des Patienten, der klinischen Untersuchung und von dem radiologischen

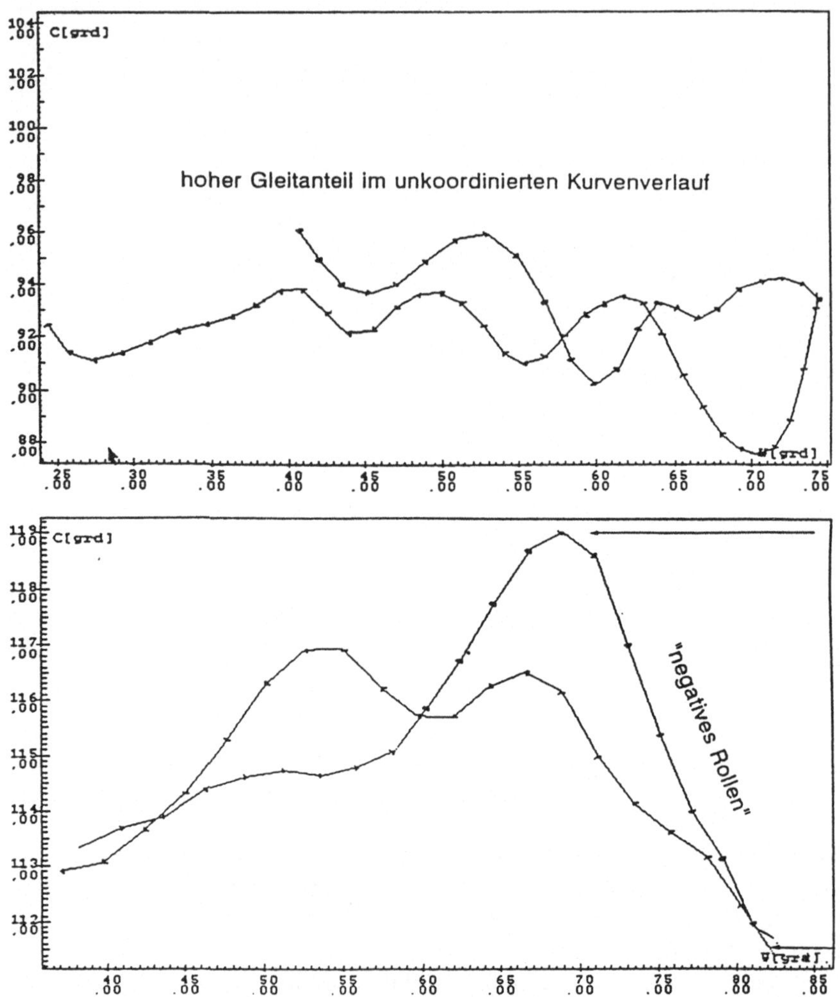

Abb. 6. *Oben:* Rechtes Kniegelenk mit Pettersson 12, hoher Gleitanteil unkoordiniert. *Unten:* Linkes Knie mit Pettersson 0 und Rollen zwischen 50° und 70°. Zwischen 70° und 80° „negatives Rollen", in der Extension unruhigerer Verlauf mit geringerem Rollanteil

Erscheinungsbild. Die individuelle Beurteilung und die daraus zu folgernden therapeutischen Maßnahmen seien an einem Beispiel dargestellt:

Das subjektiv und objektiv (Pettersson 12) schlechtere rechte Knie des Patienten WL zeigte einen deutlich unkoordinierten Kurvenverlauf mit hohem Gleitanteil (Abb. 6 oben) Der kleine Rollanteil war nur unstet mal bei Bewegungsbeginn, mal in der Mitte und mal am Bewegungsende vorhanden. Kurzfristige Erhöhungen des Rollanteils wechselten mit reiner Gleitbewegung und sogar „negativem Rollen" gegen die Bewegungsrichtung. Mit Zunahme der Belastung kam es zu einem Anstieg des Gleitanteils und des „negativen Rollens" gegen die Bewegungsrichtung. Die Veränderungen waren in ihrer Ausprägung bei der konzentrischen und exzentrischen Belastung vergleichbar.

Bei diesem Patienten stellte sich das überhaupt nicht durch Blutungen affektierte Kniegelenk links in der klinischen Untersuchung als vollkommen unauffällig dar. Der Pettersson Score war 0, der Roll-Gleitmechanismus in ähnlicher Weise wie auf der erkrankten Gegenseite, jedoch nicht in dieser Ausprägung, verändert. Der Rollanteil stieg nie über 8 °, auch nicht bei Belastungssteigerung. Im Gegensatz zur erkrankten rechten Seite war links die konzentrische Phase mit überwiegender Quadricepsfunktion von den Veränderungen mehr betroffen als die exzentrische mit überwiegender Hamstringaktion. Sowohl in der exzentrischen als auch in der konzentrischen Phase lag der Rollanteil dabei hauptsächlich am Bewegungsbeginn, zum Teil nach einer kurzen Bewegungseinleitung mit höherem Gleitanteil. Auch „negative Rollanteile" wurden gemessen.

Bei anderen Patienten fanden wir trotz hohem Pettersson-Score (8–12) und subjektiv und klinisch schlechtem Zustand noch eine ausreichend gute Kinematik mit genügend großem Rollanteil, geringerem Gleitanteil, stetigerem Kurvenverlaüf und keinem ausgeprägten „negativen Rollen" gegen die Bewegungsrichtung, so daß wir in der Weiterbehandlung trainingstherapeutische Maßnahmen je nach Meßbefund noch als erfolgversprechend ansahen (Abb. 7).

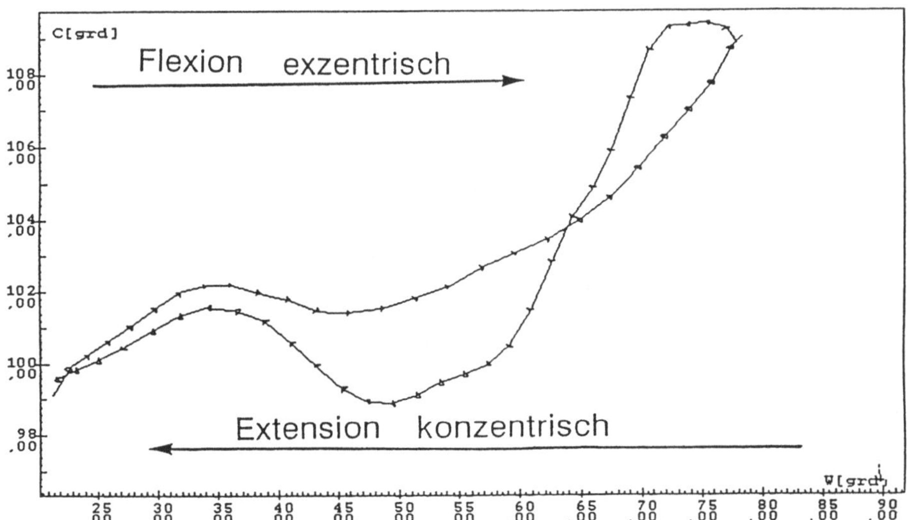

Abb. 7. Hämarthropathie rechtes Kniegelenk, Pattersson 8, Rollanteil annähernd über den gesamten Bewegungsbereich verteilt

Diskussion

Voruntersuchungen haben gezeigt, daß die Analyse des Roll-Gleitmechanismus des Kniegelenks dazu geeignet ist, frühzeitig Aussagen über den kinematischen Status und die Belastungsfähigkeit des Kniegelenkes unter verschiedenen Belastungsbedingungen zu erhalten.

Da die Muskulatur einen entscheidenden Einfluß auf den Roll-Gleitmechanismus ausübt, kann man Rückschlüsse auf deren Funktionszustand und etwaige bestehende „Muskuläre Dysbalancen" ziehen.

Bei physiologischem Roll-Gleitverhalten kann man davon ausgehen, daß die Polyzentrik des Kniegelenks erhalten ist und durch die Muskulatur bestimmt wird. Je mehr der Rollanteil abnimmt oder sogar in „negatives Rollen" übergeht, desto mehr nähert sich das Kniegelenk einem monozentrischen Verhalten. In diesem Fall besteht die Möglichkeit, daß die Muskulatur an Bedeutung verliert und die Bewegung des Kniegelenks nunmehr durch die knöcherne Führung oder durch die geschrumpfte Kapsel geprägt ist.

Der kinematische Endzustand des Kniegelenks als monozentrisches Gelenk stimmt jedoch nicht immer mit dem radiologischen überein. So haben wir Kniegelenke mit niedrigerem Pettrsson Score (6–8) untersucht, die sich kinematisch deutlich monozentrisch verhielten, und Kniegelenke mit einem Petterson Score von 8–12, die noch genügend große Rollanteile hatten.

Die therapeutische Konsequenz aus diesen Erkenntnissen muß erst noch in Langzeitstudien untermauert werden. Bis jetzt scheint es richtig zu sein, daß ein monozentrisches Gelenk durch eine verbesserte muskuläre Führung kaum gebessert werden kann und erfordert operative Maßnahmen, wenn vorher eine Kapselschrumpfung als Ursache ausgeschlossen wurde. Das noch polyzentrische Gelenk ist dagegen einer konservativen Trainingstherapie noch zugänglich.

Therapeutisch empfiehlt sich daher für das linke Knie das Patienten WL eine intensive krankengymnastische und trainingstherapeutische Behandlung der knieumgebenden Muskulatur und der gesamten Bewegungskette, vor allem mit Betonung der Kniestrecker und Dehnung der Hamstringmuskulatur.

Das rechte Knie hat kinematisch seine Polyzentrik nahezu eingebüßt und erscheint konservativ nicht mehr behandelbar. Hier ist nach erfolgloser manueller Therapie mit Kapseldehnung die Versorgung mit einer Kniegelenksendoprothese angezeigt.

Zusammenfassung

Mittels biomechanischer Bewegungsanalyse ist es möglich, die innere Kinematik des Kniegelenks anhand des Roll-Gleitverhaltens zu analysieren. Dadurch wird es möglich, die richtigen, gelenkorientierten therapeutischen Konzepte einzuleiten und auf ihren Erfolg zu überprüfen.

Es konnte festgestellt werden, daß das klinisch und radiologisch weniger betroffene Gelenk sich häufig kinematisch an die schwerer betroffene Seite anpaßt.

Durch die detaillierte Analyse der konzentrischen und exzentrischen Belastungsphase ist es möglich, die muskuläre Dysbalance zu erkennen und spezifisch anzugehen.

Die klinische und radiologische Diagnostik erlaubt keine Aussagen über die funktionellen Bewegungsabläufe im Kniegelenk.

Langzeitverläufe der Kniekinematik können dazu beitragen, mit größerer Sicherheit individuelle Therapiekonzepte zu erstellen und deren Erfolg oder Mißerfolg zu beobachten.

Literatur

1. Schumpe G (1985) Biomechanische Aspekte am Kniegelenk. Habilitationsschrift, Universität Bonn
2. Seuser A (1990) Biomechanische Aspekte am Kniegelenk beim medizinischen Muskelaufbautraining mit speziellen isokinetischen Trainingsstühlen. Med Dissertation, Universität Bonn

Wertigkeit der Magnetresonanztomographie bei der hämophilen Arthropathie unter besonderer Berücksichtigung dynamischer Untersuchungen mit Gadolinium

H. H. EICKHOFF, M. NÄGELE, W. KOCH, A. SEUSER, J. OLDENBURG, H.-H. BRACKMANN

Einleitung

Die hämophile Arthropathie mit schweren destruktiven Veränderungen entsteht als Folge von rezidivierenden Einblutungen. Zu über 35% ist das Kniegelenk betroffen. Die pathogenetischen Vorgänge laufen primär im Synovialgewebe ab. Das Synovialgewebe besitzt ein hohes fibrinolytisches Potential, das sich bei entzündlicher Irritation des Gelenkes weiter erhöht. Beim Gesunden wird hierdurch eine posttraumatische Gerinnselbildung vermieden. Bei der Hämophilie bedeutet dies, daß subsynoviale und intraartikuläre Blutungen erleichtert und unterhalten werden. Durch wiederholte Blutungen entsteht das pathologisch-anatomische Korrelat einer villonodulären Synovitis.

Bei entzündlichen Kniegelenkerkrankungen mit chronischer Synovitis wird das Magnetresonanztomogramm (MRT) schon seit längerem mit Erfolg eingesetzt (Reiser et al. 1989). T 1-gewichtete Aufnahmen zeigen die Ausbreitung des Entzündungsprozesses in das subchondrale Knochenmark. Sehr geringer Kontrast besteht jedoch zwischen dem signalschwachen Pannus, den Menisci, Kreuzbändern und Gelenkerguß.

T2-gewichtete Aufnahmen zeigen den Erguß mit hoher Signalintensität und die hypertrophe Synovialis mit niedriger Signalintensität (SI). Die Abgrenzung von Pannus gegenüber den Menisci, Kreuzbändern und Knorpel gelingt nur unzureichend.

Gadolinium (Dd)-Diethylentriaminpentaazetat (DTPA) i.v. führt auf T1-gewichteten Aufnahmen zu einem Anstieg der SI in der hypertrophierten Synovialis aufgrund ihres vergrößerten Extrazellularraumes, dem Verteilungsvolumen von Gd-DTPA. Erguß, Menisci und Kreuzbänder zeigen visuell keine erkennbare Steigerung der SI. Hohe Steigerungen der SI korrelieren mit vaskularisierten Pannusarrealen, niedrige SI-Steigerungen entsprechen fibrösem Pannus (König et al. 1990).

Entsprechend dieser Erfahrungen wurde in unserer Studie die Anwendung des Kontrast-MRT unter anderem auch in dynamischer Untersuchung bei der hämophilen Kniegelenkarthropathie erprobt.

Material und Methode

Patienten

17 Patienten mit hämophiler Kniegelenkarthropathie wurden untersucht. 15 hatten eine Hämophilie A, 2 eine Hämophilie B. Die Restaktivität betrug 11mal < 1%, 4mal 1 – 5%, 1mal 5 – 15% und 1mal < 40%.

MRT-Untersuchung

Die Untersuchungen erfolgten an einem 1.5-T supraleitenden Magneten (S 15; Philips, Eindhoven, Netherlands). Die Matrixgröße lag bei 256 mal 256 Pixeln.

Alle statischen MRT-Untersuchungen wurden mit einer T 1- (TR = 500 ms, TE = 16 – 20 ms) und T 2-gewichteten (TR = 1600 ms, TE = 20/120 ms) Spin-Echo (SE)-Sequenz vor der Kontrastmittelgabe untersucht. Die T 1-gewichtete SE-Sequenz nach i.v. Bolusgabe von Gd-DTPA wurde im Anschluß an die dynamische Untersuchung durchgeführt. Alle Aufnahmen wurden in sagittaler Schnittführung mit einer Schichtdicke von 6 mm akquiriert. Die Signalintensitäten wurden mit einer „Region of Interest“ (ROI) gemessen. Die jeweilige ROI wurde der anatomischen Struktur und Befundgröße maximal angepaßt. Das durchschnittliche Hintergrundrauschen wurde in einem dem Kniegelenk benachbarten Feld gemessen.

Die dynamischen Untersuchungen wurden mit Fast-Field-Echo (FFE)-Sequenzen (TR = 400 ms, TE = 10 ms, Flipwinkel = 70 °) durchgeführt. Die Schichtauswahl erfolgte in der Ebene der größten Befundausdehnung auf einer T 1-gewichteten SE-Aufnahme vor Gd-DTPA Gabe. Nach der ersten FFE-Sequenz erfolgte die i.v. Bolus Injektion von Gd-DTPA (0.1 mmol/kg/KG) über eine Kanüle in einer Kubitalvene. Daraufhin schlossen sich 7 weitere FFE-Sequenzen an. Transmitter und Receiver-Einstellungen wurden konstant gehalten. Diese Technik ermöglichte 3 FFE-Sequenzen pro Minute. Das Kontrast zu Rausch-Verhältnis wurde nach der Formel (SI 1 – SI 2)/SI Rauschen berechnet (Erlemann et al. 1989). Zusätzlich wurde die Signalintensität vor Gd-DTPA Gabe (SI 0), die Zeit zwischen i.v. Gd-DTPA Gabe und dem Erreichen der maximalen Signalintensität (T max) und die maximale Signalintensität (SI max) bestimmt. Der prozentuale Anstieg der Signalintensität nach KM-Injektion wurde ermittelt ((SI max – SI 0) × 100/SI 0). Die Steigung der Geraden der Signalintensitätserhöhung wurde in Prozent pro Sekunde berechnet ((SI max – SI 0) × 100/SI 0 × T max).

Röntgenuntersuchung

Röntgenaufnahmen der Kniegelenke wurden zum Zeitpunkt der MRT-Untersuchung angefertigt. Die Beurteilung erfolgte nach dem Pettersson-Score (Pettersson et al. 1980) (Tabelle 2).

Tabelle 1. Klinischer Score/Patientenverteilung (n = 17)

Scorepunkte	n
0–3	6
4–6	9
7–9	1
10–12	1
13–14	0

Tabelle 2. Pettersson-Score/Patientenverteilung (n = 17)

Scorepunkte	n
0–4	4
5–7	2
8–10	3
11–13	8

Klinische Untersuchung

Die orthopädisch klinische Gelenkuntersuchung erfolgte ebenfalls am Untersuchungstag. Die Parameter Schmerz, Bewegungsfähigkeit, Synovitis, Muskelatrophie, Fehlstellung, Instabilität und Gelenkerguß wurden nach einem Score bewertet (Mitchet u. Hunder 1985) (Tabelle 1).

Statistik

Die klinische, röntgenologische und MRT Beurteilung erfolgte jeweils ohne Kenntnis der Ergebnisse der anderen Verfahren und wurden miteinander korreliert. Die statistische Ausarbeitung erfolgte mit EDV. Signifikanzberechnungen wurden mit dem Mann-Whitney-Test durchgeführt.

Ergebnisse

Statische MRT-Untersuchung

Nach Gd-DTPA i.v. ließ sich eine statistisch signifikante Steigerung der SI im Bereich der proliferierenden Synovia um durchschnittlich 37,4% auf T1-gewichteten SE-Aufnahmen erkennen. Das Knochenmark, Muskulatur, Fettgewebe, Sehnengewebe und intraartikuläre Flüssigkeit zeigten keine visuell erkennbare Steigerung der SI.

Dynamische MRT-Untersuchung

Auf den T 1-gewichteten FFE-Aufnahmen ließ sich nach Gd-DTPA i.v. eine statistisch signifikante Steigerung der SI im Bereich der proliferierenden Synovia um durchschnittlich 47,7% erkennen. Das Knochenmark, Muskulatur, Fettgewebe, Sehnengewebe und intraartikuläre Flüssigkeit zeigten keine visuell erkennbare Steigerung der SI.

Der durchschnittliche Gradient des Signalintensitätsanstieges für die synovialen Prolieferationen betrug 39,6% pro Minute und war signifikant unterschiedlich zu Knochenmark, Muskulatur, Fettgewebe, Sehnengewebe und intraartikuläre Flüssigkeit.

Korrelation Pettersson-Score mit dynamischer MRT-Untersuchung

Der statistische Vergleich der Signalintensitätsgradienten der synovialen Proliferation ergab keine signifikante Korrelation zwischen der Ausprägung der röntgenologischen Veränderungen bewertet mit dem Pettersson-Score und dem Signalintensitätsverhalten des Synovialgewebes nach Gadolinium-Gabe.

Korrelation der Klinik mit dynamischer MRT-Untersuchung

Der statistische Vergleich der erzielten Scorewerte der klinischen Untersuchung mit den Signalintensitätsgradienten der synovialen Proliferationen nach Gadolinium-Gabe ergab keine signifikante Korrelation.

Der getrennte statistische Vergleich der klinischen Einzelparameter mit den Signalintensitätsgradienten der synovialen Proliferationen ergab einen signifikanten Unterschied für die Schwere der Achsfehlstellung. Für die restlichen klinischen Parameter ergab sich keine statistisch signifikante Korrelation.

Zwischen dem Alter des Patienten, Typus der Hämophilie, Schweregrad des Faktorenmangels und Häufigkeit der Blutungsepisoden und dem Signalintensitätsgradienten der synovialen Proliferationen fand sich ebenfalls keine statistisch signifikante Korrelation.

Fallbeispiele

Fall 1: (Abb. 1 a, b)

M. R.: 9 Jahre, A < 1%, rechtes Knie

Die T 1-gewichtete SE-Aufnahme (Abb. 1 a) zeigt synoviale Proliferationen im femurotibialen und patellofemuralen Gelenk, Aufweitung des Recessus suprapatellaris. Erniedrigte SI-Areale im Hoffa' Fettkörper. Sagittale FFE-Aufnahme (Abb. 1 b). Kurvenverlauf dynamischer Scan vor und nach Gd-DTPA. Knochenmark weist keine signifikante SI-Stei-

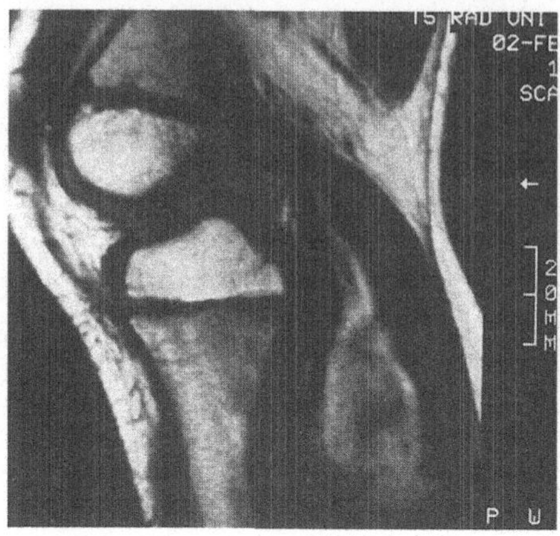

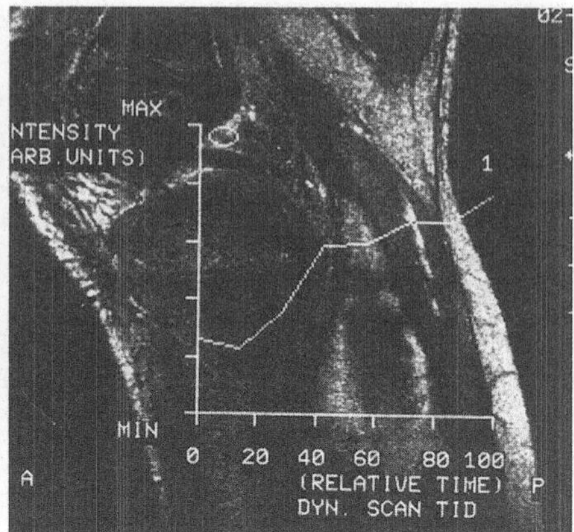

Abb. 1a, b. Fall 1 (vgl. Text)

gerung auf. Geringe SI-Steigerung in der Muskulatur. Synoviale Proliferationen weisen einen sehr raschen und hohen SI-Anstieg auf. 40 sec nach Injektion findet sich eine Plateauphase.

Fall 2: (Abb. 2a–c)
B.W.: 34 Jahre, A < 1%, linkes Knie
Sagittale T1-gewichtete FFE-Aufnahmen nach Gd-DTPA. Starker SI-Anstieg der synovialen Proliferationen im Verlauf (Abb. 2a, b). In Abb. 2c ist der SI-Anstieg in der markierten ROI graphisch dargestellt.

Fall 3: (Abb. 3a, b)
D.D.: 25 Jahre, A < 1%, rechtes Knie
Sagittale T1-gewichtete SE-Aufnahmen vor und nach Gd-DTPA. Es zeigt sich nach Gd-DTPA Gabe ein deutlicher SI-Anstieg der synovialen Proliferationen.

Zusammenfassung

Voraussetzungen für eine gezielte Therapieplanung der hämophilen Arthropathie sind nach Ahlberg (Ahlberg 1965) neben den hämostaseologischen Gesichtspunkten die röntgenologischen und orthopädischen Kontrollen.

Die wichtige pathogenetisch-anatomische Struktur ist die Synovialis bzw. die synoviale Proliferation.

Das Röntgenbild ist in der Frühphase häufig unauffällig und daher zur Beurteilung des Gelenkstatus wenig hilfreich. Auch im fortgeschrittenen Stadium lassen Röntgenbilder nur eine indirekte Beurteilung der synovialen Proliferationen zu. Eine verläßliche Differenzierung von Erguß und synovialer Proliferation ist nicht möglich. Auch bei der klinischen Untersuchung ist die exakte quantifizierbare Beurteilung der synovialen Strukturen kaum möglich.

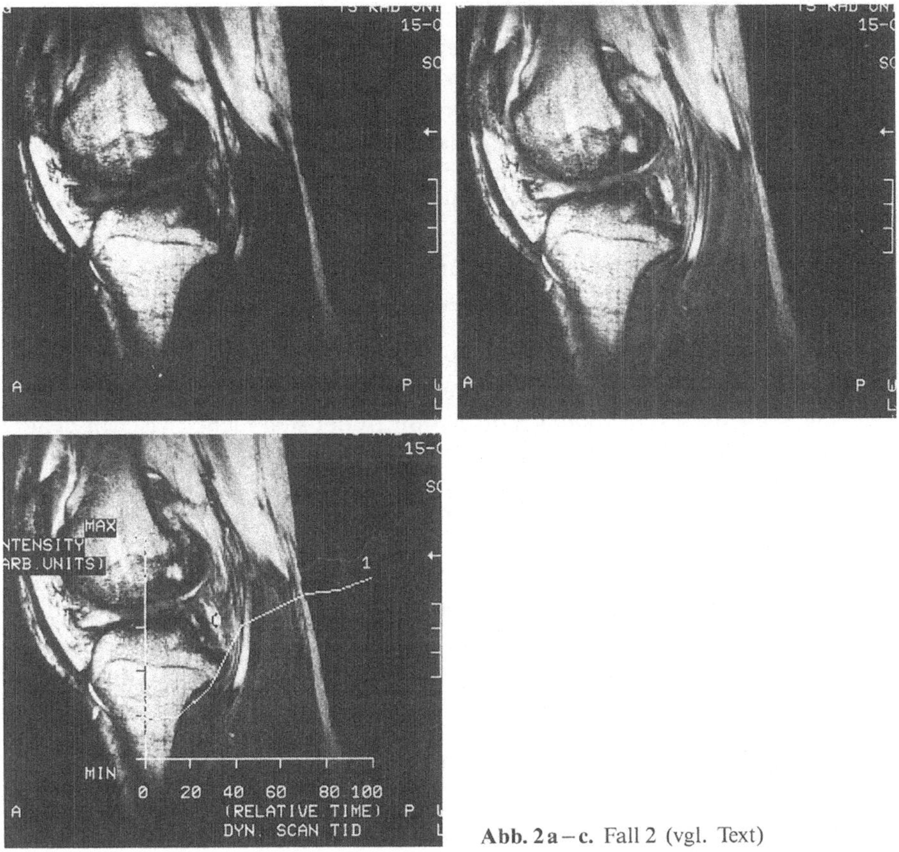

Abb. 2a–c. Fall 2 (vgl. Text)

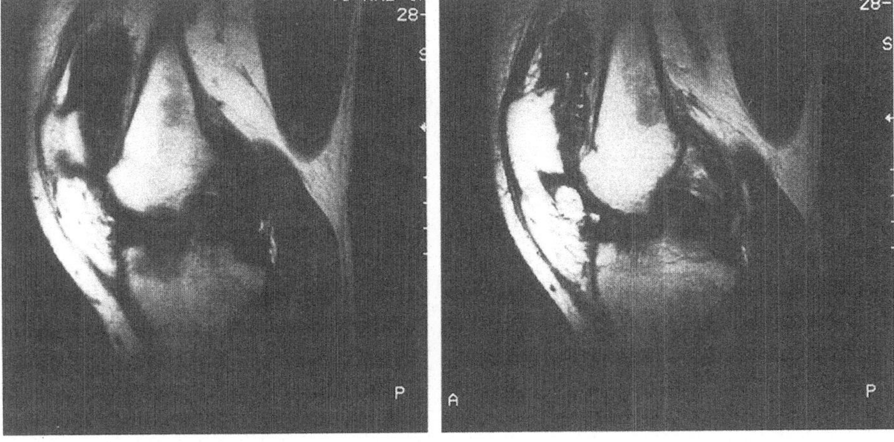

Abb. 3a, b. Fall 3 (vgl. Text)

Aufgrund des hohen Weichteilkontrastes eignet sich das MRT für die Darstellung synovialer Strukturen in hohem Maße. Studien mit rheumatoiden Arthritiden haben einen hohen Anstieg der Signalintensität nach Gabe von Gd-DTPA gezeigt. Das Maß und die Geschwindigkeit der Intensitätszunahme korrelierten mit unterschiedlichen vaskularisierten pannösen Proliferationen.

Die vorliegende Studie bei hämophiler Arthropathie zeigt im Vergleich mit der rheumatoiden Arthritis einen bedeutend geringeren Anstieg der Signalintensität nach Gd-DTPA Gabe. Die synovialen Proliferationen bei der hämophilen Arthropathie zeichnen sich histologisch durch einen hohen Gehalt an Bindegewebe und Hämosiderineinlagerungen aus. Es kann angenommen werden, daß diese strukturelle Zusammensetzung im Sinne von Suszeptibilitätsartefakten verantwortlich ist für das im Vergleich mit der rheumatoiden Arthritis unterschiedliche Signalintensitätsverhalten.

Eine statistisch signifikante Korrelation findet sich nicht zwischen dem Signalverhalten der synovialen Proliferationen nach DG-DTPA Gabe und dem klinischen Beschwerdebild bzw. den Röntgenaufnahmen. Lediglich für die Achsenabweichung läßt sich eine signifikante Korrelation nachweisen. Die Vermehrung des bindegewebigen Anteils und die Hämosiderineinlagerungen dürften für die schlechte Korrelation der klinischen und radiologischen Parameter mit dem SI-Verhalten der dynamischen MRT verantwortlich sein.

Die Dauersubstitution von Faktor, die Synoviorthese und die Synovektomie beeinflussen therapeutisch direkt oder indirekt die synoviale Proliferation und somit die hämophile Arthropathie. Zur Beurteilung dieser Therapiemaßnahmen ist die Durchführung kontrollierter Studien unter Einsatz der dynamischen MRT-Untersuchung mit Gd-DTPA Gabe zu empfehlen.

Das Ultraschalltopometer: Eine neue Meßmethode zur 3D-Bewegungsanalyse

A. SEUSER, G. SCHUMPE, H. EICKHOFF, J. OLDENBURG, H.-H. BRACKMANN

In Bonn werden seit 1979 mit Hilfe des Ultraschalltopometers biomechanische Bewegungsstudien durchgeführt (s. Abb. 1, Beitrag Seuser et al., S. 165).

Zu diesem Zweck werden am Probanden Ultraschallsender angebracht, die mit einer programmierbaren Wiederholungsfrequenz zyklisch Ultraschallimpulse aussenden (Abb. 1).

Das Meßsystem registriert die Zeit vom Aussenden der US-Impulse bis zum Eintreffen in speziellen, im Raum fest installierten Ultraschallempfängern.

Daraus lassen sich die genauen 3D-Ortskoordinaten der Sender berechnen.

Bis zu 16 Sender können mit einer zeitlichen Abtastung von 100 mal/s mit einer Ortsauflösung von unter 1 mm registriert werden.

Die Bewegungskurve kann im On-line-Betrieb auf dem angeschlossenen Computer dargestellt werden.

Als Indikationen zur Bewegungsanalyse haben sich seitdem folgende Problemstellungen angeboten:

1. Verlaufskontrolle einer Haltungs- und Bewegungsstörung während entsprechender Therapie (z. B. Faktor VIII oder physikalische Therapie und KG).
2. Früherkennung von spezifischen Gelenkbelastungen beim Sport, am Arbeitsplatz oder in der Rehabilitation.
3. Erlernung von Bewegungsformen oder Eliminierung von Fehlbewegungen unter Feedbackkontrolle (z. B. Gangschule).
4. Intraoperative Überwachung von z. B. Umstellungsosteotomien.
5. Objektive Winkel-, Längen- und Abstands- und Oberflächenvermessungen.
6. Verifizierung von Patientenangaben über Schmerzsymptomatik.

An einigen Beispielen sei die Anwendbarkeit des Topometers demonstriert:

a) Ganganalyse:

Gemessen werden je nach Fragestellung die Bewegungen von Körperpunkten während des Ganges (Abb. 1). In diesem Fall soll die Ganzkörpersymmetrie der Gangbewegung überprüft werden. Im einzelnen ist das die Rotation des Schultergürtels und des Beckens in sich und jeweils gegeneinander. Zusätzlich soll ein Einblick in die grobe Bewegungsausrichtung und Koordination von Hüft- und Kniegelenk gefunden werden. Dazu brauchen wir je zwei Ultraschallsender auf dem Acromion und den beiden Spinae iliacae anterior superior. Zusätzlich je zwei Ultraschallsender auf beiden Kniegelenkspalten und auf beiden Außenknöcheln.

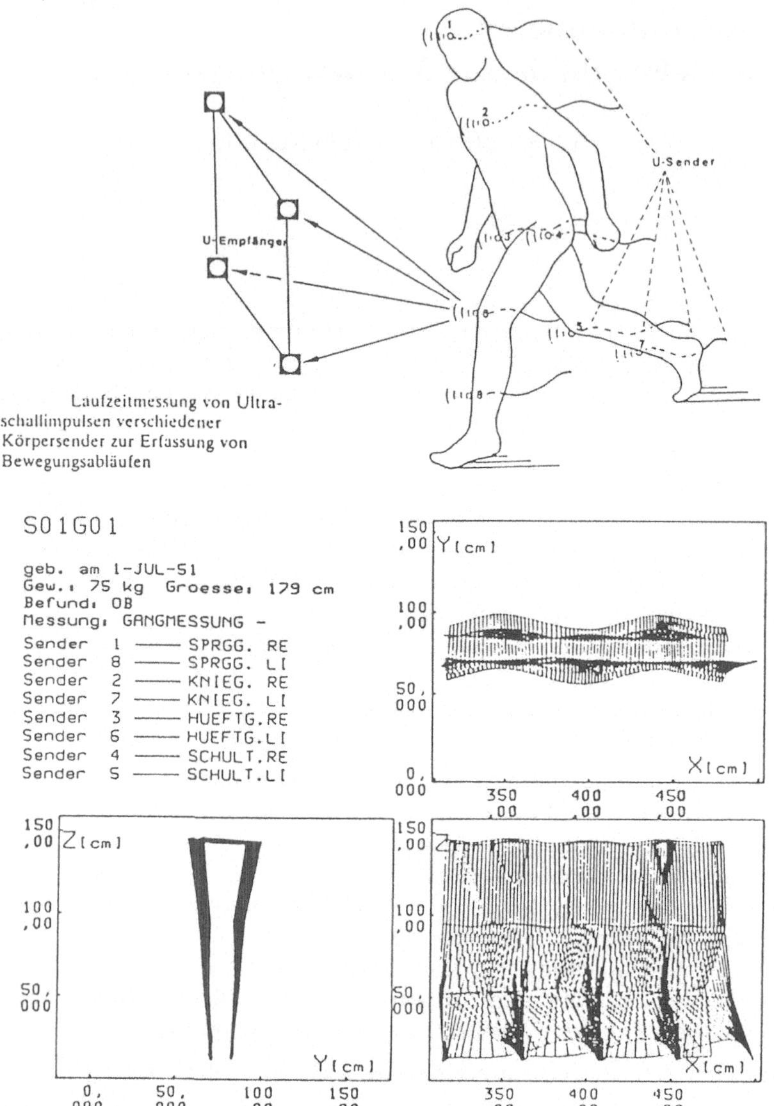

Abb. 1. Ganganalyse mit dem Ultraschalltopometer

In unserem Beispielfall (Abb. 1) erkennen wir sowohl in der Seitansicht (unten links) als auch in der Aufsicht (oben rechts) und der Frontansicht (unten rechts) keine Asymmetrien oder sonstige Auffälligkeiten bei dem gesunden Probanden.

Jede Abweichung aus der Symmetrieebene aufgrund einer in Zukunft auftretenden Erkrankung kann im Vergleich sofort aufgedeckt und festgehalten werden.

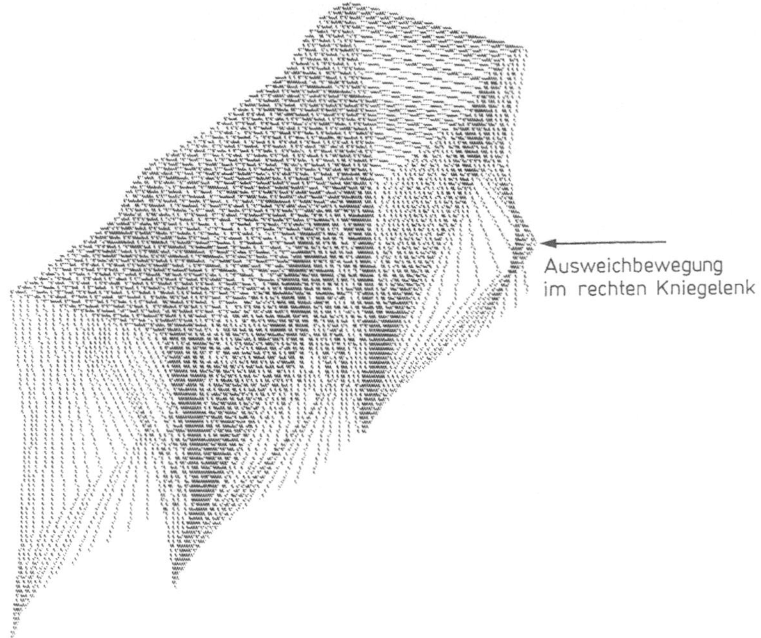

Abb. 2. Weiterverarbeitung der Ganganalysedaten mit einem CAD-Programm

Die gemessenen Daten können auch weiterverarbeitet werden, z. B. über ein CAD-Programm (Abb. 2). Jetzt läßt sich das Gangbild von jedem beliebigen Raumpunkt aus betrachten und analysieren. In der gewählten diagonalen Betrachtung von oben fällt bei diesem Patienten das seitliche Ausweichen des Kniegelenkpunktes auf. Bei dem Patient besteht ein Zustand nach Apoplex mit Peronäuslähmung und einer Zirkumduktion des rechten Kniegelenkes.

Diese Fehlbewegung kann genau dokumentiert und der Therapieerfolg nach Stimulation des Nerven und Gangschulung gemessen werden.

b) Bewegungsfeinanalyse:

Auch eine Messung der Feinkoordination des Kniegelenkes oder anderer Gelenke beim Gang oder bei anderen Aktivitäten ist durch entsprechenden Versuchsaufbau möglich (Abb. 3).

Unter Vermeidung von Hautverschiebungen werden je 3 Sender oberhalb und unterhalb des Gelenkes angebracht.

Die Bewegungen des Ober- und Unterschenkels in den 3 Ebenen können dann dargestellt werden. Die Seitansicht zeigt den gesamten Bewegungsablauf und etwaige Einschränkungen in Beugung und Streckung des Kniegelenkes. Die Aufsicht läßt am besten Ausweichbewegungen zur Seite und die Frontansicht Rotationsbewegungen erkennen.

So zeigt die Kniewinkeldarstellung beim Gang bei dem hämophilen Patienten (Abb. 4) im Lastbereich keinen glatten Verlauf sondern kleine Schwankun-

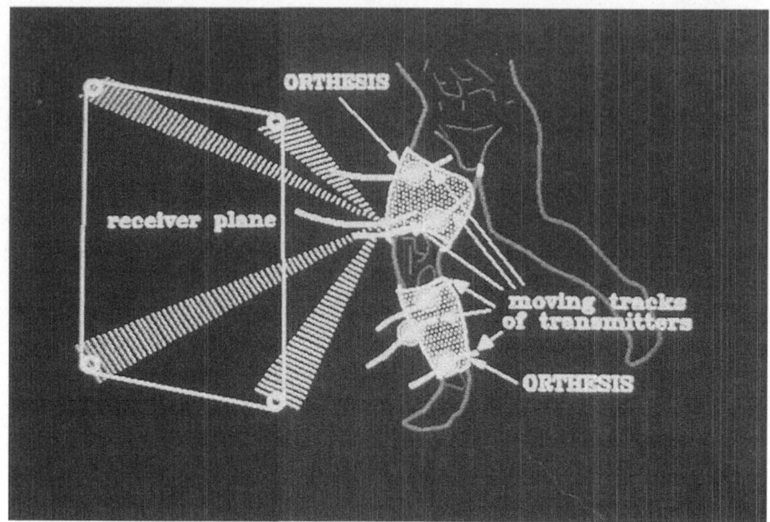

Abb. 3. Versuchsaufbau zur topometrischen Feinanalyse der Kniebewegung

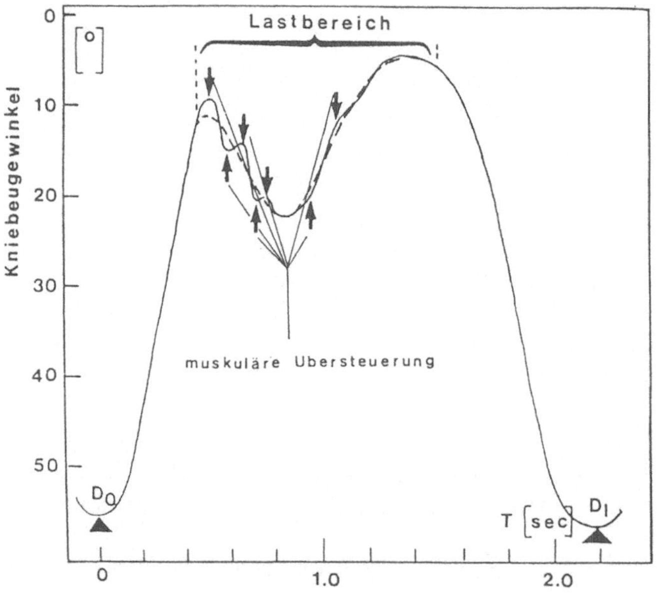

Abb. 4. Darstellung des Kniewinkels eines hämarthropatischen Kniegelenkes während des Ganges im Lastbereich

gen, die in seinem Fall symptomatisch sind für seine gestörte Koordination bei insuffizienter, knieumgebender Muskulatur.

Bei der Bewegungsfeinanalyse einer Athletin mit der Diagnose Außenbandreizung während einer Kniebeuge zeigte die Kniewinkelkurve keine Auffällig-

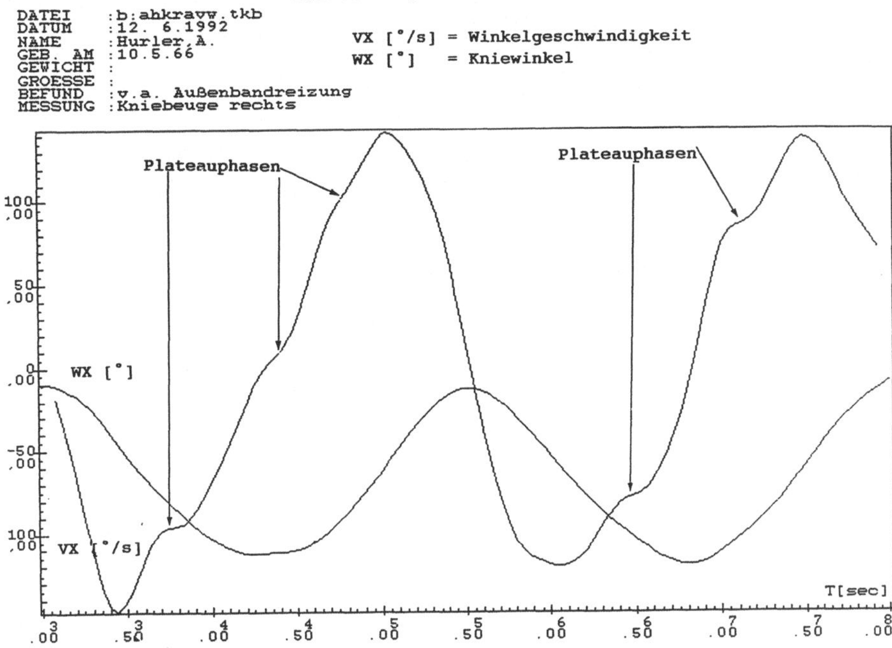

Abb. 5. Kniewinkel- und Kniewinkelgeschwindigkeitskurve einer Athletin mit Außenbandreizung am Kniegelenk

keiten (Abb. 5). Erst die 1. Ableitung, nämlich die Winkelgeschwindigkeit, zeigt die Koordinationsstörung aufgrund einer muskulären Dysbalance.

c) Analyse des Roll-Gleit-Mechanismus:

Wichtigster zu bestimmender Parameter bei der Analyse der Kniekinematik ist für uns der Roll-Gleit-Mechanismus. Dieser ist das Produkt aller knieumgebender Strukturen wie Kapsel-Band-Apparat, Knochen, Menisci und vor allem der Muskulatur.

Die Roll-Gleit-Funktion ist durch die Tibiastellung in Bezug auf die Femurkondylen während der Kniebewegung geprägt (Abb. 6).

Diese wird bestimmt, indem man – bei festgerechnetem Femur – eine Tangente an die gemessene Bewegungsspur die Tibiapunkte legt (Abb. 6). Der Winkel, den diese Tangente mit der Verbindungslinie der Tibiasender einschließt, kennzeichnet als Tibiatangentenwinkel [C] die Stellung der Tibia im Raum.

Bei vermehrter Rollbewegung kommt es zu einer größeren Änderung der Tibiastellung zu den Femurkondylen und damit des Tibiatangentenwinkels. Maximal 35 ° Rollanteil sind während einer Kniebewegung möglich.

Bei einer reinen Gleitbewegung wäre die Änderung des Tibiatangentenwinkels [C] gleich o °. Die Tibia führte praktisch die Kondylenform des Femurs

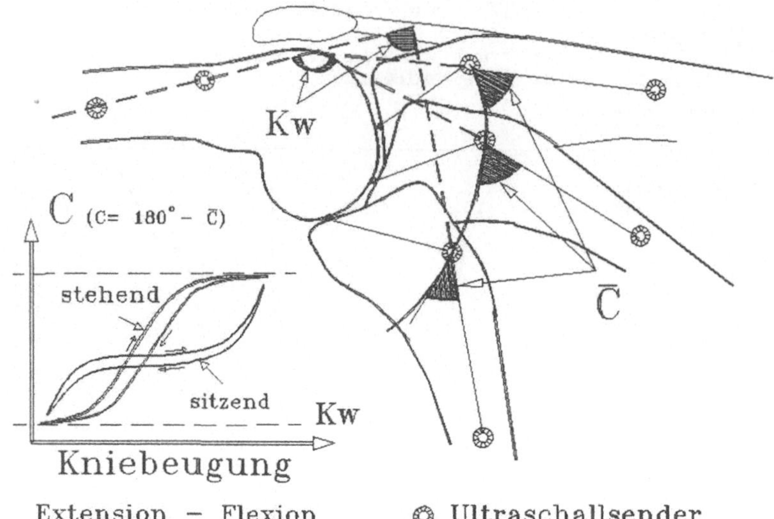

Abb. 6. Theoretische Grundlage zur Berechnung des Roll-Gleit-Verhaltens des Kniegelenkes

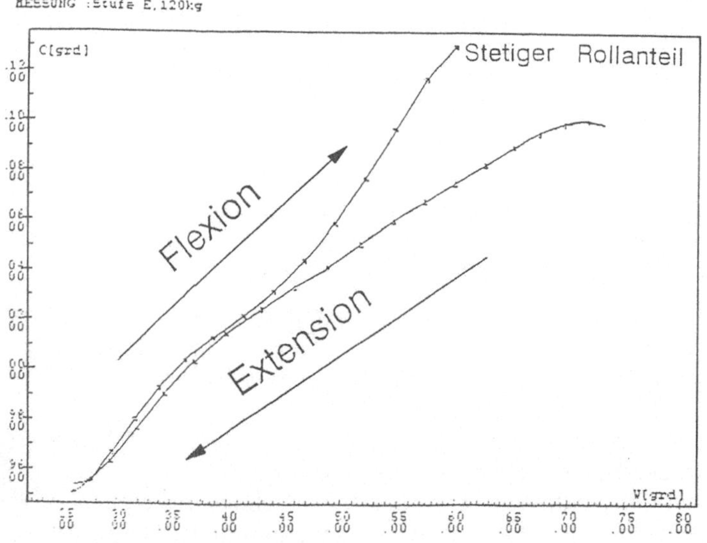

Abb. 7. Veränderung des Roll-Gleit-Verhaltens bei verschiedener Belastung auf einem Legpress-Trainingsgerät

nach und die Bewegungsspur der Ultraschallsender würde sich gemäß der Radien der Femurkondylen darstellen.

Das Teilbild (Abb. 6) unten links zeigt das Verhalten des Tibiatangentenwinkels [C] in verschiedenen Belastungen. Unbelastet bleibt der Winkel während der Kniebewegung über längere Phasen unverändert, wie bei vermehrter

Gleitbewegung. Bei Belastung ändert sich der Tibiatangentenwinkel während der Kniebeugung andauernd, was für einen vermehrten Rollanteil spricht.

Wir halten das Rollen wegen des regelmäßigen Kontaktflächenwechsels für den physiologischeren Bewegungsansteil. Bei allen Störungen im Kniegelenk kommt es zu einer Abnahme des Rollanteils.

Der Roll-Gleit-Mechanismus reagiert sehr sensibel und spezifisch auf unterschiedliche Kniebewegung und Belastungssituationen. Zusammenfassend zeigt die Abb. 7 die Änderung des Roll-Gleitverhaltens beim Leg-press-Training.

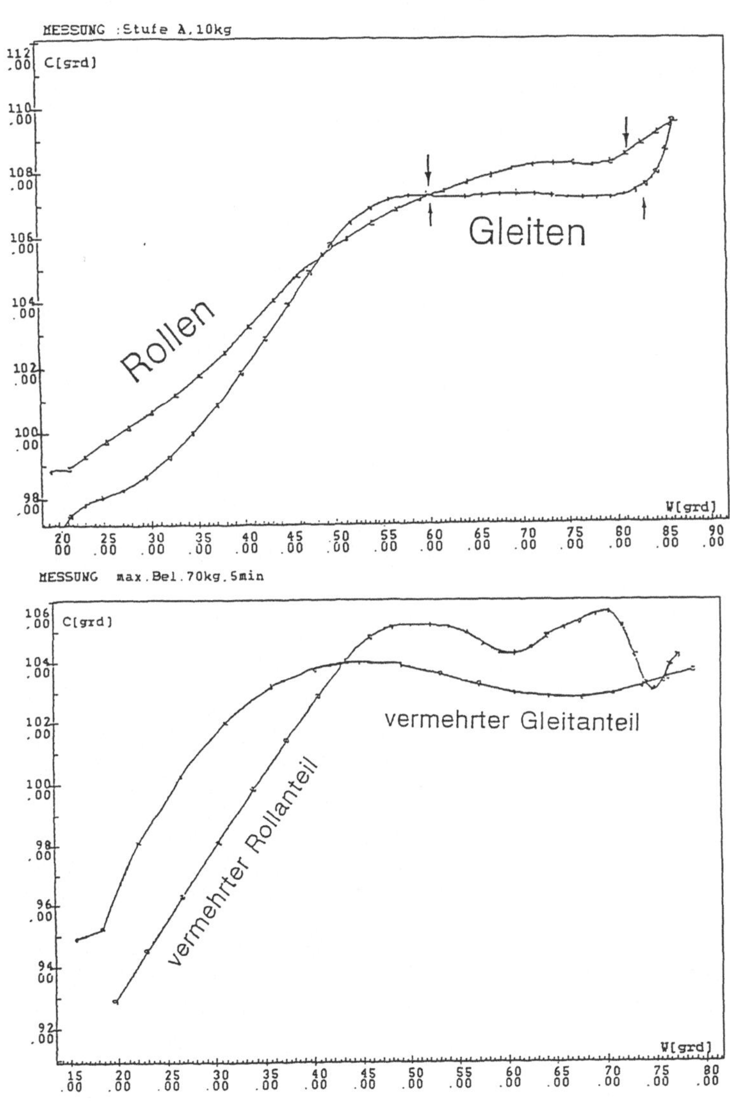

Abb. 7 (Teil 2)

Bei 10 kg Belastung wurden zwischen 10 und 15 ° erreicht, die Verteilung des Rollanteils war noch ungleichmäßig, mit initial größerem Gleitanteil. Bei maximalem Gewicht lag der Rollanteil höher, zwischen 18 und 35 °, der Kurvenverlauf war durchweg harmonischer, mit Verteilung des Rollanteils über den gesamten Bewegungsbereich. Bei subjektiver Ausbelastung kommt es wieder zu einer Abnahme des Rollanteil sowie zu einem unkoordinierten Verlauf der Roll-Gleit-Kurve.

Insgesamt gibt die 3 D-Bewegungsanalyse exakte Auskunft über zeitliche Koordinationsstörungen, phasenbezogene Bewegungseinschränkungen muskuläre Dysbalancen und andere gelenkspezifische Störungen, ohne eine Belastung für den Patienten darzustellen.

Speziell im Rahmen der Betreuung von Hämophilen empfiehlt es sich von Anfang an, eine genaue Vorstellung von der Funktion der betroffenen und noch wichtiger von den nicht betroffenen Gelenken zu haben. Die häufig fortschreitende Hämarthropathie, nach einer Blutungssereie, ohne daß weiter Blutungen stattfinden, ist ein Indiz dafür, daß schwere funktionelle Störungen im betroffenen Gelenk verblieben sind, die sich durch keine Form der klinischen oder radiologischen Diagnostik offenbaren.

Hier bietet sich die 3 D-Bewegungsanalyse an, um beginnende Bewegungsstörungen in noch nicht betroffenen Gelenken aufzuspüren und zu therapieren, bevor es zur Blutung kommt, und im betroffenen Gelenk Funktionsstörungen nach Blutungen zu entdecken und unter ständiger Kontrolle zu behandeln.

Literatur

1. Schumpe G (1986) Biomechanische Aspekte am Kniegelenk. Habilitationsschrift an der medizinischen Fakultät der Universität Bonn
2. Schumpe G, Hallbauer T (1991) Bewegungsmessung und ihr Aussagewert bezüglich der Körpergelenke, in VDI Berichte Nr. 882. VDI Verlag, Düsseldorf, S 569–581
3. Schumpe G, Messler H (1987) Biomechanischer Vergleich des Bewegungsablaufes zwischen dem gesunden und dem endoprothetisch versorgten Kniegelenk. Orthop Praxis 4:290–300
4. Schumpe G, Steffny G (1991) Der muskuläre Einfluß auf die innere Gelenkbewegung während des Gehens – Betrachtung hinsichtlich prothetischer Fragestellungen im Gangbildanalyse. In: Boenick U, Näder M, Mainka C (Hrsg) Vorträge Internationales Symposium der Otto Bock Stiftung, Mecke Druck und Verlag, Duderstadt, S 314–321
5. Seuser A, Hallbauer T, Schumpe G (1992) 3 D-Gang- und Bewegungsanalyse des Kniegelenkes beim medizinischen Muskelaufbautraining. In: Proceedings zum Europäischen Symposium über klinische Ganganalyse, Laboratorium für Biomechanik der ETH Zürich (eds), Hans Beusch, print-service, Schlieren/Schweiz, S 192–195
6. Seuser A (1990) Biomechanische Aspekte am Kniegelenk beim medizinischen Muskelaufbautraining mit speziellen isokinetischen Trainingsstühlen, Dissertation, Bonn

Thrombophilie: Lupusantikoagulanzien

Diskussionsleitung:

E. LECHLER (Köln)
P. A. KYRLE (Wien)

Diagnosis of Lupus Anticoagulants

D. A. TRIPLETT

Introduction

Antiphospholipid antibodies (APA) are a family of immunoglobulins which habe been defined by in vitro laboratory tests [1, 2]. The immunoglobulin may be of IgG, IgM, or IgA isotypes. In the majority of patients, they are polyclonal although occasionally monoclonal APAs are identified in patients with hematologic malignancies [3]. Often, within an individual patient, there may be a mixture of isotypes with differing reactivity toward negatively charged phospholipids. Recent observations would suggest that this group of antibodies may, in fact, be misnamed. There is increasing evidence that the antigenic target(s) may be a complex(es) of phospholipid and protein(s) [4, 5]. For example, anticardiolipin antibodies (ACA) require the presence of a plasma protein, beta$_2$ glycoprotein I (apolipoprotein H) for optimal reactivity in a solid phase ELISA assay [6, 7].

Lupus anticoagulants (LA) may be defined as immunoglobulins (IgG, IgM, IgA, or a mixture) which interfere with in vitro phospholipid dependent coagulation tests [e.g., activated partial thromboplastin (APTT), prothrombin time (PT), dilute Russell viper venom time (dRVVT)]. Each of these laboratory tests evaluates several phospholipid dependent coagulation steps (e.g., conversion of zymogenic factor X to factor Xa, prothrombin to thrombin). Consequently, it is not unexpected to find variable sensitivity of these tests to the presence of LA when a large population of patients are evaluated [8, 9]. A number of potential plasma protein "cofactors" have been proposed for the expression of LA activity. Bevers et al. have suggested human prothrombin as a necessary cofactor for demonstrating LA activity in vitro [10]. When animal substrate plasmas were utilized, the LA effect was lost. Other potential plasma cofactors necessary for LA acitivity include: beta$_2$ glycoprotein I, protein C, protein S, and the putative activated protein C (APC) cofactor [6, 7, 11].

In addition to the protein contribution to potential antigenic targets for LA, the properties of the associated lipid are also critical. In the original studies of Thiagarajan et al., only anionic phospholipids reacted with a monoclonal LA which was isolated from a patient with lymphoma [3]. Janoff and Rauch were the first to suggest the importance of phospholipid configuration for optimal antigenicity [12, 13]. Their studies found monoclonal LA reacted with lipids which assumed a hexagonal configuration at 37 °C. Their antibodies did not recognize phospholipids in a lamellar (physiologic) configuration.

Hexagonal phospholipid configurations may occur in vivo as a result of membrane damage. Thus, LA may represent antibodies produced in response to membrane injury resulting in lamellar to hexagonal reconfiguration.

Laboratory Diagnosis of LA

Following the original description of LA in 1952, these antibodies were regarded as a laboratory nuisance [14]. Since patients with LA did not bleed, the laboratorians and clinicians did not wish to the confronted with the common finding of an unexplained prolonged APTT or other screening tests of coagulation. As a result, manufacturers of reagents tailored their products to be *insensitive* to the presence of LA. In most cases, the diagnosis of LA was a matter of serendipity. Typically, it was a result of the inquisitiveness and skill of well-informed laboratory technologists. When the diagnosis was conveyed to the clinician, there was often a sense of frustration given the fact that the patient had an abnormal coagulation study, and yet there was no apparent risk of bleeding. With the recognition that LA and other members of the APA family were associated with a variety of clinical complications including recurrent spontaneous abortions (RSA), arterial and venous thromboembolic events, and a variety of other clinical complications, reagent manufacturers began redesigning their reagents to be "sensitive" to the presence of LA [1, 2, 15, 16].

When the laboratory is asked to evaluate a patient for the presence of APA, it is necessary to pursue two parallel lines of investigation. A series of fibrin-based clotting assays should be initiated to identify LA [17, 18]. Also, appropriate assays for ACA are required. Approximately 60% of individuals have concurrence of ACA and LA test results [19]. In the remaining 40% one antibody is present and the other absent. The presence of both antibodies does not appear to increase the risk of thrombosis or obstetrical complications.

The working Party on Acquired Inhibitors of Coagulation of the International Committee on Thrombosis and Haemostasis (ICTH) first proposed a set of laboratory criteria to diagnose LA in 1983 [20]. In my experience, these criteria proved too stringent; specifically, mixing studies are difficult to interpret with mildly prolonged clotting times and factor assays do not always show reduction of apparent factor activity or nonparallel assay curves. More recently, the Scientific and Standardization Committee (SSC) Subcommittee for the Standardization of Lupus Anticoagulants has published *guidelines for testing and revised criteria for LA* [21]. This publication carefully documents a systematic approach to the laboratory diagnosis of LA. Minimal criteria include: (a) an abnormality of an in vitro phospholipid dependent coagulation test(s); (b) demonstration of an inhibitor (circulating anticoagulant) as a cause of the abnormal screening test (mixing patient and normal plasmas); (c) proof the inhibitor is directed at phospholipid protein complexes (not specific coagulation factors). In addition to the above criteria, it may be necessary to perform factor assays. Often, factors of the proximal intrinsic pathway of coagulation are preferentially affected (i.e. factors XII, XI, VIII, IX). With dilution, the apparent activity of a given factor tends to increase. This results in nonparallel lines in factor assays. Other supporting criteria for the diagnosis of LA include a positive antiphospholipid antibody ELISA assay. Optimally, the anticoagulant should be demonstrated to be an immunoglobulin (stable to 56 °C for 20 min, protein G extractable, etc).

Screening Tests for LA

The sensitivity of any screening test to the presence of LA is highly dependent upon proper preparation of platelet poor plasma (PPP). With the exception of the plasma clotting time (PCT), the sensitivity of all screening tests is inversely proportional to the residual platelets in the PPP. An achievable goal in the preparation of PPP is a residual platelet count of less than 10000 per microliter. Unfortunately, many laboratories do not quality control the preparation of PPP. In cases where the PPP is to be frozen for evaluation at a later date, it is recommended that the plasma be filtered utilizing 0.22 μm filters [22]. It is also important to filter normal PPP in a similar fashion if aliquots are to be frozen and used in mixing studies.

The APTT is the most popular screening test used for LA [18]. With the recent recognition of LA as an important laboratory finding in identifying patients at risk for thrombosis and obstetrical complications, manufacturers of APTT reagents have developed products which are "sensitive" to the presence of LA. Presumably, these APTT reagents have either decreased total amount of phospholipid or altered proportions of various phospholipids [23].

APTT reagents contain phospholipids and an activator of the contact system. The source of phospholipid may be of animal or vegetable origin. Kelsey et al. found an inverse relationship between the concentration of phospatidylserine and LA sensitivity [23]. Also, as noted earlier, the physical state of the phospholipid may be of great importance [12, 13]. Regrettably, reagent manufacturers do not provide extensive information regarding phospholipid properties of their products.

Other screening tests which are frequently utilized are the kaolin clotting time (KCT) and dilute Russell viper venom time (dRVVT) [24, 25]. The KCT has proved to be a sensitive screening test for LA. In order to optimize this test system, it is necessary to carefully prepare truly platelet poor plasma. The KCT is exquisitely sensitive to any residual platelets. Exner et al. have suggested that the KCT is the most sensitive screening test for LA [24]. Their approach involves varying mixtures of patient and normal PPP with multiple determinations of the KCT on the mixtures. The presence of a LA is characterized by convexity of the curve near the origin. Since the KCT is a manual procedure, the method is time consuming and requires significant volumes of patient plasma. Recently a modified approach using a single KCT determination on patient plasma has been reported [26].

The dRVVT has been used as a screening test as well as a confirmatory test. The source of phospholipid used in the dRVVT significantly affects results

[27]. Also, the stability of the venom extract is widely variable. Combined reagents which contain the extract of Russell viper venom and phospholipids have been introduced [28]. This configuration of reagent allows the test system to be automated utilizing the prothrombin time mode on most instrumentation. Recently, abnormal dRVVT times have been noted in patients with factor VIII inhibitors and factor IX deficiency. These results are troublesome since it is imperative to differentiate a LA from specific inhibitors or deficiencies which are associated with clinical bleeding. These results also suggest the possibility that the dRVVT test system is sensitive to the activation of factor X by the factor IXa/Factor VII/phospholipid complex.

Two new test systems have been proposed as sensitive screening procedures for LA. Both of these tests utilize snake venoms. The Textarin time utilized a component of *Pseudonaja textalis* venom [29]. This venom component activates prothrombin in the presence of phospholipid and factor V. In the presence of lupus anticoagulants, the textarin time is prolonged. The textarin time is not affected by factor VIII inhibitors or factor VIII and IX deficiencies. However, factor V inhibitors and deficiency states will prolong the textarin time. The taipan snake venom time utilizes taipan venom and a dilute phospholipid reagent [30]. The taipan venom requires the presence of phospholipid and calcium ions but not factors V or X. Preliminary studies have indicated good sensitivity for this test system [30].

Due to the marked heterogeneity encountered in patients with LA no single screening test will be 100% sensitive. Consequently, when the laboratory is presented with the question: "Does my patient have a phospholipid antibody?" it is necessary to perform more than one screening test.

Demonstration of an Inhibitor

Once an abnormality of a screening procedure has been identified, it is necessary to demonstrate the presence of an inhibitor (synonym: anticoagulant). In a hospital setting, the presence of heparin must be excluded before proceeding with this step. Usually, a thrombin time will successfully identify heparin. Also, various heparin neutralizing reagents can be used to correct an unexplained prolonged APTT. After excluding heparin, mixing studies are performed. A variety of different mixing protocols have been utilized. In my experience, the use of 4 parts patient, 1 part normal plasma mixture provides the greatest degree of sensitivity. This is particularly true in patients with a minimally prolonged APTT (laboratory definition less than 10 s above the upper limit of the reference interval). It is important to utilize appropriate "normal plasma" in mixing studies. If commercially available lyophylized reagents are used, they must be carefully evaluated for high levels of phospholipid. The use of "normal" plasma which contains a significant concentration of phospholipids/platelets may result in a false negative mixing study [31]. Although the literature suggests LA as typically an immediate reacting inhibitor in contrast to factor VIII inhibitors (time dependent), several studies have emphasized a significant number of LA plasma may demonstrate time dependency (approximately 30% [32]. It is important to perform appropriate incubation studies when evaluating plasmas for the presence of LA. Ideally, a 2-h incubation of the patient/normal plasma mix is recommended. Failure to correct the prolonged screening test upon mixing with normal plasma is a sine qua non for the diagnosis of an inhibitor/circulating anticoagulant.

Occasionally, a "lupus cofactor" is seen when mixing patient and normal plasma. By definition, this is a paradoxical observation of the patient/normal plasma mix having a longer APTT than the baseline patient value. No good explanation of this observation has been proposed.

Confirmatory Tests: Demonstration of Phospholipid Dependence

LA must be clearly distinguished from specific factor inhibitors because the latter are associated with significant risk of bleeding while the former are not. The following four basic approaches have been used in the design of test systems to characterize phospholipid dependence:

Decreased phospholipid concentration
- Dilute Russell's viper venom time
- Dilute APTT
- Tissue thromboplastin inhibition

Increased phospholipid concentration
- Platelet neutralization procedure
- High phospholipid APTT
- phosphatidylserine liposomes
- Rabbit brain neutralization
- Platelet-derived vesicles

Altered configuration of phospholipid
- Hexagonal phospholipid neutralization

Textarin/ecarin ratio

These approaches are based on either decreasing the amount of phospholipid in the test system to accentuate the inhibitor effect, increasing the amount of phospholipid to "neutralize" or "bypass" LA, utilizing specific hexagonal phase phospholipids to "neutralize" LA and the use of two snake venoms, one phospholipid dependent and the other phospholipid independent. Among the test systems which employ a dilute phospholipid concept, the tissue thromboplastin inhibition (TTI) and dRVVT are the most popular [33, 25]. Unfortunately, the TTI is not particularly sensitive or specific [18]. The use of the TTI should be discouraged. My laboratory employs the dRVVT as an example of a dilute confirmatory test system. Other systems employing dilute phospholipids include a dilute APTT. Alving et al. have recently compared the dRVVT with a dilute APTT [34]. In their hands, the dilute APTT demonstrated a greater sensitivity while the dRVVT showed greater specificity.

The platelet neutralization procedure (PNP) is the most commonly utilized test system which employs the principle of increased phospholipid concentration [35]. When compared with the TTI, the PNP is more sensitive and specific in confirming the diagnosis of LA [30, 36].

A hexagonal phase phospholipid neutralization for the diagnosis of LA was first described by Rauch et al. [37]. This test utilizes a hexagonal II phase phosphatidylethanolamine reagent. Recently, a commercially available form of this assay has been introduced (Staclot LA) [38]. This assay has been found to be very specific for confirmation of LA. In the original assay format, we found an occasional factor VIII inhibitor yielded a false positive result. However, by redesiging the assay system using shorter incubation steps, this does not appear to be a problem.

The textarin time can also be used as a confirmatory test when combined with an ecarin time [29]. Ecarin is a reagent prepared from the venom of *Echis carinatus.* Ecarin activates prothrombin in the absence of any cofactors (phospholipid, factor V, calcium). Thus, the ratio of textarin to ecarin times is abnormal in the presence of LA. The two reagents must be "paired" to yield a ratio approximating 1.0 in order to optimize the system. Patients with LA will have a textarin ecarin ratio of greater than 1.2.

Summary

The laboratory diagnosis of LA requires careful attention to preparation of platelet poor plasma. In certain clinical situations, the routine screening APTT may be insensitive to the presence of LA. This problem is most commonly seen in the setting of pregnancy. Therefore, it is important for the laboratory to have a least two screening procedures. Also, when evaluating a patient for the presence of APA, it is necessary to perform both coagulation assays as well as solid-phase assays for APA [39].

Performance of mixing studies is often frustrating. Appropriate attention to technical details is important including the use of a 4 parts patient, 1 part normal mix in the setting of a minimally prolonged APTT and caution to ensure that "normal plasma" is indeed phospholipid/platelet poor.

Confirmatory tests which are recommended include the platelet neutralization procedure, hexagonal phase phospholipid neutralization, and use of the textarin ecarin ratio.

Literatur

1. Triplett DA, Brandt JT (1988) Lupus anticoagulants: misnomer, paradox, riddle, epiphenomenon. Hematol Pathol 2:121–143
2. Love PE, Santoro SA (1990) Antiphospholipid antibodies: anticardiolipin and the lupus anticoagulant in systemic lupus erythematosus (SLE) and in non-SLE disorders. Ann Intern Med 112:682–698
3. Thiagarajan P, Shapiro SS, DeMarco L (1980) Monoclonal immunoglobulin Mλ coagulation inhibitor with phospholipid specificity: mechanism of a lupus anticoagulant. J Clin Invest 66:397–405
4. Galli M, Comfurius P, Maassen C, Hemker HC, de Baets MH, van Breda-Vriesman PJC, Barbui T, Zwaal RFA, Bevers EM (1990) Anticardiolipin antibodies (ACA) directed not to cardiolipin but to a plasma cofactor. Lancet 335:1544–1547
5. McNeil HP, Simpson RJ, Chesterman CN, Krilis SA (1990) Antiphospholipid antibodies are directed against a complex antigen that includes a lipid binding inhibitor of coagulation: β_2 glycoprotein I (apolipoprotein H). Proc Natl Acad Sci USA 87:4120–4124
6. Matsuura E, Igarashi Y, Fujimoto M, Ichikawa K, Koike T (1990) Anticardiolipin cofactor(s) and differential diagnosis of autoimmune disease. Lancet 336:177–178
7. Galli M, Comfurius P, Barbui T, Zwaal RFA, Bevers EM (1992) Anticoagulant activity of β_2 glycoprotein I is potentiated by a distinct subgroup of anticardiolipin antibodies. Thromb Haemost 68:297–300
8. Triplett DA, Brandt JT, Maas RL (1985) The laboratory heterogeneity of lupus anticoagulants. Arch Pathol Lab Med 109:946–951
9. Mannucci PM, Canciani MT, Mari D, Meucci P (1979) The varied sensitivity of partial thromboplastin and prothrombin time reagents in the demonstration of lupus-like anticoagulant. Scand J Haematol 22:423–432
10. Bevers EM, Galli M, Barbui T, Comfurius P, Zwaal RFA (1991) Lupus anticoagulant IgG's (LA) are not directed to phospholipids only but to a complex of lipid bound prothrombin. Thromb Haemost 66:629–632
11. Potzsch B, Kawamura H, Preissner T, Seelig C, Muller-Berghaus G (1993) Thrombophilia in patients with lupus anticoagulant correlates with impaired anticoagulant activity of activated protein C but not with reduced thrombomodulin activity. Thromb Haemost 69:542 (abstract 12)
12. Janoff AS, Rauch J (1986) The structural specificity of antiphospholipid antibodies in autoimmune disease. Chem Phys Lipids 40:315–332
13. Rauch J, Janoff AS (1990) Phospholipid in the hexagonal II phase is immunogenic. Evidence for immuno recognition of nonbilayer lipid phases in vivo. Proc Natl Acad Sci USA 87:4112–4114
14. Conley CL, Hartmann RC (1952) A hemorrhagic disorder caused by circulating anticoagulants in patients with disseminated lupus erythematosus. J Clin Invest 31:621–622
15. McNeil HP, Chesterman CN, Krilis SA (1991) Immunology and clinical importance of antiphospholipid antibodies. Adv Immunol 49:193–280
16. Triplett DA (1989) Antiphospholipid antibodies and recurrent pregnancy loss. Am J Reprod Immunol 20:52–67
17. Triplett DA (1989) Screening for the lupus anticoagulant. Res Clin Lab 19:379–389
18. Triplett DA (1992) Coagulation assays for the lupus anticoagulant: review and critique of current methodology: Stroke 23 [Suppl I]:I 11–I 14
19. Triplett DA, Brandt JT, Musgrave KA, Orr CA (1988) The relationship between lupus anticoagulants and antibodies to phospholipid. JAMA 259:550–554
20. Green D, Hougie C, Kazmier FJ et al (1983) Report of the working party on acquired inhibitors of coagulation: studies of the "lupus anticoagulant." Thromb Haemost 49: 144–146
21. Exner T, Triplett DA, Taberner D, Machin SJ (1991) Guidelines for testing and revised criteria for lupus anticoagulants. SSC Subcommittee for the Standardization of Lupus Anticoagulants. Thromb Haemost 65:320–322

22. Exner T (1985) Comparison of two simple tests for the lupus anticoagulant. Am J Clin Pathol 82:215–218
23. Kelsey PR, Stevenson KJ, Poller L (1984) The diagnosis of lupus anticoagulants by the activated partial thromboplastin time – the central role of phosphatidylserine. Thromb Haemost 52:172–175
24. Exner T, Rickard KA, Kronenberg H (1978) A sensitive test demonstrating lupus anticoagulant and its behavioral pattern. Br J Haematol 40:143–151
25. Thiagarajan P, Pengo V, Shapiro SS (1986) The use of the dilute Russell viper venom time for the diagnosis of lupus anticoagulants. Blood 68:869–874
26. Gibson J, Starling E, Date L, Rickard KA, Kronenberg H (1988) Simplified screening procedures for detecting lupus inhibitor. J Clin Pathol 41:226–231
27. Brandt JT, Triplett DA (1989) The effect of phospholipid on the detection of lupus anticoagulants by the dilute Russell viper venom time. Arch Pathol Lab Med 113: 1376–1378
28. Exner T, Sochynsky CL (1993) Evaluation of the DVVtest/DVV confirm system for diagnosis of lupus anticoagulants. Thromb Haemost 69:1034 (abstract 1746)
29. Triplett DA, Stocker KF, Unger GA, Barna LK (1993) The textarin-ecarin ratio: a confirmatory test for lupus anticoagulants. Thromb Haemost 70:925–931
30. Mackie IJ, Rooney AM, McNally T, Machin SJ (1993) The taipan snake venom time. Blood 82 [Suppl I]:408 a (abstract 1618)
31. Kaczor DA, Bickford NM, Triplett DA (1991) Evaluation of different mixing study reagents and dilution effect in lupus anticoagulant testing. Am J Clin Pathol 95:408–411
32. Clyne LP, White PF (1988) Time dependency of lupus-like anticoagulants. Arch Int Med 48:1060–1063
33. Schleider MA, Nachman RL, Jaffe EA, Coleman M (1976) A clinical study of the lupus anticoagulant. Blood 48:499–509
34. Alving BM, Barr CF, Johansen LE, Tang DB (1992) Comparison between a one-point dilute phospholipid APTT and the dilute Russell viper venom time for varification of lupus anticoagulants. Thromb Haemost 67:672–678
35. Triplett DA, Brandt JT, Kaczor D, Scaeffer J (1983) Laboratory diagnosis of lupus inhibitors: a comparison of the tissue thromboplastin inhibition procedure with a new platelet neutralization procedure. Am J Clin Pathol 79:678–682
36. Duncan A, Mullins RE, Maxwell LM (1993) A novel phospholipid reagent for use in the platelet neutralization procedure test. Thromb Haemost 69:1032 (abstract 1741)
37. Rauch J, Tannenbaum M, Janoff AS (1989) Distinguishing plasma lupus anticoagulants from anti-factor antibodies using hexagonal (II) phase phospholipids. Thromb Haemost 62:892–896
38. Triplett DA, Barna LK, Unger GA (1993) A hexagonal (II) phase phospholipid neutralization assay for lupus anticoagulant identification. Thromb Haemost 70:787–793
39. Harris EN, Gharavi AE, Boey ML et al (1983) Anticardiolipin antibodies – detection by radioimmunoassay and association with thrombosis in systemic lupus erythematosus. Lancet II:1211–1214

Management of Patients with Antiphospholipid Antibodies

B. Alving

Introduction

Antiphospholipid antibodies, which are detected in coagulation assays as lupus anticoagulants (LA) or in solid-phase ELISAs as anticardiolipin antibodies (ACA), have been recognized in many different clinical settings for the past forty years. The antibodies appear to be an incidental finding in patients who have infections or who are using medications such as procainamide or quinidine. However, in patients who have systemic lupus erythematosus (SLE) or other autoimmune connective tissue disorders or in those who may have no apparent autoimmune disorder, the presence of antiphospholipid antibodies indicates an increased risk for thrombosis, fetal loss, or thrombocytopenia.

The first indication that LA were of clinical significance was in 1963, when Bowie et al. [1] described thrombosis in four of eight patients with LA and SLE. In a retrospective study, Gastineau et al. [2] found that the overall incidence of thrombosis was increased in patients who had both an LA and systemic lupus erythematosus (SLE) or other autoimmune disorders. With the development of immunoassays to quantitate the antibodies and to identify their isotype [3], the constellation of clinical findings in patients with antiphospholipid antibodies has now been more clearly defined.

Antiphospholipid Syndrome

The antiphospholipid syndrome is manifested by at least one of the following clinical conditions: venous thrombosis, arterial thrombosis (stroke, myocardial infarction, gangrene), recurrent pregnancy loss, or thrombocytopenia. In addition to one of these features, the patient must also test positive for LA or for moderate to high levels of ACA (IgG or IgM) on two occasions more than 12 weeks apart [4–7].

When the syndrome occurs in the absence of SLE or other autoimmune connective tissue disorders, it is known as the primary antiphospholipid syndrome. For patients who have the primary antiphospholipid syndrome, the female : male ratio is 2 : 1. The female : male ratio for patients with SLE and the antiphospholipid syndrome is 9 : 1, which is the same ratio for patients who have SLE alone. Many patients with the primary antiphospholipid syndrome do not appear to develop SLE with time. There is no evidence that the major features or the treatment of patients with the primary antiphospholipid syndrome are different from those of patients who have the syndrome in the presence of SLE or other autoimmune disorders. Other features of the syndrome, including migraine headaches, livedo reticularis, Coomb's positive hemolytic anemia, and cardiac abnormalities [8, 9], have yet to be fully accepted as major criteria since they can occur in association with underlying autoimmune connective tissue disorders.

Approximately 34% – 54% of patients with the primary antiphospholipid syndrome have deep venous thrombosis, which may be multiple or bilateral; 25% – 44% can have arterial occlusions, including strokes, transient ischemic events and multi-infarct dementia; and 34% of the women may have recurrent fetal losses [4, 10]. About 50% of the patients with the syndrome also have vasculitic rashes and arthralgias. Multiple other complications have also been reported, including necrosis of digits, pulmonary hypertension, or cutaneous skin necrosis [11, 12].

Thrombocytopenia occurs in 30% – 50% of patients with the primary antiphospholipid syndrome and 50% have an elevated ANA. The IgG antiphospholipid antibody, usually measured as ACA, is present in a high titer in 60%, and is detectable at lower levels in others.

Antiphospholipid Syndrome in Association with SLE

An initial study in patients with SLE indicated that 61% had elevated levels of ACA antibodies of at least one isotype and 49% had detectable LA [3]. The overlap between LA and ACA was quite significant since ACA levels were increased in 91% of the patients who tested positive for LA. Subsequent prospective [13 – 15] and retrospective [16] analyses have confirmed that LA and ACA antibodies are detectable in approximately 50% of patients with SLE. However, at least one report has found that LA and ACA positivity may be as low as 7% and 25%, respectively [17].

There is a high incidence of antiphospholipid antibodies in relatives of patients with lupus, indicating that this predisposition to antibody formation may be genetically determined in some situations [18]. There is also an increased frequency of HLA-DQW 7 in patients with SLE and LA, suggesting the existence of distinct subgroups of patients with SLE who have antiphospholipid antibodies [19].

Patients with SLE who have a persistent elevation of ACA, defined as testing positive on two separate occasions at least three months apart, will have a significantly increased odds ratio (5.4) for a peripheral thromboembolic event compared to those who test positive for antiphospholipid antibodies on only one occasion [14, 20].

Occlusive ocular vascular disease has been found in 8% of patients with SLE and high titers of predominantly IgG ACA [21]. The majority of these patients have other features of the antiphospholipid syndrome, such as transient ischemic attacks, thrombocytopenia and deep venous thrombosis.

A significant correlation between IgG ACA and thrombocytopenia in patients with SLE has been reported in several studies [3]. In one study of patients with thrombocytopenia and SLE or related autoimmune disorders, IgG ACA and IgM ACA were increased in 72% and 44%, respectively [22]. These values were 38% and 20%, respectively, for those patients without thrombocytopenia [22].

Neurologic Manifestations of the Antiphospholipid Syndrome

Features of patients with neurologic manifestations of the antiphospholipid syndrome include single or recurrent cerebral infarcts, severe vascular headaches, transient ischemic attacks and visual disturbances [23]. These may include amaurosis fugax, retinal arterial or venous occlusion and migraine-like symptomatology. Recurrent strokes are more likely in patients with the syndrome who also have hypertension [24] or other risk factors for cerebrovascular disease, such as cigarette smoking and hyperlipidemia [23]. As many as 80% of patients with the primary antiphospholipid syndrome have at least one of these additional risk factors. Cerebral angiography performed on such patients shows large-vessel occlusion or stenosis without evidence of vasculitis [23].

These patients may also have mild thrombocytopenia [24] and an elevated ANA. Approximately 80% will have only IgG ACA, 10% will have only IgM ACA, and the remaining patients will have both isotypes.

Several prospective studies have determined the frequency of the antiphospholipid syndrome in patients hospitalized with cerebral ischemia or transient ischemic attacks [25–30]. The frequencies of antibodies vary from 6% overall for this patient population [27] to 46% [25] if only patients under 50 years of age are evaluated.

For patients who have transient ischemic attacks at a young age or for those who have these events in association with other features of the antiphospholipid syndrome, testing for ACA and LA is beneficial. Otherwise, indiscriminate testing of a general patient population with cerebrovascular events is not recommended.

Patients with the antiphospholipid syndrome who have developed venous and arterial thrombosis have been successfully treated with warfarin [2, 31, 32]. Long-term anticoagulation is recommended for symptomatic patients with high-titer antiphospholipid antibodies, since recurrent thrombosis has been reported after warfarin withdrawal [33].

Treatment for cerebrovascular thrombosis in patients with the antiphospholipid syndrome is not standardized and includes aspirin, steroids in the presence or absence of antiplatelet agents, or warfarin alone. Warfarin, when used at a dose sufficient to maintain the INR greater than 2.0, provides better protection against thrombosis than do antiplatelet agents [23].

Antiphospholipid Syndrome and Recurrent Fetal Loss

For patients who do not have SLE, the association between antiphospholipid antibodies and fetal loss is not well established and conclusions are based on the study population chosen. Fetal loss during the first trimester of pregnancy may be due to multiple factors, including random chromosomal errors [34]. In a prospective study which measured LA and ACA in women who had undergone one fetal loss, the odds ratio for the association between IgG ACA and fetal loss was 0.80 and it was 1.42 for LA and fetal loss [35]. However, in another prospective study of women who had one to two fetal losses, 75% of the patients with elevated ACA had perinatal loss, preterm delivery or fetal growth retardation [36]. These women had a fivefold increase in the risk of having a spontaneous abortion or low birth weight infant and were also more likely to have had a prior spontaneous abortion or preterm delivery [36].

Only 2% of women with one to two fetal losses have increases in IgG or IgM ACA [36]. Approximately 9% of women with two or more miscarriages have mid to high positive levels of IgG or IgM ACA [34]. High levels of IgG ACA are present in 10% of women without SLE who have had three or more consecutive miscarriages [37]. ACA can also be present in women who develop severe preeclampsia in the late second or early third trimester [38]. These women are at risk for peripartum thrombosis and may benefit from prophylactic heparin.

For women who do not have any of the clinical manifestations of the primary antiphospholipid syndrome or of SLE, testing for LA and for ACA is most beneficial if at least two miscarriages have occurred in the first trimester or if one fetal death has occurred after the first trimester.

The association between the presence of ACA and recurrent fetal loss in women with SLE or other autoimmune disorders has been established in retrospective [39] as well as prospective studies [40, 41]. In women with SLE, fetal death may occur in as many as 77% with elevated ACA compared to 5% in those with normal values.

There is no uniform treatment for prevention of fetal loss in women with a history of previous spontaneous abortion and high titers of antiphospholipid antibodies. Original studies in small numbers of women with SLE or with lupus-like symptoms suggested that prednisone in daily doses of 40–60 mg in combination with aspirin at doses of 75–80 mg per day resulted in fetal survival in 60%–80% of pregnancies [42–45]. However, preeclampsia and fetal growth retardation were common side effects. Another study in women with SLE indicated that aspirin alone (80 mg/day) had no effect on fetal survival and that prednisone may have actually decreased fetal survival [46]. In this study, independent risk factors for spontaneous abortion were a history of previous fetal loss and the presence of high levels of IgG antiphospholipid antibodies.

Subcutaneous heparin may be a promising treatment for women who have a previous pregnancy loss and high titers of either IgG or IgM antiphospholipid antibodies. In one small series of 15 women in this category, most of whom did not have SLE, the success rate for the pregnancy was 93% with the use of subcutaneous heparin administered every 12 h [47]. The dose was adjusted by keeping the APTT at 1.5–2 times the control value or by using a modified thrombin time if the baseline APTT was prolonged [47]. Careful maternal-fetal monitoring was also essential to the success of the pregnancy. With this degree of anticoagulation, placental infarction appeared to be significantly reduced. Heparin was not associated with maternal problems such as hypertension or preeclampsia. In an additional study that supports the use of heparin, pregnant women with the antiphospholipid syndrome were randomized to receive either prednisone (40 mg daily) or subcutaneous heparin (mean dose, 17000 U daily) [48]. Both groups also received 80 mg aspirin daily. Although 75% of the women in both groups had successful deliveries, the group receiving prednisone had increased maternal morbidity and an increased percent of preterm deliveries.

Intravenous immune globulin (IVIG) is another potential treatment for the prevention of recurrent fetal loss. Carreras et al. [49] achieved a successful outcome in a woman with primary antiphospholipid syndrome and 12 previous consecutive fetal losses by infusing 400 mg IVIG daily for 5 days during weeks 17, 22, and 27, with initiation of betamethasone at week 31. The potential efficacy of IVIG in preventing fetal loss in combination with low-dose aspirin and prednisone has also been reported [50].

Prospective studies that contain an adequate sample size will be necessary to determine with greater certainty the most efficacious prophylaxis against fetal loss in women with high titers of antiphospholipid antibodies and histories of prior fetal losses.

Antiphospholipid Antibodies and Cardiac Valve Dysfunction

An increased incidence of cardiac valvular lesions, which primarily affect the mitral valve, and myocardial dysfunction occurs in patients with SLE who have elevated levels of antiphospholipid antibodies as well as in patients who have the primary antiphospholipid syndrome [51–54]. The valvular abnormalities include bland verrucous endocardial lesions comprised of leukocytes, plasma cells, fibrous tissue, fibrin, and platelets.

The incidence of valvular disease is 40% in SLE patients with elevated levels of antiphospholipid antibodies compared to 12%–14% in SLE patients without detectable antibodies [52, 53]. At least half of the patients with cardiac lesions had other features of the antiphospholipid syndrome [51].

Hemodynamically significant cardiac valvular disease can develop with time [53], placing these patients at increased risk for cerebroembolic events [55, 56]. Thus, echocardiography should be considered for all patients who have SLE or the antiphospholipid syndrome [57]. Patients with asymptomatic vegetations should receive antibiotic prophylaxis before dental or surgical work; however, anticoagulation does not appear to be routinely indicated [57].

Medication-Induced Antiphospholipid Antibodies

LA are most frequently associated with procainamide, chlorpromazine and quinidine and may continue to be detected for months after the medication has been discontinued [58]. Although thromboembolic events have been described in several patients who developed LA in association with procainamide [59–61], the majority are asymptomatic [58, 62, 63].

Antiphospholipid antibodies (detected as LA or in ELISAs) develop in approximately 40% of patients who receive chlorpromazine [64, 65] and may occur as early as three months after the initiation of treatment [65]. It is unlikely that LA positivity is a risk factor for thrombosis in these patients. Of 110 patients receiving phenothiazines who had either LA or ACA, only 3% had a history of thrombosis [64–66].

Antiphospholipid Antibodies Induced by Infections

LA are frequently associated with bacterial infections [67]; elevated levels of ACA have been measured in patients with Lyme disease [68], ornithosis, adenovirus, rubella, chicken pox, as well as in those who have undergone vaccination against smallpox [69] or who have syphilis. These patients are not at increased risk for thrombosis.

Antiphospholipid antibodies are frequently detected in patients with HIV disease in the presence or absence of associated infections. Although thrombosis occurs in patients with AIDS, it does not appear to be associated with the presence of antiphospholipid antibodies [70–73]. Recent preliminary studies indicate that free protein S is decreased in 20%–60% of patients with chronic HIV infection [74]. This may be a possible risk factor for thrombosis.

Summary

The proposed mechanisms by which antiphospholipid antibodies promote thrombosis include activation of platelets, inhibition of prostacyclin production, and interference with the activation and function of the inhibitor protein C. None of these theories has gained universal acceptance. It is possible that antiphospholipid antibodies are markers for other antibodies or processes which promote thrombosis.

The antibodies show marked heterogeneity in avidity for phospholipids, presented either alone or in conjunction with other proteins such as beta$_2$-glycoprotein 1. However, the significance of the heterogeneity with respect to the clinical symptomatology is unclear. Until the pathophysiology of the antiphospholipid syndrome becomes established, prophylactic treatment is empiric and can best be defined with prospective studies.

References

1. Bowie EJW, Thompson JH jr, Pascuzzi CA, Owen CA jr (1963) Thrombosis in systemic lupus erythematosus despite circulating anticoagulants. J Lab Clin Med 62:416–430
2. Gastineau DA, Kazmier FJ, Nichols WL, Bowie EJW (1985) Lupus anticoagulant: an analysis of the clinical and laboratory features of 219 cases. Am J Hematol 19:265–275
3. Harris EN, Gharavi EA, Boey ML et al (1983) Anticardiolipin antibodies: detection by radioimmunoassay and association with thrombosis in systemic lupus erythematosus. Lancet II:1211–1214
4. Asherson RA, Khamashta MA, Ordi-Ros J et al (1989) The "primary" antiphospholipid syndrome: major clinical and serological features. Medicine 68:366–374
5. Harris EN. The anti-phospholipid syndrome – an introduction. In: Harris EN, Exner T, Hughes GRV, Asherson RA (eds) Phospholipid-binding antibodies. CRC, Boston, pp 373–376
6. Asherson RA (1988) A "primary" antiphospholipid syndrome? J Rheumatol 15: 1742–1745
7. Asherson RA (1991) "Primary" anti-phospholipid syndrome. In: Harris EN, Exner T, Hughes GRV, Asherson RA (eds) Phospholipid-binding antibodies. CRC, Boston, pp 378–386
8. Harris EN (1990) Annotation. Antiphospholipid antibodies. Br J Haematol 74:1–9
9. Hughes GRV, Harris EN, Gharavi AE (1986) The anticardiolipin syndrome. J Rheumatol 13:486–489
10. Mackworth-Young CG, Loizou S, Walport MJ (1989) Primary antiphospholipid syndrome: features of patients with raised anticardiolipin antibodies and no other disorder. Ann Rheum Dis 48:362–367
11. Asherson RA (1991) Anti-phospholipid antibodies. Clinical complications reported in medical literature. In: Harris EN, Exner T, Hughes GRV, Asherson RA (eds) Phospholipid-binding antibodies. CRC, Boston, pp 388–402
12. Samaritano LR, Gharavi AE, Lockshin MD (1990) Antiphospholipid antibody syndrome: immunologic and clinical aspects. Semin Arthritis Rheum 20:81–96
13. Boey ML, Colaco CB, Gharavi AE, Elkon KB, Loizou S, Hughes GRV (1983) Thrombosis in systemic lupus erythematosus: striking association with the presence of circulating lupus anticoagulant. Br Med J 287:1021–1023
14. Long AA, Ginsberg JS, Brill-Edwards P et al (1991) The relationship of antiphospholipid antibodies to thromboembolic disease in systemic lupus erythematosus: a cross-sectional study. Thromb Haemost 66:520–524
15. Cronin Me, Biswas RM, Van der Straeton C, Fleisher TA, Klippel JH (1988) IgG and IgM anticardiolipin antibodies in patients with lupus with anticardiolipin antibody associated clinical syndromes. J Rheumatol 15:795–798
16. Love PE, Santoro SA (1990) Antiphospholipid antibodies: anticardiolipin and the lupus anticoagulant in systemic lupus erythematosus (SLE) and in non-SLE disorders. Ann Intern Med 112:682–698
17. Petri M, Rheinschmidt M, Whiting-O'Keefe Q, Hellmann D, Corash L (1987) The frequency of lupus anticoagulant in systemic lupus erythematosus: a study of sixty consecutive patients by activated partial thromboplastin time, Russell viper venom time, and anticardiolipin antibody level. Ann Intern Med 106:524–531
18. Mackworth-Young C, Chan J, Harris N et al (1987) High incidence of anticardiolipin antibodies in relatives of patients with systemic lupus erythematosus. J Rheumatol 14:723–726
19. Arnett FC, Olsen ML, Anderson KL, Reveille JD (1991) Molecular analysis of major histocompatibility complex alleles associated with the lupus anticoagulant. J Clin Invest 87:1490–1495
20. Ishii Y, Nagasawa K, Mayumi T, Niho Y (1990) Clinical importance of persistence of anticardiolipin antibodies in systemic lupus erythematosus. Ann Rheum Dis 49: 387–390

21. Asherson RA, Merry P, Acheson JF, Harris EN, Hughes GRV (1989) Antiphospholipid antibodies: A risk factor for occlusive ocular vascular disease in systemic lupus erythematosus and the 'primary' antiphospholipid syndrome. Ann Rheum Dis 48: 358–361
22. Harris EN, Asherson RA, Gharavi AE, Morgan SH, Derue G, Hughes GRV (1985) Thrombocytopenia in SLE and related autoimmune disorders: association with anticardiolipin antibody. Br J Haematol 59:227–230
23. Levine SR, Deegan MJ, Futrell N, Welch KMA (1990) Cerebrovascular and neurologic disease associated with antiphospholipid antibodies: 48 cases. Neurology 40:1181–1189
24. Asherson RA, Khamashta MA, Gil A et al (1989) Cerebrovascular disease and antiphospholipid antibodies in systemic lupus erythematosus, lupus-like disease, and the primary antiphospholipid syndrome. Am J Med 86:391–399
25. Brey RL, Hart RG, Sherman DG, Tegeler CH (1990) Antiphospholipid antibodies and cerebral ischemia in young people. Neurology 40:1190–1196
26. Olsen ML, O'Conner S, Arnett FC, Rosenbaum D, Grotta JC, Warner NB (1991) Autoantibodies and rheumatic disorders in a neurology inpatient population: a prospective study. Am J Med 90:479–488
27. Trimble M, Bell DA, Brien W et al (1990) The antiphospholipid syndrome: prevalence among patients with stroke and transient ischemic attacks. Am J Med 88:593–597
28. Kushner MJ (1990) Prospective study of anticardiolipin antibodies in stroke. Stroke 21:295–298
29. Montalban J, Codina A, Ordi J, Vilardell M, Khamashta MA, Hughes GRV (1991) Antiphospholipid antibodies in cerebral ischemia. Stroke 22:750–753
30. Hess DC, Krauss J, Adams RJ, Nichols FT, Zhang D-I, Rountree HA (1991) Anticardiolipin antibodies: study of frequency in TIA and stroke. Neurology 41:525–528
31. Elias M, Eldor A (1984) Thromboembolism in patients with the 'lupus'-type circulating anticoagulant. Arch Intern Med 144:510–515
32. Lechner K, Pabinger-Fasching I (1985) Lupus anticoagulants and thrombosis. A study of 25 cases and review of the literature. Haemostasis 15:254–262
33. Rosove MH, Brewer PMC (1992) Antiphospholipid thrombosis: clinical course after the first thrombotic event in 70 patients. Ann Intern Med 117:303–308
34. Cowchock S (1991) The role of antiphospholipid antibodies in obstetric medicine. Curr Obstetr Med 1:229–247
35. Infante-Rivard C, David M, Gauthier R, Rivard GE (1991) Lupus anticoagulants, anticardiolipin antibodies, and fetal loss. A case-control study. N Engl J Med 325: 1063–1066
36. Lockwood CJ, Romero R, Feinberg RF, Clyne LP, Coster B, Hobbins JC (1989) The prevalence and biologic significance of lupus anticoagulant and anticardiolipin antibodies in a general obstetric population. Am J Obstet Gynecol 161:369–373
37. Unander AM, Norberg R, Hahn L, Arfors L (1987) Anticardiolipin antibodies and complement in ninety-nine women with habitual abortion. Am J Obstet Gynecol 156: 114–119
38. Branch DW, Andres R, Digre KB, Rote NS, Scott JR (1989) The association of antiphospholipid antibodies with severe preeclampsia. Obstet Gynecol 73:541–545
39. Harris EN, Chan JKH, Asherson RA, Aber VR, Gharavi AE, Hughes GRV (1986) Thrombosis, recurrent fetal loss and thrombocytopenia. Arch Intern Med 146: 2153–2156
40. Derue GJ, Englert HJ, Harris EN et al (1985) Fetal loss in systemic lupus: association with anticardiolipin antibodies. J Obstet Gynecol 5:207–209
41. Lockshin MD, Druzin ML, Goei S et al (1985) Antibody to cardiolipin as a predictor of fetal distress or death in pregnant patients with systemic lupus erythematosus. N Engl J Med 313:152–160
42. Ordi J, Barquinero J, Vilardell M et al (1989) Fetal loss treatment in patients with antiphospholipid antibodies. Ann Rheum Dis 48:798–802
43. Lubbe WF, Butler WS, Palmer SJ, Liggins GC (1983) Fetal survival after prednisone suppression of maternal lupus-anticoagulant. Lancet I:1361–1363

44. Lubbe WF, Liggins GC (1985) Lupus anticoagulant and pregnancy. Am J Obstet Gynecol 153:322–327
45. Branch DW, Scott JR, Kochenour NK, Hershgold E (1985) Obstetric complications associated with the lupus anticoagulant. N Engl J Med 313:1322–1326
46. Lockshin MD, Druzin ML, Qamar T (1989) Prednisone does not prevent recurrent fetal death in women with antiphospholipid antibody. Am J Obstet Gynecol 160:439–443
47. Rosove MH, Tabsh K, Wasserstrum N, Howard P, Hahn BH, Kalunian KC (1990) Heparin therapy for pregnant women with lupus anticoagulant or anticardiolipin antibodies. Obstet Gynecol 75:630–634
48. Cowchock FS, Reece A, Balaban D, Branch DW, Plouffe L (1992) Repeated fetal losses associated with antiphospholipid antibodies: a collaborative randomized trial comparing prednisone with low-dose heparin treatment. Am J Obstet Gynecol 166:1318–1323
49. Carreras LO, Perez GN, Vega RH, Casavilla F (1988) Lupus anticoagulant and recurrent fetal loss: successful treatment with gammaglobulin. Lancet II:393–394
50. Scott JR, Branch DW, Kochenour NK, Ward K (1988) Intravenous immunoglobulin treatment of pregnant patients with recurrent pregnancy loss caused by antiphospholipid antibodies and Rh immunization. Am J Obstet Gynecol 159:1055–1056
51. Leung W-H, Wong K-L, Lau C-P, Wong C-K, Liu H-W (1990) Association between antiphospholipid antibodies and cardiac abnormalities in patients with systemic lupus erythematosus. Am J Med 89:411–419
52. Nihoyannopoulos P, Gomez PM, Joshi J, Loizou S, Walport MJ, Oakley CM (1990) Cardiac abnormalities in systemic lupus erythematosus. Association with raised anticardiolipin antibodies. Circulation 82:369–375
53. Khamashta MA, Cervera R, Asherson RA et al (1990) Association of antibodies against phospholipids with heart valve disease in systemic lupus erythematosus. Lancet 335:1541–1544
54. Galve E, Ordi J, Barquinero J, Evangelista A, Vilardell M, Soler-Soler J (1992) Valvular heart disease in the primary antiphospholipid syndrome. Ann Intern Med 116:293–298
55. Chartash EK, Lans DM, Paget SA, Qamar T, Lockshin MD (1989) Aortic insufficiency and mitral regurgitation in patients with systemic lupus erythematosus and the antiphospholipid syndrome. Am J Med 86:407–412
56. Pope JM, Canny CLB, Bell DA (1991) Cerebral ischemic events associated with endocarditis, retinal vascular disease, and lupus anticoagulant. Am J Med 90:299–309
57. O'Rourke RA (1990) Antiphospholipid antibodies. A marker of lupus carditis? Circulation 82:636–638
58. Heyman MR, Flores RH, Edelman BB, Carliner NH (1988) Procainamide-induced lupus anticoagulant. South Med J 81:934–936
59. Li GC, Greenberg CS, Currie MS (1988) Procainamide-induced lupus anticoagulants and thrombosis. South Med J 81:262–264
60. List AF, Doll DC (1989) Thrombosis associated with procainamide-induced lupus anticoagulant. Acta Haematol 82:50–52
61. Asherson RA, Zulman J, Hughes GRV (1989) Pulmonary thromboembolism associated with procainamide induced lupus syndrome and anticardiolipin antibodies. Ann Rheum Dis 48:232–235
62. Bell WR, Boss GR, Wolfson JS (1977) Circulating anticoagulant in the procainamide-induced lupus syndrome. Arch Intern Med 137:1471–1473
63. Edwards RL, Rick ME, Wakem CJ (1981) Studies on a circulating anticoagulant in procainamide-induced lupus erythematosus. Arch Intern Med 141:1688–1690
64. Lillicrap DP, Pinto M, Benford K, Ford PM, Ford S (1990) Heterogeneity of laboratory test results for antiphospholipid antibodies in patients treated with chlorpromazine and other phenothiazines. Am J Clin Pathol 93:771–775
65. Canoso RT, Sise HS (1982) Chlorpromazine-induced lupus anticoagulant and associated immunologic abnormalities. Am J Hematol 13:121–129
66. Canoso RT, de Oliveira RM (1988) Chlorpromazine-induced anticardiolipin antibodies and lupus anticoagulant: absence of thrombosis. Am J Hematol 27:272–275

67. Schleider MA, Nachman RL, Jaffe EA, Coleman M (1976) A clinical study of the lupus anticoagulant. Blood 48:499–509
68. Mackworth-Young CG, Harris EN, Steere AC et al (1988) Anticardiolipin antibodies in Lyme disease. Arthritis Rheum 31:1052–1056
69. Vaarala O, Palosuo T, Kleemola M, Aho K (1986) Anticardiolipin response in acute infections. Clin Immunol Immunopathol 41:8–15
70. Bloom EJ, Abrams DI, Rodgers G (1986) Lupus anticoagulant in the acquired immunodeficiency syndrome. JAMA 256:491–493
71. Cohen AJ, Philips TM, Kessler CM (1986) Circulating coagulation inhibitors in the acquired immunodeficiency syndrome. Ann Intern Med 104:175–180
72. Canoso RT, Zon LI, Groopman JE (1987) Anticardiolipin antibodies associated with HTLV-III infection. Br J Haematol 65:495–498
73. Hassel K, Kressin D, Iliff M, Ellison R, Marlar RA (1991) Relationship of lupus anticoagulant and C4b binding protein to free protein S levels in HIV infection. Blood 78:219a (abstract)
74. Stahl CP, Wideman C, Spira TJ et al (1993) Protein S deficiency in men with long-term human immunodeficiency virus infection. Blood 81:1801–1807

Thrombophilie und Lupusantikoagulans

K. Hasler, B. Bernstein

Bei 10 Patienten im Alter von 24–59 Jahren mit einem systemischen Lupus erythematodes (SLE) werden Phospholipid-Antikörper nachgewiesen. Rezidivierende tiefe venöse Thrombosen (rez. TVT) mit/ohne Lungenarterienembolie (LAE) hatten davon 7 Patientinnen. Nur die 49jährige Patientin (Nr. 1) hatte neben den rezidivierenden TVT der unteren Extremität auch rez. TVT der oberen Extremitäten; nur die 26jährige Patientin (Nr. 10) hatte 2 Aborte. Die 38jährige Patientin (Nr. 8) wies neben den rez. TVT der unteren Extremität zusätzlich eine Raynaudsymptomatik an Händen und Füßen auf. Die 27jährige Patientin /Nr. 4) hatte rez. zerebrale Insulte sowie eine Raynaudsymptomatik der Hände, keine TVT bisher. Die 57jährige Patientin (Nr. 9) hatte bisher keinerlei Gefäßprobleme.

Zwei Patienten haben ein primäres Phospholipid-Antikörpersyndrom. Die 25jährige Patientin (Nr. 11) hatte seit 1983 rez. TVT der unteren Extremität und seit 1988 PRIND und TIA. Bei dem 49jährigen Patienten (Nr. 12) wird bei rez. TVT seit 1990 anläßlich einer Thrombosediagnostik 1993 ein primäres Phospholipid-Antikörpersyndrom nachgewiesen (Tabelle 1).

Tabelle 1. 10 Patientinnen mit systemischem Lupus erythematodes (SLE) und 2 Patienten mit primärem Phospholipid-Antikörpersyndrom

Patienten			Diagnosen
Nr.		Alter (Jahre)	
1	w.	49	SLE, ED 1977 rez.TVT seit 1967 + LAE
2	w.	30	SLE, ED 1989 rez.TVT seit 1989 + LAE
3	w.	25	SLE, ED 1986 rez.TVT seit 1985 + LAE
4	w.	27	SLE, ED 1993 cerebrale Insulte
5	w.	48	SLE, ED 1990 rez.TVT seit 1990 + LAE
6	w.	24	SLE, ED 1986 rez.TVT seit 1986 + LAE
7	w.	59	SLE, ED 1986 rez.TVT seit 1984
8	w.	38	SLE, ED 1992 TVT 1992 + Raynaudsymptom
9	w.	57	SLE, ED 1986
10	w.	26	SLE, ED 1989 rez.TVT seit 1989
11	w.	25	Phospholipid-Ak-Syndrom, ED 1988 PRIND, TIA 1988, TVT 1983
12	m.	49	Phospholipid-Ak-Syndrom seit 1990 rez.TVT + LAE

rez.TVT = Rezidivierende tiefe venöse Thrombose; LAE = Lungenarterienembolie

Tabelle 2. Quick, PTT, VIII: C, Lupusantikoagulans (Lupus-AC) und Phospholipid-Antikörper (Phospholipid-AK) bei 12 Patienten mit einem Phospholipid-Antikörpersyndrom

Patient Nr.	Quick (%)	PTT (s)	VIII: C (%)	Lupus-AC (LCA-Index)	Phospholipid-AK	
					IgG	IgM (E/ml)
1	22*	91	<1	76	62	3
2	94	29	12	57	25	11
3	51*	35	43	39	43	7
4	86	32	25	36	>100	9
5	82	26	68	36	84	22
6	18*	64	8	36	28	14
7	25*	42	609	24	>100	7
8	24*	43	–	23	17	5
9	119	29	100	21	43	5
10	97	26	45	10	20	1
11	90	41	19	45	54	28
12	21*	69	2	19	>100	6
Normal	>70	<40	>60	<15	<12	<6

* Marcumartherapie

Die Patientinnen Nr. 1, 3, 6, 7 und 8 mit SLE sowie der Patient Nr. 12 mit primärem Phospholipid-Antikörpersyndrom sind marcumarisiert (auf der Tabelle 2 mit einen Stern gekennzeichnet).

Bei allen Patienten werden Quick (Innovin/Baxter), PTT (aktivierte partielle Thromboplastinzeit, Actin FS/Baxter), VIII: C (Mangelplasma/Immuno), Lupusantikoagulans (Lupusanticoagulanstest/Immuno) und Phospholipid-Antikörper IgG/IgM (Elisa) bestimmt.

Unter der Marcumartherapie liegen die Quickwerte der Patienten Nr. 1, 6, 7, 8 und 12 mit 18% – 25% im therapeutischen Bereich, während die Patientin 3 mit einem Quick von 51% ungenügend marcumarisiert ist.

50% aller Patienten haben eine normale PTT. Bei 5 marcumarisierten Patienten ist die PTT verlängert. Davon zeigen die Patientin Nr. 1 mit 91 s, Patientin Nr. 6 mit 64 s und Patient Nr. 12 mit 69 s eine dem Marcumar nicht entsprechend verlängerte PTT. Die Patientin Nr. 11 mit primärem Phospholipid-Antikörpersyndrom zeigt eine leichte PTT-Verlängerung auf 41 s ohne Marcumarisierung.

Bei 11 von 12 Patienten wird VIII: C bestimmt. Die Patienten Nr. 4, 7 und 9 weisen eine normale VIII: C-Aktivität auf, während bei 8 Patienten VIII: C zwischen <1 und 45% beträgt. Die Patienten Nr. 1, 6 und 12 mit einer PTT >60 s weisen eine VIII: C-Aktivität <10% sogar <1% (Patientin Nr. 1) auf. Bei allen Patienten werden erhöhte Phospholipid-Antikörpertiter vom IgG Typ >17 – 100 E/ml nachgewiesen, während der IgM-Titer nur leicht erhöht auf 9 – 22 E/ml bei 5 Patienten gefunden wird.

Der Lupus-Antikoagulanstest wird bei allen Patienten durchgeführt. Bei der Patientin Nr. 10 mit SLE wird kein Lupusanticoagulans nachgewiesen, während alle anderen Patienten ein erhöhtes Lupusanticoagulans aufweisen mit einem LCA-Index von 19–76.

Zusammenfassung

Bei 10 Patienten mit SLE und 2 weiteren Patienten mit rezidivierenden Gefäßverschlüssen ohne sonstige Erkrankung werden erhöhte IgG-Phospholipid-Antikörpertiter nachgewiesen. 50% aller Patienten haben eine verlängerte aktivierte partielle Thromboplastinzeit (PTT), wobei die Marcumarisierung mit zu berücksichtigen ist. Bei einer PTT >60 s ist die VIII:C-Aktivität auf <10% reduziert, aber auch bei 4 weiteren Patienten mit einer PTT im Normbereich ist die VIII:C-Aktivität auf 12%–45% vermindert. Bis auf die Patientin 10 mit SLE haben die Patienten einen Lupusinhibitor mit einem LCA-Index von 19–76. Allen Patienten gemeinsam ist eine Thrombophilie, nur die Patientin Nr. 9 mit SLE hatte bisher keine Gefäßprobleme.

Methodisches und klinisches Spektrum von Lupusantikoagulanzien

S. EHRENFORTH, S. SIEGERT, M. von DEPKA PRONDZINSKI, C. GOLDMANN, S. LÜDTKE, B. ZWINGE, I. SCHARRER

Einleitung

Das Auftreten von Lupusantikoagulanzien (LA) gewinnt eine zunehmende klinische und diagnostische Bedeutung, v. a. im Zusammenhang mit thromboembolischen Erkrankungen, Autoimmunerkrankungen (Kollagenosen, SLE u. a.), rezidivierenden Spontanaborten und Totgeburten, Thrombozytopenien, dermatologischen Erkrankungen (z. B. Livedo racemosa) und zerebralen Ischämien bei jungen Patienten [1].

Primär ergibt sich somit die Indikation zum Screening auf LA bei einer klinischen Symptomatik entsprechend dieser Risikoerkrankungen, andererseits bei einer unklaren pathologisch verlängerten aPTT.

Ziel der vorgestellten Untersuchung

1. Ermittlung der Prävalenz von Lupusantikoagulanzien bei Patienten mit den oben genannten Risikoerkrankungen.
2. Ermittlung der Korrelation zwischen Lupusantikoagulanzien und Anti-Cardiolipin-Antikörpern.
3. Vergleich der gebräuchlichen Testmethoden bezüglich ihrer Sensitivität für Lupusantikoagulanzien und Gegenüberstellung neuer Testverfahren.

Patienten und Methodik

Insgesamt werteten wir die Daten von 416 weiblichen und 343 männlichen Patienten aus, die aufgrund der genannten Risikoerkrankungen auf LA untersucht wurden. Das Alter der Patienten lag zum Zeitpunkt der Erstuntersuchung zwischen 12 und 78 Jahren und betrug im Median 40,1 Jahre.

Zur Zeit können LA mit keiner alleinigen der bisher verfügbaren Labormethoden zuverlässig erfaßt werden, so daß in der Regel mehrere Testverfahren parallel angewandt werden. Zum eindeutigen Nachweis bzw. Ausschluß von LA führen wir daher, neben den globalen Gerinnungstests und der Abklärung von isolierten Faktor-Mangelzuständen bzw. Antikörpern gegen Einzelfaktoren, folgendes laboranalytisches Diagnostikschema durch:

Als *Screening-Tests* verwenden wir in der ersten diagnostischen Stufe
- den PTT-Tausch-Test / 1:4 und 1:1 Verdünnung (PTT-TCA Reagenz, Instrumentation Laboratory),
- den DRVVT-Test (dilute Russel Viper Venom time) nach Thiagarajan [2] (Ortho Diagnostik Systems) sowie
- den KCT (Kaolin Clotting Time)-Test nach Exner [3] (Mallinckrodt).

Als *Bestätigungstest* verwenden wir derzeit in der zweiten diagnostischen Stufe
- den Plättchen Neutralisations-Test (Staclot®, STAGO Diagnostica) [4] sowie als neuste LA Methode
- den Textarin-Test (Textarin®/PL Reagenz, Pentapharm LTD) [5].

Das Prinzip des Textarin-Tests entspricht dem DRVVT-Test, nur wird hierbei ein anderes Schlangengift eingesetzt, und zwar der australischen Schlange Pseudonaja textilis.

Die Untersuchungen von Triplett [4] konnten zeigen, daß der Plättchen-Neutralisationstest eine höhere Sensitivität und Spezifität in der Erfassung von LA aufweist als der Tissue-Thromboplastin-Inhibitionstest nach Schleider [6], was wir mit unseren Erfahrungen bestätigen können. Seit dem uns der Staclot®-Test zur Verfügung steht, führen wir daher den TTIT nicht mehr als weiteren Bestätigungstest durch.

Eine Titerkontrolle bei vorliegenden LA erhoffen wir über die Bestimmung des Index für die zirkulierende Antikoagulanzienaktivität (ICA, nach Rosner) zu ermöglichen, wobei der ICA für den verkürzten KCT-Plasmatauschversuch nach folgender Formel berechnet wird [7].

Index für die zirkulierende Antikoagulanzienaktivität (ICA)

$$\frac{b-c}{a} \times 100 = \text{ICA}$$

a = KCT des Patientenplasmas (PP)
b = KCT der 1:1 Mischung PP–NP
c = KCT des Normalplasmas (NP)

Ein ICA Wert über 15 wird als positiver Befund bewertet.

Zur Unterbindung des die Ergebnisse der LA-Tests verfälschenden Heparineffektes setzen wir seit einigen Monaten Hepzyme® (Baxter) ein, bei dem es sich um ein spezifisches Heparin-abbauendes Enzym, nämlich Heparinase 1 aus Flavobacterium heparinum handelt. Um ein plättchenarmes bzw. ein plättchenfreies Plasma zu erhalten, werden alle Blutproben mit 2000 G bei 4 °C für 30 min „scharf" zentrifugiert, um eine möglichst komplette Sedimentation der Thrombozyten zu erreichen.

Die Gerinnungszeitanalysen wurden am Koagulometer KC 10 der Firma Amelung durchgeführt. Die maximale Abweichtoleranzgrenze der Doppelbestimmung betrug dabei 5%. Die in den einzelnen Tests ermittelten Gerinnungszeiten wurden testspezifisch, anhand standardisierter Grenzwerte als normal oder pathologisch eingestuft bzw. einem eigenen Normalkollektiv gegenübergestellt.

Die Diagnose „Lupus-Antikörper positiv" stellten wir wenn bei Patienten, die zum Zeitpunkt der Untersuchung nicht antikoaguliert waren, mindestens zwei der genannten Gerinnungszeitbestimmungen im Abstand von mindestens drei Monaten wiederholt pathologisch ausfielen *und* eine klinische Symptomatik entsprechend den Risiko-Erkrankungen bestand.

Alle LA-Screening-Patienten werden auch auf IgG- und IgM-Anti-Cardiolipin-Antikörper (ACA) untersucht (ELISA; Walker; Byk-Sangtec Diagnostica).

Ergebnisse

Prävalenz eines positiven Lupus-Antikörper-Status

Die Definitionskriterien für einen positiven LA-Status erfüllten 90 der insgesamt 759 untersuchten Patienten: 62 Frauen und 28 Männer. Dies entspricht einer Prävalenz von 11,8%. Das Alter dieser Patienten lag zum Zeitpunkt der LA-Erstdiagnose zwischen 12 und 70 und betrug im Median 38,5 Lebensjahre.

Klinische Symptomatik der sicher LA-positiven Patienten

Die meisten der 90 LA-positiven Patienten, nämlich 52 (57,7%), leiden an thromboembolischen Erkrankungen. 13 der sicher LA-positiven Patienten erlitten TIAs oder Schlaganfälle in jungem Alter, 11 Patienten sind an einer Kollagenose bzw. an einem SLE erkrankt. Bei den weiteren Patienten verteilen sich die klinischen Manifestationen auf habituelle Aborte (7), Thrombozytopenien (4) und dermatologische Symptomatiken (3).

Anti-Cardiolipin-Antikörperstatus der 90 LA-positiven Patienten

Um die Korrelation zwischen LA und Anti-Cardiolipin-Antikörpern zu ermitteln, stellten wir die Untersuchungsergebnisse der 90 sicher LA-positiven Patienten gegenüber. In 44 Fällen, d.h. bei 48,8% der 90 sicher LA-positiven Patienten, konnten gleichzeitig Anti-Cardiolipin-Antikörper festgestellt werden.

Bei 5 von 90 Patienten, d.h. 5,5%, konnten Antikörper allein in der IgG-Fraktion festgestellt werden, bei 11 Patienten bzw. 12,1% allein in der IgM-Fraktion während sowohl IgG- als auch IgM-Antikörper bei 28 bzw. 31,3% der als auch IgM-Antikörper bei 28 bzw 31,3% der LA-positiven Patienten feststellbar waren.

Vergleich der gebräuchlichen Testmethoden bezüglich ihrer Sensitivität für Lupusantikoagulanzien und Gegenüberstellung neuer Testverfahren

Mittels des Vergleichs der Befunde bei gesicherten LA-positiven Patienten wurde für jeden Test der prozentuale Anteil der Plasmen ermittelt, die richtig als LA-positiv erkannt wurden. Hierbei wurden nur die Ergebnisse der Patienten ausgewertet, die zum Zeitpunkt der Untersuchung keine antikoagulatorische Therapie erhielten.

Wie in der Abbildung 1 zu sehen ist, konnten

- bei 81,1% der Patienten mit Hilfe des KCT Lupus-Antikörper festgestellt werden,
- bei 82,7% mit dem DRVTT-Test und
- bei 82,9% mittels des PTT-Tauschtests.

Der Vergleich der Anteile der als LA-positiv erkannter Plasmen zeigt somit, daß sich diese Methoden hinsichtlich ihrer LA-Sensitivität kaum voneinander unterscheiden.

Der PNP-Staclot®-Test fiel bei 21 der 28, d. h. bei 75% der untersuchten Patienten pathologisch aus. Der ICA lag bei 74,2% der untersuchten Patienten im pathologischen Bereich. Allein der Textarin-Test (18 Units) zeigte bei fast allen untersuchten, sicher LA-positiven Patienten (n = 55) einen pathologischen Befund (n = 53, entsprechend 96,3%).

	Textarin® 10 U	Textarin® 18 U
Untersuchte Patienten (n)	29	55
Positiver Befund (n)	9	53
Borderline-Befund (n)	0	2
Negativer Befund (n)	20	0

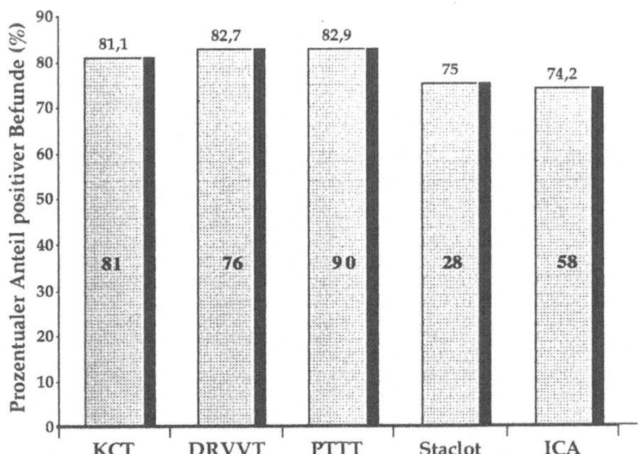

Abb. 1. Prozentualer Anteil positiver Testbefunde bei 90 sicher Lupus-Antikörper positiven Patienten. Die Angaben in den Balken entsprechen der Anzahl (n) der untersuchten Patienten, die Angaben über den Balken entsprechen dem prozentualen Anteil positiver Befunde

Zusammenfassung

Die vorgestellten Resultate lassen, wie auch vorangegangene Literaturergebnisse, folgende Schlußfolgerungen zu:

1. Nur mittels vergleichender Bestimmungen der Lupusantikoagulanzien unter Verwendung des gesamten o. g. diagnostischen Spektrums ist ein eindeutiger Nachweis bzw. Ausschluß von Lupusantikoagulanzien möglich.
2. Zwischen den Methoden KCT, DRVVT, PTTT, ICA und Staclot® bestehen keine signifikanten Unterschiede bezüglich ihrer Sensitivität für Lupusantikoagulanzien.
3. Der neue Textarin-Test (18 U) scheint die höchste Sensitivität für Lupusantikoagulanzien aufzuweisen, was den jüngst von Triplett et al. [5] publizierten Ergebnissen entspricht.
4. Lupus-Antikoagulanzien prädisponieren u. E. zu venösen und arteriellen Thrombosen, wobei Lungenembolien, tiefe Venenthrombosen und rezidivierende Spontanaborte im Vordergrund stehen.

Literatur

1. Triplett DA (1990) Laboratory diagnosis of lupus anticoagulants. Semin Thromb Haemost 16:182–192
2. Thiagarajan P, Pengo V, Shapiro SS (1986) The use of the diluted russel viper venom time for the diagnosis of lupus anticoagulants. Blood 68:869–874
3. Exner T, Rickard KA, Kronenberg H (1978) A sensitive test demonstrating lupus anticoagulant and its behavioural pattern. Br J Haematol 40:143–151
4. Triplett DA, Brandt JT, Kaczor D, Schaeffer J (1983) Laboratory diagnosis of lupus inhibitors: A comparison of the tissue thromboplastin inhibition procedure with a new platelet neutralization procedure. Am J Clin Pathol 79(6):678–682
5. Triplett DA, Stocker KF, Unger GA, Barna LK (1993) The textarin/ecarin ratio: a confirmatory test for lupus anticoagulants. Thromb Haemost 70(6):925–931
6. Schleider MA, Nachmann RL, Jaffe EA, Coleman M (1976) A clinical study of the Lupus anticoagulant. Blood 48:499–509
7. Rosner E, Pauzner R, Lusky A et al (1987) Detection and quantitative evaluation of lupus circulating anticoagulant activity. Thromb Haemost 57(2):144–147

Plättchenneutralisationstest mit autologen Thrombozyten zur schnellen Diagnose von erworbenen Phospholipidinhibitoren

W. EBERL, A. SANDVOSS, F. BERGMANN, E. HAAK, S. SCHWARTE

Einleitung

Präoperative Gerinnungsuntersuchungen sollen insbesondere bei elektiven Eingriffen die Diagnose erworbener oder angeborener Blutungsneigungen ermöglichen. Im allgemeinen werden Suchtests der plasmatischen Gerinnung (Prothrombinzeit und partielle Thromboplastinzeit) sowie die Zählung der Thrombozyten gefordert. Mancherorts ist die Bestimmung der Blutungszeit üblich. Pathologische Ergebnisse führen oft zur Absage der Eingriffe. Besonders im Kindesalter werden häufig Verlängerungen der aPTT beobachtet [1], die zur weiteren Diagnostik Anlaß sind.

Wegen der relativ großen Zahl grenzwertig erhöhter Werte wird sogar ein anderer Normalwert für die PTT im Kindesalter (jedoch jenseits des Säuglingsalters) diskutiert [2].

Die Häufigkeit schwach pathologischer Werte scheint sehr ausgeprägt vom genutzten PTT-Reagenz abhängig zu sein, was im Zusammenhang mit der bekannten unterschiedlichen Empfindlichkeit auf das Vorliegen von Phospholipidantikörpern interessant ist [3]. Lupusinhibitoren oder Antiphospholipidantikörper sind im Kindesalter relativ selten, in den letzten Jahren finden sie jedoch zunehmendes Interesse [4, 5, 6, 7].

In den letzten Jahren sind einzelne Berichte über präoperativ bei Kindern beobachtete lupusähnliche Inhibitoren mitgeteilt worden, eine Häufung scheint bei Kindern vor HNO-ärztlichen Eingriffen zu bestehen [8, 9].

Caroll [10] publizierte einen einfachen Plättchenneutralisationstest, den wir in der präoperativen Diagnostik erprobt haben.

Testbeschreibung

Parallel zur üblichen Präparation von Zitratplasma wurde aus gleicher Blutentnahme plättchenreiches Plasma gewonnen. Dieses wurde bei −40 °C eingefroren und nach einer Stunde im Wasserbad wieder aufgetaut. Die Differenz zwischen der aPTT im plättchenarmen Plasma (PPP) und dem aufgetauten plättchenreichen Plasma (aPRP) wurde in Prozent errechnet: PPP-aPRP/PPP×100. Verkürzungen der aPTT um 10%–20% wurden als verdächtig, um mehr als 20% als pathologisch befundet.

Patienten

Plasmen von insgesamt 116 Patienten wurden untersucht. Eine Einteilung in fünf Gruppen A–E (Tabelle 1) erfolgte. Neben Plasmen mit normaler aPTT wurden verschiedene, unterschiedlich stark verlängerte Werte einbezogen. Als gesonderte Gruppen wurden untersucht:

40 Plasmen mit pathologischen Werten (Tabelle 2), 4 Plasmen von HIV-positiven Patienten ohne hämorrhagische Diathese, 10 Plasmen therapeutisch heparinisierter Patienten und Proben von 12 Kindern mit verlängerter aPTT ohne Faktorenmangel, jedoch mit pathologischem Plasmatauschversuch. Diese Zielgruppe unserer Untersuchung bestand aus Kindern, die sämtlichst vor HNO-ärztlichen Eingriffen bei der Routinediagnostik präoperativ mit verlängerter aPTT auffielen. Die Bestimmung der Faktoren VIII-XII hatten Normalbefunde erbracht, die Diagnostik hinsichtlich eines von Willebrand-Syndroms war negativ verlaufen. Der Plasmatauschversuch war immer als pathologisch befundet worden (aPTT im Mischungsverhältnis 1:1 Patienten zu Normalplasma mehr als 5 s über PTT des Normalplasma).

Suchteste auf Antiphospholipidantikörper wurden nicht durchgehend durchgeführt, waren jedoch in Einzelfällen positiv.

Tabelle 1. Untersuchte Patientengruppen

Untersuchte Gruppen	n
A Normalpersonen	50
B Path. aPTT	40
C HIV pos. (nicht Hämophile)	4
D Heparintherapie	10
E Phospholipidinhibitor	12

Tabelle 2. Ursachen für PTT-Verlängerungen in Gruppe B

Ursachen für Pathologische aPTT	
Faktor VIII-Mangel	12[a]
Faktor IX-Mangel	4[a]
v. Willebrand-Syndrom	7
Faktor X-Mangel	2
Faktor XII-Mangel	2
Präkallikreinmangel	1
Cumarintherapie	3
Neugeborene	4
Valproinattherapie	3
Unklar	2
Gesamt	40

[a] Je ein Patient mit Faktor VIII/IX-Inhibitor

Labormethoden

Die Bestimmung der aPTT erfolgte primär mit Pathromtin (Behringwerke). Pathologische Befunde wurden unmittelbar mit dem PTT-Reagenz der Fa. Boehringer parallel kontrolliert. Die Bestimmung der Einzelfaktoren erfolgte im Einphasentest (Reagenzien von Behringwerke/Immuno), mehrfach mussten Vorverdünnungen bis 1 : 40 vorgenommen werden. Als Blutungszeit wurde die Methode nach Ivy, modifiziert nach Mielke genutzt.

Ergebnisse

In Plasmen mit normaler PTT (n = 50) wurde eine leichte Verkürzung der aPTT durch den Test beobachtet (Abb. 1). Bei 4 Patienten war eine Verlängerung der PTT beobachtet worden, in 8 Fällen war die PTT vor und nach Phospholipidsubstitution identisch.

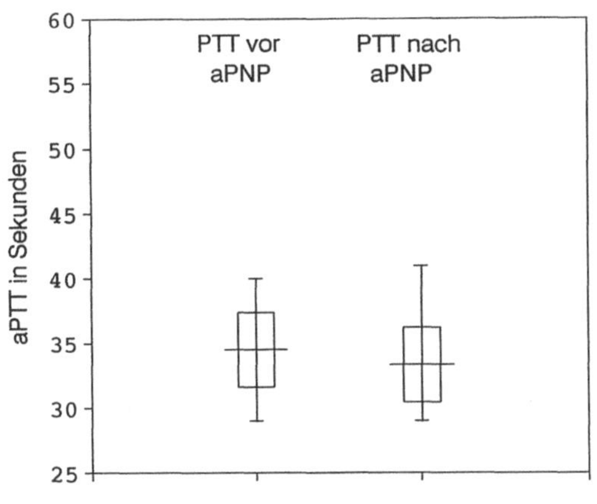

Abb. 1. PTT-Verkürzung bei 50 Patienten mit normaler aPTT (5,1 ± 2,8%). Angabe von Mittelwert, Standardabweichung und Range vor und nach Phospholipidsubstitution (aPNP)

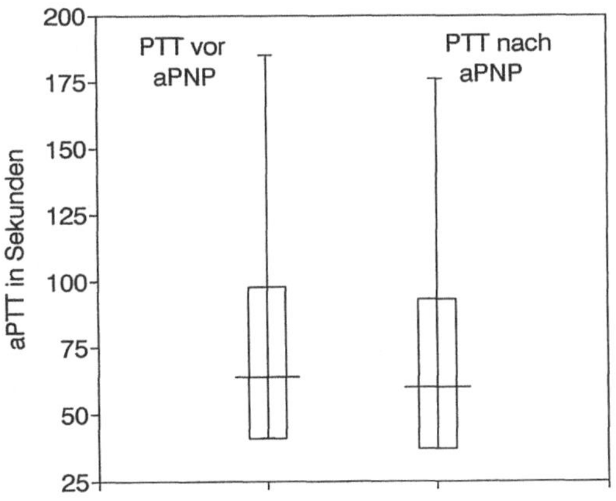

Abb. 2. PTT-Verkürzung bei 40 Patienten mit verlängerter aPTT (8,1 ± 3,9%)

Bei Patienten mit pathologischer PTT unterschiedlicher Ursache (Abb. 2) war ebenfalls in 80% der Fälle eine leichte Verkürzung der aPPT zu finden. Bei 7 Patienten wurde eine Zunahme der Gerinnungszeit nach dem Auftauvorgang beobachtet.

Bei allen Plasmen von vier HIV-positiven, asymptomatischen Patienten mit verlängerter aPTT (44 – 48 s) wurde durch die Substitution autologer Phospholipide die aPTT deutlich in den Normalbereich verkürzt. Außer pathologischen Plasmatauschversuchen konnte bei diesen Patienten keine Ursache für die Verlängerung der aPTT gefunden werden.

Erwartungsgemäß wurde die aPTT in heparinhaltigen Proben durchweg in erheblichem Ausmaß durch die Phospholipidzugabe verkürzt. 12 Kinder mit unklarer PTT-Verlängerung durch Inhibitor (path. Plasmatauschversuch) zeigten eine signifikante Verkürzung der PTT durch die Substitution von Phospholipiden (Abb. 3). Eine im plättchenarmen Plasma parallel durchgeführte Messung mit einem Zweitreagenz hatte jeweils deutlich niedrigere Werte erbracht.

Tabelle 3 zeigt das Gesamtergebnis, 11 von 12 Kindern wiesen einen pathologischen Test auf, in einem Fall betrug die Verkürzung der aPTT 18,6%. Hier-

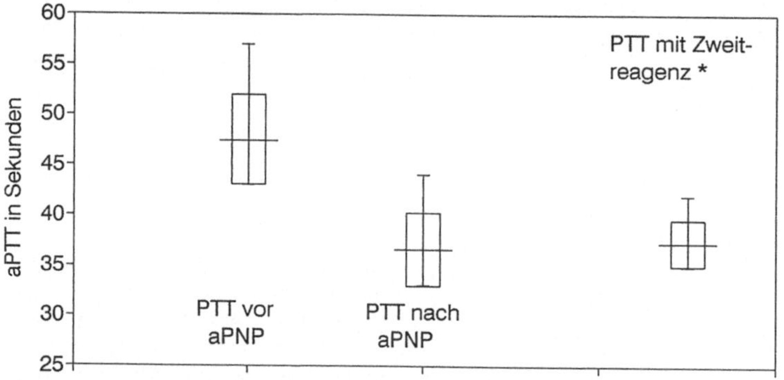

Abb. 3. PTT-Verkürzung bei 12 Patienten mit Phospholipidinhibitor (22,5 ± 1,4%). * PTT-Reagenz (Boehringer Mannheim)

Tabelle 3. Veränderungen der PTT durch Phospholipidsubstituion; Anteil verlängerter und verkürzter Meßergebnisse, Ausmaß der Verkürzung in Prozent

Gruppe n	A 50	B 40	C 4	D 10	E 12
PTT verlängert	4	7	0	0	0
PTT unverändert	8	1	0	0	0
PTT verkürzt	38	32	4	10	12
< 10%	35	22	0	0	0
10% – 20%	3	10	2	0	1
20% – 30%	0	0	1	3	11
> 30%	0	0	1	7	0

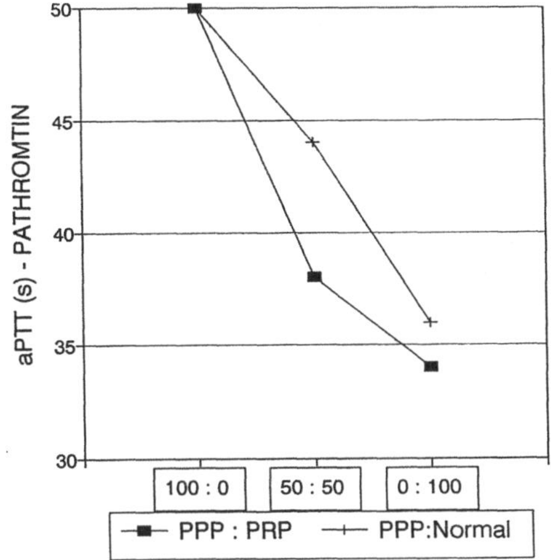

Abb. 4. Plasmatauschversuch mit Normalplasma parallel zu Inkubation gleicher Mengen autologen, phospholipidsubstituierten Plasmas

bei ist bemerkenswert, daß ja die nur geringe initiale PTT-Verlängerung ohnehin nur einen schmalen Spielraum zur Verkürzung in den Normalbereich läßt. Zu beachten ist ebenfalls, daß bei ausgeprägter Thrombopenie ein verläßlicher Test nicht möglich ist.

Wurde im Plasmatauschversuch neben der Inkubation mit Normalplasma eine Mischung des plättchenarmen Patientenplasmas mit phospholipidsubstituiertem autologen Plasma untersucht, zeigte sich eine Normalisierung der aPTT durch Zugabe von 50% aPRP des gleichen Patienten, während die aPTT bei Inkubation mit Normalplasma in gleicher Menge eine deutliche Verlängerung zeigte (Abb. 4).

Diskussion

In der präoperativen Diagnostik sind verlängerte Gerinnungszeiten für die PTT nicht selten [11]. Ein lupusähnlicher Inhibitor wird bei einem Teil der Kinder postuliert, in unserer Klinik wurde ein solcher in einem nennenswerten Prozentsatz gefunden (Abb. 5). In der vorliegenden Studie erwies sich der Neutralisationstest mit autologen Phospholipiden als sehr treffsicher bei den untersuchten Kinder mit Hinweisen auf diesen Inhibitor. In Gegensatz zu Berichten über Kindern mit „echtem" Lupuskoagulanz wurde nie eine pathologische Aktivität für Faktor II gefunden, die meisten Kinder wurden trotz PTT-Verlängerung ohne klinische Komplikationen operiert. Bei späteren Kontrollen wurde meist ein Verschwinden der PTT-Verlängerung nach 5–9 Monaten beobachtet.

Unseres Erachtens zeigt der vergleichende Plasmatauschversuch einerseits, daß das Vorliegen eines tatsächlichen Inhibitors sehr wahrscheinlich ist, andererseits offensichtlich dieser gegen Phospholipide gerichtet zu sein scheint.

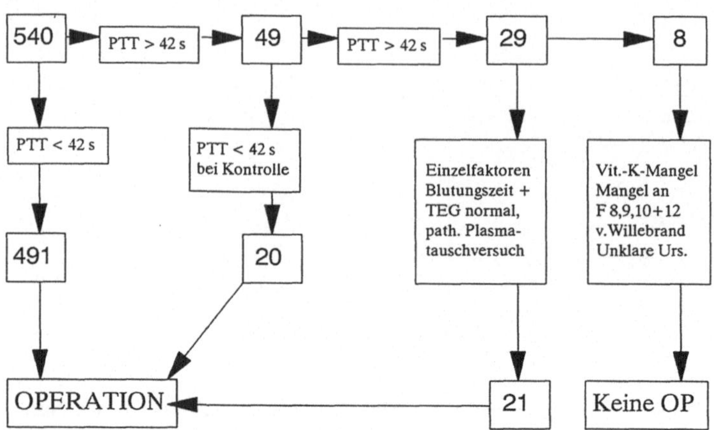

Abb. 5. Präoperative Diagnostik, Fließdiagramm bei 540 Kindern vor HNO-ärztlichen Eingriffen

Weitere Untersuchungen zur Art dieses Inhibitors sind erforderlich, insbesondere ist sicher die Frage noch nicht abschließend zu klären, ob eine elektive Operation ungefährdet durchgeführt werden kann.

Das andernorts beschriebene Phänomen von PTT-Verlängerungen bei HIV-positiven Patienten mit fraglichem Vorliegen eines Lupuskoagulans konnte auch in unserer Serie beobachtet werden [12]. Möglicherweise könnte bei einem Teil der HIV-positiven Hämophilen die auch durch hohe Faktorensubstitution nicht erreichbare Normalisierung der aPTT auf diesen Effekt zurückzuführen sein.

Darüber hinaus erscheint es uns wichtig, zu erwähnen, daß bei Patienten mit echtem Faktor VIII-Inhibitor eine PTT-Verkürzung nicht erfolgt. Wir benutzen daher diesen Test in der Differentialdiagnostik von Inhibitoren bei Hämophiliepatienten routinemäßig.

Literatur

1. Ehrenforth S, Auerswald G, Mentzer D et al (1993) Frequency and clinical relevance of praeoperative abnormal haemostaseological findings in childhood. Ann Hematol 66 (Suppl) I:A35
2. Wanner G, Woerd-de-Lange J, Weiss L, Hegner N (1992) Partielle Thromboplastinzeit, Aktivitäten von Faktor VIII und Faktor IX bei klinisch unauffälligen Kindern im Vergleich mit gesunden Erwachsenen. Lab Med 16:43–47
3. Manucci PM, Cancani MT, Mari D, Meuci P (1979) The varied sensitivity of partial thromboplastin and prothrombin time reagents in the demonstration of the lupus-like anticoagulant. Scand J Haemat 22:423–432
4. Brey RL, Hart RG, Sherman DG, Tegeler CH (1990) Antiphospholipid antibodies and cerebral ischemia in young people. Neurology 40:1190–1196
5. Bernstein ML, Salusinsky-Sternbach M, Bellefleur M (1984) Thrombotic and Hemorrhagic complications in children with the lupus anticoagulant. Am J Dis Child 138: 1132–1135

6. Singh AK, Rao KP, Kizer J, Lazarchick J (1988) Lupus Anticoagulants in children. Ann Clin Lab Sci 18:384–387
7. Webb J, Freyer D, Graham D, Axtell R, Fahner J (1993) Transient lupus-like anticoagulant of childhood (TLAC): a distinct clinical entity in pediatrics? Thromb Haemost 69:1227
8. Mingers A-M, Pannenbecker J, Sutor AH (1992) Lupus-Inhibitor Verdächtige aPTT-Verlängerungen bei Kindern in der präoperativen Diagnostik. In: Landbeck, G, Scharrer J, Schramm W (Hrsg) 22. Hämophilie-Symposion Hamburg 1991, Springer, Berlin Heidelberg New York Tokyo
9. Orris DJ, Lewis JH, Spero JA, Hasiba U (1989) Blocking coagulation inhibitors in children taking penicillin. J Pediatr 97:426–429
10. Caroll PA, Ray MJ, Just SJE, Hawson GAT (1993) Platelet neutralisation procedure for lupus antikoagulants using the patients own platelets. Thromb Haemost 69:1223
11. Eberl W, Sandvoss A (1993) Erworbene Inhibitoren als Ursache für präoperative PTT-Verlängerung. Monatsschr Kinderheilkd 141 (Suppl.):79
12. Cohen H, Mackie IJ, Anagnostopoulos N et al (1989) Lupus anticoagulant, anticardiolipin antibodies and human immunodeficiency virus in haemophilia. J Clin Pathol 42:629–633

Auftreten einer tiefen Beinvenenthrombose bei einem 12jährigen Mädchen mit positivem Nachweis eines Lupusantikoagulans mit Anticardiolipinantikörpern

E. Lenz, D. Klarmann, S. Becker, I. Martinez, I. Scharrer, W. Kreuz

Wir möchten über das Auftreten einer tiefen Beinvenenthrombose bei einem 12jährigen Mädchen mit positivem Nachweis eines Lupusantikoagulans berichten.

Die Patientin stellte sich im Dezember 1992 erstmals in unserer Gerinnungsambulanz zur weiteren Abklärung und Betreuung nach abgelaufener tiefer Beinvenenthrombose vor. Im Rahmen des Schulsports hatte sich die Patientin eine Oberschenkelzerrung links zugezogen. Zwei Wochen später trat ein Wadenkompressionsschmerz und eine Umfangvermehrung des linken Beines auf. Phlebographisch wurde ein vollständiger Verschluß des tiefen Beinvenensystems links gesichert. Die Patientin wurde daraufhin in eine auswärtige chirurgische Klinik eingewiesen und der Versuch einer Thrombektomie durchgeführt. Dabei ließ sich jedoch nur wenig thrombotisches Material gewinnen. Postoperativ erhielt die Patientin zunächst eine Vollheparinisierung (400 IE/kg KG/die), dann wurde eine Macumarisierung eingeleitet (0,03–0,05 mg/kg KG = 1,5 und 2,25 mg Phenprocoumon im Wechsel). Am 22. 12. 1992 konnte die Patientin in unsere ambulante Betreuung entlassen werden. Wir sahen uns zunächst vor die Frage gestellt, was ursächlich bei diesem 12jährigen Mädchen zur Thromboseentstehung geführt haben könnte.

Allgemein stellen Thrombosen im Kindesalter eine Seltenheit dar.

- Venöse Thrombosen treten auf im Zusammenhang mit verschiedenen pädiatrischen Krankheitsbildern (beispielsweise bei Kindern mit zyanotischen Herzfehlern, beim Kawasakisyndrom, beim hämolytisch-urämischen Syndrom oder beim im Kindesalter seltenen Krankheitsbild des SLE [3]). Auch andere prädisponierende Faktoren können die Thromboseentstehung begünstigen wie beispielsweise Adipositas, längere Immobilisation einer Extremität oder Medikamente wie z. B. Kortikosteroide, Östrogene oder eine Asparaginasetherapie.
- Hereditäre, also angeborene Thrombophilien können sich bereits im Kindesalter erstmanifestieren.
- Ein großer Teil der Thrombosen im Kindesalter – nämlich über 60% – tritt ohne erkennbare Ursache auf. In diesen Fällen spricht man von idiopathischen Thrombosen [2–5].

Bei unserer Patientin war die Thrombose nicht im Rahmen einer prädisponierenden Grunderkrankung aufgetreten. Die Erhebung der Vorgeschichte bei unserer Patientin ergab keine nennenswerten Vorerkrankungen. Thromboembolische Ereignisse waren nicht aufgetreten. Lediglich 5 Monate vor dem Thromboseereignis hatte die Patientin eine schwere Atemwegsinfektion durchgemacht. Die Familienanamnese war hinsichtlich thromboembolischer Ereignisse und Erkrankungen aus dem Formenkreis der Kollagenosen leer.

Die Thrombose war bei unserer Patientin also ohne prädisponierende Grunderkrankung aufgetreten, so daß es uns notwendig schien, eine Thrombophilie als Thromboseursache auszuschließen (Tabelle 1).

Auffällig war eine Thrombozytopenie von 72000 Thrombozyten/µl. Die PTT war mit 71 s verlängert. Die Faktor XII-Aktivität lag bei 36%. Alle weiteren Gerinnungsinhibitoren waren im Normbereich meßbar. Im KCT (Exner), dRVVT und PTT-Tauschtest wurde ein Lupusantikoagulans (LA) nachgewiesen. Im ELISA waren Anticardiolipinantikörper (ACA) nachweisbar. Es ergab sich der Verdacht, daß bei dieser Patientin die Thrombose aufgrund des Lupusantikoagulans und der Antikardiolipinantikörper aufgetreten war. Alle bisherigen Erkenntnisse über APA wurden hauptsächlich aus Studien an Erwachsenen gewonnen. Das Auftreten von APA im Kindesalter ist weniger gut untersucht.

Mingers und Sutor [1] haben 1992 eigene Patienten mit APA und Fälle aus der Literatur zusammengetragen. Insgesamt wurden die Daten von 40 Kindern mit APA ausgewertet. Sie stellten fest, daß die Mehrheit der Kinder mit APA symptomfrei war oder durch Blutungsereignisse auffiel. Thrombophilien, wie sie im Erwachsenenalter typischerweise auftreten, bildeten die Minderheit. Bei Kindern mit Thrombophilien lag meist zusätzlich ein SLE vor. Sie waren in der Mehrzahl älter als 10 Jahre. Kinder mit Blutungen waren im Schnitt jünger als 10 Jahre. Dem Blutungsereignis ging meist ein Infekt voraus. In 40% der Fälle waren LA zufällig im Rahmen von Infekten oder bei Blutentnahmen vor Adenotomien aufgefallen, wobei die Kinder völlig symptomfrei waren. Zum großen Teil scheint das Auftreten eines LA bei diesen Kindern nur passager zu sein.

Bei unserer Patientin waren Lupusantikoagulans und Antikardiolipin-Antikörper wiederholt und mit steigenden Titern nachweisbar (Tabelle 2). Die bei der Erstkontrolle festgestellte Faktor XII-Aktivitätserniedrigung ließ sich auch in Folgeuntersuchungen verifizieren. Ebenso konnten Erniedrigungen der Aktivitäten der Gerinnungsfaktoren VIII (30%) und IX (8%) nachgewiesen werden. In der Verdünnung 1:40 waren die Aktivitäten im Normbereich meßbar.

Zusammenfassend liegen bei unserer Patientin also Befunde vor, die für ein Antiphospholipidsyndrom typisch sind:

- nämlich der Nachweis von APA
- das Auftreten einer tiefen Beinvenenthrombose
- schließlich die passager bei der Erstkontrolle festgestellte Thrombozytopenie

Die Abklärung einer Antiphospholipidantikörper-assoziierten Autoimmunerkrankung (V.a. SLE) schien uns daher geboten. Bei der körperlichen Unter-

Tabelle 1. Die Befunde des bei unserer Patientin durchgeführten Thromboseprogramms

Thrombozytenzahl	72000/µl	$2-4\times10^6$/µl			
Thromboplastinwert	83%	75–100%	HR-Glykoprotein	%	45–145%
aPTT	71 s	26–38 s	Lupusantikoag. (Exner)	positiv	
Fibrinogen	635 mg/dl	200–400 mg%	Lupusantikoag. (DRVV)	positiv	
PAT III (Winkel Alpha)	°	<40°	Lupusantikoag. (PTT)	positiv	
v. Willebrand-Faktor-Ag	%		Faktor-II-Antigen	%	25–49%
Antithrombin-III-Ag	mg%	22–31 mg%	Faktor-X-Antigen	%	25–44%
Antithrombin-III-Aktivität	102%	>76%	Faktor-VII-Antigen	%	20–82%
Heparin-Cofaktor-II-Ag	%	>78%	Faktor-XII-Antigen	%	55–184%
Protein-C-Ag (ELISA)	%	66–176%	Faktor-XII-Aktivität	36%	54–135%
Protein-C-Ag (Elpho)	%	66–146%			
Protein-C-Aktivität	106%	64–128%			
Gesamt Protein-S-Ag	125%	64–128%			
Plasminogen-Ag	mg%	8,1–14,5 mg%			
Plasmionogen-Aktivität	135%	weibl. 78–114%			
Plasminbildung mit Strpto					
Plasminbildung mit Urok					
a 2-Antiplasmin			Anticardiolipin-AK	IgG 7,3	<9
Plasminogenaktiv. Inhibitor-Aktivität (Plasma)	4,9 U/ml	<13 U/ml		IgM 8,1	<5
i-PA-Antigen (ELISA)	ng/ml	>12 ng/ml	TZ	19 s	
t-PA-Aktivität (Firbinplatte)	mm^2	>278 mm^2			
t-PA-Aktivität (chrom. M.)	U(ml				

suchung ergab sich keinerlei Anhalt auf das Vorliegen einer Erkrankung aus dem Formenkreis der Kollagenosen. EKG, Ultraschall des Herzens, Röntgenthorax, Sonographie des Abdomens, ophthalmologische Untersuchung sowie Urinuntersuchung waren ohne jeden pathologischen Befund. Auffällig war jedoch eine Erhöhung der BSG (20–30 mm n. W.) Die Bestimmung der Autoantikörper ergab ebenfalls einen niedrigtitrigen, aber signifikanten Nachweis von

Tabelle 2. Titerverlauf der Antiphospholipidantikörper und F.XII

Datum	ACA-IgG	ACA-IgM	Lupusantikoag.	Faktor-XII-Ag	Aktiv.
20. 11. 1992	7,3	8,1	KCT positiv		36%
22. 12. 1992	12,1	9,3	KCT positiv	136%	57%
8. 3. 1993	12,2	6,2	KCT positiv		15%
15. 4. 1993	15,8	11,8	KCT positiv	98%	23%

Tabelle 3. Titerverlauf ANA und ds DNS-AK

Datum	ANA	ds DNS-AK
22. 12. 1992	1:40 U/ml	1:42 U/ml
28. 1. 1993	1:80 U/ml	1:42 U/ml
21. 7. 1993	1:160 U/ml	1:65 U/ml
17. 8. 1993	1:80 U/ml	1:106 U/ml

ANA und ds DNS-Antikörpern. Bei Kontrollen zeigte sich ein deutlicher Anstieg beider Titer im Vergleich zum Vorbefund (Tabelle 3). C-3-Komplement war bei unserer Patientin nicht erniedrigt. Anstieg der Titer für Lupusantikoagulans und Antikardiolipinantikörper, sowie steigende Titer der ANA und ds DNS-AK legen den hochgradigen Verdacht nahe, daß die Patientin einen SLE entwickelt. Möglicherweise steht die Entwicklung des SLE mit dem Einsetzen der Pubertät bei der 12jährigen Patientin in Verbindung. Die Diagnose eines SLE ist jedoch erst dann möglich, wenn bei einem Patienten 4 der 11 ARA-Kriterien erfüllt sind. Unsere Patientin erfüllte bisher nur 3 dieser Kriterien.

Die Patientin befindet sich nun seit einem Jahr in unserer Betreuung. Sie erhält nach wie vor eine Macumarprophylaxe. Klinische Untersuchungen und in regelmäßigen Abständen durchgeführte Kontrollen des Urins ergaben auch weiterhin keine pathologischen Auffälligkeiten. Eine im Mai 1993 durchgeführte Farbdoppleruntersuchung zeigte bei freien Beckenvenen einen weiterhin bestehenden Verschluß der linken Vena femoralis im mittleren Oberschenkeldrittel. Kniekehle und Unterschenkelvene waren frei durchgängig.

Eine kausale Therapie des APA-Syndroms gibt es nicht. Tritt das APA-Syndrom im Rahmen eines SLE auf, wird die Grundkrankheit nach den üblichen Richtlinien therapiert. Venöse Thrombosen bei APA erfordern eine konsequent durchgeführte orale Antikoagulation, um das hohe Thromboserezidivrisiko zu mindern. Bei persistierenden Titern von APA wird diese mitunter lebenslang empfohlen.

Literatur

1. Mingers AM, Sutor AH (1992) Lupusinhibitoren im Kindesalter. Hämostaseologie 12:101–106
2. Niederhoff H, Sutor AH (1990) Thrombophilie im Kindesalter: Hereditäre Formen. (Symposium der GTH-Arbeitsgruppe für Pädiatrische Hämostaseologie im Kindes- und Jugendalter in Titisee: Oktober)
3. Nowak-Göttl U, Kreuz W, Krackhardt B, Kornhuber B (1990) Untersuchungen bei idiopathischen Thrombosen im Kindesalter (Symposium der GTH-Arbeitsgruppe für Pädiatrische Hämostaseologie im Kindes- und Jugendalter in Titisee: Oktober)
4. Pollmann H (1990) Thrombophilie bei Kindern und Jugendlichen. (Symposium der GTH-Arbeitsgruppe für Pädiatrische Hämostaseologie im Kindes- und Jugendalter in Titisee: Oktober)
5. Witt I (1990) Labordiagnostik der Thrombophilie im Kindesalter. (Symposium der GTH-Arbeitsgruppe für Pädiatrische Hämostaseologie im Kindes- und Jungendalter in Titisee: Oktober)

Operatives Vorgehen bei Patienten mit Lupusinhibitor

R. ZIMMERMANN, A. HUTH-KÜHNE, M. LOEW, G. SCHUMACHER

Einleitung

Lupusinhibitoren stellen eine heterogene Gruppe von Gerinnungsinhibitoren dar, die gegen negativ geladene Phospholipide oder Proteinphospholipidkomplexe [5–8] gerichtet sind und dadurch einen oder mehrere Schritte im Ablauf der Gerinnung hemmen. Sie wurden erstmals bei Patienten mit systemischem Lupus erythematodes (SLE) beschrieben und werden daher häufig als Lupusinhibitor oder Lupusantikoagulans bezeichnet. Antiphospholipid-Antikörper (APA) können auch unabhängig von einem SLE nachgewiesen werden, so daß man in diesen Fällen von einem primären Antiphospholidsyndrom spricht. Der Name Lupusantikoagulans ist insofern mißverständlich, da Blutungen selten zu beobachten sind. Größere Probleme bereiten thromboembolische Komplikationen.

In der Routinediagnostik wird das Vorliegen eines Lupusantikoagulans dadurch entdeckt, daß die aktivierte partielle Thromboplastinzeit (aPTT) verlängert ist und die Verlängerung der aPTT nicht durch die Verminderung der Aktivität eines oder mehrerer Gerinnungsfaktoren erklärt werden kann. Ein echter Mangelzustand einzelner Gerinnungsfaktoren liegt somit nicht vor. Eine relativ stärkere Verlängerung der aPTT bei Verwendung eines besonders Lupussensitiven Reagenz stellt einen ziemlich sicheren Hinweis auf das Vorliegen eines sogenannten Lupusantikoagulans dar. Eine weitere Absicherung kann der Plasmatauschversuch bringen. Bei Verdünnung des Patientenplasmas nimmt die Aktivität des Lupusinhibitors rasch ab. Allerdings kann die Aktivität des Lupusantikoagulans in diesen Tauschversuchen äußerst unterschiedlich zum Ausdruck kommen. Vollblut-Gerinnungszeit und Prothrombinzeit werden häufig normal gemessen.

Lupusantikoagulanzien können bei einer Vielzahl von Erkrankungen als Begleitphänomen auftreten. Bei Kindern werden Lupusantikoagulanzien relativ häufig in der Folge eines vorangehenden Virusinfektes diagnostiziert. Weitere Grundkrankheiten stellen die Paraproteinämie dar. Auch Medikamente, wie z. B. Chlorpromazin, Procainamid, Hydantoin und andere, können ein Lupusantikoagulans induzieren [2]. Klassischerweise kommen Lupusantikoagulanzien bei Patienten mit systemischem Lupus erythematodes vor. Erste Mitteilungen erfolgten von Conley u. Hartmann [3] sowie Feinstein u. Rapaport [4] im Jahre 1952.

Klinisch weisen die meisten Patienten mit Lupusantikoagulans keine blutungsspezifischen Symptome auf. Das gilt für das parainfektiöse Auftreten bei

Kindern, bei Patienten mit Pneumozytis carinii-Pneumonie und bei Paraproteinämie. Dagegen stehen thromboembolische Komplikationen im Vordergrund. Bereits Bowie et al. [1] fielen im Jahr 1963 eine Häufung von Thrombosen bei Patienten mit Lupusantikoagulans auf. Thromboembolische Probleme betreffen insbesondere die venöse Region. Es wurden aber auch arterielle Verschlüsse der Beine und Arme, der Aorta sowie der übrigen Gefäßregionen beschrieben. Wenn auch prospektive Studien fehlen, so ist die Wahrscheinlichkeit, eine Thrombose zu erleiden, bei Patienten mit einem SLE deutlich gegenüber einem normalen Patientengut erhöht (42% gegenüber 18%). Bei 68% der SLE-Patienten mit Thrombosen wurde das Lupusantikoagulans nachgewiesen. Dennoch hat man sich bisher zu einer prophylaktischen gerinnungshemmenden oder thrombozytenfunktionshemmenden Behandlung bei Patienten mit einem Antiphospholipidsyndrom nicht entschließen können. Obwohl insbesondere in den letzten Monaten vielfach über den Lupusinhibitor und das primäre Antiphospholipidsyndrom publiziert worden ist, liegen über das therapeutische Vorgehen im Rahmen von operativen Eingriffen keine Erfahrungen vor [5–7].

Im folgenden berichten wir über zwei Patienten mit einem primären Antiphospholidsyndrom, bei denen im Rahmen einer präoperativen routinemäßigen Diagnostik ein Lupusinhibitor als Ursache einer Gerinnungsstörung festgestellt wurde. Bei beiden Patienten sollten Operationen der Hüftgelenke durchgeführt werden.

Kasuistiken

Patientin 1

Die Patientin H. B. wurde am 15. 12. 1928 geboren. Im Jahre 1968 erfolgte eine Umstellungsosteotomie des rechten Oberschenkels wegen einer Hüftgelenksdysplasie. Im Rahmen dieses operativen Eingriffes kam es zu einer deutlichen postoperativen Nachblutung. Die Patientin erhielt 2,5 l Bluttransfusionen. Im Jahre 1970 wurde die Umstellungsosteotomie des linken Oberschenkels links notwendig. Im Rahmen dieses Eingriffes kamen Blutungserscheinungen nicht zur Beobachtung. Eine Karpaltunneloperation wurde beiderseits im Jahre 1991 ohne Blutungserscheinungen durchgeführt. Die Patientin berichtet über gelegentliche Hauthämatome nach Prellungen. Weitergehende hämorrhagische Erscheinungen traten nicht auf. Im Oktober 1992 wurde die Korrektur der Endoprothese links wegen periartikulärer Verkalkungen geplant. Die Rotation des Hüftgelenkes war vollständig aufgehoben. Die Beugung war bis 70 ° möglich. Abduktion und Adduktion waren ebenfalls behindert. Wegen einer präoperativ auffallenden Blutgerinnungsstörung wurde der operative Eingriff zunächst zurückgestellt.

Die in der Rehabilitationsklinik Heidelberg durchgeführte Gerinnungsanalyse zeigte eine Verlängerung der aPTT auf 52 und der Lupus-sensiblen aPTT auf 70 s. Die Gerinnungsfaktoren VIII, IX und XII waren pathologisch ernied-

Tabelle 1. Gerinnungsbefunde der Patientin 1

Blutgerinnungsanalyse	
TEG R-Zeit	19,3 min
Quickwert	63%
aPTT	52 s
aPTT (FSL)	70 s
Faktoren	
I, II, V	normal
VIII, XI, XII	normal
Faktor VIII	0,38%
IX	11,5%
XII	35%
Cardiolipin-Antikörper	positiv

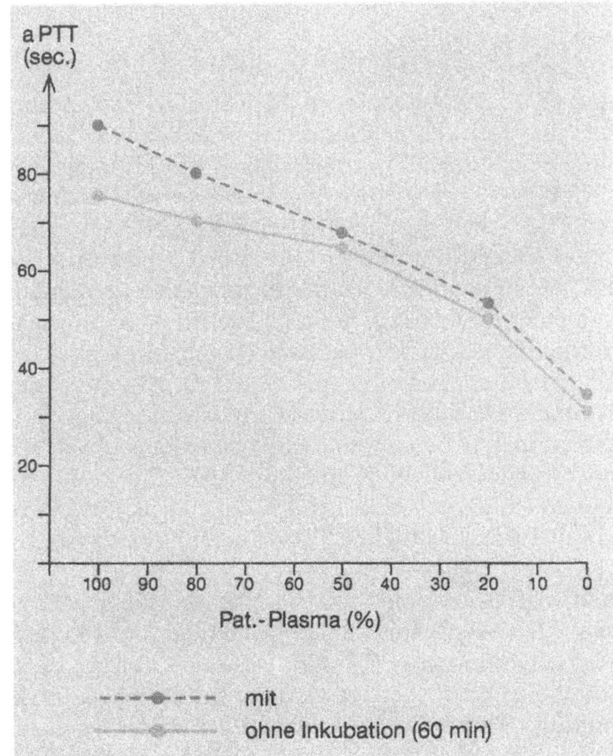

Abb. 1. Plasmatauschversuch der Patientin 1

rigt (s. Tabelle 1). Der übrige Gerinnungsstatus war regelrecht. Cardiolipin-Antikörper wurden in einer Höhe von 34 U/l (IgG) und 26 U/ml (IgM) nachgewiesen. Ein echter Blutgerinnungsinhibitor bzw. eine echte Faktorenerniedrigung konnten mittels Tauschversuch (s. Abb. 1) ausgeschlossen werden.

Am 21. 12. 1992 wurde in der orthopädischen Abteilung des Kreiskrankenhauses Heppenheim/Bergstr. der operative Eingriff durchgeführt. Der Zugang erfolgte nach Watson Jones. Nach Freilegung der Ossifikationen wurden die heterotopen Verkalkungen entfernt sowie eine Revision der trochantären Muskulatur durchgeführt. Die Patientin erhielt dabei zwei Einheiten zuvor gespendeten Eigenblutes. Der Drainageblutverlust lag bei 200 ml am Operationstag, 1.150 ml am ersten, 300 ml am zweiten und 100 ml am dritten postoperativen Tag. Das Hämoglobin sank von 12 g% auf minimal 10,5 g% ab. Ab dem dritten postoperativen Tag wurde eine Thromboembolieprophylaxe mit 3×5000 E Heparin-Natrium durchgeführt. Der weitere postoperative Verlauf gestaltete sich komplikationslos. Am ersten postoperativen Tag erfolgte zusätzlich eine Radiatio zur Verhinderung erneuter periartikulärer Ossifikationen. Am 26. 1. 1993 konnte die Patientin in gutem Zustand entlassen werden.

Patientin 2

Aus der Anamnese der am 17. 10. 1909 geborenen Patientin (K. D.) ist eine Operation und Bestrahlung eines Vulvakarzinoms aus dem Jahre 1963 zu berichten. Im Jahre 1980 wurde eine Totalendoprothese des linken Hüftgelenkes durchgeführt. Seit Ende 1988 klagte die Patientin über zunehmende Beschwerden im Bereich des rechten Hüftgelenkes. Es wurde eine Koxarthrose rechts diagnostiziert. Gehen war der Patientin nur noch mit zwei Unterarmstützen möglich. Im Mai 1989 wurde die Patientin zur Durchführung einer Totalendoprothesenoperation rechts in einer auswärtigen orthopädischen Abteilung stationär aufgenommen. Die routinemäßige präoperative Diagnostik ergab den Befund einer unklaren Blutgerinnungsstörung mit einer Verlängerung der aPTT. Daraufhin wurde der operative Eingriff seitens der Chirurgen abgelehnt und die Patientin aus der stationären Behandlung entlassen. Wegen weiterer Zunahme der Beschwerden erfolgte schließlich im März 1990 die stationäre Aufnahme in der hiesigen Orthopädischen Universitätsklinik Heidelberg. Wegen des unklaren Gerinnungsbefundes wurde die Patientin zu weiterer Abklärung zu uns verlegt.

Die blutgerinnungsanalytische Untersuchung ergab einen mit 66% geringgradig erniedrigten Quickwert. Die aPTT war mit 52,2 s verlängert. Die Lupussensible aPTT zeigte eine Verlängerung auf 70,7 s. Während die übrigen plasmatischen Gerinnungsfaktoren normal gemessen wurden, war der Faktor VIII auf 11% der Norm vermindert. Thrombozytenzahl und Funktion lagen im Normbereich. Die immunologische Diagnostik einschließlich der Bestimmung von antinukleären Faktoren sowie Antikörpern gegen Einzel- und Doppelstrang-DNS ergab ebenfalls einen Normalbefund. Im Plasmatauschversuch zeigte sich das typische Verhalten wie bei einem Lupusinhibitor (s. Abb. 2).

Am 3. 4. 1990 wurde bei der 80 Jahre alten Patientin die Totalendoprothesenoperation rechts in üblicher Weise durchgeführt. Die Pfanne des künstlichen Hüftgelenkes wurde zementiert und ein Redon in das Lager der TEP sowie subfazial eingelegt. Intraoperativ erhielt die Patientin eine Einheit Frisch-

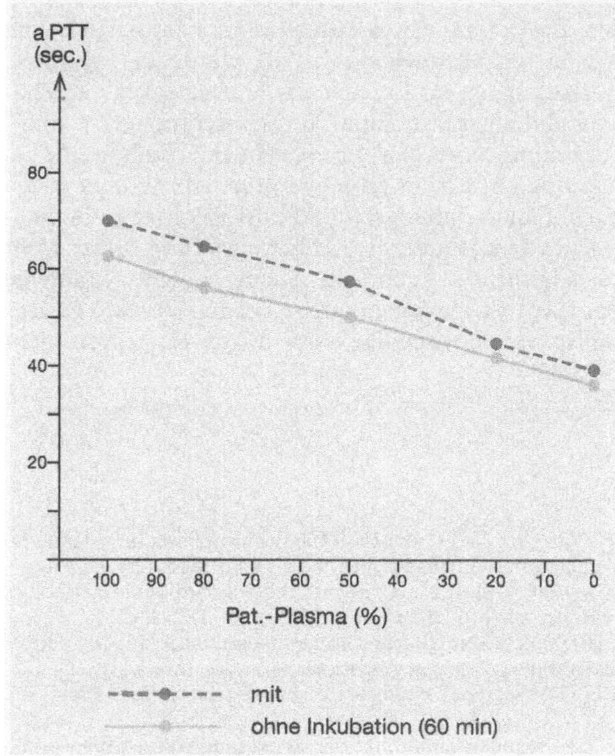

Abb. 2. Plasmatauschversuch der Patientin 2

plasma und 2×250 ml HAES. Eine postoperative Thromboembolieprophylaxe wurde am 4. 4. (erster postoperativer Tag) mit 3×5000 E Heparin-Natrium begonnen. Am 5. 4. konnten die Redon-Drainagen bei adäquatem Blutverlust entfernt werden. Der Hb-Wert sank präoperativ von 11,8 g% auf einen minimalen Wert von 9,5 g% ab. Der weitere postoperative Verlauf gestaltete sich unauffällig. Am 26. 4. konnte die Patientin aus der stationären Behandlung entlassen werden. Eine Anschlußbehandlung verlief mit gutem Erfolg.

Diskussion und Zusammenfassung

Patienten mit einem Lupusinhibitor oder primären Antiphospholipidsyndrom bedürfen keiner gerinnungsspezifischen Therapie. Eine immunsuppressive Therapie gilt nach Lechner nur bei Patienten mit gleichzeitiger schwerer Thrombozytopenie und schwerem Prothrombinmangel als indiziert. Im Rahmen von operativen Eingriffen ist eine konsequente und individuelle Thromboseprophylaxe indiziert. Durch subtile gerinnungsanalytische Untersuchungen muß ein echter Gerinnungsfaktorenmangel bzw. ein Gerinnungsinhibitor definitiv ausgeschlossen werden. Bei unserer ersten Patientin mit hämorrhagischen Erscheinungen nach einem ersten Hüftgelenkseingriff wurde die operative Entfernung heterotoper Verkalkungen im Bereich des Hüftgelenkes ohne hämorrhagische Erscheinungen durchgeführt. Eine Thromboseprophylaxe konnte am 3. postoperativen Tag begonnen werden. Im zweiten Fall erfolgte eine gerinnungshemmende Behandlung mit Low-dose-Heparin bereits ab dem ersten postoperativen Tag. In beiden Fällen traten peri- und postoperative Komplikationen nicht auf. Die konsequente postoperative Heparinisierung führte nicht zu hämorrhagischen Erscheinungen. Auch thromboembolische Probleme konnten vermieden werden. Diese Erfahrungen weisen darauf hin, daß Patienten mit einem Lupusinhibitor von notwendigen operativen Eingriffen nicht ausgeschlossen werden müssen.

Literatur

1. Bowie WEJ, Thompson JH, Pascuzzi CA, Owen CA (1963) Thrombosis in systemic lupus erythematosus despite circulating anticoagulants. J Lab Clin Med 62:416–430
2. Canoso RT, De Oliveira RM (1988) Chlorpromazine-induced anticardiolipin antibodies and lupus anticoagulant: absence of thrombosis. Am J Hematol 27:272–275
3. Conley CL, Hartmann RC (1952) A haemorrhagic disorder caused by circulating anticoagulant in patients with disseminated lupus erythematosus. J Clin Invest 31:621–622
4. Feinstein DI, Rapaport SI (1972) Acquired inhibitors of blood coagulation. Progr Hemost Thromb 1:75–95
5. Habscheid W, Brauer P (1992) Diagnostik und klinische Bedeutung von Antiphospholipid-Antikörpern. Dtsch Med Wochenschr 117:549–554
6. Hughes GRV (1993) The antiphospholipid syndrome: ten years on. Lancet 342:341–342
7. Khamashta MA, Hughes GRV (1993) Antiphospholipid syndrome. A common cause of thrombosis. BMJ 882–883
8. Lechner K, Jäger U, Kapiotis S, Pabinger I (1990) Lupus-Antikoagulantien. In: Immunologie und Blutgerinnung. XXXIII. Hamburger Symposion über Blutgerinnung, S 153–160. Editiones Roche

Pädiatrie: Besonderheiten hämostaseologischer Methoden

Diskussionsleitung:

A. H. SUTOR (Freiburg)
G. AUERSWALD (Bremen)

Normalwerte für Globalteste der Gerinnung (aPTT, Hepatoquick, Blutungszeit) und für den von Willebrand-Faktor bei Säuglingen

A. Zehenter, A.H. Sutor, K.B. Thomas, E. Jaeckel

Einführung

Die Hämostase des Neugeborenen unterscheidet sich erheblich von der des Erwachsenen. Die Aktivität einzelner Gerinnungsfaktoren – Vitamin K-abhängige Faktoren, Faktor XI, XII, Prekallikrein, HMWK – beträgt nur 30% – 50% der Erwachsenennorm. Somit sind auch die Globalteste wie aPTT und Quickwert verändert [7]. Normale Aktivität zeigen bereits postnatal die Faktoren VIII, V, und I. Ebenfalls erniedrigt sind Inhibitoren der Thrombinbildung wie Antithrombin III, Heparinkofaktor II u. a.. Insgesamt scheint sich das Gerinnungssystem beim reifen Neugeborenen im Gleichgewicht zu befinden.

Die Blutungszeit erscheint verkürzt [3]. Beim von Willebrand-Faktor (vWF) sind bei Frühgeborenen vermehrt hochmolekulare Multimere beschrieben worden, wie sie bei Patienten mit TTP gesehen werden, und welche beim reifen Säugling verschwunden sind [6, 8].

Wegen der raschen Entwicklung des hämostaseologischen Systems ist die Angabe verschiedener Normbereiche für verschiedene Altersstufen bei Globaltesten der Gerinnung notwendig. Die existierenden Daten in der Literatur sind uneinheitlich [5]. Probandenauswahl, Probengewinnung, Testmethoden und Datenauswertung müssen streng standardisiert werden (entsprechende „guidelines“ finden sich bei Hathaway u. Corrigan [5]).

Wichtig ist außerdem, „Mikrotechniken“ zu benutzen, d.h. Methoden mit geringen Blutmengen wegen des kleinen Blutvolumens der Säuglinge und der schwierigeren Blutgewinnung [2].

Da bei diesen Werten nicht von einer Gauß-Verteilung ausgegangen werden kann, sollte die Konstruktion nichtparametrischer verteilungsfreier Normbereiche der Berechnung der zweifachen Standardabweichung des Mittelwertes vorgezogen werden [1, 9].

Probanden

Reife Säuglinge mit klinisch und anamnestisch unauffälliger Hämostase. Keine Grunderkrankung, die eine Hämostasestörung verursachen könnte. Keine Einnahme von gerinnungsverändernden Medikamenten. Meist im Rahmen eines präoperativen Screening untersucht.

Methoden

Die aktivierte partielle Thromboplastinzeit (aPTT) wurde bestimmt mit Pathromtin (Behring) im Schnittger-Gross. Probengewinnung: Blutabnahme in Vakutainer mit 1 : 9 Anteilen Natriumzitrat 3,8%. Zentrifugierung bei 2000 g, 15 min, 4 °C. Durchführung sofort. Der Hepatoquick-Wert wurde bestimmt mit dem Hepatoquick-Reagenz (Boehringer-Mannheim), Kapillarblutmethode.

Die Blutungszeit wurde bestimmt nach Ivy mit dem Schnepper der Mayo-Klinik. Einstichtiefe 0,5 mm bei <6 Monaten, 1 mm bei >6 Monaten.

Der von Willebrand-Faktor (Antigen und Kollagenbindungsaktivität) wurde bestimmt mit Sandwich ELISAs wie bei Cejka [4] und Thomas et al. [11] beschrieben.

Ergebnisse

aPTT

Bestimmt wurde die aPTT bei 337 Säuglingen verschiedener Altersgruppen. Angegeben ist die obere Grenze des 95%igen verteilungsfreien Toleranzintervalls. Die Normwerte für Erwachsene sind 30–45 s.

Die Werte sind deutlich länger in der Perinatalperiode mit einer oberen Grenze von 52 s. Im ersten Lebensjahr werden sie graduell kürzer: 51 s für

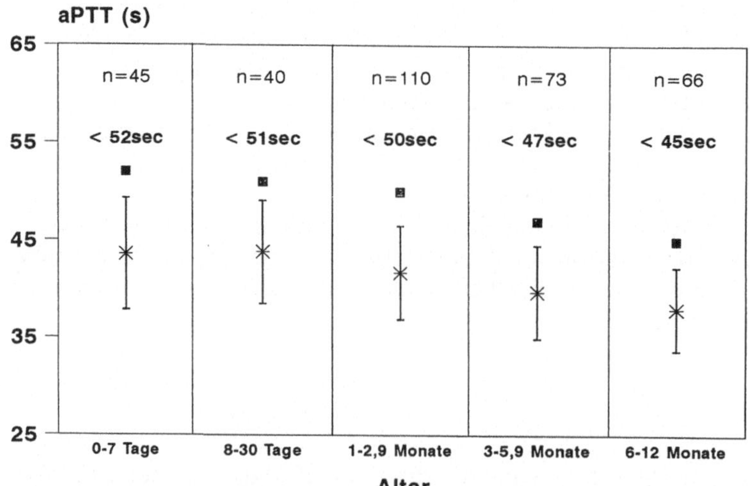

Abb. 1. Dargestellt sind Mittelwert, einfache Standardabweichung und obere Grenze des 95%igen Toleranzintervalls der aPTT in fünf verschiedenen Altersgruppen sowie die Anzahl der jeweils untersuchten Kinder (n)

8–30 Tage, 50 s für 1–2,9 Monate, 47 s für 3–5,9 Monate und 45 s für 6–12 Monate, was den Erwachsenenwerten entspricht.

Hepatoquick

Bestimmt wurde der Hepatoquick bei 160 reifen Säuglingen am 2.–5. Lebenstag. Alle Säuglinge hatten eine Vitamin-Prophylaxe erhalten. Die Art der Gabe – oral bzw. parenteral – machte keinen Unterschied.

Angegeben ist die obere (%) bzw. untere (INR) Grenze des 95%igen verteilungsfreien Toleranzintervalls.

Die INR-Werte liegen initial bei 2,3, der physiologische Anstieg in den ersten Lebenstagen, der ohne Vit. K-Prophylaxe auftritt, konnte nicht beobachtet werden. Dagegen kam es zu einem Abfall auf 2,0 am 3.–5. Lebenstag. (Die Daten sind aus der Dissertation von Herrn Jäckel übernommen).

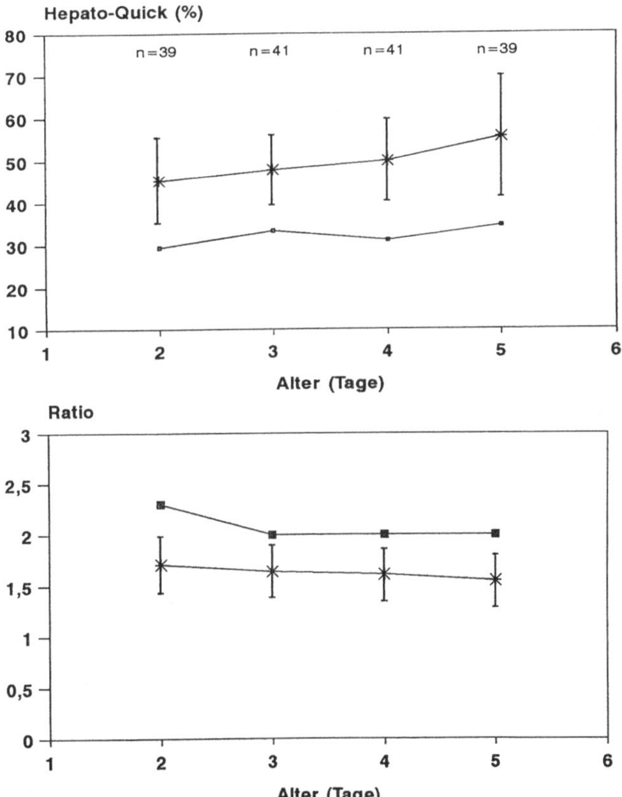

Abb. 2. Dargestellt sind Mittelwert, einfache Standardabweichung und obere bzw. untere Grenze des 95%igen verteilungsfreien Toleranzintervalls der Hepatoquick-Werte in % bzw. umgerechnet in INR-Werte vom 2.–5. Lebenstag bei 160 untersuchten Säuglingen

Blutungszeit

Bestimmt wurde die Blutungszeit bei 113 Säuglingen verschiedener Altersgruppen. Die obere Grenze liegt für Erwachsene bei 6 min.

In der ersten Lebenswoche ist die Blutungszeit mit einer oberen Grenze von 2 min deutlich verkürzt. Danach liegt sie bis Ende des ersten Lebensjahres bei 4 min [10].

von Willebrand-Faktor (vWF)

Bestimmt wurde der vWF bei 40 reifen Neugeborenen von 0–7 Tagen. Angegeben sind Mittelwert und Standardabweichung. Normwerte für Erwachsene sind 0,5–1,5 U/ml für vWF-Antigen und -Aktivität, 80%–120% für das Verhältnis Aktivität zu Antigen. Das vWF-Antigen liegt gering über dem Erwachsenenwert bei sehr großer Streubreite der einzelnen Werte. Deutlich höher ist die vWF-Aktivität mit einem Mittelwert von 2,2 U/ml, gemessen als Kollagenbindungsaktivität (CBA), bei ebenfalls sehr großer Streuung der Werte. Relativ konstant ist das Verhältnis Aktivität/Antigen erhöht.

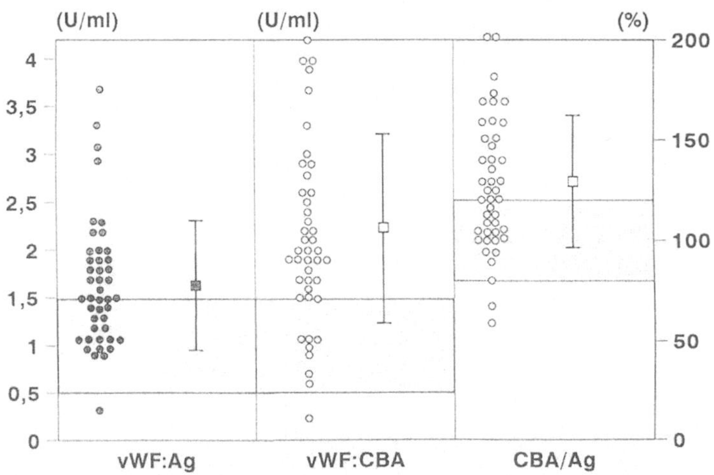

Abb. 3. Dargestellt sind jeweils Mittelwert und Standardabweichung: in der linken Spalte vWF-Antigen in U/ml, in der Mitte die vWF-Kollagenbindungsaktivität in U/ml und in der rechten Spalte das Verhältnis von Aktivität zu Antigen in %. Der graue Bereich stellt den Normbereich für Erwachsene dar

Zusammenfassung

1. Die aPTT ist bei reifen Neugeborenen mit einer oberen Grenze von 52 s deutlich verlängert. Sie verkürzt sich graduell im ersten Lebensjahr und hat bei 6- bis 12monatigen Säuglingen Erwachsenenwerte erreicht.

2. Der Hepatoquick ist wegen der minimalen Blutmenge besonders für die Pädiatrie geeignet. Die initialen Werte liegen bei 45% bzw. INR = 2,3. Der Abfall der Prozentwerte bzw. Anstieg der INR-Werte in den ersten Lebenstagen kann durch Vitamin K-Prophylaxe vermieden werden.
3. Die Blutungszeit ist besonders perinatal, aber auch noch im ganzen ersten Lebensjahr kürzer als beim Erwachsenen.
4. Ein Grund für die gute primäre Hämostase des Neugeborenen, die sich auch in der kurzen Blutungszeit zeigt, könnte in der gegenüber Erwachsenen erhöhten Aktivität des von Willebrand-Faktors liegen.

Literatur

1. Abt K, Ackermann H (1984) Univariate und multivariate Normbereiche in der Medizin. Medwelt 32:409–413
2. Andrew M, Paes B, Johnston M (1990) Development of the hemostatic system in the neonate and young infant. Am J Pediatr Hematol Oncol 12:95–104
3. Andrew M, Castle V, Mitchell L, Paes B (1989) Modified bleeding time in the infant. Am J Hematol 30:190–191
4. Cejka J (1982) Enzyme immunoassay for VIII-related antigen. Clin Chem 28: 1356–1358
5. Hathaway W, Corrigan J (1991) Report of scientific and standardization subcommittee on neonatal hemostasis, normal coagulation data for fetuses and newborn infants. Thromb Hemostas 65:323–325
6. Katz JA, Moake JL, McPherson PD et al (1980) Relationship between human development and disappearance of unusually large von Willebrand factor multimers from plasma. Blood 73:1851–1858
7. Künzer W, Niederhoff H, Sutor AH (1990) Hämostase der Neugeborenen. Hämostaseologie 10:104–115
8. Mazurier C, Daffos F, Forestier F (1992) Electrophoretic and functional characteristics of the von Willebrand factor in human fetal plasma. Brit J Hematol 81:263–270
9. Nowak-Göttl U, Kreuz WD (1991) 13 Parameter der Gerinnung und Fibrinolyse – hämostaseologische univariate pädiatrische Normbereiche. Monatsschr Kinderheilkd 139:403–408
10. Sutor AH, Heidmann M, Künzer W (1974) Die Blutungszeitbestimmung im Säuglings- und im Kindesalter und ihre klinische Anwendung. Medizinische Welt (NF) 25:401–404
11. Thomas KB, Choong SC, Jessat U et al (1993) Preliminary results of von Willebrand factor-collagen binding activity and ristocetin cofactor activity. A comparison of methods able to differentiate von Willebrand disease type I and II. 24. In: Scharrer J, Schramm W (Hrsg) Hämophilie-Symposium, Hamburg. Springer, Berlin Heidelberg New York Tokyo

Untersuchungen zur Abklärung von Verlängerungen der partiellen Thromboplastinzeit bei Kindern

G. Siegert, J. Wendisch

Einleitung

Die Bestimmung der aktivierten partiellen Thromboplastinzeit (PTT) gehört neben der Ermittlung der Thromboplastinzeit nach Quick zu den häufigsten Screeningmethoden im Gerinnungslabor. Mit diesen Bestimmungen sollen ernsthafte Gerinnungsstörungen, insbesondere im Rahmen der präoperativen Diagnostik, frühzeitig erkannt werden. Kommerziell erhältliche PTT-Reagenzien weisen jedoch Unterschiede in ihrer Empfindlichkeit gegenüber Heparin, der Verminderung der Aktivität der Gerinnungsfaktoren und dem Vorliegen von Inhibitoren, insbesondere von Lupusinhibitoren, auf [1, 2]. Nach Umstellung der Bestimmung der PTT von PTT-Reagenz (Kaolin-aktiviert, Boehringer Mannheim) auf das Lupus Antikoagulant-empfindliche Reagenz Platelin Excel LS (Organon Technika) in der Routinediagnostik wurden bei Kindern häufiger Gerinnungszeiten oberhalb des Normbereiches ermittelt. Besonders häufig trat dieser Befund bei Kindern im Rahmen der präoperativen Diagnostik der HNO-Klinik (insbesondere vor Adenotomien) auf und hatte somit eine Absetzung aus dem Operationsprogramm zur Folge. Die Blutungsanamnese war bei diesen Kindern unauffällig, die Thromboplastinzeit lag im Normbereich. Das weitere diagnostische Vorgehen zur Abklärung dieses Befundes soll dargestellt werden.

Material und Methoden

In der ersten Stufe zur Abklärung der Ursache der Verlängerung der PTT wurden folgende Gerinnungsanalysen durchgeführt:

- Thromboplastinzeit (Thromborel S, Behringwerke),
- PTT mit Platelin Excel LS,
- PTT mit PTT-Reagenz,
- Fibrinogen (Fibrinogen a, Boehringer Mannheim),
- Thombinzeit (Boehringer Mannheim),
- Aktivität der Faktoren VIII, IX, XI, XII (Immuno),
- Lupus Antikoagulant Test (Test mit Phospholipidverdünnung, Immuno).

Die Bestimmung der PTT mit Platelin LS erfolgte am Gerinnungsautomaten CA 5000 und am Thrombotrack, die PTT mit PTT-Reagenz wurde ausschließlich am Thrombotrack analysiert. Um auszuschließen, daß Lupusinhibitoren für die Verlängerung der PTT verantwortlich sind, die nicht mit dem eingesetzten Test erfaßt werden, wurde das Diagnostikprogramm später um folgende Untersuchungen erweitert:

- Plasmatauschtest mit Platelin Excel LS mit Ermittlung des Indexwertes nach der Formel

$$\frac{\text{Gerinnungszeit der } 1+1 \text{ Mischung} - \text{Gerinnungszeit Normalplasma}}{\text{Gerinnungszeit Patientenplasma}} \times 100$$

- Kaolin Clotting Time (KCT) nach Exner [3] mit Ermittlung des Indexwertes nach der gleichen Formel,
- Tissue Thromboplastin Inhibition Test (TTI) [3],
- Immunologische Bestimmung der Antiphospholipid-Antikörper (APA) IG G und IG M mit dem Test der Firma Stago. Ein positiver Nachweis wurde nach Testvorschrift bei Konzentrationen über 5 U/ml angenommen.
- Dilute Russel Viper Venom Time (dRVVT) mit dem Test der Firma American Diagnostic Inc.

Ergebnisse

Sowohl am CA 5000 als auch am Thrombotrack wurde übereinstimmend eine Verlängerung der PTT mit Platelin Excell LS ermittelt. Die PTT mit PTT-Reagenz lag dagegen im Normbereich. Die Ergebnisse der weiteren Gerinnungsuntersuchungen einschließlich der Analyse der Einzelfaktoren erbrachten keine pathologischen Befunde. Die Untersuchungsergebnisse einzelner Patienten sind in Tabelle 1 dargestellt. Nur in einzelnen Fällen wurde im Lupustest mit Phospholipidverdünnung ein positives Ergebnis erhalten (Tabelle 2). Auch mit dem Einsatz weiterer Lupustests konnte bei den unklar verlängerten partiellen Thromboplastinzeiten kein positiver Nachweis eines Lupus-Antikoagulant erbracht werden (Tabelle 3). In dem mit Platelin Excel LS durchgeführten Plasmatauschtest zeigte sich häufig nur eine geringe Verkürzung der PTT bei Zugabe von 10% Normalplasma. Dagegen war der Indexwert häufig < 15 (Abb. 1).

Tabelle 1. Untersuchungsbefunde bei Kindern im Rahmen des präoperativen Screenings

Thromboplastinzeit (%)	PTT mit Platelin Excel LS (s)	PTT mit PTT-Reagenz (s)	Faktor VIII (%)	Faktor IX (%)	Faktor XI (%)	Faktor XII (%)
114	59	36	160	84	70	100
100	55	39	90	105	94	88
85	48	35	108	72	90	78
93	57	37	300	144	140	168

Tabelle 2. Befunde bei Kindern mit positivem Lupustest

Parameter	Patient 1	Patient 2
PTT Platelin (s)	71	47
PTT PTT-Reagenz (s)	56	36
Plasmatausch-Index	79,5	10,0
Lupus-Test-Index	71	20
KCT-Index	36,8	5
TTI-Index	0,94	0,93
dRVVT-Index		1,38
APA IG G	4,7	4,8
APA IG M	nn	4,1

Tabelle 3. Befunde bei Kindern mit negativem Lupustest

Patient	PTT mit Platelin (s)	PTT mit PTT-Reagenz (s)	Plasma-tausch Index	Lupus-Test Index	KCT Index	TTI Index	APA IG G (U/ml)	APA IG M (U/ml)	dRVVT Index
1	49	32	8,0	8,8	1	1,09	2,1	0,5	1,09
2	47	36	6,8	11,6	1		4,5	nn	
3	53	36	2,1	8,5	4,0		3,9	nn	
4	45	38	11,0	1	11	1,06	nn	nn	1,06
5	52	30	9,6	1	1		2,4	2,8	
6	47	33	9,7	1	1	1,03	4,0	2,5	1,03
7	59	34	12,3	5,1	1	1,05	3,9	nn	1,05
8	45	35	6,9	1	11,7	1,06	1,2	1,6	1,06
9	48	40	13,3	6,7	1	1,1	1,0	nn	1,1
10	55	35	16,4	1	1	1,02	nn	nn	1,02

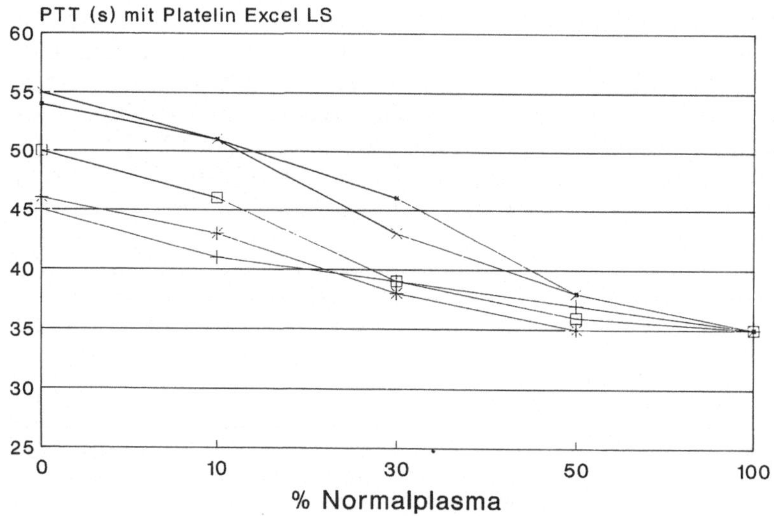

Abb. 1. Verlauf der Plasmatauschkurven bei einzelnen Patienten

Tabelle 4. Befundbeispiel bei Verlaufskontrolle

Datum	14. 7. 93	12. 8. 93	9. 9. 93
PTT Platelin (s)	73	51	39
PTT mit PTT-Reagenz (s)	34	38	
Plasmatausch-Index	28,6	11,2	
Lupus-Test-Index	1	4,8	
KCT-Index	1	1	
dRVVT-Index	1,18	1,09	
APA IG G (U/ml)	2,6	2,1	
APA IG M (U/ml)	5,0	4,0	

Bei den in unserer Ambulanz weiter betreuten Kindern zeigte sich eine Normalisierung PTT nach mehreren Wochen bis Monaten (Tabelle 4).

Diskussion

Eine Verlängerung der PTT im Rahmen des präoperativen Screenings führt zum Zurückstellen von Operationen und zu einer Reihe von Kontrollen und weiteren Zeit- und kostenaufwendigen Untersuchungen [4]. Zur Vermeidung von Blutungskomplikationen ist eine Abklärung des Befundes bei nicht lebensbedrohlichen Operationen jedoch dringend erforderlich. In den beschriebenen Fällen war die Verlängerung der PTT nicht durch einen Mangel and Gerinnungsfaktoren bedingt. Nur in einzelnen Fällen konnte ein Lupus-Antikoagulant mit typischem Testmuster als Ursache ermittelt werden. Der Abfall der PTT unter der vom Hersteller angegebenen Grenzwert von 40 s im Laufe von Wochen oder Monaten spricht für eine passagere Ursache und rechtfertigt keine Veränderung des Referenzbereiches für Kinder. Die Genese der Störung ist bisher unklar. Es wird vermutet, daß ein temporärer Inhibitor im Rahmen der akuten Infektsymtomatik für die Verlängerung der PTT verantwortlich ist, der jedoch nicht mit allen PTT-Reagenzien gleichermaßen erfaßt wird. Da operative Eingriffe unter der Verlängerung der PTT nicht durchgeführt wurden, ist eine Aussage zur Blutungsneigung unter Operationen nicht möglich.

Literatur

1. Zimmermann R, Springer S, Harenberg J et al (1987) Überwachung der Heparin- und Fibrinolysetherapie mit Thrombinzeit und aktivierter partieller Thromboplastinzeit. Ärztl Lab 33:121–126
2. Hellstern P, Oberfrank K, Köhler M et al (1989) Die aktivierte partielle Thromboplastinzeit als Screeningtest für leichte Gerinnungsfaktormängel – Untersuchungen zur Sensitivität von verschiedenen Reagenzien. Lab Med 13:83–86
3. Rosner E, Pauzner R, Lusky A, Modan M, Many A (1987) Detection and quantitative evaluation of lupus circulating anticoagulant activity. Thromb Haemost 57:144–147
4. Wanner G, van der Woer-de Lang J, Weiss L, Hegner N (1992) Partielle Thromboplastinzeit, Aktivität von Faktor VIII und Faktor IX bei klinisch unauffälligen Kindern im Vergleich mit gesunden Erwachsenen. Lab Med 16:43–47

Globalteste und chromogene Substrate am ACL – ein nicht parametrischer hämostaseologischer Normalbereich im Kindesalter

U. NOWAK-GÖTTL, M. FUNK, B. ZWINGE, S. SIEGERT, I. SCHARRER, W. KREUZ

Einleitung

In Anlehnung an ein Normalkollektiv für hämostaseologische Parameter unserer Arbeitsgruppe, mit herkömmlichen Methoden erstellt [12], hierzu waren im Mittel 10–12 ml Citratblut erforderlich, war es Ziel dieser Arbeit, einen nicht parametrischen hämostaseologischen Normalbereich für Kinder und Jugendliche zwischen 6 Monaten und 16 Jahren an den neuen Gerinnungsautomaten der Firma IL, ACL 200/2000 oder 300/3000, aufzustellen.

Methodik

Für TPZ, aPTT und Fibrinogen wurden 240 gesunde Kinder und Jugendliche zwischen 6 Monaten und 16 Jahren untersucht, bei 66 dieser 240 Probanden wurden zusätzlich Plasminogen und die Gerinnungsinhibitoren Antithrombin III, Protein C, Protein S und α_2-Antiplasmin bestimmt.
Alle Kinder waren gesund, Blutungs- oder Thromboseneigungen lagen in keiner Familie vor.

Die Blutentnahmen erfolgten durch einen erfahrenen Untersucher nach geringem venösen Stau mit großlumigen Butterflykanülen (0,8). Sofort nach der Entnahme wurde das Citratblut (1 : 10; 3,8% Citrat/Saarstedt) auf Eiswasser ins Labor gebracht und bei 3000 g bei 4 °C für 20 Minuten abzentrifugiert. TPZ, aPTT und Fibrinogen wurden aus 180–200 µl Citratplasma sofort bestimmt, Citratplasma für Antithrombin III, Protein C, Protein S, Plasminogen und α_2-Antiplasmin wurden à 100 µl bei –80 °C eingeforen und spätestens 4–6 Wochen später in Serienbestimmungen analysiert. Antithrombin III, Protein S, Plasminogen und α_2-Antiplasmin wurden aus je 25 µl Citratplasma bestimmt, die Protein-C-Aktivität aus 50 µl.

Für TPZ, aPTT, Fibrinogen und Protein S wurden Reagenzien der Firma IL verwendet (IL Test™: PT-fibrinogen HS; IL Test™: APTT lyophilized Silica; IL Test™: Protein S), die anderen Parameter wurden mit chromogenen Substraten der Firma Chormogenix bestimmt (Coamate Antithrombin, Coamate Protein C, Coatest Plasminogen, Coatest Antiplasmin). Für die genauen Methoden wird auf Spezialliteratur verwiesen [5, 8, 11, 13–15].

Zusätzlich wurde gepooltes Normalplasma, Kalibrationsplasma (IL) und pathologische Kontrollplasmen (IL und Chromogenix) untersucht.

Statistik

Es wurden nben der Berechnung von Median und Spannweiten nichtparametrische Testverfahren nach Wilcoxon, Mann, Whitney und nach Spearman angewandt [16]. Die Berechnungen wurden auf einem Apple Macintosh Classic mit dem Programm „Stat view“ durchgeführt.

Eine altersabhängige signifikante Korrelation (0,05) wurde nur für Protein C für Kinder zwischen 6 Monaten und 2,5 Jahren gefunden.

Aus diesem Grunde wurden die Probanden zusätzlich nach Daten der Literatur in die Altersgruppen 6 Monate bis 2,5 Jahre, 2,6–7, und 8–16 Jahre eingeteilt [1–3].

Ergebnisse

Tabelle 1 stellt den Normalbereich obiger Parameter für 95% der pädiatrischen Bevölkerung dar.

Gegenüber Erwachsenen ist die aPTT in allen Altersgruppen im oberen Bereich um 6 s verlängert, die Aktivitäten für Antithrombin III und α_2-Antiplasmin liegen etwas höher, Protein C und Protein S zeigen deutlich niedrigere Werte in der jüngsten Probandengruppe.

Vergleicht man die Kinder untereinander, so finden wir für die Altersgruppe zwischen 6 Monaten und 2,5 Jahren signifikant niedrigere Werte für Prote-

Tabelle 1. Mediane, Spannweiten und Normalbereiche für hämostaseologische Parameter im Kindes- und Jugendalter (95% der Bevölkerung)

Parameter/Alter n = 240 n = 66	6 M – 2,5 J. 70 24	2,6 – 7 J. 85 22	8 – 16 J. 85 20	Erwachsene
TPZ (%)	97 (53 – 100)	97 (65 – 100) 78 – 100	91 (77 – 100)	70 – 120
PTT (s)	36 (30 – 43)	36 (29 – 50) 30 – 43	36 (31 – 53)	29 – 37
Fibrinogen (mg/dl)	275 (190 – 560)	290 (130 – 470) 190 – 440	267 (220 – 440)	200 – 400
Antithrombin III (%)	101 (90 – 140)	101 (95 – 140) 90 – 138	101 (97 – 139)	75 – 112
Protein C (%)	73 (39 – 102) 53 – 91	84 (64 – 125) 61 – 115	88 (60 – 125) 61 – 115	70 – 130
Protein S (%)	107 (40 – 152) 43 – 126	100 (44 – 144) 59 – 136	101 (59 – 121) 60 – 125	60 – 140
Plasminogen (%)	87 (67 – 106)	98 (63 – 123) 77 – 115	91 (82 – 14)	75 – 140
α_2-Antiplasmin (%)	122 (94 – 131)	119 (88 – 135) 101 – 130	120 (61 – 134)	80 – 120

in C (0,05) und eine nicht signifikante Tendenz zu erniedrigten Protein-S-Aktivitäten.

TPZ, aPTT, Fibrinogen, Antithrombin III, Plasminogen und α_2-Antiplasmin zeigten innerhalb der untersuchten Altersgruppen keine signifikanten Unterschiede.

Diskussion

Das Gerinnungssystem im Kindesalter unterliegt einem Reifungsprozeß [1–3, 6, 12], die Beurteilung einer eventuell vorliegenden Gerinnungsstörung im Sinne einer Hämorrhagie oder Thrombophilie nach erwachsenen Maßstäben ist ungeeignet.

Mit der Bemühung, Gerinnungsuntersuchungen aus möglichst wenig Material durchzuführen, wurden unter anderem Capillarblutmethoden entwickelt. Diese sind jedoch auf Grund unterschiedlich hoher Plasmaspiegel der Inhibitoren und der dadurch erschwerten Beurteilbarkeit für ein Thrombophiliescreening ungeeignet für eine breite Routineanwendung: Vergleichende Gerinnungsuntersuchungen aus venösem Blut und aus Capillarblut bei Neugeborenen und Säuglingen ergaben erhebliche Differenzen in den Antigenbestimmungen für Antithrombin III und Protein S, zusätzlich lag die Protein-C-Aktivität im Capillarblut deutlich niedriger [4, 10]. Diese Diskrepanzen, z.B. hohe Antigenspiegel für Antithrombin III und Protein S werden über eine lokale Mehrproduktion im Sinne einer „Dysproteinämie" erklärt, bedingt durch einen lokalen Endothelschaden durch die capilläre Blutentnahme [4].

Angepaßt an pädiatrische Bedürfnisse, erlauben Gerinnungsanalysen am ACL 200/2000 und 300/3000 mit einer sehr geringen Citratplasmamenge von 350 µl – je nach Hämatokrit ist dieses Volumen aus 1 bis maximal 2 ml Citratblut zu gewinnen – eine schnelle, sichere und reproduzierbare Durchführung von Globaltesten und Einzelfaktorenbestimmungen [9, 14, 15]. Im Vergleich hierzu wird am KC 10 oder KC 40 alleine für die Routineparameter TPZ, aPTT und Fibrinogen das gleiche Volumen benötigt, die zusätzliche Untersuchung weiterer Faktoren ist nur mit erheblich größeren Mengen an Citratplasma möglich.

Die neuen Gerinnungsautomaten der Firma IL, ACL 200/2000 und 300/3000, bedeuten deutliche Fortschritte auf dem Weg zur Automatisierung des Gerinnungslabors. Beträchtliche Arbeitsersparnis, bei geringer Methodenmodifizierung kleinste einsetzbare Plasmamengen sowie gute Meßgenauigkeit und Reproduzierbarkeit der Ergebnisse sind positive Aspekte dieser Geräte [15, 9]. Nicht zu vergessen ist, daß die Möglichkeit eines früher nur im Speziallabor durchführbaren Hämorrhagie- oder Thrombophiliescreenings besteht [7].

Literatur

1. Andrew MB, Paes B, Milner R et al (1988) Developement of the coagulation system in the healthy premature infant. Blood 72:1651
2. Andrew M, Paes B, Johnston M (1990) Developement of the hemostatic system in the neonate and young infant. Am J Pediatr Hematol Oncol 12:95
3. Andrew M, Vegh P, Johnston M, Bowker J, Ofosu F, Mitchell L (1992) Maturation of the hemostatic system during Childhood. Blood 80/8:1998
4. Fok TF, Yin JA, Yuen PMP (1992) Comparison of antithrombin III, protein C and protein S levels in capillary and venous blood of newborn infants. Acta Paediatr 81:204–206
5. Friberger P, Knos M, Gustavson S (1978) Methods of determination of plasmin, antiplasmin and plasminogen by means of substrate S 2251. Haemostasis 7:138
6. Göbel U, Riech P (1972) Partielle Thromboplastinzeit, Thromboplastinzeit, Fibrinogen, Thrombinzeit und Thrombozytenzahl bei gesunden und kranken Neugeborenen. Monatsschr Kinderheilk 120:484
7. Mannucci PM, Tripodi A (1987) Laboratory screening of inherited thrombotic syndroms. Thromb Haemost 57:247
8. Martinoli JL, Stocker K (1986) Fast functional protein C assay using protac, a novel protein C activator. Thromb Res 43:253
9. Menke H; Brüster H (1990) Vergleichende Untersuchungen zur Gerinnungsanalytik mit KC 10 und den ACL 300- bzw. MLA 900-Systemen. GIT Labormedizin 12:709
10. Nardi M, Karpatkin M (1986) Prothrombin and protein C in early childhood: normal adult levels are not achieved until the fourth year of life. J Pediatr 109:843
11. Natelson EA, Doley DF (1974) Rapid determination of fibrinogen by thrombokinetics. Am J Clin Pathol 61:828
12. Nowak-Göttl U, Kreuz WD (1991) 13 Parameter der Gerinnung und Fibrinolyse – univariate pädiatrische Normalbereiche. Monatsschr Kinderheilk 139:403
13. Odegard OR, Lie M, Abilddgaard U (1975) Heparin cofactor activity measured with an amidolytic method. Thromb Res 6:287
14. Preda L, Tripodi A, Valsecchi C, Lombardi A, Finotto E, Mannuci PM (1990) A prothrombin time based functional assay of protein S. Thromb Res 60:12
15. Rossi E, Mondonico P, Lombardi A, Preda L (1988) Method for the determination of functional (clottable) fibrinogen by the new family of ACL coagulometers. Throm Res 52:453
16. Werner J (1992) Biomathematik und Medizinische Statistik, 2. Aufl. Urban & Schwarzenberg, Wien München Baltimore S274–279

Platelet von Willebrand Factor – Collagen Binding Activity and Ristocetin Cofactor Activity: A Comparison of Methods Able to Differentiate von Willebrand Disease Types I and II (Preliminary Results)

K.B. THOMAS, S.C. Choong, U. JESSAT, B. ZIEGER, U. BUDDE, E.P. TUNE, A. GROHMANN, A.H. SUTOR

Introduction

von Willebrand disease (vWD) is the most common inherited bleeding disorder. By laboratory analysis vWD affects approximately 1% of the general population. Clinically significant vWD occurs in approximately 125 per million population [1, 2]. The disease is caused by the quantitative absence or qualitative alteration of von Willebrand Factor (vWF) – a multimeric glycoprotein present in plasma and platelets, synthesised in endothelial cells and in megakaryocytes [3]. Classification of patients with vWD into subtypes is important for the correct choice of treatment as well as for genetic counselling. The patient's clinical symptoms, heredity patterns and the laboratory results of vWF analysis vary depending on the vWD subtype [4]. The bleeding symptoms in patients with vWD are believed to be due to an abnormal interaction of vWF with the subendothelium and/or with the platelets during formation of the haemostatic plug, illustrating the main physiological roles of vWF during normal haemostasis [5–7].

The usual laboratory analysis of the vWF include (a) quantitative immunochemical detection of the plasma and/or the platelet vWF content, (b) functional analysis using the Ristocetin Cofactor assay (RiCof), and, (c), structural analysis of vWF multimers by SDS-Agarose electrophoresis.

Two distinct binding sites for several different types of collagen (I, III and VI) have been reported to occur on homologous repeat domains of the vWF molecule [8–15]. Quantitative assays based on the vWF and collagen association have been reported previously [16–19] but have remained a tool of specialised research laboratories without finding full acceptance in a routine vWF analysis.

We have reported previously [20] and now in an extended form on a simplified quantitative ELISA able to detect vWF-collagen interaction. The assay can be performed in parallel to the determination of Ag in a routine laboratory equipped with standard ELISA instrumentation. The ratio between CBA and the Ag probably reflects the functional integrity and the adhesive property of the vWF protein. The assay can be applied in a routine laboratory for the differential diagnosis of the vWD subtypes I and II.

Materials and Methods

Patients. The patient samples used in this study were kindly referred to us by Prof. K. Hasler (Innere Medizin I, Universitäts Klinik, Freiburg), Dr. U. Budde (Blood Transfusion Service, AK Harburg-Hamburg, Germany), Prof. G. Weissbach and Dr. J. Wendisch (Klinik für Kinderheilkunde, Medizinische Fakultät, Technische Universität, Dresden, Germany). Some of the patients presented in this report are blood-related members of affected families. All interstate plasma samples were received frozen on dry ice. The patients were diagnosed on their clinical symptoms, family history and laboratory findings.

Blood Collection. Blood was collected into Monovetten® tubes, containing 1/10th volume of 3.8% (w/v) tri-sodium citrate (Sarsted, Numbrecht, Germany). The platelet poor plasma was obtained by centrifugation at 2000 g for 15 min at 4 °C. Aliquots of the plasma were frozen in liquid nitrogen and stored at −80 °C. The samples were assayed within three months of collection.

Normal Plasma Pool. Normal plasma pool (NPP) was prepared from 19 normal donors. Aliquots of NPP were stored at −80 °C and used for up to 6 months.

vWF Units. The results of Ag, CBA and RiCoF are expressed in arbitrary units per millilitre (U/ml), defined as the amount of these vWF parameters present in one ml of NPP.

vWF Antigen ELISA. The Ag concentration was determined, with some modifications, by a sandwich ELISA according to Cejka [21] using in the first step immobilised polyclonal rabbit antibody specific to purified human vWF, prepared and characterised as described previously [22, 23]. Other, commercially available antibodies to human vWF (e.g. Behringwerke, Dakopatts) have been found equally suitable. Flat bottom microtiter plates (Nunc, Maxisorp, Wiesbaden-Biebrich, Germany) were coated overnight at 4 °C, with 100 µl of the rabbit antiserum, diluted in 0.05 M carbonate buffer, pH 9.6. The blocking of uncoated sites was done with 0.05 M phosphate buffered saline (PBS), pH 7.2, containing 0.1% (w/v) bovine serum albumin (BSA; Pentax, Miles-Bayer, Leverkusen, Germany) and 0.05% (w/v) Tween 20 (Serva, Heidelberg, Germany). Three 1-min washing steps were included using PBS containing 0.05% (w/v) Tween 20. Sample dilutions were in PBS, containing 0.4% (w/v) BSA and 0.05% (w/v) Tween 20. A 50 µl aliquot, in duplicate, was added into the wells and allowed to incubate for 1 h at 37 °C. Following the washing step 50 µl 1/3000 diluted, HRP-labelled anti human vWF-IgG (Dakopatts, Denmark) was added to each well. Following another washing step, attached vWF was detected as colour development, using o-phenylenediamine (Dakopatts)/H_2O_2, dissolved in 0.1 M phosphate-citrate buffer, pH 5.0. The reaction was stopped (usually after 5 min for Ag and after 10–20 min for CBA) with 100 µl 1 M H_2SO_4. The absorbance (OD) at 492 nm was measured in a microtiter plate reader (Titertek Multiscan, Flow, Meckenheim, Germany), equipped with software for calculating the concentration in the sample. The standard curve was prepared with NPP dilutions 1/50–1/2000. Samples from normal controls and from patients were tested in duplicates on at least two separate occasions. The final result is the mean of four sample dilutions each, performed in duplicate. The limit of detection was 1/2000 dilution of NPP, i.e. 0.0005 U/ml.

vWF CBA ELISA. The CBA ELISA was performed in a similar manner as the Ag ELISA except that the microtiter plates were coated with 100 µl soluble equine collagen type I (Hormon Chemie, Munich, Germany), diluted to 30 µg/ml in 0.1 M acetic acid (Merck, Darmstadt, Germany). The optimum coating concentration of collagen was found by coating the microtiter plate with varying concentrations of collagen solutions (10–60 µg/ml) and testing the NPP at 1/100 dilution against the appropriate standard curve. Good sensitivity and reproducible results were obtained by using 30 µg/ml collagen for plate coating. We found that apart from Hormon Chemie, the preparation of bovine Collagen Type I from Helena Laboratories (Beaumont, Texas, USA) was also a suitable coating agent. The collagen-coated microtiter plate was processed in parallel with the Ag plate, using the same sample dilutions, assay procedure, buffers and instrumentation. Both the Ag and the CBA were performed using a total of 15 µl sample. As an internal control, separately diluted NPP was included in two positions in each microtiter plate.

RiCof Assay. The RiCof Assay was done in a platelet aggregometer (Apact; LA, Ahrensburg, Germany), connected to a trace recorder (Apact). The agglutination was performed in plastic cuvettes (Apact) with formalin-fixed and washed normal platelets prepared as described [24]. The platelet count was adjusted to 250000 platelets/µl with 0.05 M Tris, 0.15 M NaCl pH 7.4 buffer. Platelet aggregation was initiated with Ristocetin (WAK-Chemie, Bad Homburg), 10 mg/ml stock, 1 mg/ml final concentration. The slope of the steepest part of the tracing curve was used to estimate the RiCof concentration. A standard curve was obtained from dilutions of NPP. The assay was sensitive to 1/8 dilution of NPP, i.e. 0.12 U/ml.

vWF Multimer Analysis. The vWF multimer analysis by SDS-agarose electrophoresis was done as described by Raines et al. [25]. The visualisation of the separated vWF multimers was done by incubating the PVDF membrane (Bio-Rad, Richmond, CA, USA) with rabbit IgG to human vWF (Dakopatts, Denmark), followed by HRP-labelled goat anti rabbit IgG (Bio-Rad, Richmond, USA), using diaminobezidine (Dakopatts)/H_2O_2/$CoCl_2$ solution. The agarose HGT (P) was from Sea-Kem (Bio-Zym, Hameln, Germany) and was used at a 1.2% and 2.2% (w/v) concentration.

Plasma Ag and CBA Stability Studies. Plasma from six normal donors was used to test the effect of temperature on Ag and CBA. Citrated plasma (1 ml) from individual donors was incubated separately at room temperature (18 °–23 °C) and at 4 °C in capped, polypropylene tubes (Eppendorf, Germany). Prior to sample removal (100 μl), the plasma was mixed, the removed aliquot snap frozen in liquid nitrogen and stored at –80 °C. The stored samples were then analysed together, within 14 days, for Ag and CBA and for vWF multimer distribution.

Statistical Analysis. Statistical analysis was performed using a SPSS/PC+programme. Medians and 25–75 percentile range, appropriate for the non-gaussian distribution of values, were calculated.

Results

Reproducibility and Variation Coefficient of the CBA and Ag ELISA. The reproducibility of CBA and Ag ELISA was investigated by testing the samples by two independent persons on at least two separate occasions. The results from such experiments showed very good agreement among the different persons performing the assay. The inter-assay coefficient of variation of NPP at a 1/100 dilution ($n = 35$) was 6% for Ag and 8% for CBA. The intra-assay coefficient of variation was 6% for Ag and 4% for CBA ($n = 10$).

Stability of Ag and CBA. The effect of storage on the plasma Ag and CBA obtained from normal donors ($n = 6$) was investigated. The Ag concentration remained constant throughout the incubation period at both 4 °C and room temperature (18 °–23 °C). The CBA concentration was not affected for up to 2 days; thereafter it decreased progressively by a mean of 25% by day 6 at both storage temperatures tested. The multimer pattern of the stored plasma samples was normal and similar to NPP with intact high molecular weight species as well as the satellite bands suggesting that any structural/functional alterations imposed by the storage did not affect the multimer pattern (data not shown). The results of the storage experiment are of importance when considering the speed and the mode of sample transport between laboratories and may also have some significance for the storage of blood products for clinical use. For the functional analysis of vWF by CBA prolonged storage (more than 2 days) at 4 °C or room temperature should be avoided and sample transport should be in a frozen state.

Plasma vWF in Normal Donors. The plasma concentration of the vWF parameters in normal donors ($n = 19$) is summarised in Table 1. For all three parameters the lower and upper normal values were between 0.60 and 1.50 U/ml. The median and the range, shown as the 25–75 percentile for the three vWF parameters were similar. The correlation coefficient between CBA and Ag was 0.87 ($p < 0.0001$) and that between CBA and RiCof 0.82 ($p < 0.0001$; Table 2). The relationship between these parameters, expressed as ratio between CBA/Ag had a median of 1.08 with a range of 0.97–1.16 (Table 1). All donors had a normal vWF multimer pattern (results not shown).

Table 1. vWF parameters in plasma of normal donors and patients with vWD

	Ag (U/ml)	CBA (U/ml)	RiCof (U/ml)	CBA/Ag
Normal donors plasma (n = 19)	1.09 0.92 – 1.25	1.20 0.98 – 1.27	1.10 0.74 – 1.30	1.08 0.97 – 1.16
vWD type I plasma (n = 21)	0.40 0.24 – 0.55	0.44 0.21 – 0.58	0.30[a] 0.20 – 0.48	1.02 0.98 – 1.15
vWD type II plasma (n = 20)	0.40 0.23 – 1.18	0.14 0.04 – 0.29	0.24[b] 0.10 – 0.73	0.30 0.10 – 0.56

[a]$n = 12$; [b]$n = 9$. The results represent median and 25th – 75th percentile range

Table 2. Correlation coefficients and statistical significance

	Normal donor plasma	vWD type I plasma	vWD type II plasma
CBA vs Ag			
r	0.87	0.95	0.82
p	<0.0001	<0.0001	<0.0001
n	19	22	20
CBA vs RiCof			
r	0.82	0.85	0.98
p	<0.0001	<0.0001	<0.0001
n	19	15	9

Patients Studies

Plasma From Patients With vWD Type I. The results from patients with vWD type I are summarised in Table 1. The concentrations of Ag, CBA and RiCof were proportionally reduced. The relationship between the functional to immunological parameters i.e. CBA/Ag was 1.02, (range 0.98 – 1.15). The correlation coefficient between CBA and Ag was 0.95 ($p < 0.0001$) and that between CBA and RiCof 0.85 ($p < 0.0001$; Table 2). The plasma samples contained all molecular weight species of multimers (Fig. 1).

Plasma From Patients With vWD Type II. The results from patients with vWD type II are summarised in Table 1. The patients had a disproportional decrease of CBA when compared to their Ag concentration. The relationship between CBA and Ag was reduced such that the CBA/Ag was 0.30 (range 0.10 – 0.56) – markedly below the values seen in normal donors (Table 1). Due to insufficient sample volume available to us the RiCof was determined in only 9/20 patients with vWD type II. However for those patients where enough plasma was available the CBA and RiCof gave good correlation ($r = 0.98$, $p < 0.0001$; Table 2). The multimer analysis revealed abnormal patterns in all patients with

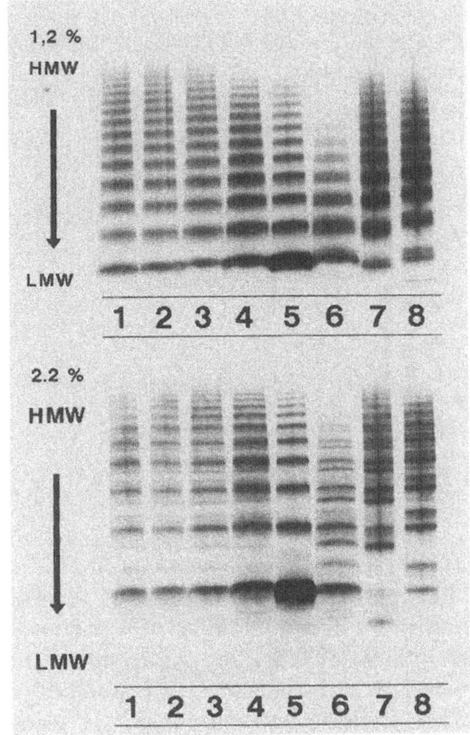

Fig. 1. vWF multimer analysis on SDS-agarose electrophoresis using 1.2% and 2.2% HGT(P) agarose according to Raines et al. [25]. Plasma was diluted to approximately 0.1 U/ml Ag, applied to the well near the cathode (*top*) and electrophoresed toward anode (*bottom*) in a horizontal electrophoresis apparatus for 4 h at 15 °C. The high and low molecular weight multimer species (HMW and LMW) and the direction of the electrophoresis are indicated. The agarose gel was blotted onto PVDF membrane and developed with HRP- labelled IgG and $DOB/CoCl_2/H_2O_2$. *Lanes: 1*, normal plasma pool; *2, 3*, vWD type I; *4*, vWD type II A; *5*, vWD type II C; *6*, vWD type II B; *7, 8*, normal plasma fractions

vWD type II. This was characterised by the absence of the high molecular weight species and/or by grossly abnormal banding pattern (Fig. 1).

CBA/Ag Ratio. The ratio of CBA/Ag for individual normal donors and for the patients with vWD is shown in Fig. 2. In the group of normal donors the CBA/Ag ratio was 0.8–1.2. Similar values were obtained for the vWD type I patients. All patients with vWD type II had their CBA/Ag values below 0.8 (Fig. 2).

Discussion

The measurement of vWF intraction with collagen has been proposed as a method for differentiating vWD types I and II. To quantify vWF binding to collagen several methods have been described using either fibrillar collagen suspension or immobilised collagen [16–19]. The described methods differ in their assay principle, sensitivity and ease of performance. High speed centrifugation, purification and radio-labelling of components are required in some methods while excessive time for preparing the microtiter plates is required in other methods. We applied the principle of the previously described ELISA

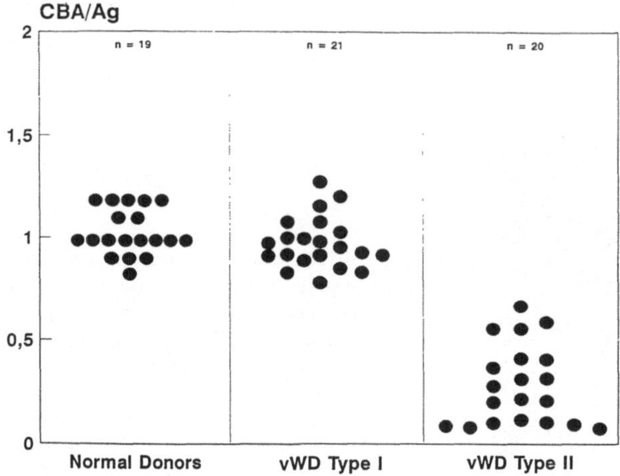

Fig. 2. Ratio of CBA/Ag in individual donors and patients with vWD type I and II

method for vWF-collagen interaction [16, 19] to a routine laboratory situation, of which the selection of a suitable collagen and the development of reliable coating conditions were the decisive factors. In addition the ELISA methods were refined to allow concurrent determination of CBA and Ag by using the same sample dilutions, assay procedure and instrumentation. Large number of samples could be processed simultaneously within approximately 4 h, using only 15 µl sample. The ratio between the measured CBA and Ag could be used to determine the functional integrity of the vWF protein.

In the group of normal donors the median values of plasma Ag, CBA and RiCof were 1.09, 1.20 and 1.10 U/ml, respectively, with a medians CBA/Ag ratio of 1.08. In patients with vWD type I these plasma vWF parameters were proportionally reduced (medians 0.40, 0.44 and 0.30 U/ml, respectively), however the ratio between CBA/Ag was maintained at 1.02. In contrast, patients with vWD type II had disproportional levels of Ag, CBA and RiCof (medians 0.40, 0.14 and 0.24, respectively), such that the mean ratio of CBA/Ag was 0.30 – well below that observed in the normal donor group (Table 1).

The presence of high molecular weight multimers in the plasma from normal donors and patients with vWD type I correlated well with the CBA/Ag ratio of approximately 1.0. In contrast, samples lacking those multimers (plasma from vWD type II) showed an abnormally low CBA/Ag ratio. It is possible therefore that intact high molecular weight multimers are essential for normal, effective collagen-vWF interaction. In vitro experiments by others have shown preferential interaction of high molecular weight multimers with fibrillar collagen [8, 11, 26, 27, 28].

Storage of plasma samples at either 4 °C or 37 °C retained the Ag and CBA levels for the initial 2 days, followed by a gradual decrease of CBA by 25% during the following 4 days. In contrast, the Ag remained unchanged as did the multimer pattern. These results suggest that inspite of similar sensitivities of the two ELISAs, storage-imposed changes of the vWF molecule may be detected by the CBA but not by the Ag ELISA or by the multimer analysis. Such changes may however affect the vWF function and have implications for its clinical use such as in the FVIII concentrates which contain vWF.

In conclusion, both RiCof and CBA appear to detect similar functional properties of the vWF protein. Our data clearly show that the correlation coefficient between the results of CBA and the RiCof is good ($r = 0.89$, $p < 0.0001$) and support the suggestion that the CBA assay could be used to detect the functional property of vWF and therefore could be applied to differential diagnosis of vWD types I and II [16, 19, 20]. In comparison to RiCof assay however, the CBA test is simple to perform using ELISA technology and is easy to compute. The CBA assay uses only small sample volume, has commercially available components and has higher sensitivity than RiCof assay. When CBA is performed together with the Ag ELISA, the ratio of the results can be used for the assessment of the functional integrity of the vWF molecule and this could serves as a suitable screening parameter for the differential diagnosis fo vWD Type I and II.

Acknowledgements. The authors wish to thank Dr. J. Ingerslev, (Haemophilia Center and Coagulation Laboratory, University Hospital, Aarhus, Denmark) for constructive comments regarding this work and to Dr. M. Hentschel, (Universitäts Kinderklinik, Freiburg), for his help with the statistical analysis.

References

1. Sadler EJ (1991) von Willebrand Factor. Minireview. J Biol Chem 266:22777–22780
2. Abshire TC, Broxson EH, Tucker EL, Giroux DS, Werner EJ (1993) Prevalence of von Willebrand disease in children: a multiethic study. Thromb Haemost 69:1183 (Abst)
3. Wagner DD (1990) Cell biology of von Willebrand factor. Annu Rev Cell Biol 6:217–246
4. Ginsburg D, Bowie EJW (1992) Molecular genetics of von Willebrand disease. Blood 79:2507–2519
5. Mohri H, Fujimura Y, Shima M, Yoshioka A, Houghten RA; Ruggeri ZM, Zimmerman TS (1988) Structure of the von Willebrand factor domain interacting with glycoprotein Ib. J Biol Chem 263:17901–17904
6. Ruggeri ZM, Ware J (1992) The structure and function of von Willebrand factor. Thromb Haemost 67:594–599
7. Meyer D, Girma JP (1993) von Willebrand factor: Structure and function. Thromb Haemost 70:99–104
8. Santoro SA (1981) Adsorption of von Willebrand factor/factor VIII by the genetically distinct interstitial collagens. Thromb Res 21:689–693
9. Roth GJ, Titani K, Hoyer LW, Hickey MJ (1986) Localization of binding sites within human von Willebrand factor for monomeric type III collagen. Biochemistry 25: 8357–8361
10. Kalafatis M, Takahashi Y, Girma JP, Meyer D (1987) Localization of a collagen-interactive domain of human von Willebrand factor between amino acid residues Gly 911 and Glu 1365. Blood 70:1577–1583

11. Pareti FI, Niiya K, McPherson JM, Ruggeri ZM (1987) Isolation and characterization of two domains of human von Willebrand factor that interact with fibrillar collagen. J Biol Chem 262:13835–13841
12. Aihara M, Kimura A, Chiba Y, Yoshida Y (1988) Plasma Collagen Cofactor Correlates with von Willebrand factor antigen and ristocetin cofactor but not with bleeding time. Thromb Haemost 59:485–490
13. Kessler CM, Floyd CM, Frantz SC, Orthner C (1990) Critical role of the carbohydrate moiety in human von Willebrand factor protein for the interactions with type I collagen. Thromb Res 57:59–76
14. Rand JH, Nayana DP, Schwartz E, Sheng-Li Z, Potter BJ (1991) 150-kD von Willebrand factor binding protein extracted from human vascular subendothelium is type VI collagen. J Clin Invest 88:253–259
15. Sixma JJ, Schiphorst ME, Verweij CL, Pannekoek H (1991) Effect of deletion of the A1-domain of von Willebrand factor on its binding to heparin, to collagen and to platelets in the presence of ristocetin. Eur J Biochem 196:369–375
16. Brown JE, Bosak JO (1986) An ELISA test for the binding of von Willebrand antigen to collagen. Thromb Res 43:303–311
17. Duggan MJ, DiMichele DM, Christian MJ, Fink LM, Hathaway WE (1987) Collagen-binding of von Willebrand's factor antigen in the classification of von Willebrand's disease. Am J Clin Pathol 88:97–102
18. Gilchrist M, Stewart MW, Etches WS, Gordon PA (1990) Rapid diagnosis of von Willebrands disease using ELISA technology. Thromb Res 57:659–664
19. Favaloro EJ, Grispo L, Exner T, Koutts J (1991) Development of a simple collagen based ELISA assay aids in the diagnosis of, and permits sensitive discrimination between type I and type II, von Willebrand's disease. Blood Coagul Fibrinolysis 2:285–291
20. Choong SC, Thomas KB, Tune EP, Collicut M, Firkin BG (1992) Analysis of human von Willebrand factor (vWF) in a routine laboratory. 24th Congress of the International Society of Haematology. London, 1992, Blackwell Scientific Publications, abstract 490
21. Cejka J (1982) Enzyme immunoassay for VIII-related antigen. Clin Chem 28: 1356–1358
22. Thomas KB, Howard MA, Koutts J, Firkin BG (1982) Simplified immunoradiometric assay for factor VIII coagulant antigen. Br J Haematol 51:47–57
23. Thomas KB, Howard MA, Salem HH, Firkin BG (1983) Fast migrating protein, immunochemically related to human factor VIII, studied by crossed immunoelectrophoresis in agarose. Br J Haematol 54:221–231
24. Macfarlane DE, Stibbe J, Kriby EP, Zucker MB, Grant R, McPherson J (1975) A method for assaying von Willebrand factor (ristocetin cofactor). Thrombosis et Diathesis Haemorrhagica 34:306–308
25. Raines G, Aumann H, Sykes S, Street A (1990) Multimeric analysis of von Willebrand factor by molecular sieving electrophoresis in sodium dodecyl sulphate agarose gel. Thromb Res 60:201–212
26. Kessler CM, Floyd CM, Rick ME, Krizek DM, Lee SL, Gralnick HR (1984) Collagen-Factor VIII/von Willebrand factor protein interaction. Blood 63:1291–1298
27. Bockenstedt P, McDonagh J, Handin RI (1986) Binding and covalent cross-linking of purified von Willebrand factor to native monomeric collagen. J Clin Invest 78:551–556
28. Fitzsimmons CM, Cockburn CG, Hornsey V, Prowse CV, Barnes MJ (1988) Interaction of von Willebrand factor (vWF) with collagen. Thromb Haemost 59:186–192

Platelet von Willebrand Factor in Patients with von Willebrand Disease Type I: Preliminary Report

K. B. THOMAS, B. ZIEGER, U. JESSAT, A. ZEHENTER, A. GROHMANN, A. H. SUTOR

Abstract

Platelet von Willebrand Factor (vWF) was studied in normal donors ($n = 10$) and in patients with von Willebrand disease (vWD) type I ($n = 12$). The vWF antigen (Ag) and the functional parameter, measured as the vWF collagen binding activity (CBA), were determined by parallel quantitative ELISAs. In the platelets of normal donors the concentrations (mean ± SD) of Ag and CBA were 0.40 ± 0.18 U/10^9 platelets and 0.44 ± 0.24 U/10^9 platelets, respectively, with a CBA to Ag ratio of 1.06 ± 0.17. There was no correlation between the plasma concentrations of Ag and CBA with those in platelets either in normal donors or in patients with vWD type I. On the basis of their concentrations of Ag and CBA in platelets, patients could be subdivided into two groups: (1) platelet normal, i.e. those with a normal Ag and CBA content of 0.35 ± 0.18 U/10^9 platelets and 0.42 ± 0.21 U/10^9 platelets, respectively, and (2) platelet low/discordant, i.e. those with a low Ag and CBA content of 0.15 ± 0.06 U/10^9 platelets and 0.07 ± 0.03 U/10^9 platelets, respectively. Patients with "platelet low/discordant" vWF content had an increased bleeding tendency when compared to those patients with "platelet normal", confirming the relevance of platelet vWF in haemostasis.

Introduction

Human von Willebrand factor (vWF) is a multimeric protein found in plasma, endothelial cells, subendothelium, platelets and in megakaryocytes. The plasma and the subendothelial vWF are derived from the endothelial cells, while the platelet vWF originates from the megakaryocytes. The vWF facilitates adhesion of the platelets to the injured blood vessel wall and promotes platelet–platelet interaction especially under conditions of high shear rate forces. Complete deficiency or dysfunctional vWF results in a bleeding disorder – the von Willebrand's Disease (vWD), occurring in approximately 1% of the population and being the most common inherited bleeding diathesis with several recognised types, i.e. I, II and III [1–3].

The vWD classification is based on the family history, bleeding symptoms, skin bleeding time and the laboratory analysis of the plasma and platelet vWF. Type I vWD is the most common form affecting approximately 85% of all patients [1]. vWD type I has variable heredity patterns [4] and is characterised by mild to moderate bleeding symptoms, normal to prolonged skin bleeding time, normal to low plasma coagulation Factor VIII activity, low vWF antigen (Ag) and low vWF function, traditionally measured as the vWF Ristocetin cofactor using platelet agglutination [5] and more recently as the collagen binding activity (CBA) using ELISA methodology [6–8]. Plasma from patients with vWD type I contains all the molecular weight multimers and the low plasma vWF content is likely due to a reduced vWF synthesis by their endothelial cells [9–10].

While the function of plasma vWF has been recognised for some time, the role of platelet vWF is less clear. In normal healthy human donors the platelet vWF is stored in the alpha granules and accounts for approximately 15–25% of the total circulating pool [11]. The vWF is released as part of the normal platelet release reaction in vivo and by various stimuli in vitro [12]. The vWF from both plasma and platelets possess Ristocetin cofactor activity and the ability to bind to collagen. Platelet and plasma vWF are antigenically similar although some structural differences have been recognised [13, 14]. The importance of platelet vWF was demonstrated in experimental pigs with vWD in which the prolonged skin bleeding time was partially corrected by transplantation of normal pig bone marrow which supplied the vWF pool in platelets while the plasma vWF level remained low [15]. A reverse effect was described recently when a previously haemostatically normal human patient developed a prolonged skin bleeding time with low platelet vWF content following bone marrow transplantation from his vWD type I brother [16].

Clinical and laboratory evidence indicate that vWD type I forms a heterogeneous group of patients who are often difficult to diagnose clearly [17] but who, on the basis of their platelet vWF content, could be subdivided into those with "platelet normal" and "platelet low/discordant" with correlation to their clinical symptoms. This subdivision has implications for the choice of therapy offered to the patients [18–20]. We report on patients with vWD type I in whom the platelet vWF concentration was studied and the results were compared with the clinical symptoms.

Patients

Several patients reported in this study were kindly referred to our clinic for vWD diagnosis by Professor G. Weissbach and Dr. J. Wendisch (Universitätskinderklinik, Dresden) and by Professor K. Hasler (Innere Medizin I, Universitätsklinik, Freiburg). The patients studied ranged in age between 2 and 40 years. Some of the patients belong to the same family. Detailed medical and family history was obtained from all patients. The vWD classification was based on the family history and clinical history of bleeding and/or on the quantitative, qualitative and structural characteristics fo the plasma vWF.

Methods

The preparation of individual patient's and normal donor plasma and the preparation of normal plasma pool and sample storage were as described [8]. Platelet rich plasma was prepared by centrifuging 5–10 ml whole blood at 200 g. Platelets were washed three times by centrifugation and resuspension as described [21] and counted in an electronic counter. Platelets were freeze-thawed (five times) to lyse the platelets, followed by centrifugation at 12000 *g* for 15 min. The clear platelet lysate supernatant was snap frozen, stored at −80 °C and tested for Ag and CBA within 2 weeks as described [8]. The Ag and CBA were determined by parallel ELISAs, requiring a total of 15 μl sample. The standard curve was prepared using normal pooled plasma from normal donors [8]. One unit of vWF Ag and CBA was defined as the amount present in 1 ml plasma. The results of platelet lysate were expressed as the amount of the vWF parameters/10^9 platelets. Multimer analysis was performed according to Raines et al. [22] as part of vWD diagnosis work-up.

Results

All patients had reduced plasma vWF Ag and CBA. The ratio of plasma CBA to Ag, which reflects the functional integrity of the vWF molecule, was 1.08±0.16. This is a normal ratio consistent with vWD type I [8]. On multimer analysis by SDS-Agarose electrophoresis the plasma vWF contained all molecular weigh multimers (results not shown).

The results of the platelet vWF parameters for normal donors and for patients with vWD type I are summarised in Table 1. Patients with vWD type I could be subdivided into two groups on the basis of their platelet vWF content. In one group were those with "platelet normal" vWF concentrations, with a platelet CBA/Ag ratio similar to that observed for normal donors. These pa-

Table 1. Platelt von Willbrand facotr (vWF) parameters in normal donors and in patients with vWD type I (mean ± SD)

Subjects	Ag U/10^9 platelets	CBA U/10^9 platelets	CBA to Ag ratio
Normal donors (n = 10)	0.40±0.18	0.44±0.24	1.06±0.17
vWD type I "platelet normal" (n = 8)	0.35±0.18	0.42±0.21	1.06±0.37
vWD type I "platelet low/discordant" (n = 4)	0.15±0.06	0.07±0.03	0.45±0.16

Ag, Antigen; CBA, collagen binding activity

tients had either mild or no bleeding symptoms. The other group consisted of patients with "platelet low/discordant" vWF concentrations whose ratio of platelet CBA/Ag was decreased, suggesting a functionally abnormal vWF protein. Most of the patients in the "platelet low/discordant" had increased bleeding tendency.

The correlation between plasma and platelet content of Ag and CBA was poor (*r*, 0.40) both for normal donors and for patients with vWD type I. Particularly interesting was a 27 year old man with consistently low plasma Ag and CBA (0.27 and 0.29, respectively) who had a high platelet Ag and CBA content (0.70 $U/10^9$ platelets and 0.88 $U/10^9$ platelets). This person has had no bleeding complications and was detected during a chance screening of laboratory personnel suitable as donors for the normal plasma pool. It is possible that this person's high Ag and CBA levels in platelets act as a compensatory mechanism for the low concentration of his plasma vWF.

Discussion

As part of normal diagnostic work-up we have studied the platelet vWF in a group of patients with vWD type I. The Ag and the vWF functional parameter, CBA, were measured in parallel by the recently described ELISA [6–8]. On the basis of their platelet vWF content patients with vWD type I could be subdivided into two groups, i.e. those with "platelet normal" and those with "platelet low/discordant". In view of the small number of patients reported here a general statement would be premature. However, patients with "platelet normal" vWF content had mild to no bleeding symptoms, while those with "platelet low/discordant" vWF had increased bleeding tendency, confirming the previously published data of others [18–20].

The observation of two distinct subgroups of patients with vWD type I suggests that the synthesis and/or prosessing of vWF in megakaryocytes on the one hand and in endothelial cells on the other may be under the control of separate mechanisms. This may have implications on the choice of therapy [18, 26] depending on which of the two control mechanisms is affected.

According to current knowledge, platelet vWF does not interchange with the vWF in plasma [23, 24]. It is possible therefore that the plasma and platelet vWF represent separate protein pools with different control mechanisms for protein synthesis, processing, release and clearance. In normal subjects and in patients with vWD type I, the plasma concentration of vWF can be affected by a large number of variables [17] which may not influence the platelet vWF to the same extent. These aspects could explain the poor correlation (*r*, 0.40) between the plasma and platelet vWF levels reported here and by others [25].

Experimental bone marrow transplantation in pigs with vWD and more recently the report of a human chimeric patient for vWD following bone marrow transplantation indicate the relevance of the platelet vWF in haemostasis [15, 16]. Furthermore, the importance of the platelet vWF for the arrest of bleeding was aptly illustrated in patients with severe vWD type III, whose bleeding episodes could only be controlled by the infusion of normal platelets in addition to the cryoprecipitate [27, 28].

References

1. Ginsburg D, Bowie EJW (1992) Molecular genetics of von Willebrand disease. Blood 79:2507–2519
2. Meyer D, Girma JP (1993) Von Willebrand factor: structure and function. Thromb Haemostas 70:99–103
3. Werner EJ, Broxson EH, Tucker EL, Giroux DS, Shults J, Abshire TC (1993) Prevalence of von Willebrand disease in children. a multiethnic study. J Pediatr 123:893–898
4. Eikenboom JCJ, Reitsma PH, Peerlinck KMJ, Briet E (1993) Recessive inheritance of von Willebrand's disease. Lancet 341:982–986
5. Howard MA, Firkin BG (1971) Ristocetin – a new tool in the investigation of platelet aggregation. Thromb Diath Haemorrh 26:362–369
6. Favaloro EJ, Grispo L, Exner T, Koutts J (1991) Development of a simple collagen based ELISA assay aids in the diagnosis of, and permits sensitive discrimination between type I and type II, von Willebrand's disease. Blood Coag Fibrinol 2:285–291
7. Choong SC, Thomas KB; Tune EP, Collicut M, Firkin BG (1992) Analysis of human von Willebrand factor (vWF) in a routine laboratory. 24th Congress of the International Society of Haematology (abstr 490)
8. Thomas KB, Choong SC, Jessat U, Zieger B, Budde U, Tune EP, Grohmann A, Sutor AH (1993) Preliminary results of von Willebrand factor – collagen binding activity and ristocetin cofactor activity. A comparison of methods able to differentiate von Willebrand disease type I and II. In: Scharrer I, Schramm W (eds) 24. Hamophilie-Symposion, Hamburg 1993. Springer, Berlin Heidelberg New York
9. Ruggeri ZM, Zimmerman TS (1987) Von Willebrand factor and von Willebrand disease. Blood 70:895–904
10. Federici AB, de Groot PG, Moia M, Ijsseldijk MJW, Sixma JJ, Mannucci PM (1993) Type I von Willebrand disease, subtype 'platelet low': decreased platelet adhesion can be explained by low synthesis of von Willebrand factor in endothelial cells. Br J Haematol 83:88–93
11. Howard MA, Montgomery DC, Hardisty RM (1974) Factor-VIII-related-antigen in platelets. Thromb Res 4:617–624
12. Koutts J, Walsh PN, Plow EF, Fenton J, Bouma BN, Zimmerman TS (1978) Active release of human platelet factor VIII-related antigen by adenosine diphosphate, collagen and thrombin. J Clin Invest 62:1255–1263
13. Fernandez FL, Ginsberg MH, Ruggeri ZM, Battle FJ; Zimmerman TS (1982) Multimeric structure of platelet factor VIII/von Willebrand factor: the presence of larger multimers and their reassociation with thrombin stimulated platelets. Blood 60:1132–1138
14. Thomas KB; Firkin BG, Howard MA (1987) Analysis of platelet von Willebrand factor antigen. Haemostasis 17:217–225
15. Bowie EJW, Solberg LA, Fass DN et al (1986) Transplantation of normal bone marrow into pig with severe von Willebrand's disease. J Clin Invest 78:26–30
16. Ware RE, Parker RI, McKeown LP, Graham M (1993) A human chimera for von Willebrand disease following bone marrow transplantation. Am J Pediatric Hematol Oncol 15:338–342
17. Blombäck M (1992) von Willebrand's disease in Scandinavia and on difficulties in diagnosing von Willebrand's disease type I. Haemostasis 22:236–244
18. Mannucci PM; Canciani MT, Rota L, Donovan BS (1981) Response of factor VIII/von Willebrand factor to DDAVP in healthy subjects and in patients with haemophilia A and von Willebrand's disease. Br J Haematol 47:283–293

19. Mannucci PM, Lombardi R, Bader R, Vianello L, Federici AB, Solinas S, Mazzucconi MG, Mariani G (1985) Heterogeneity of type I von Willebrand disease: evidence for a subgroup with an abnormal von Willebrand factor. Blood 66:796–802
20. Gralnick HR, Rick ME, McKeown LP et al (1986) Platelet von Willeband factor: an important determinant of the bleeding time in type I von Willebrand's disease. Blood 68:58–61
21. George JN, Thoi LL, Morgan RK (1981) Quantitative analysis of platelet membrane glycoproteins: effect of platelet washing procedures and isolation of platelet density subpopulation. Thromb Res 23:69–77
22. Raines G, Aumann H, Sykes S, Street A (1990) Multimeric analysis of von Willebrand factor by molecular sieving electrophoresis in sodium dodecyl sulphate agarose gel. Thromb Res 60:201–212
23. Gralnick HR, Williams SB, McKeown LP, Magruder L, Hansmann K, Vail M (1991) Platelet von Willebrand factor. Mayo Clin Proc 66:634–640
24. McKeown LP, Williams SB, Shafer B, Murray N, Gralnick HR (1993) Alpha granule proteins in type I von Willebrand's disease. Am J Hematol 42:158–161
25. Rodeghiero F, Castaman G, Ruggeri M, Tosetto R (1992) The bleeding time in normal subjects is mainly determined by platelet von Willebrand factor and is independent from the blood group. Thromb Res 65:605–615
26. Hashemi S, Tackaberry ES, Palmer DS, Rock G, Ganz PR (1990) DDAVP induces release of von Willebrand factor from endothelial cells in vitro: the effect of plasma and blood cells. Biochim Biophys Acta 1052:63–70
27. Boda Z, Pfliegler G,Harsfalvi J, Rak K (1991) Treatment of the severe bleeding episodes in type III von Willebrand's disease by simultaneous administration of cryoprecipitate and platelet concentrate. Blood Coag Fibrinol 2:775–777
28. Castillo R, Escolar G, Monteagudo J, Reverter JC, Ordinas A (1992) Hemostatic effect of platelet von Willebrand factor. Haemostasis 22:233–235

PTT-Verlängerungen im Kindesalter und ihre Ursachen

A.-M. Mingers, P. Zeitler-Zapf

Einleitung und Methodik

Als Beitrag zum Problem „PTT-Verlängerungen bei Kindern" wurden alle oberhalb der Erwachsenennorm liegenden PTT-Werte, die in den beiden letzten Jahren im Gerinnungslabor der Würzburger Universitätskinderklinik gemessen wurden, herausgesucht und mit den übrigen Daten der Betroffenen ausgewertet.

Für den klinischen Alltag hat sich die Festlegung der oberen Normgrenze bei 42 s bewährt, obwohl von den Behringwerken für die PTT-Bestimmung mit Pathromtin der Normalbereich mit 28–40 s angegeben ist.

Ergebnisse

Patienten

Zur Auswertung verwendbar waren die Daten von 302 Kindern mit PTT-Verlängerungen von der Geburt bis zum Alter von 18 Jahren, Patienten mit Leukämie oder bereits bekannter Hämophilie nicht mit einbezogen. Unter den 302 Kindern mit PTT-Verlängerungen waren 98 Säuglinge gegenüber 237 Säuglingen des gleichen Zeitraumes mit PTT-Werten im Erwachsenennormbereich.

PTT-Werte im Säuglingsalter

Bis auf 3 Säuglinge mit Mikroblutungen beim Stuhlabgang waren alle bei Werten unter 50 s ohne Blutungssymptomatik. Höhere Werte hingegen waren in der Mehrzahl der Fälle (16 von 24) mit erheblichen klinisch relevanten Hämostasestörungen wie Verbrauchskoagulopathien oder hereditären hämorrhagischen Diathesen verbunden und zwar bereits von der Neugeborenenperiode an.

Zur Orientierung über die alterspezifischen PTT-Werte während des 1. Lebensjahres sind im Tabelle 1 die Median- und Mittelwerte von insgesamt 503 Säuglingen verschiedener Altersstufen mit hämostaseologisch leerer Anamnese aus den letzten 5 Jahren zusammengestellt. 90% dieser Säuglinge waren ohne auffällige Blutungen operiert worden, 80% davon im Kopfbereich.

Tabelle 1. PTT-Normalwerte bei Säuglingen (n = 503)

Alter	n	Median (s)	Range (s)	m (s)	± sσ (s)
1. Woche	27	38	27 – 48	38,8	11,8
2. Woche	19	39	26 – 52	41,5	13,6
3. Woche	15	41	31 – 53	37,3	14,4
4. Woche	9	42	34 – 51	39,4	11,8
5. – 6. Woche	15	39	29 – 49	42,8	10,6
7. – 8. Woche	21	39	30 – 47	42,0	12,0
3. Monat	43	36	22 – 49	41,8	12,4
4. Monat	31	39	29 – 49	41,3	7,8
5. Monat	59	38	28 – 49	38,8	9,0
6. Monat	64	39	30 – 49	39,3	8,5
7. – 9. Monat	116	37	26 – 47	37,6	9,2
10. – 12. Monat	80	37	26 – 47	37,5	8,6

Die Ergebnisse bestätigen die Richtigkeit der bisherigen Praxis der Würzburger Kinderklinik, in der Regel bei Säuglingen PTT-Werte bis 48 s ohne weitere Diagnostik zu tolerieren.

PTT-Werte bei angeborenem Faktorenmangel

Ein wahrscheinlich angeborener Faktorenmangel – isoliertes von-Willebrand-Jürgens-Syndrom (vWJS) nicht mit einbezogen – konnte im genannten 2-Jahreszeitraum über PTT-Verlängerungen in 20 Fällen ermittelt werden (Tabelle 2). 10 der davon Betroffenen waren aufgrund ihrer Blutungen oder Familienanamnesen untersucht worden, die anderen 10 wurden beim allgemeinen Gerinnungsscreening entdeckt.

Bei einem Kind mit Hämophilie B lag zusätzlich ein vWJS Typ I-2 vor, bei einem anderen Kind mit Faktor XII-Mangel gleichzeitigt ein vWJS Typ I-1.

Auffällig häufig waren Kinder mit Faktor XII-Mangel vertreten. Soweit überprüft, d.h. in 7 der 11 Fälle, lagen die immunologischen Werte noch etwas niedriger.

Tabelle 2. PTT-Verlängerungen bei isoliertem Faktorenmangel

Anlaß zur Befunderhebung	Mangelfaktor				
	I	VIII	IX	XI	XII
Blutung		1	2 1[a]		1
Familienanamnese	1	2	1		1
Zufallsbefund				1	8 1[a]

[a] Mit v. Willebrand-Jürgens-Syndrom.

Faktor XII-Mangel bei Kindern

Aufgrund der oben genannten Befunde wurden in einer ergänzenden Untersuchung alle Gerinnungsstatus der letzten 5 Jahre mit Faktor XII-Aktivitäten unter 60% mit folgendem Ergebnis herausgesucht (Tabelle 3):

Von insgesamt 64 in dieser Weise ermittelten Kindern hatten 29 Kinder einen angeborenen Faktor XII-Mangel (eines mit Faktor XII < 1%), darunter 16 mit einem zusätzlichen angeborenen Hämostasedefekt, sowie 22 Kindern einen erworbenen Faktor XII-Mangel.

Beim kombinierten Faktor XII-Mangel (Tabelle 4) fiel relativ oft als zusätzlicher Hämostasedefekt ein vWJS auf, aber auch ein familiärer Faktor VIII-Mangel und Faktor XI-Mangel.

Für den erworbenen Faktor XII-Mangel (Tabelle 5) konnten sehr unterschiedliche Ursachen gefunden werden wie Faktor XII-Mangel durch direkten

Tabelle 3. Kinder mit Faktor XII-Mangel (Faktor XII <60%) (n = 64)

Ursache	n	
Angeborener isolierter Faktor XII-Mangel		
Gesichert	4	FA/Langzeitbeobachtung
Verdacht	9	Kurzzeitbeobachtung
Angeborener kombinierter Faktor XII-Mangel	16	
Erworbener Faktor XII-Mangel	22	
Faktor XII-Mangel unklarer Ursache	13	

Tabelle 4. Kombinierter Faktor XII-Mangel (n = 16)

Zusätzliche Hämostasestörung	n	
vWJS	9	–
Milde Hämophilie A	3	3 Brüder
Familiärer Faktor XI-Mangel	3	2 Familien
Angeborener Thrombopenie	1	–

Tabelle 5. Erworbener Faktor XII-Mangel (n = 22)

Erkrankung	n	Ursache
Leukämie, Malignom	6	unbekannt
Komplexe Gerinnungsstörung	3	unbekannt
Oesophagusatresie	1	unbekannt
Nephrot. Syndrom	2	Proteinverlust (Niere)
Kurzdarm-Syndrom	1	Proteinverlust? (Darm?)
Intoxikation, chron. Hepatitis	2	Mangelproduktion (Leber)
Hämangioendotheliom	1	DIC
Lupusinhibitor	5	Hemmkörper
Hemmkörper-Hämophilie A	1	Hemmkörper

Proteinverlust über die Niere, Mangelproduktion bei Leberschäden, Verbrauchskoagulopathien oder Hemmkörperwirkungen.

PTT-Werte bei vWJS

Angeborenes vWJS

Mit wahrscheinlich angeborenem vWJS (Tabelle 6) wurden in den beiden letzten Jahren 26 Kinder entdeckt und betreut, 10 von ihnen mit normalen PTT-Werten. Die Letztgenannten waren aufgrund ihrer Blutungen oder Familienanamnesen untersucht worden, beim üblichen Gerinnungsscreening wären sie unerkannt geblieben.

Erworbenes vWJS

Ein erworbenes vWJS wurde sehr häufig bei Kindern unter Valproatbehandlung beobachtet. Von insgesamt 136 Valproatbehandelten hatten 50 verlängerte PTT-Werte. Die weitere Auswertung (Tabelle 7) ergab, daß:

1. etliche Kinder trotz normaler PTT-Werte Störungen im v. Willebrand-Komplex aufwiesen,
2. andere Kinder trotz hochpathologsicher PTT-Werte ohne nachweisbare Störungen im v. Willebrand-Komplex waren,

Tabelle 6. PTT beim angeborenen v. Willebrand-Jürgens-Syndrom (n = 26)

vWF/	RCof/	Faktor VIII C	≤42 s n	43–49 s n	≥50 s n	Untersuchungsanlaß
<60 s/	<60 s/	<60 s	0	5	2	Blutung
			0	0	2	Familienanamnese
			0	1	1	Zufallsbefund
<60 s/	<60 s/	≧60 s/	3	0	0	Blutung
			7	1	2	Famileinanamnese
			0	1	1	Zufallsbefund

Tabelle 7. PTT unter Valproat (n = 136)

vWF/	RCof/	Faktor VIII C	≤42 s n	43–45 s n	46–49 s n	≥50 s n
<60 s/	<60 s/	<60 s/	2	4	1	2
<60 s/	<60 s/	≧60 s/	18	8	4	2
<60 s/	≧60 s/	≧60 s/	11	3	3	1
≧60 s/	<60 s/	≧60 s/	5	1	0	0
≧60 s/	≧60 s/	<60 s/	0	0	0	0
≧60 s/	≧60 s/	≧60 s/	42	9	4	4
?	?	?	8	2	1	1

3. bei einigen Kindern wie beim angeborenen vWJS zusätzliche Faktor VIII-Aktivitätsminderungen vorlagen, bei keinem Valproatbehandelten jedoch ein isolierter Faktor VIII-Mangel nachgewiesen wurde.

Nach Kreuz et al. [2] handelt es sich beim valproatinduzierten vWJS um den Typ I.

PTT-Werte bei Lupusinhibitoren

Lupusinhibitor (LI)-bedingte PTT-Verlängerungen wurden in den beiden letzten Jahren bei 13 Kindern beobachtet, 5 von ihnen hatten Blutungen sehr unterschiedlichen Schweregrades. Der weitere Verlauf hinsichtlich Klinik und Labordaten bestätigten die eigenen früheren, gemeinsam mit A. Sutor gemachten Aussagen [1]:

1. Bei Kindern vor der Pubertät bleiben LI symptomlos oder manifestieren sich in Form von Blutungen.
2. Die Blutungsbereitschaft ist offensichtlich eng mit dem zur Verfügung stehenden Faktor II gekoppelt.
3. LI, vor allem die Symptomlosen, findet man bevorzugt bei Kleinkindern mit adenoiden Wucherungen des Nasen-Rachen-Raumes; sie sind dann meist passager.

Bisher ungeklärte PTT-Verlängerungen

Bei etwa 100 Kindern konnte die Ursache einer PTT-Verlängerung nicht geklärt werden, vorwiegend allerdings wegen fehlender ausgiebiger Weiterdiagnostik nach pathologischen PTT-Wert beim Gerinnungsscreening. 15% der Kinder waren durch Blutungen aufgefallen.

Schlußfolgerungen

1. Bei exakter Blutentnahme und sofortiger Weiterverarbeitung der Blutproben sind falsch pathologische PTT-Verlängerungen viel seltener als bisher von uns angenommen.
2. Bei Säuglingen kann man in der Regel PTT-Werte bis 48 s tolerieren. Später allerdings muß man bei jedem Wert oberhalb der Erwachsenennorm nach Ausschluß eines Heparineffektes eine weitere Gerinnungsdiagnostik anschließen, die immer die Faktoren VIIII, IX, XI und XII, die v. Willebrand-Parameter sowie einen Lupus-Inhibitor-Suchtest umfaßt.
3. Kombinierte Gerinnungsdefekte sind offensichtlich häufiger als bisher angenommen, ebenso ein Faktor XII-Mangel.
4. Lupusinhibitoren sind von sehr unterschiedlicher klinischer Relevanz. Sie sind im Kindesalter offensichtlich sehr häufig, wahrscheinlich meist passager.

Literatur

1. Mingers AM, Sutor AH (1992) Lupusinhibitoren im Kindesalter. Hämostaseologie 12:101–106
2. Kreuz W, Linde R, Funk M et al (1991) Induktion eines von Willebrand-Syndroms Typ I unter Valproat-Therapie: In: 21. Hämophilie-Symposium, Hamburg 1990. Springer, Berlin Heidelberg New York Tokyo, S 426–443

Thrombozytenaggregation im Vollblut

R. KNÖFLER, G. WEISSBACH

Die Vollblutaggregometrie hat nur langsam Verbreitung gefunden, obwohl geeignete Geräte zur Impedanzmessung seit über 10 Jahren dafür verfügbar sind [4]. Für Untersuchungen an Kindern scheint das Verfahren vorteilhaft, weil weniger Material als bei der Aggregometrie im optischen System mit plättchenreichem Plasma benötigt und Materialverlust durch die Zentrifugation vermieden wird. Hier soll das Verfahren einer kritischen Prüfung unterzogen und eine Optimierung versucht werden.

Material und Methodik

Die Untersuchungen erfolgten mit dem Vollblut-Lumi-Aggregometer Typ 500 VS (Chrono-Log Corporation, Havertown, PA USA). In den meisten Fällen wurde simultan die Freisetzungsreaktion im gleichen Ansatz getestet (Methodik s. unter [11]). Vollblut wurde aus peripheren Venen auf Vorlagen von 3,8%iger Trinatriumzitratlösung im Verhältnis 9:1 entnommen und bei Zimmertemperatur gelagert. Als Induktoren dienten Arachidonsäure (1,25 mmol/l), ADP (30 μmol/l), Ristocetin (0,625 mg/ml) und Kollagen (1 μg/ml). Die Zahlen in Klammern bezeichnen die Endkonzentrationen im Ansatz. Diese Induktoren sind alle Chrono-Par-Reagentien (Chrono-Log Corporation) und wurden nach den Vorgaben des Herstellers aufbereitet. Das Gerät wurde nach der Anleitung des Herstellers für die Impedanzmessung kalibriert, indem die Elektrode in eine Küvette mit isotoner Kochsalzlösung eingebracht und eine Schreiberspanne von 8 cm justiert wird. Diese stellt den internen Standard von 20 Ohm dar. Ein Schreiberausschlag von 2 cm entspricht somit 5 Ohm. Die Aggregation bewirkt eine Änderung des Widerstandes, die mit einem Schreiber mit einem Papiervorschub von 1 cm/min als abfallende Kurve registriert wurde. In der Regel bestehen die Ansätze aus 0,45 ml Vollblut und 0,45 ml isotoner Kochsalzlösung. Sie wurden im Gerät 15–20 min vorgewärmt und mit 100 μl Luciferin-Luciferase-Reagenz (Chrono-lume) versetzt. Nach Rühren über genau 2 min (1000 rpm) wird der Induktor zupipettiert und das System verschlossen. Die Aggregationskurven wurden Sichtvergleichen unterzogen und durch Messung sogenannter Aggregationsraten charakterisiert. Diese werden durch Anlegen einer Tangente an den steilsten Kurventeil bestimmt. Der Anstiegswinkel α dieser Tangente wurde mit Hilfe der Tangensfunktion ermittelt und stellt das Maß für die maximale Aggregationsgeschwindigkeit dar. Die Thrombozytenzahlen in den Proben sind mit elektronischen Zählgeräten bestimmt worden. Insgesamt wurden 429 Vollblutproben von 49 Probanden untersucht, davon 89 Ansätze von thrombozytopenischen Patienten oder solchen, die unmittelbar zuvor thrombozytopenisch waren. Vergleiche zwischen errechneten Mittelwerten erfolgten mit einem modifizierten t-Test (Fisher-Behrens-Problem). Beziehungen zwischen den Parametern wurden korrelationsanalytisch geprüft.

Ergebnisse

Der Zusatz des Luciferin-Luciferase-Reagenzes bewirkt in den meisten Fällen eine wesentliche Zunahme der maximalen Aggregation (Abb. 1). Dieses Phänomen beobachtet man bei allen Induktoren. Mitunter sind diese Ansätze später (jenseits der 6. min) ausgeronnen. Die Aggregationsraten ändern sich aber durch den Zusatz des Reagenzes meist nicht, wie Mittelwertsvergleiche verdeutlichen (Tabelle 1). Die Differenzen zwischen den Mittelwerten sind nicht signifikant. Außer bei Ristocetin bestanden enge Korrelationen der Aggregations-

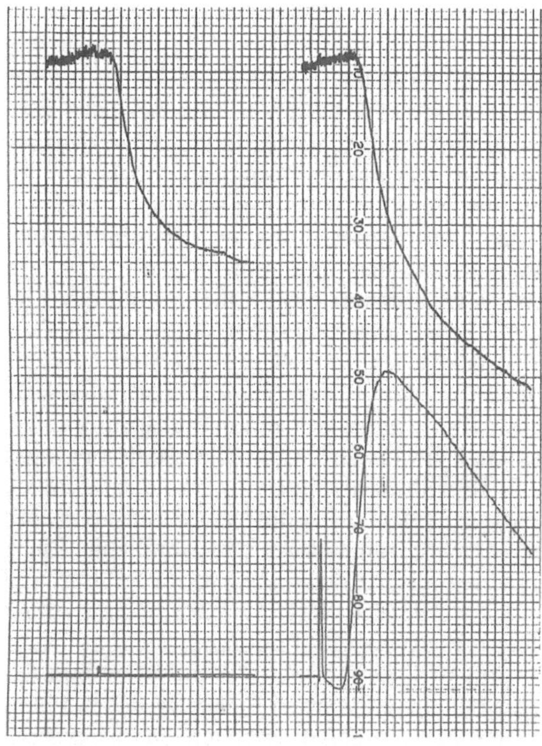

Abb. 1. Aggregation durch Arachidonsäure im gleichen Vollblutansatz ohne (*links*) und mit (*rechts*) Luciferin-Luciferase-Reagenz. Darunter die Freisetzungskurve. Der Zusatz des Reagenzes führt zu einer Steigerung der maximalen Aggregation

Tabelle 1. Mittlere Aggregationsraten (α^0) bei Ansätzen mit und ohne Luciferin-Luciferase-Reagenz. Die Zahlen der untersuchten Normalblutproben sind in Klammern angegeben

	Induktor			
	Arachidonsäure	ADP	Ristocetin	Kollagen
Ohne	50,5 (46)	47,9 (53)	65,7 (62)	67,3 (55)
Mit	59,9 (32)	60 (133)	59,3 (28)	70,2 (98)

Tabelle 2. Korrelationskoeffizienten (r) für die Aggregationsraten mit und ohne Luciferin-Luciferase-Reagenz

n	Induktoren	r	p
15	Arachidonsäure	0,9602	0,001
22	ADP	0,9227	0,001
20	Ristocetin	0,1135	0,317
26	Kollagen	0,7270	0,001
83	Alle	0,7908	0,001

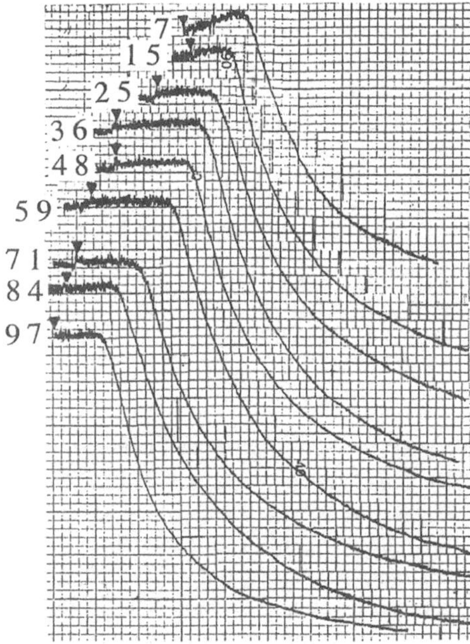

Abb. 2. Aggregation durch Arachidonsäure in Vollblutproben eines gesunden Probanden in unterschiedlichen Zeitabständen nach der Blutentnahme, die durch die Zahlen vor den Kurven gegeben sind. Von der 15. min an und bis über die 97. min hinaus resultieren Kurven mit etwa gleicher Aggregationsgeschwindigkeit und gleichem Maximum. Nur die lag-Phase verlängert sich vorübergehend zwischen min 25 und 71

raten in den korrespondierenden Ansätzen mit und ohne Luciferin-Luciferase-Reagenz (Tabelle 2).

Arachidonsäure (Abb. 2) und Kollagen haben Aggregationskurven mit einer längeren lag-Phase zur Folge. Bei Ristocetin und ADP ist diese nur kurz, aber gut erkennbar ausgeprägt. Die Dauer der lag-Phase ist bei ADP und Kol-

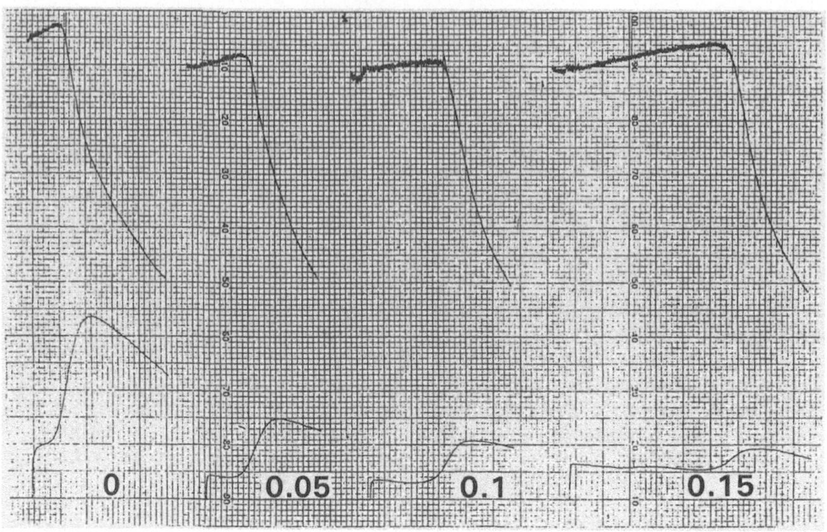

Abb. 3. Unter Arachidonsäure verlängert sich die lag-Phase, wenn dem Ansatz steigende Plasmamengen (durch die Zahlen in ml gekennzeichnet) zugefügt werden. Im unteren Bildteil die Freisetzungskurven, an denen dieses Hemmphänomen durch Rückgang des Maximums und Verlängerung der lag-Phase ebenfalls deutlich wird

Tabelle 3. Beziehung zwischen Aggregationsraten und Thrombozytenzahl in normalem Vollblut. Die Ansätze enthielten Luciferin-Luciferase-Reagenz

n	Induktoren	r	p
32	Arachidonsäure	0,8266	0,001
28	ADP	0,8301	0,001
21	Ristocetin	0,2707	0,118
42	Kollagen	0,5605	0,001

lagen mit der Aggregationsrate negativ korreliert. Der Korrelationskoeffizient betrug für diese Beziehung bei Kollagen −0,724 ($n = 42$; $p < 0,001$). Kurven mit hoher Aggregationsgeschwindigkeit weisen also in der Regel eine kurze lag-Phase auf. Nur bei der durch Arachidonsäure induzierten Aggregation verlängert sich die lag-Phase durch Plasmazusätze zum System (Abb. 3), bei unveränderten Aggregationsraten. Die Ansätze wurden so modifiziert, daß anstelle von Kochsalzlösung steigende Mengen Plasma zu konstanten Mengen Vollblut hinzugefügt werden. Die Aggregationsraten sind in Proben von Normalblut eng mit deren Thrombozytengehalt korreliert (Tabelle 3). Gleichartige Beziehungen ergaben sich für Ansätze, die kein Luciferin-Luciferase-Reagenz enthielten. Bei Ristocetin zeigte sich auch hier keine signifikante Korrelation.

Unmittelbar nach Blutentnahme lassen sich die Reaktionen nur unvollständig auslösen. Diese Refraktärphase dauert für die einzelnen Induktoren unter-

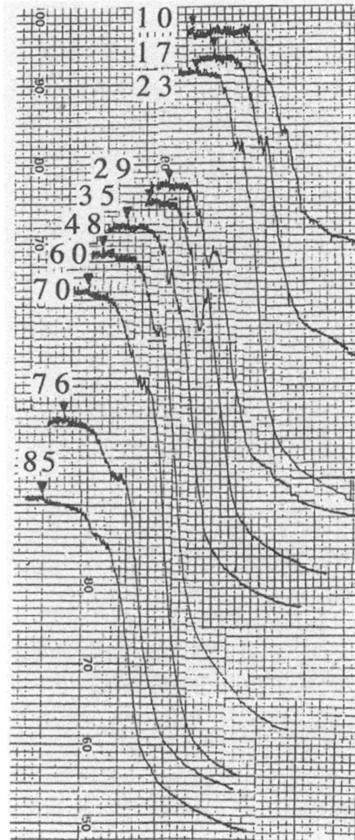

Abb. 4. Ristocetin-induzierte Aggregation. Die Zahlen bezeichnen das Zeitintervall nach Blutentnahme. Man beachte die Knotungen im absteigenden Kurvenschenkel, die nach längeren Intervallen nur noch angedeutet sind

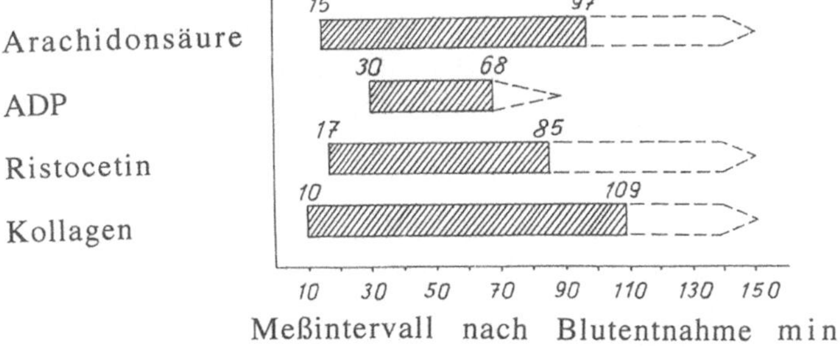

Abb. 5. Überblick über die optimalen Intervalle nach Blutentnahme für Aggregationsmessungen. Arachidonsäure, Ristocetin und Kollagen erzeugen gleichartige Phänomene in langen Zeiträumen, während optimale Aggregationen durch ADP sich nur über kurze Zeit auslösen lassen

schiedlich lang. Bei Ristocetin ist jenseits der 17. min mit optimalen Kurvenabläufen zu rechnen (Abb. 4). Auffällig sind Knotungen der Kurven im abfallenden Teil, die bei längerer Lagerung der Proben undeutlicher werden. Ähnlich stabiles Aggregationsverhalten zeigte sich unter Arachidonsäure (Abb. 2) und unter Kollagen (Abb. 5). Die Aggregation unter ADP erweist sich als am we-

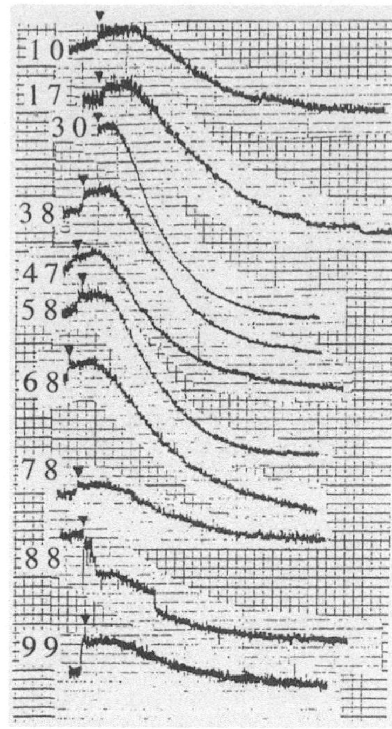

Abb. 6. Aggregation durch ADP. Optimale Aggregationsphänomene sind nur innerhalb einer kurzen Zeitspanne nach relativ langer Refraktärzeit zu erzielen

nigsten stabil. Hier sind optimale Kurven nur innerhalb einer kurzen Zeitspanne zu erwarten (Abb. 6).

In Blutproben von thrombozytopenischen Patienten lassen sich mit allen Induktoren nur geringe Aggregationsphänomene erzeugen. Unter ADP verlaufen selbst bei subnormalen Thrombozytenzahlen die Aggregationskurven nahezu horizontal (Abb. 7). Im Gegensatz dazu sind die simultan abgeleiteten Freisetzungskurven unerwartet hochgipflig.

Diskussion

Die Vollblutaggregometrie mit Chrono-Log-Aggregometern bietet den Vorteil gleichzeitiger Registrierung der ATP-Freisetzung. Allerdings werden durch den Zusatz des Luciferin-Luciferase-Reagenzes die Aggregationskurven variiert, besonders höhere maximale Aggregationen induziert. Dadurch und wegen des gelegentlichen Ausgerinnens von Proben scheint die sonst übliche Bewertung der maximalen Aggregation durch Messung der Impedanz mit Hilfe der internen Eichung des Gerätes in Ohm nicht sinnvoll. Besser eignet sich dann die Aggregationsrate, wobei man Ungenauigkeiten durch Verschiebung der Tangente in Kauf nehmen muß. Das Reagenz beeinflußt die Aggregationsgeschwindigkeiten offensichtlich nicht. Trotz der Ungenauigkeiten bei ihrer Messung ergaben sich außer bei Ristocetin enge Korrelationen zur Thrombozyten-

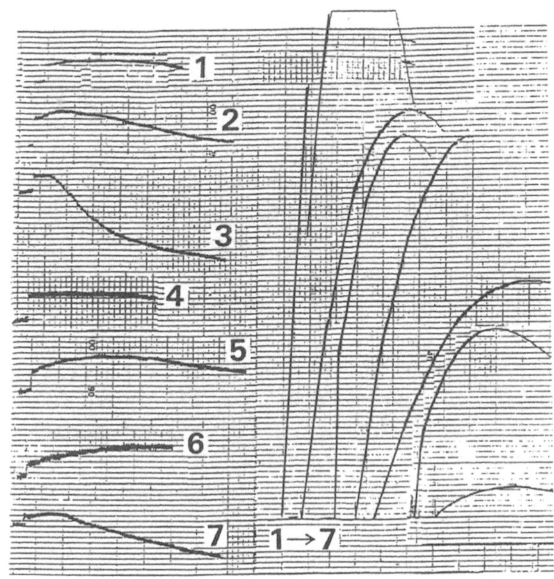

Abb. 7. Aggregations- und Freisetzungskurven in Vollblutproben von 7 Patienten mit subnormalen Thrombozytenzahlen (56–96 G/l). Die Aggregationskurven (*links*) fallen nur wenig ab, etwas stärker bei den Patienten 3 und 7 mit Thrombozytenzahlen von 96 und 92 G/l. Dazu kontrastieren die sehr hohen Freisetzungskurven bei 6 der 7 Patienten

zahl, was für das Auswertungsverfahren spricht. Die Abhängigkeit der Aggregation im Vollblut vom Thrombozytengehalt ist wohl bekannt [12, 18]. Die Kurvenformen ähneln denen bei der Aggregometrie im optischen System, gleichen ihnen jedoch nicht. Sie sind in der Regel hoch, obwohl die Freisetzungsreaktionen in Vollblut und plättchenreichem Plasma nicht differieren. Wahrscheinlich ist dies durch die in die Plättchenaggregate eingeschlossenen Erythrozyten und Leukozyten bedingt [10]. Dann tritt viel häufiger als bei der optischen Aggregometrie eine lag-Phase auf. Dies rührt daher, daß die Änderung der Impedanz erst mit der Adhäsion der Aggregate an den Elektroden auftritt [6, 8]. Die Aggregate bilden sich rasch nach Zugabe des Induktors. Aber die Akkumulation der Aggregate an den Thrombozyten benötigt Zeit. Die maximale Freisetzungsreaktion tritt zur Zeit der maximalen Aggregation auf, weshalb sie schon vor der maximalen Impedanz wie in Abb. 3 erwartet wird [6, 8]. Biphasische Aggregationskurven kommen nicht vor [9].

Die Aggregationskurven werden durch den Erythrozytengehalt der Proben beeinflußt [2, 5, 6, 12, 13, 14, 18]. Günstigste Ergebnisse sind bei Hämatokritwerten zwischen 20 und 30% zu erwarten. Deshalb sollten die Ansätze immer im gleichen Verhältnis mit isotoner Kochsalzlösung verdünnt werden, wie dies bei den vorliegenden Untersuchungen auch immer erfolgt war.

Daß die Probenlagerung innerhalb von 3 h ohne Einfluß auf die Testergebnisse sei [17], kann nicht unwidersprochen bleiben und ist auch durch die Erfahrungen anderer Autoren widerlegt. Man wartet am besten wie Catalano et al. [3] 30 min nach Blutentnahme bis zum Beginn der Untersuchungen. Denn man wird kaum ein umfangreiches Programm innerhalb von 30 min nach Blutentnahme bewältigen können [13]. Die Ursachen für die Änderung der Aggregabilität sind unklar. Azidose in den Proben mit erleichterter Freisetzungsreaktion und Desensitivierung der ADP-Rezeptoren an den Plättchen werden vermutet [13]. Als besonders labil erweist sich die Reaktion auf ADP [3, 7]. Dieser Labilität sollte bei den vorliegenden Untersuchungen durch eine hohe ADP-Endkonzentration von 30 µmol/l begegnet werden, was aber keinen Vorteil gebracht hat. Andere Autoren verwenden Konzentrationen zwischen 5 und 20 µmol/l.

Die Ergebnisse der Vollblutaggregometrie sind gut reproduzierbar [15]. Das Verfahren hat sich bei der Diagnostik hereditärer Thrombozytenanomalien bewährt [7, 16]. Bei erworbenen Funktionsstörungen der Thrombozyten erwies es sich gegenüber anderen aggregometrischen Verfahren als überlegen [1]. Es sollte nun auch Eingang in das pädiatrische Gerinnungslabor finden.

Literatur

1. Abbate R, Boddi M, Prisco D, Gensini GF (1989) Ability of whole blood aggregometer to detect platelet hyperaggregability. Am J Clin Pathol 91:159–164
2. Abbate R, Favilla S, Boddi M, Costanzo G, Prisco D (1986) Factors influencing platelet aggregation in whole blood. Am J Clin Pathol 86:91–96
3. Catalano M, Belletti S, Russo U, Milanese F, Libretti R (1991) Influence of storage time on whole blood platelet aggregation. Thromb Res 62:103–108
4. Feinman RD, Lubowsky J, Charo I, Zabinski MP (1977) The lumi-aggregometer: a new instrument for simultaneous measurement of secretion and aggregation by platelets. J Lab Clin Med 90:125–129
5. Galvez A, Badimon L, Badimon, J-J, Fuster V (1986) Electrical aggregometry in whole blood from human, pig and rabbit. Thromb Haemost 56:128–132
6. Ingerman-Wojenski CM (1984) Simultaneous measurement of platelet aggregation and the release reaction in platelet-rich plasma and in whole blood. J Med Technol 1:697–701
7. Ingerman-Wojenski CM, Silver MJ (1984) A quick method for screening platelet dysfunctions using the whole blood lumi-aggregometer. Thromb Haemost 51:154–156
8. Ingerman-Wojenski CM, Smith JB, Silver MJ (1982) Difficulty in detecting inhibition of platelet aggregation by the impedance method. Thromb Res 28:427–432
9. Ingerman-Wojenski CM, Smith B, Silver MJ (1983) Evaluation of electrical aggregometry: comparison with optical aggregometry, secretion of ATP, and accumulation of radiolabeled platelets. J Lab Clin Med 101:44–52
10. Joseph R, Welch KMA, D'Andrea G, Riddle JM (1989) Evidence for the presence of red and white cells within „platelet" aggregates formed in whole blood. Thromb Res 53:485–491
11. Knöfler R, Weißbach G. Zur Messung der Freisetzungsreaktion der Thrombozyten im Vollblut. Dieser Symposionsband
12. Mackie IJ, Jones R, Machin SJ (1984) Platelet impedance aggregation in whole blood and its inhibition by antiplatelet drugs. J Clin Pathol 37:874–878
13. Müller MR, Schreiner W, Wohlfahrt A, Salat A, Wolner E (1990) The influence of sample age on collagen-induced platelet aggregation in whole blood. Thromb Res 60:477–487

14. Musumeci V, Cremona G, Baroni S, Bisbano A, Tutinelli F, Zuppi C (1987) Inhibitory interference of red cells in the measurement of whole blood platelet aggregation by the impedance method. Thromb Res 45:95–100
15. Riess H, Braun G, Brehm G, Hiller E (1986) Critical evaluation of platelet aggregation in whole human blood. Amer J Clin Pathol 85:50–56
16. Sweeney JD, Hoernig LA, Fitzpatrick JE (1989) Whole blood aggregation in von Willebrand disease. Amer J Hematol 32:190–193
17. Sweeney JD, Hoernig LA, Michnik A, Fitzpatrick JE (1989) Whole blood aggregometry. Influence of sample collection and delay in study performance on test results. Amer J Clin Pathol 92:676–679
18. Sweeney JD, Labuzetta JW, Fitzpatrick JE (1988) The effect of the platelet count on the aggregation response and adenosine triphosphate release in an impedance lumiaggregometer. Amer J Clin Pathol 89:655–659

Zur Messung der Freisetzungsreaktion der Thrombozyten im Vollblut

R. Knöfler, G. Weissbach

Der Arbeit liegt die Aufgabe zugrunde, Freisetzungsreaktionen von Thrombozyten im Vollblut quantitativ zu untersuchen. Mitteilungen darüber sind spärlich im Gegensatz zum Schrifttum über Messungen der Freisetzungsreaktion im plättchenreichen Plasma oder in Suspensionen gewaschener Thrombozyten, obwohl geeignet erscheinende Systeme nun seit 15 Jahren zur Verfügung stehen [3].

Methodik

Die Freisetzungsreaktionen im Vollblut wurden mit dem Vollblut-Lumi-Aggregometer Typ 500 VS (Chrono-Log Corporation, Havertown, PA USA) gemessen. Freigesetztes Adenosintriphosphat (ATP) wird im Luciferin-Luciferase-System erfaßt und die Lumineszenz photometrisch im Gerät gemessen. Simultan wurden auch immer Aggregationskurven registriert. Vollblut wurde aus peripheren Venen auf eine Vorlage von Trinatriumcitrat (3,8%ige Lösung) im Verhältnis 9:1 entnommen und 30 min bei Raumtemperatur gelagert. In dieser Zeit wurden darin Thrombozytenzahl, Erythrozytenzahl und Hämatokrit mit elektronischen Zählgeräten ermittelt. Üblicherweise besteht der Testansatz aus 0,45 ml Vollblut und 0,45 ml isotoner Natriumchloridlösung. Nach Vorwärmen im Gerät über mindestens 20 min wird dem Ansatz das Luciferin-Luciferase-Reagenz (Chrono-Lume) in der vom Hersteller empfohlenen Menge (100 µl) zugefügt. Vor dem Zupipettieren des Induktors wird das System kurzzeitig geschlossen, um den ersten Kurvenausschlag (Ausgangsaktivität) zu registrieren. Nach 2 min setzt man den Induktor zu und schließt das System endgültig. Die Messung erfolgt bei 37 °C. Die Induktoren werden in folgenden Endkonzentrationen eingesetzt: Arachidonsäure 1,25 mmol/l, Adenosindiphosphat (ADP) 30 µmol/l, Kollagen 1 µg/ml, Ristocetin 0,625 mg/ml und Thrombin 0,2–0,4 IE/ml. Vollblutanteile und Induktorkonzentrationen wurden für bestimmte Fragestellungen variiert. Zum Einsatz gelangten auch 3 malig mit isotoner Natriumchloridlösung, die Natriumzitrat-Lösung im Verhältnis 1:10 enthielt, gewaschene Erythrozyten. Durch geeignete Zentrifugation wurde fast völlige Thrombozytenfreiheit der Suspensionen erzielt (unter 10 g/l), während der Leukozytengehalt damit kaum zu vermindern war. Außerdem wurden tiefkühlkonservierte Erythrozyten aus dem Blutspendedienst getestet. Diese Suspensionen enthielten weder Thrombozyten noch Leukozy-

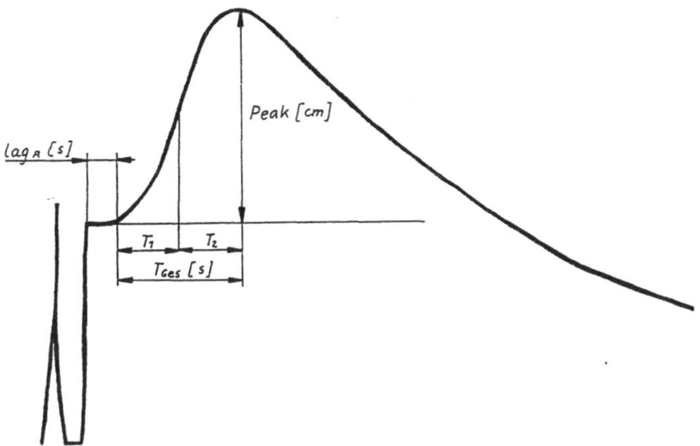

Abb. 1. Schematische Darstellung einer Freisetzungskurve mit daran ermittelten Parametern

ten. Die Freisetzungskurven sind mit einem Papiervorlauf von 1 cm/min registriert worden. Folgende Parameter wurden an den Kurven bestimmt (Abb. 1): die lag-Phase (lag_R in s) bis zum Kurvenanstieg, der Peak oder das Kurvenmaximum (in cm), die Reaktionszeit bis zum Erreichen des Peaks (T_{Ges} in s), letztere unterteilt in die Zeitspanne bis zum Erreichen der halben Peakhöhe (T_1 in s) und die Reaktionszeit von da an bis zum Peak (T_2). Das Kurvenmaximum wird über einen ATP-Standard in das ATP-Äquivalent transformiert. 5 µl des Standards (= 2 nmol) werden Vollblut-Kochsalz-Ansätzen zugefügt unter gleichen Bedingungen wie sonst, nur ohne Induktor.

Folgende statistische Maße wurden ermittelt:
Mittelwert, Standardabweichung und Korrelationskoeffizient nach Bravais (r). Der Mittelwertsvergleich erfolgte mit einem modifizierten t-Test (Fisher-Behrens-Problem).

Ergebnisse

Durch Zusatz von ATP-Standard wird im System eine Lumineszenz ausgelöst, die rasch wieder ausklingt. Auf wiederholte Zugaben des Standards zum gleichen System läßt sich dieses Phänomen immer wieder hervorrufen, allerdings in abnehmender Intensität (Abb. 2). Die einzelnen Induktoren erzeugen ganz unterschiedliche Kurvenformen mit (Arachidonsäure, Kollagen, Ristocetin) und ohne (ADP, Thrombin) lag-Phase (Tabelle 1). Die Reaktionszeiten bis zum Erreichen des Maximums (T_{Ges}) sind sehr unterschiedlich. Große Differenzen erwiesen sich im Mittelwertsvergleich als signifikant. Bei ADP war T_{Ges} im Mittel am längsten. Hier wurden auch die höchsten Peaks erreicht. Außer bei Kollagen war T_2 länger als T_1, bei ADP in hochsignifikanter Weise. Bei Arachidonsäure und ADP korreliert T_{Ges} mit der Höhe des Peaks, bei ersterer in

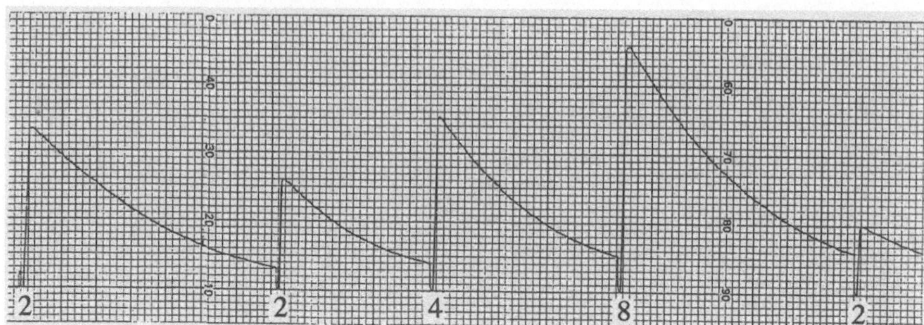

Abb. 2. Wiederholte Zugabe des ATP-Standards zu demselben Ansatz aus gleichen Anteilen Vollblut und Natriumchloridlösung sowie 100 µl Luciferin-Luciferase-Reagenz. Die Zugabe des Standards wird immer wieder mit einer Lumineszenz beantwortet, allerdings in rückläufiger Intensität. Die Zahlen bezeichnen die Menge des zugesetzten Standards in nmol

Tabelle 1. Mittelwerte der Reaktionszeiten (in s). Die Zahlen in Klammern bezeichnen die Stichprobenumfänge

	Induktor			
	Arachidonsäure	ADP	Ristocetin	Kollagen
lag_R	78,4 (28)	3,2 (128)	102,0 (20)	24,9 (97)
T_{Ges}	92,4 (27)	201,2 (123)	112,7 (20)	95,5 (97)
T_1	43,3 (27)	51,2 (123)	53,3 (19)	49,3 (97)
T_2	49,1 (27)	150,3 (123)	59,4 (19)	46,1 (97)

Tabelle 2. Ergebnisse der Korrelationsanalyse (Auszug). Beziehung zwischen T_{Ges} und Höhe des Peaks

Induktor	n	r	p
Arachidonsäure	27	−0,4026	0,019
ADP	123	0,4710	0,001
Kollagen	97	0,1326	0,098

negativer Weise (Tabelle 2). Für T_2, das ja auch meist stärker T_{Ges} beeinflußt, ergaben sich gleichartige Korrelationen. T_1 war lediglich unter Arachidonsäure negativ mit der Peakhöhe korreliert. Peak und T_2 besitzen bei nahezu allen Induktoren enge Beziehungen zu den Aggregationsraten simultan registrierter Aggregationskurven. Die Form der Freisetzungskurven unter ADP wird wesentlich durch dessen Endkonzentration bestimmt (Abb. 3). Bei niederen Konzentrationen entstehen triphasische Kurven mit einer steilen Initial-, einer flachen Mittel- und einer wieder steileren Endphase. Die Mittelphase läßt sich durch Erhöhung der Induktorkonzentration in Abhängigkeit vom Thrombozytengehalt der Blutproben unterdrücken: bei geringen Thrombozytenzahlen

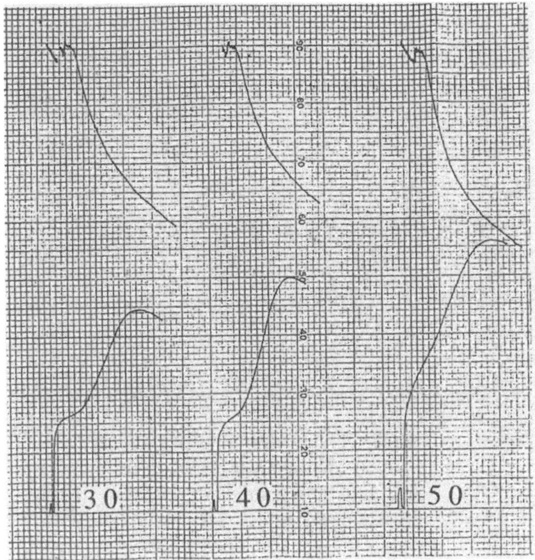

Abb. 3. Aggregations- und Freisetzungskurven unter steigenden Endkonzentrationen von ADP. Die Zahlen kennzeichnen diese in µmol/l. Bei niederen Konzentrationen entsteht immer eine triphasische, bei höheren eine diphasische Kurve. Blutprobe mit einem Thrombozytengehalt von 357 g/l

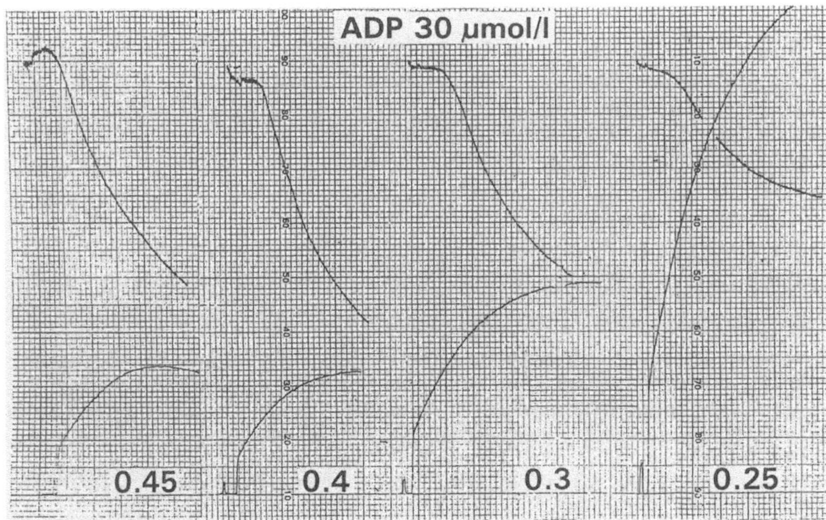

Abb. 4. Aggregation und Freisetzung durch ADP in Ansätzen mit regulärem und verringertem Vollblutanteil. Die eingesetzten Vollblutmengen in ml sind durch die Zahlen gekennzeichnet. Mit der damit verbundenen Verringerung des Thrombozytengehaltes im Ansatz geht die Aggregationsrate zurück, während die Freisetzungskurven höhere Maxima erreichen

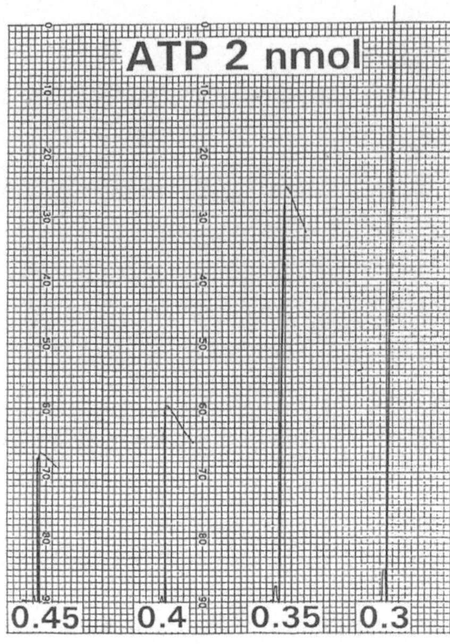

Abb. 5. Zusatz des ATP-Standards (2 nmol) zu im Vollblutanteil modifizierten Ansätzen. Die Zahlen bezeichnen den Vollblutanteil in ml. Der Volumenausgleich erfolgte mit Kochsalzlösung. Trotz gleicher ATP-Konzentration resultieren vergrößerte Ausschläge

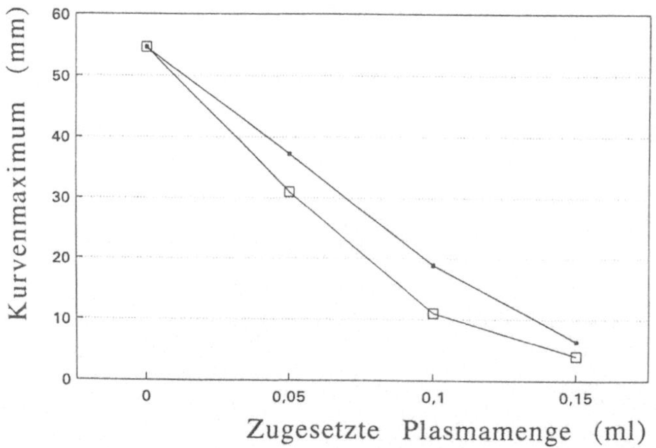

Abb. 6. Kurvenmaxima unter Arachidonsäure. Die Punkte stellen Mittelwerte aus kleineren Gruppen von 2–10 Proben dar. Den Ansätzen wurden Normalplasmen (■) oder Plasmen von Patienten mit Immunthrombozytopenie (□) in steigenden Mengen zugesetzt bei konstantem Erythrozytengehalt. Mit steigendem Plasmagehalt gehen die Kurvenmaxima zurück, in stärkerem Maße bei Zusatz von Plasmen von Patienten mit Immunthrombozytopenie

schon mit niederen und bei höheren erst mit immer höheren Konzentrationen. Der Peak erhöht sich mit steigenden ADP-Dosen, schließlich immer weiter über das mit optimaler Thrombinkonzentration erzielte Maximum hinaus.

Die Peakhöhe wird bei allen Induktoren wesentlich durch den Erythrozyten- und Proteingehalt der Proben bestimmt. Verringert man den Vollblut-

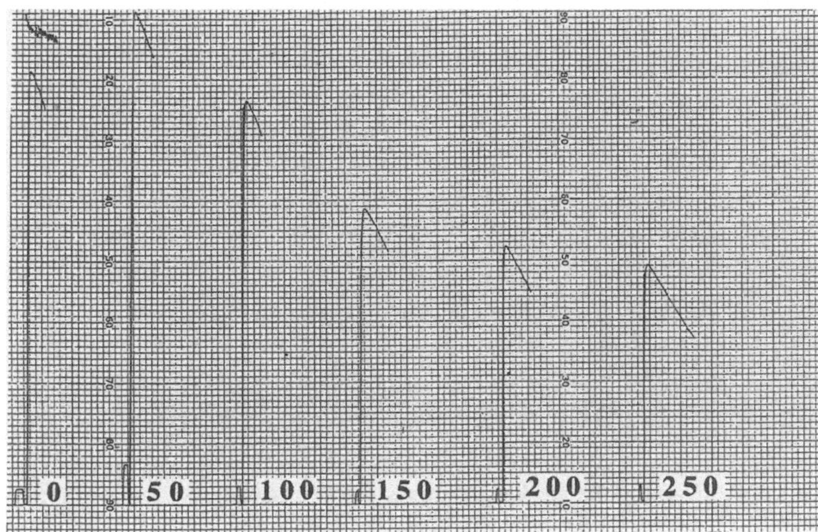

Abb. 7. Ansätze mit Vollblut eines gesunden Probanden, denen anstelle von Kochsalzlösung unterschiedliche Plasmamengen (in μl) zugesetzt werden. Gleiche Mengen an ATP-Standard haben ganz unterschiedlich hohe Kurvenausschläge zur Folge

anteil im Ansatz und ergänzt das Volumendefizit mit Kochsalzlösung oder Eigenplasma, dann steigt das Maximum graduell trotz des dadurch verringerten Thrombozytengehaltes im Ansatz (Abb. 4). Setzt man den ATP-Standard diesen Ansätzen mit verringertem Vollblutanteil zu, dann werden ebenfalls höhere Ausschläge registriert (Abb. 5). Erhöht man den Plasmaanteil in den Ansätzen bei konstantem Anteil an Vollblut, indem man Plasma anstelle von Kochsalzlösung zufügt, verringern sich die Kurvenmaxima bei allen Induktoren (Abb. 6). Durch Plasmazusätze zu den Vollblutproben verringern sich in identischer Weise die Reaktionen auf gleichbleibende ATP-Dosen (Abb. 7).

Auch in Erythrozytensuspensionen kann durch ADP, nicht durch andere Induktoren, ATP freigesetzt werden, obwohl sie kaum noch Thrombozyten enthalten (Abb. 8). Dafür genügen bereits geringe ADP-Konzentrationen. Die Freisetzung ist konzentrationsabhängig. Aus tiefkühlkonservierten Erythrozyten wird ebenfalls ATP durch ADP freigesetzt.

Diskussion

Die Freisetzung von ATP wird kontinuierlich luminometrisch gemessen. Die Luminometrie stellt an sich ein hochsensitives Verfahren dar mit einer Empfindlichkeitsgrenze bei 0,01 – 0,1 nmol ATP in klaren Lösungen [1]. Aber auch im Vollblut sind ATP-Zusätze von 1 nmol ATP noch mit hoher Präzison meßbar mit Hilfe des empfindlichen Photomultipliers. Das Luciferin-Lucifera-

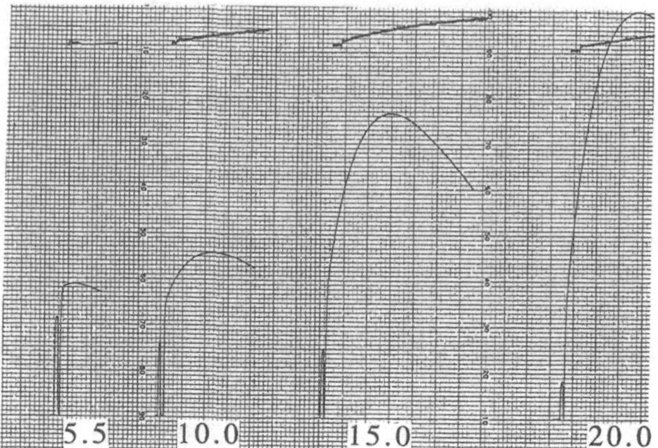

Abb. 8. Freisetzung von ATP aus einer Suspension gewaschener Erythrozyten in Abhängigkeit von der ADP-Konzentration, die durch die Zahlen gekennzeichnet ist. Erhebliche Freisetzungsphänomene bereits bei geringen ADP-Konzentrationen

se-System ist ATP-spezifisch. ATP wandelt Luciferin in eine Form um, die durch Luciferase katalytisch oxydiert werden kann. Die Luciferinoxydation ist der eigentliche energieliefernde Prozeß für die Lichtemission. Das entstandene Oxyluciferin ist ein potenter nonkompetitiver Inhibitor der Enzymreaktion [4]. So klingen die durch ATP-Zusatz erzeugten Peaks auch rasch wieder aus. Wiederholte Zugaben des Standards haben rückläufige Reaktionsintensitäten zur Folge, wohl nicht nur infolge des Luciferinaufbrauchs, sondern auch einer Akkumulation von Oxyluciferin. Bei der hier verwendeten Technik konnten niemals so rasche Aktivitätsverluste des Luciferin-Luciferase-Reagenzes festgestellt werden wie in dem Bericht von Soslau u. Parker [9]. Trotzdem sollte der Standard in einem frischen ungebrauchten Ansatz und nicht nach einer abgelaufenen Freisetzungsreaktion gemessen werden. Der Kurvenabfall wird weiterhin bestimmt durch die ATP-Konsumption, die eine rasche Minderung der Reaktionsgeschwindigkeit bewirkt [4], den ATP-Abbau durch die Plasma-ATPase und die ATP-Bindung an Albumin. Diese Prozesse sind zu jeder Zeit des Reaktionsablaufs wirksam. Die quantitative Bewertung der Freisetzungskurve wird somit problematisch. Die Fläche unter der Kurve wäre sicher ein gutes Maß, kann aber wegen der Vielfalt der Kurvenformen nicht bestimmt werden, auch wegen der langen Ausklingphasen der Reaktionen. Die Peakhöhe ist ein Term für die Lichtintensität bei der Chemilumineszenz [1]. Ob dies für ein zelluläres System auch gelten kann, bleibt fraglich, wenn auch in gewissen Grenzen eine Abhängigkeit zur Thrombozytenzahl erkennbar ist [5].

Sicher werden die Ergebnisse durch den Erythrozytengehalt beeinflußt, wie die Verdünnungsversuche belegen. Es handelt sich wahrscheinlich nur um ein lumineszenzoptisches Interferenzproblem, das sich leicht korrigieren ließe. Der Rückgang der Intensität unter Plasmazusätzen verdeutlicht eine andere Störmöglichkeit. Der Einfluß einzelner Plasmaeiweißfraktionen ist noch nicht untersucht. Bekannt ist nur, daß sich ATP mit Albumin verbindet und in dieser Form nicht mehr wirksam wird [4]. Warum sich Plasmen von Patienten mit Immunthrombozytopenien stärker auswirken sollen, bleibt unklar. Außer Stimulierung von Plättchenreaktionen durch Antikörper wurden auch Blockadephänomene beschrieben [2].

Die unter Thrombin erzielte Freisetzung kann als nahezu vollständig gelten. Sie ist eng mit dem Thrombozytengehalt der Probe korreliert (unveröffentlichte Ergebnisse). Störend wirkt sich die rasche Fibrinbildung aus. Ein monoklonaler Antikörper (Mab 7) mit ähnlicher Aktivität, der aber keine Gerinnung zur Folge hat, wurde anstelle von Thrombin verwendet [8]. Besonders auffällig sind die mehrphasischen Freisetzungsreaktionen unter ADP, deren mittlere Phase sich durch Erhöhung der Induktorkonzentration in Abhängigkeit von der Thrombozytenzahl unterdrücken läßt. Schon daraus ist eine ATP-Freisetzung aus unterschiedlichen Kompartimenten zu vermuten. Unter hohen ADP-Konzentrationen übersteigt die ATP-Freisetzung das durch Thrombin erzielte Maß, eine Reaktion, die nahezu unerschöpflich scheint. Auch durch das Phänomen der gesteigerten ATP-Freisetzung durch ADP in thrombozytopenischen Blutproben angeregt, wurde die Reaktion mit ADP in Thrombozyten-depletierten Proben und in tiefkühlkonservierten Erythrozytensuspensionen untersucht. Tatsächlich lassen sich auch hier sehr große ATP-Mengen erzeugen. Bekannt ist eine Adenylatkinase der Erythrozyten, die unter hohen ADP-Konzentrationen, 100fach höheren Konzentrationen gegenüber den hier angewendeten Untersuchungen die Bildung von ATP und Adenosinmonophosphat aus ADP katalysiert [7]. Ob so gewaltige ATP-Mengen auf diese Weise entstehen können, bleibt offen. Erythrozyten beinhalten einen großen ATP-Pool, der den der Thrombozyten in einem gegebenen Blutvolumen 220fach übersteigt. Freisetzungen aus diesem Pool unter ADP scheinen plausibler und werden den registrierten ATP-Mengen eher gerecht. ADP scheint als Induktor der Freisetzungsreaktion im Vollblut nicht geeignet zu sein. Ob die durch andere Induktoren aus den Thrombozyten freigesetzten ADP-Mengen dieses Phänomen bereits bewirken können, ist nicht klar, aber keineswegs unwahrscheinlich [10], so daß mit der Maskierung anderer Freisetzungsreaktionen ebenfalls gerechnet werden muß. Die ATP-Freisetzungsreaktionen im Vollblut müssen in ihrer quantitativen Bewertbarkeit angezweifelt werden.

Literatur

1. Campbell AK (1988) Chemilumniescence: principles and applications in biology and medicine. Ellis Horwood, Weinheim; Deerfield Beach, Fl.
2. Christie DJ, Swinehart CD (1992) Human platelet activating antibodies. Semin Thromb Hemost 18:186–192
3. Feinman RD, Lubowsky J, Charo I, Zabinski MP (1977) The lumi-aggregometer: a new instrument for simultaneous measurement of secretion and aggregation by platelets. J Lab Clin Med 90:125–129
4. Higashi T, Isomota A, Tyuma I, Kakishita E, Uomoto M, Nagai K (1985) Quantitative and continuous analysis of ATP release from blood platelets with firefly luciferase luminescence. Thromb Haemost 55:65–69

5. Ingerman CM, Smith JB, Silver MJ (1979) Direct measurement of platelet secretion in whole blood. Thromb Res 16:335–344
6. Knöfler R, Weißbach G Thrombozytenaggregation im Vollblut. Dieser Symposionsband
7. Lüthje J, Schomburg A, Ogilvie A (1988) Demonstration of a novel ecto-enzyme on human erythrocytes, capable of degrading ADP and of inhibiting ADP-induced platelet aggregation. Eur J Biochem 175:285–289
8. McCabe White M, Foust JT, Mauer AM, Robertson JT, Jennings LK (1992) Assessment of lumiaggregometry for research and clinical laboratories. Thromb Haemost 67:572–577
9. Soslau G, Parker J (1992) The biolumninescent detection of platelet released ATP: collagen-induced release and potential errors. Thromb Res 66:15–21
10. Valles J, Santos MT, Aznar J, Marcus AJ, Martinez-Sales V, Portoles M, Broekman MJ, Safier LB (1991) Erythrocytes metabolically enhance collagen-induced platelet responsiveness via increased thromboxane production, adenosin diphosphate release, and recruitment. Blood 78:154–161

Die Kollagen-induzierte Vollbutaggregation erfaßt sowohl Thrombozyten – als auch Leukozytenaggregate und ist durch Azetylsalizcylsäure nur gering hemmbar

L. SCHERLITZKY, U. BUDDE

Einführung

Die Methodik Thrombozyten zu aggregieren und ihre Verhaltensweisen in vitro zu beobachten geht zurück bis in das Jahr 1962, eingeführt von Born [1]. Cardinal u. Flowers [2] beschrieben 1980 eine Methode, die diese Untersuchung auch im Vollblut möglich machte. 1984 komplettierten Ingerman-Wojenski et al. [3] die Vollbutaggregation durch Darstellung und Messung der ATP-Sekretion im Vollblut.

Bei der Erstellung von Normwerten für unser Labor und während einer Versuchsreihe mit Azetylsalizylsäure (ASS) fiel auf, daß es nach der Einnahme von ASS nicht zu der erwartet signifikanten Abnahme der durch Kollagen induzierten Aggregation im Vollblut kam.

Material und Methoden

Untersucht wurden 5 Probanden vor und über den Zeitraum von einer Woche nach der Einnahme von 500 mg ASS. Das Votum der Ethik-Kommission der Ärztekammer Hamburg wurde dazu eingeholt.

Die Aggregations- und Sekretionsmessungen wurden mit dem Vollblut-Lumi-Aggregometer 560 CA der FA. Chronolog (USA) durchgeführt. Das Chrono-lume Luciferin-Luciferase Reagenz wurde von der FA. Chrono-Log Corp., Haverton, USA, bezogen. Kollagen von der Fa. Hormonchemie, München.

Es wurden gemessen:

1. die Vollblutaggregation (2 µg/ml Kollagenkonzentration) sowie
2. die Aggregation im plättchenreichen Plasma (PRP) nach Kollagenstimulation (1 µg/ml Kollagenkonzentration),
3. die Sekretion nach Kollagenstimulation,
4. der Gehalt an Malondialdehyd (photometrische Messung) sowie
5. einmalig, die PF 4-Freisetzungsreaktion in der Laurell Immunelektrophorese.

Für die Anfärbung der Ausstriche benutzten wir DADE Diff-Quik der Fa. Baxter.

Untersuchungsergebnisse

Betrachtet man Abb. 1 und Tabelle 1, so ist auffällig, daß es nach der Einnahme von ASS nur zu einem ca. 20%igen Rückgang der Aggregation im Vollblut nach ASS kommt.

Die übrigen gemessenen Parameter liegen deutlich unter der 40% Marke, die angibt, daß nur ca. 40% der Ausgangsaktivität erreicht sind. Für diese Auswertung wurden die Durchschnittswerte aller 5 Probanden herangezogen und die Aktivität vor ASS mit 100% gleichgesetzt.

Nach Kollagenstimulation wurde die Vollblutelektrode abgespült. Das danach gewonnene Aggregat getrocknet, fixiert und gefärbt. Die Abb. 2 und 3 zeigen das entsprechende Bild unter dem Mikroskop.

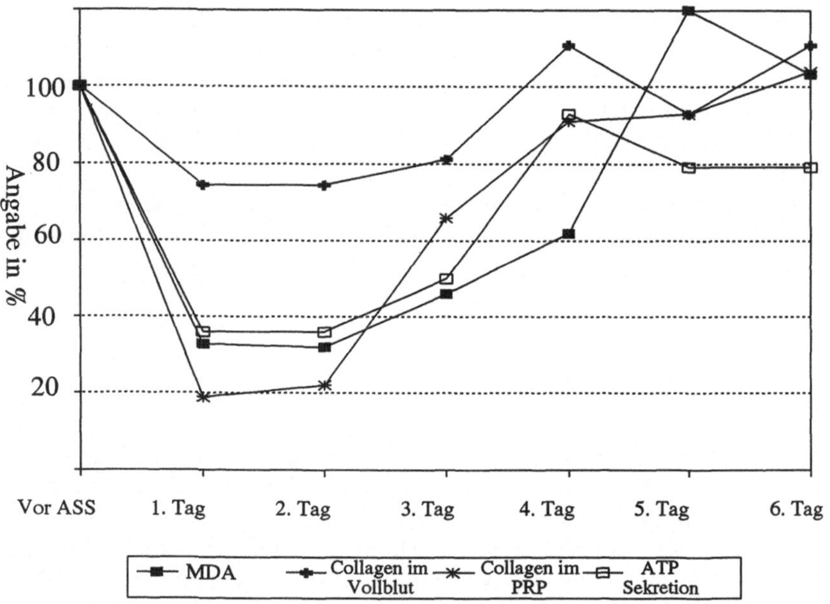

Abb. 1. Verhalten von MDA, Aggregation im Vollblut und PRP sowie ATP-Sekretion nach Kollagenstimulation, unter Einfluß von ASS

Tabelle 1. Verhalten von MDA, Aggregation im Vollblut und PRP sowie ATP-Sekretion nach Kollagenstimulation, vor und nach ASS mit Angabe des Normbereiches

	PRP (%)	Vollblut (Ohm)	ATP-Sekretion (nmol)	MDA (nmol/10^8 Thrombozyten)
Vor ASS	87	28	1,26	0,58
Nach ASS	16	20	0,48	0,19
Normbereich	63 – 99	11 – 35	0,51 – 1,31	0,45 – 0,8

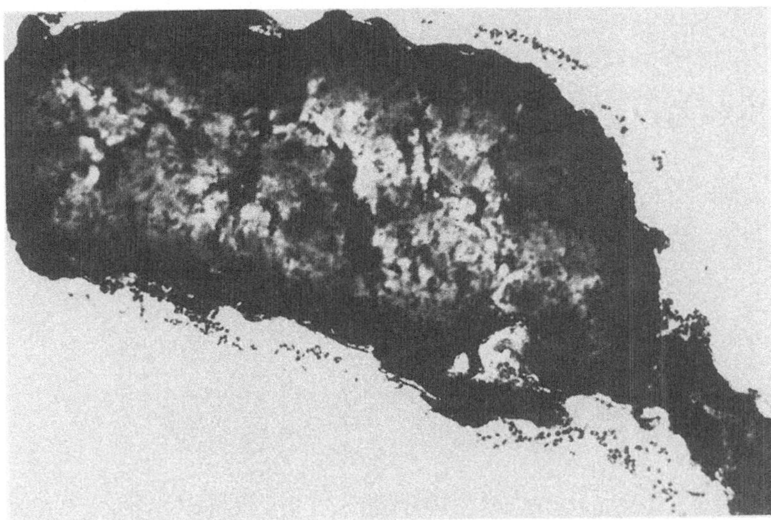

Abb. 2. Von der Elektrode des Vollblutaggregometers abgespültes Riesenaggregat. Zentral Riesenaggregat aus Leukozyten und Thrombozyten bestehend. Peripherer Randsaum vor allem aus Leukozyten bestehend

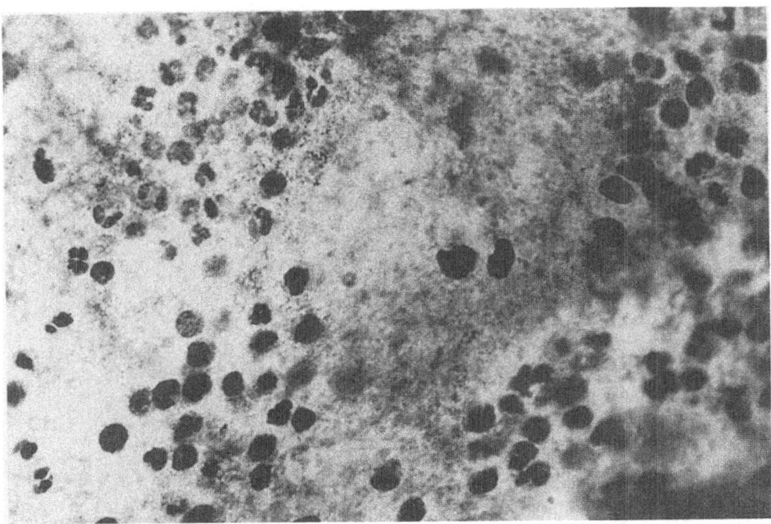

Abb. 3. Vergrößerter Ausschnitt aus Abb. 2. In aktivierte Thrombozytenaggregate eingebundene Leukozyten

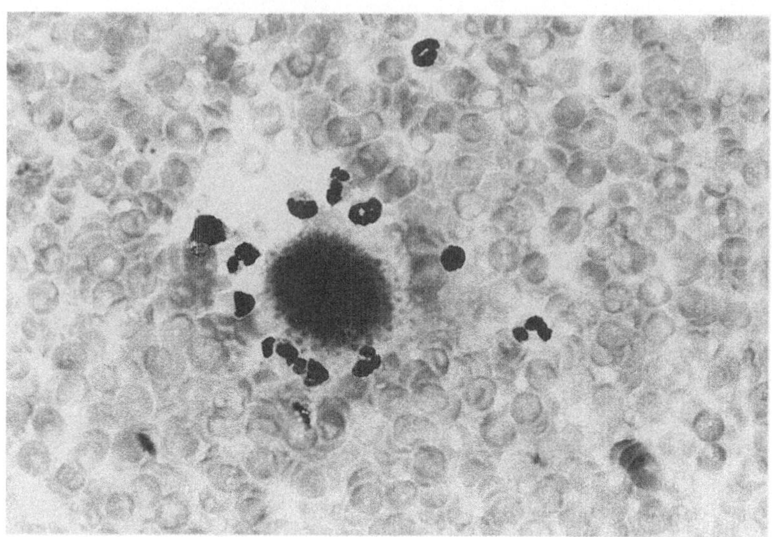

Abb. 4. Küvettenausstrich. Kleineres Thrombozytenaggregat mit peripherem Leukozytensaum

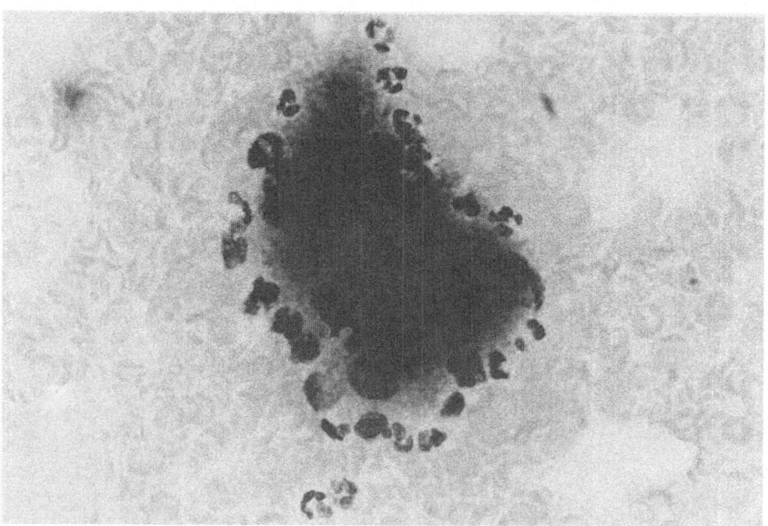

Abb. 5. Küvettenausstrich. Riesenaggregat mit Leukozytensaum und in das Thrombozytenaggregat eingebundene Leukozyten

Es findet sich kein homogenes Bild, vielmehr befinden sich in dem Aggregat neben Thrombozyten auch neutrophile Granulozyten (PMNL, „polymorphonuclear leucocytes").

Weiterhin ist ein deutlicher Randsaum, ebenfalls aus Leukozyten bestehend, zu erkennen. Ausstriche aus den zugehörigen Küvettenproben zeigen die

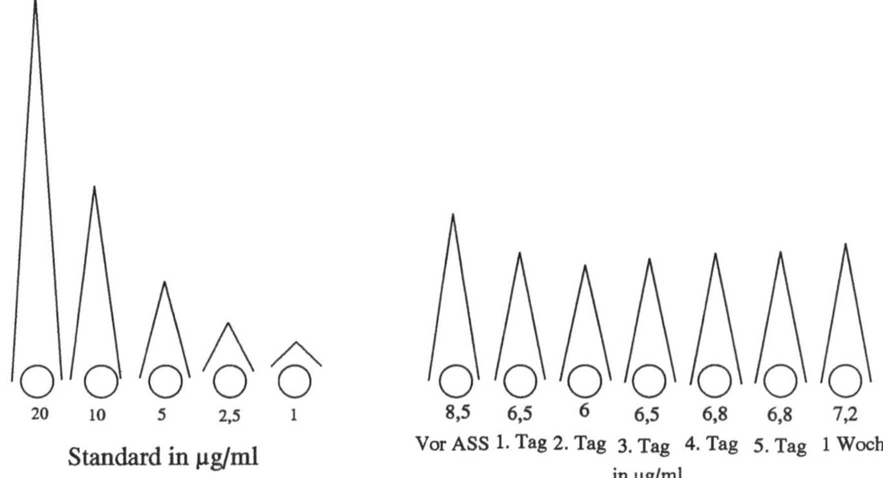

Abb. 6. Plättchenfaktor 4 in der Laurell-Immunelektrophorese nach Kollagenstimulation im Vollblut, unter Einfluß von ASS

Abb. 4 und 5. Neben kleineren Aggregaten aus Thrombozyten sieht man hier angelagerte neutrophile Granulozyten in der Peripherie der Thrombozytenaggregate. Auch Riesenaggregate mit Leukozyten im Aggregat selber und entsprechend breiterem Leukozytensaum sind zu erkennen.

Bei Durchmusterung der Ausstriche findet sich nahezu kein Thrombozytenaggregat welches ohne Anlagerung von Leukozyten ist. Dieses Bild ändert sich im Verlaufe unter ASS nicht, jedoch entstand der Eindruck, daß die Zahl der Thrombozyten in den Aggregaten eher geringer wurde, und die Anzahl der Leukozyten zunahm.

Als Analogon der Sekretion der α-Granula stellten wir daraufhin die Freisetzungsreaktion von PF 4 über eine Woche dar (Abb. 6).

Fügt man den Verlauf der Freisetzungsreaktion in das Schema der Abb. 1 ein, so ist hier ebenfalls, wie im Falle der Vollblutaggregation nach Kollagen, ersichtlich, daß es zu keinem deutlichen Rückgang der Freisetzung kommt (Abb. 7, S. 278).

Diskussion

Die Vollblutaggregation erfaßt nicht alleine nur Thrombozytenaggregate, sondern auch neutrophile Leukozyten und Monozyten. Die Wertigkeit dieser Methode muß daher kritischer als bisher hinterfragt werden. Elektronenmikroskopische Untersuchungen gewährten bereits 1985 Einblick in die Mikroanatomie der im Elektrodenbereich entstandenen Aggregate [4], entsprechende Schlußfolgerungen wurden nicht gezogen. Zum damaligen Zeitpunkt war der

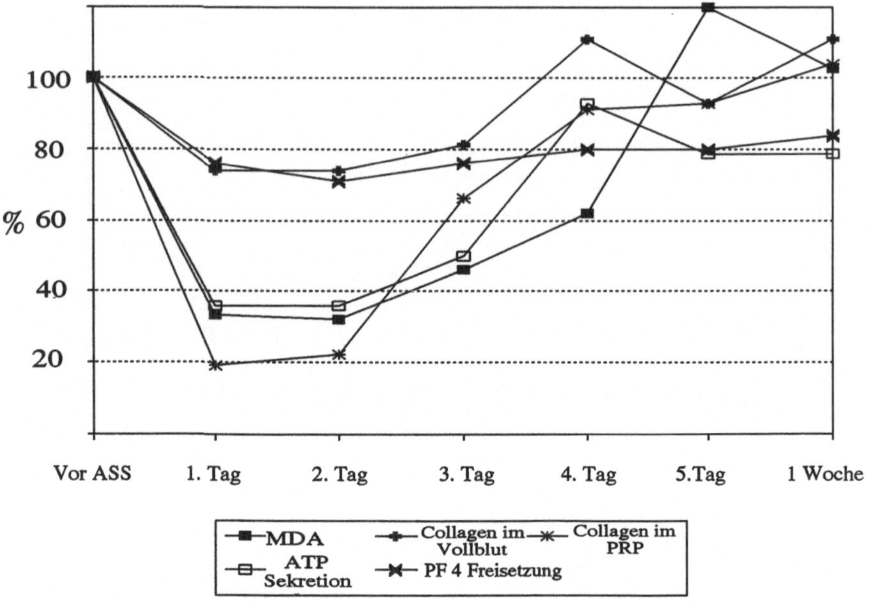

Abb. 7. Verhalten von MDA, Aggregation im Vollblut und PRP sowie ATP-Sekretion und Freisetzung von Plättchenfaktor 4 nach Kollagenstimulation, unter Einfluß von ASS

Aktivierungsweg von aggregierten Plättchen zu neutrophilen Granulozyten und Monozyten unklar. 1990 stellten Hamburger et al. [5] die Verbindung zwischen aktivierten Thrombozyten und einem Teil der Leukozyten her. Das p-Selektin (GMP-140, PADGEM, CD62), ein Bestandteil der α-Granula der Thrombozyten, aktiviert, einmal auf die Thrombozytenoberfläche exprimiert, über einen Gegegenrezeptor (CD15) die polymorphkernigen Leukozyten. Für unsere Untersuchungen fiel die Nachweismethode, das p-Selektin im Durchflußzytometer direkt zu bestimmen, aus, da für die Aktivierung der Thrombozyten durch Kollagen bestimmte Strömungsverhältnisse herrschen müssen. Dieses gewährleistet der Magnetrührer in der Aggregometerküvette, im Durchflußzytometer lassen die entstehenden Aggregate eine Messung nicht zu.

Das Ergebnis unserer Untersuchungen zeigt, daß ASS die Sekretion der α-Granula nicht entscheidend hemmt, zumindest dann, wenn als auslösendes Agens Kollagen benutzt wird. Einen ersten Hinweis auf diesen Mechanismus gaben Rinder et al. 1993 [6]. Für ADP als auslösendes Agens führten Sie den entsprechenden Nachweis. Es muß für die Sekretion der α-Granula einen Lipo- und Zyklooxygenase-unabhängigen Weg geben. Untersuchungen von Spangenberg et al. [7] lassen vermuten, daß der Glykomembranprotein (GMP)-Komplex IIb/IIIa mitentscheidend an der Aktivierung neutrophiler Granulozyten und Monozyten ist.

Bisherige morphologische Untersuchungen, die die Interaktion von Thrombozyten und Leukozyten darstellten, sahen den aktivierten neutrophilen

Granulozyt im Mittelpunkt, mit aktivierten Thrombozyten in der Peripherie. So entstand der Begriff des Satelliten- und Rosettenphänomens. Bei unserer Versuchsanordnung wurden alleine die Thrombozyten aktiviert, so daß tatsächlich ein inverses Bild des Satellitenphänomenes entstand, welches nun die aktivierten Thrombozyten im Mittelpunkt zeigt. Unseres Wissens nach ist dieses inverse Satelliten- bzw. Rosettenphänomen in der Literatur noch nicht beschrieben worden.

Literatur

1. Born GVR (1962) Aggregation of blood platelets by adenosine diphosphate and its reversal. Nature 215:1027–1029
2. Cardinal DC, Flowers RJ (1980) The electronic aggregometer: A novel device for assessing platelet behaviour in blood. J Pharmacol Methods 3:135–158
3. Ingerman-Wojenski CM, Silver MJ (1984) A quick method for screening platelet dysfunctions using the whole blood lumi-aggregometer. Thromb Haemost 51(2):154–156
4. Lehmann K, Groscurth P, Vollenweider I et al (1985) Morphologic alterations of blood cells in the impedance aggregometer. Blood Cells 11:325–336
5. Hamburger SA, McEver RP (1990) GMP 140 mediates adhesion of stimulated platelets to neutrophils. Blood 75:550–554
6. Rinder CS, Student LA, Bonan JL et al (1993) Aspirin does not inhibit adenosine diphospahte induced platelet Alpha- granule release. Blood 82:505–512
7. Spangenberg P, Redlich H, Bergmann I et al (1993) The platelet glycoprotein IIb/IIIa complex is involved in the adhesion of activated platelets to leucocytes. Thromb Haemost 70(3):514–521

Perinatale intrakranielle Blutung bei homozygotem Faktor V-Mangel

D. Klarmann, S. Ehrenforth, B. Zabel, I. Scharrer, B. Zwinge, W. Kreuz

Einleitung

Der hereditäre Faktor V-Mangel (Parahämophilie) wurde erstmals 1947 von Owren beschrieben [1]. Der Erbgang ist meist autosomal rezessiv. Die Kombination des Defektes mit anderen kongenitalen Anomalien (u. a. Syndaktilie, Epidermolysis bullosa, urogenitale Fehlbildungen, Ductus botalli, VSD) wurde verschiedentlich beobachtet. Der angeborene Faktor V-Mangel kommt selten vor. Übersichten über die neuere Literatur finden sich bei Seeler [2] und Barthels [3].

Die exakte Inzidenze des homozygoten Mangels ist unbekannt, wird aber nicht höher als 1 zu 10^6 geschätzt.

Physiologie und Pathophysiologie

Faktor V wird in Hepatozyten, Megakaryozyten und in Endothelzellen synthetisiert. Etwa 80% zirkulieren im Plasma, 20% sind in den Plättchengranula gespeichert. Die Halbwertszeit ist sehr varibel (4,5 – 36 h) und beträgt im Mittel 12 h. Faktor Va ist ein essentieller nichtenzymatischer Kofaktor des Prothrombinasekomplexes, der innerhalb der Aktivierungsphase von Prothrombin zu Thrombin sowohl für das Extrinsic als auch für das Intrinsic System essentiell ist.

Faktor V wird durch Thrombin, aber auch durch Faktor Xa aktiviert. Durch aktiviertes Protein C wird Faktor Va gehemmt.

Faktor Va bindet an die Plättchen- bzw. Phospholipidmembran und fungiert dort als Rezeptor für Faktor Xa. Als Kofaktor von Faktor Xa beschleunigt seine Anwesenheit die Umwandlung von Prothrombin zu Thrombin um ein vielfaches (4) (Abb. 1).

Neben der Synthesestörung und/oder dem erhöhten Abbau von Faktor V (FV-Aktivität und -Antigen erniedrigt) sind auch dysfunktionelle Störungen des Faktor V (FV-Aktivität vermindert, FV-Antigen normal) beschrieben [4]. Eine dysfunktionelle Störung des thrombozytären Faktor V (FV Quebec) wurde ebenfalls beobachtet [4, 5].

Von diesen angeborenen Störungen sind erworbene Inhibitoren gegen Faktor V, die im Rahmen verschiedener Grunderkrankungen (u. a. Pankreatitis, Karzinomen, Cholezystitis, Tbc) auftreten können, abzugrenzen. Faktor V-

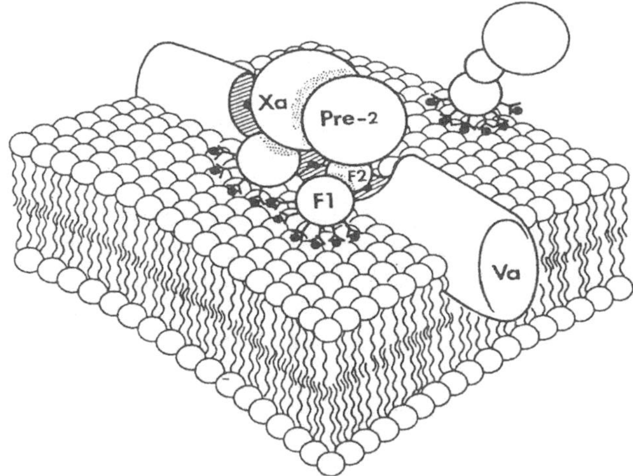

Abb. 1. Modell der Aktivierung von Prothrombin durch den Prothrombinasekomplex (nach Tracy [4]). Der Kofaktor Va fungiert als Rezeptor für Faktor Xa. Dargestellt wird die Assoziation von Prothrombin mit seinen drei Domänen Fragment 1 (F1), Fragment 2 (F2) und Prethrombin (Pre-2) mit Faktor Va, Faktor Xa, Kalzium und der Phospholipidoberfläche

Mangelzustände kommen außerdem bei DIC und Lebererkrankungen vor, jedoch sind hierbei meist auch andere Gerinnungsfaktoren erniedrigt.

Der angeborene kombinierte Faktor V/VIII-Mangel stellt ein eigenes Krankheitsbild dar und wird in diesem Band an anderer Stelle besprochen.

Klinik

Beim homozygoten Mangel liegt die FV-Aktivität meist unter 5%. Bereits post partum oder in den ersten Lebensjahren treten Blutungsereignisse auf. Die Symptomatik ist der des Willebrand-Syndroms ähnlich, d.h. es stehen Schleimhautblutungen im Vordergrund, insbesondere bei Zahnextraktionen, Tonsillektomie und Adenotomie werden die Patienten auffällig.

Gelenkblutungen und Hämatomneigung, wie sie bei der Hämophilie auftreten, sind eher selten. Über intrakranielle Blutungen wurde von einigen Autoren berichtet [u.a. 6–8].

Heterozygote haben meist eine FV-Aktivität zwischen 20–60%. Die kritische Aktivitätsschwelle des Faktor V scheint bei etwa 5–10% zu liegen, heterozygote Patienten sind daher meist symptomfrei, es kann jedoch eine „latente“ Blutungsneigung bestehen, die sich nach schweren Verletzungen oder nach größeren operativen Eingriffen manifestiert.

Nicht in allen Fällen korreliert der FV-Spiegel mit der Blutungsneigung, möglicherweise spielt eine Störung des Plättchen-assoziierten FV hierbei eine entscheidende Rolle.

Patientenvorstellung

Der jetzt 2 1/2jährige Junge ist das erste Kind gesunder, nicht verwandter Eltern. In der Familienanamnese war keine Blutungsneigung aufgefallen. Die Schwangerschaft verlief unauffällig, die Geburt erfolgte wegen drohender kindlicher Asphyxie mit der Zange.

Retrospektiv berichtet die Mutter, daß das Neugeborene nach Blutentnahmen verlängert und verstärkt blutete. Eine Anämie von 8.1 g/dl am 5. Lebenstag führte zur Verlegung in die Kinderklinik Mainz. Dort zeigte sich eine deutliche Verlängerung von PTT und Erniedrigung der TPZ. Bei Verdacht auf eine Gerinnungsstörung wurde uns Plasma zur Diagnostik übersandt (Ergebnisse s. unten). Am 7. Lebenstag fiel das Neugeborene durch eine Anisokorie mit mydriatische Pupille rechts > links sowie durch Hyperexzitabilität und schrilles Schreien auf. Sonographisch zeigte sich ein 1,2 cm großes subdurales Hämatom links mit Ventrikelimpression und Mittellinienverlagerung. Es erfolgte daraufhin die umgehende Trepanation mit Hämatomausräumung und die Anlage einer Drainage unter Fresh Frozen Plasma – Substitution ohne Komplikationen oder Nachblutungen. Im Säuglings- und Kleinkindalter fiel zunächst die Hämatomneigung nach leichten Traumen auf. Blutungen traten bisher mehrmals im Schleimhautbereich auf, zum Teil spontan oder nach leichten Traumen. Insbesondere Sickerblutungen im Mundschleimhautbereich waren häufiger, z. B. bei Zahndruchbruch, diese konnten meist durch lokale Therapie mit Mikronephrinlsg. oder Tabotamb® und lokalen Druck zum Stillstand gebracht werden, sistierten z. T. aber auch spontan. Bei zwei Blutungen mit Hb-Abfall, eine im unteren Gastrointestinaltrakt und eine im Mundschleimhautbereich, mußte Fresh Frozen Plasma substituiert werden.

Gerinnungsuntersuchungen

Neben der verlängerten Blutungszeit zeigte sich eine deutliche TPZ-Erniedrigung auf 16% (INR: 4,8) sowie eine aPTT-Verlängerung > 120 s bei normaler TZ. Die F V-Aktivität war auf < 2% reduziert, das F V-Antigen nicht ablesbar. Die übrigen Gerinnungsparameter, Thrombozytenzahl und -funktion waren unauffällig.

Mehrere Familienmitglieder und die Eltern sind heterozygot mit leichter Erniedrigung von Faktor V-Aktivität und -Antigen (Vater: F V-Aktivität 47% und F V-Antigen 38%/Mutter: F V-Aktivität: 35% und F V-Antigen 32%).

Die heterozygoten Familienmitglieder sind auch nach operativen Eingriffen bisher klinisch nicht auffällig geworden.

Therapie

Eine Therapie ist bisher nur mit Fresh Frozen Plasma möglich, da ein Faktor V-Konzentrat zur Zeit nicht zur Verfügung steht. Rekombinanter Faktor V wurde zu Forschungszwecken hergestellt, ist jedoch für den klinischen Einsatz nicht erhältlich [9–11]. Zunächst sollten bei leichteren Blutungen lokale Blutstillungsmaßnahmen versucht werden. Fresh Frozen Plasma wurde in dem beschriebenen Fall mit der folgenden Dosierung eingesetzt: Initial 10–20 ml/kg KG, danach eine Erhaltungsdosis von 2–6 ml/kgKG alle 12 h.

In einigen anderen Fällen wurde auch berichtet, daß es erst nach Gabe von Thrombozytenkonzentrat zur Normalisierung der Blutungszeit kam.

Literatur

1. Owren PA (1947) Pharahaemophilia, haemorrhagic diathesis due to absence of a previously, unknown clotting factor. Lancet 1:446–448
2. Seeler RA (1972) Parahaemophilia. Factor V deficiency. Med Clin North Am 56:119–125
3. Barthels M, Poliwoda H (1987) Der kongenitale Faktor-V-Mangel. Hämosstaseologie 7:24–28
4. Tracy P, Mann K (1987) Abnormal formation of the prothrombinase complex. Factor V deficiency and related disorders. Human Pathology 1862:162–169
5. Tracy PB, Giles AR, Mann KG et al (1984) Factor V (Quebec): A bleeding diathesis associated with a qualitative platelet factor V deficiency. J Clin Invest 74:1221–1228
6. Santoro R, Iannaccaro P, Muleo G (1993) Hereditary deficiency of factor V (FV): Eight cases VIII XIVth Congress of the International Society on Thrombosis and Haemostasis, New York, USA July 4–9, 1993 Abstract 2693
7. Whitelaw A, Haines ME, Bosolver W, Harris E (1984) Factor V deficiency and antenatal intraventricular haemorrhage. Arch Dis Child 59:997–999
8. Wadia RS, Sangle SA, Kripalaney S, Bafna M, Karve SR (1992) Familial intracranial haemorrhage due to factor V deficiency. J Neurol Neurosurg Psychiatry 55(3)227–228
9. Kane WH, Devore-Carter D, Ortel TL (1990) Expression and characterization of recombinant human factor V and a mutant lacking a major portion of the connecting region. Biochemistry 29:6762–6768
10. Cripe LD, Moore KD, Kane WH (1992) Structure of the gene for human coagulation factor V. Biochemistry 31(15):3777–3785
11. Ortel TL, Devore-Carter D, Quinn-Allen M, Kane WH (1992) Deletion analysis of recombinant human factor V. J Biol Chem 267:4189–4198

Intrakranielle Blutungen als Erstmanifestation des α_1-Antitrypsinmangels bei 11 Säuglingen verursacht durch Vitamin K-Mangel

G. Auerswald, A. H. Sutor

α_1-Antitrypsin mit einem Molekulargewicht von 54000 Dalton ist ein Glykoprotein, aus dem etwa 90% der gesamten α_1-Globulinfraktion des Serumeiweißes besteht [8]. Es gehört zu den wichtigsten proteasehemmenden Faktoren des menschlichen Serums. Die normale Konzentration im Serum beträgt bei gesunden Kindern ca. 2,3 – 3,3 g/l. Die Synthese des α_1-Antitrypsins findet zu über 90% in den Hepatozyten der Leber statt [16]. Sie wird genetisch von mehreren kodominanten Allelen des sog. Pi (Proteaseinhibitor)-Systems kontrolliert, die an einem einzigen autosomalen Genort, nämlich dem Pi-Locus auf dem langen Arm des Chromosom 14 lokalisiert sind [6]. Bisher sind über 50 verschiedene kodominante Allele bekannt, die mit denselben großen Buchstaben bezeichnet werden wie ihre Produkte. Die einzelnen molekularen Varianten, z. B. PiM, PiS, PiZ usw., kommen sowohl in homozygoter (z. B. PiMM, PiZZ) als in heterozygoter Konfiguration (z. B. PiMZ, PiSZ) vor. Das häufigste Allel ist das PiM, dessen Frequenz bei den meisten Bevölkerungsgruppen zwischen 0,866 und 0,994 liegt [15]. Die wesentlich seltener vorkommenden Allele PiS und vor allem PiZ bewirken dagegen eine Senkung der Serumkonzentration von α_1-Antitrypsin. Bei homozygoten Individuen mit dem Genotyp PiZZ werden im Serum Werte gefunden, die ca. 10 – 15% des normalen Wertes ausmachen. Dieser Zustand wird als angeborener α_1-Antitrypsinmangel bezeichnet.

Die nosologische Bedeutung des genetisch bedingten homozygoten α_1-Antitrypsinmangels liegt vor allem in seiner statistisch signifikanten Assoziation mit einem relativ früh auftretenden, panzynären primären Lungenemphysem bei Erwachsenen [5] und in einer typischen Hepatopathie bei Säuglingen und kleineren Kindern [1, 17], die zu einer Leberzirrhose entweder im frühen Kindesalter [3, 13] oder erst im Erwachsenenalter führen kann [18]. Die Häufigkeit des angeborenen homozygoten α_1-Antitrypsinmangels liegt bei 1 : 1500 bis 1 : 4000 [2]. Etwa 10 – 20% der betroffenen Kinder entwickeln ein manifestes Leberleiden.

Bei etwa der Hälfte der betroffenen Säuglinge findet sich zunächst ein Ikterus prolongatus mit Hepatomegalie, eine leichte bis mäßige Erhöhung des direkten Bilirubins sowie der Transaminasen, der γ-GT und der alkalischen Phosphatase im Serum.

Zusätzlich finden sich fast immer Zeichen der Cholestase. Psacharopoulos et al. [14] konnten in einer Langzeituntersuchung über 17 Jahre den Verlauf von 67 Kindern mit homozygotem α_1-Antitrypsinmangel vom Typ ZZ beobachten. 28% der Kinder starben an Lebererkrankungen, 28% hatten eine etablierte Leberzirrhose und 21% hatten persistierende klinische oder biochemische Abnormalitäten ohne eine Leberzirrhose. Nur 22% blieben im Verlauf unauffällig.

Erhöhte Blutungsinzidenzen aufgrund eines α_1-Antitrypsinmangels und Lebererkrankungen in der frühen Kindheit werden in der Literatur häufig berichtet [4, 9, 10, 11, 13]. Es gibt jedoch nur wenige Berichte von schweren intrakraniellen Blutungen als erstes wichtiges Symptom des α_1-Antitrypsinmangels, verursacht durch einen Mangel von Vitamin-K-abhängigen Gerinnungsfaktoren [3, 7, 10, 12]. Die Ursache hierfür könnte evtl. zu erklären sein durch eine verminderte intestinale Aufnahme von Vitamin K in Folge einer cholestatischen Lebererkrankung.

Zwischen 1982 und 1993 fanden wir ingesamt 11 Kinder, die alle einen homozygoten PiZZ-Typ des α_1-Antitrypsinmangels hatten. Die Befunde und der klinische Verlauf der Kinder ist in den Tabellen 1 a – c dargestellt. Interessant ist, daß in allen Fällen die Diagnose des α_1-Antitrypsinmangels nach dem Auftreten der intrakraniellen Blutungen gestellt wurde, obwohl bei 2 Kindern vonseiten der Familienanamnese ein heterozygoter α_1-Antitrypsinmangel bei den Eltern bekannt war. Bei allen Kindern war die intrakranielle Blutung die erste ernsthafte Komplikation des α_1-Antitrypsinmangels. Im Verlauf zeigte sich bei 5 Kindern ein Hydrozephalus und bei 3 Kindern eine leichte bis mäßige intrakranielle Ventrikelerweiterung. 2 Kinder verstarben sehr schnell nach Eintritt der Hirnblutung, ein weiteres Kind starb ca. 3 Jahre nach diesem Ereignis.

Tabelle 1 a – c. Intrakranielle Blutungen bei α_1Antitrypsinmangel
a Befunde und Verlauf

	Kind 1	Kind 2	Kind 3	Kind 4
Serum α_1-Antitrypsinspiegel (g/l)	0,86	0,48	0,32	0,36
Pi Phänotyp	ZZ	ZZ	ZZ	ZZ
Neonataler Ikterus	+ (Phototherapie)	+	+ (Phototherapie)	+
Bilirubin direkt	↑	↑	↑	↑
Erste klinische Symptome	3. Woche: Nachblutung nach Blutentnahme	ab 2. Woche: Erbrechen, Gedeihstörung	ab 3. Woche: Blähungen, Gedeihstörung	ab 2. Woche: Gedeihstörung, Blut im Stuhl
Intrakranielle Blutung:				
Alter in Wochen	6	5	4	3
Weiterer klinischer Verlauf	Hydrozephalus, Entwicklungsverzögerung, Epilepsie	Hydrozephalus, schwere Tetraspastik, Epilepsie	Hydrozephalus, schwere Entwicklungsstörung, Epilepsie Exitus letalis mit 35 Monaten	Hydrozephalus, Entwicklungsstörung

Tabelle 1a–c (Fortsetzung)

b Befunde und Verlauf

	Kind 5	Kind 6	Kind 7	Kind 8
Serum α_1-Antitrypsinspiegel (g/l)	0,82	0,47	1,10	0,60
Pi Phänotyp	ZZ	ZZ	ZZ	ZZ
Neonataler Ikterus	+ (Phototherapie)	–	+	–
Bilirubin (direkt)	↑	n.u.	n.u.	n.u.
Erste klinische Symptome	ab 3. Woche: Unruhe, Spuckneigung	in der 3. Woche: Blutungen aus dem Nabel und Nase	ab 3. Woche: Spuckneigung, Unruhe	nach 2 Wochen: Hämatom am Unterarm, blutiger Speichel
Intrakranielle Blutung:				
Alter in Wochen	4	4	4	3
Weiterer klinischer Verlauf	mäßige Ventrikelerweiterung, leichte Entwicklungsretardierung	Exitus letalis nach 6 Tagen	Exitus letalis nach 3 Tagen	leichte Ventrikelerweiterung, geringe Entwicklungsretardierung

c Befunde und Verlauf

	Kind 9	Kind 10	Kind 11
Serum α_1-Antitrypsinspiegel (g(l)	0,36	0,30	0,82
Pi Phänotyp	ZZ	ZZ	ZZ
Neonataler Ikterus	+ (Phototherapie)	–	+
Bilirubin (direkt)	↑	n.u.	n.u.
Erste klinische Symptome	nach 1. Woche: Gedeihstörung, blutiger Nabel, Blut im Stuhl	nach 2. Woche: Nabelblutung	nach 3. Woche: Unruhe, Erbrechen
Intrakranielle Blutung:			
Alter in Wochen	2	3	4
Weiterer klinischer Verlauf	normale Entwicklung	leichte Ventrikelerweiterung, leichte Entwicklungsretardierung, focale Epilepsie	mäßiger Hydrocephalus, Entwicklungsretardierung, Diparese

Bis auf das Kind 9, das sich im weiteren Verlauf normal entwickelte, zeigten alle Kinder im weiteren Verlauf mehr oder weniger deutliche Entwicklungsretardierungen, 4 Kinder entwickelten eine Epilepsie mit jeweils schwierig einzustellenden zerebralen Krampfanfällen.

Der computertomographische Befund des Kindes 2 (Abb. 1, 2) zeigt im Beginn die Blutung mit den erweiterten Seitenventrikeln sowie Blut in den

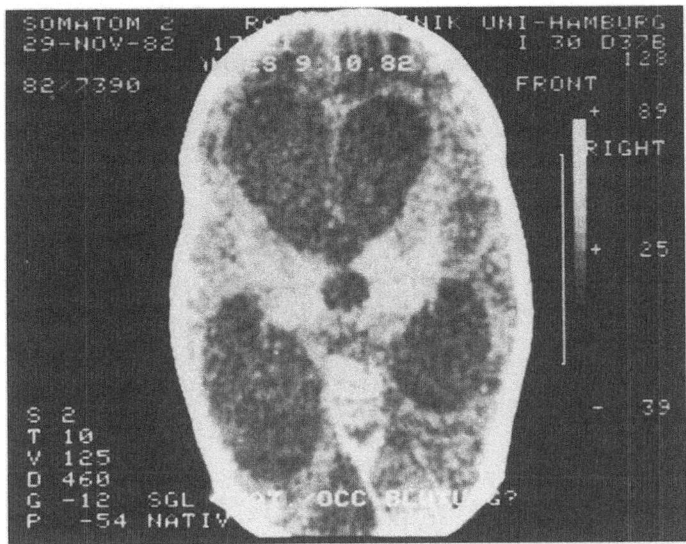

Abb. 1. CCT-Bild von Kind 2 im Rahmen der akuten Blutung

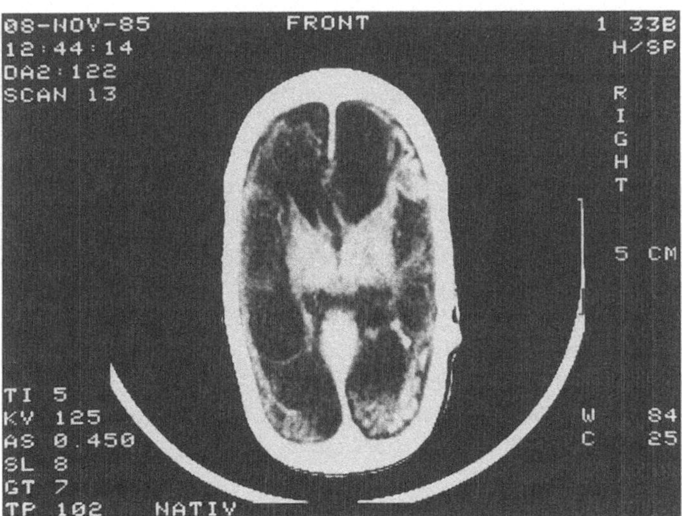

Abb. 2. CCT-Bild von Kind 2 drei Jahre später

subarachnoidalen Räumen oberhalb des Tentoriums ebenso wie kleine Blutungen frontoparietal in der rechten Hemisphäre. Die Abb. 2 zeigt das gleiche Kind in einer ähnlichen Schicht 3 Jahre später nun mit multizystischer Enzephalomalazie und nahezu kompletter Destruktion der beiden Hirnhemisphären. Das Kind 3 starb 35 Monate nach der Hirnblutung mit klinischen Zeichen einer schweren Leberzirrhose, extremer Entwicklungsretardierung und tägli-

Tabelle 2a–c. Intrakranielle Blutungen bei α_1-Antitrypsinmangel
a Gerinnungsteste bei stationärer Aufnahme

	Kind 1	Kind 2	Kind 3	Kind 4
PT (Quick) (%)	10	2	<1	4,2
PTT (s)	120	160	180	180
Faktor II (%)	10	n.u.	1,3	10
Faktor VII (%)	10	11	<1	10
Faktor IX (%)	n.u.	<1	<1	

b Gerinnungsteste bei stationärer Aufnahme

	Kind 5	Kind 6	Kind 7	Kind 8
PT (Quick) (%)	1	1	<10	<10
PTT (s)	200	200	>150	>180
Faktor II (%)	n.u.	10	n.u.	n.u.
Faktor VII (%)	n.u.	10	n.u.	n.u.
Faktor IX (%)	n.u.	1	<1	n.u.

c Gerinnungsteste bei stationärer Aufnahme

	Kind 9	Kind 10	Kind 11
PT (Quick) (%)	<5	<5	2
PTT (s)	>300	100	116,8
Faktor II (%)	n.u.	1,4	n.u.
Faktor VII (%)	<1	1,5	n.u.
Faktor IX (%)	<1	1,4	n.u.

n.u., nicht untersucht.

chen mehrfachen zerebralen Krampfanfällen, die völlig therapieresistent waren. 2 Kinder, nämlich das Kind Nr. 8 und das Kind Nr. 10, hatten postpartal einmalig 1 mg Vitamin K oral bekommen, im weiteren Verlauf dann jedoch keinerlei weitere Vitamin K-Prophylaxe.

Bei allen untersuchten Kindern zeigten die Gerinnungsteste (s. Tabelle 2a–c) die erwartete deutliche Quickerniedrigung sowie eine Verlängerung der partiellen Thromboplastinzeit (PTT). Die Spiegel der Vitamin K-abhängigen Faktoren II, VII, IX und X waren, wenn sie untersucht wurden, massiv erniedrigt. Bei keinem Kind fanden sich Zeichen der Verbrauchkoagulopathie (DIC). Die Behandlung entweder mit Vitamin K, Frischplasma oder Prothrombinkomplex-Konzentraten führten innerhalb von wenigen Stunden zur Normalisierung von Quick und PTT. Alle Kinder hatten entweder normale oder nur marginal erhöhte Werte der Leberenzyme und alle hatten normale Thrombozytenzahlen. Sieben Kinder hatten eine deutliche Hyperbilirubinämie in der Neugeborenenperiode und bei 4 Kindern wurde auch für mehr als 48 h eine Phototherapie durchgeführt.

Wichtig zu erwähnen ist, daß alle Kinder ab der 2. Lebenswoche auffällige Anamnesen zeigten. 6 Kinder (Kinder 1, 4, 6, 8, 9 und 10) hatten milde Blutungsprobleme. Wahrscheinlich waren dies die ersten klinischen Symptome als Hinweis auf den Vitamin K-Mangel. Milde Hyperbilirubinämie, Gedeihstörung und eine vermehrte Spuckneigung könnten Hinweise geben auf das Vorhandensein einer cholestatischen Lebererkrankung und den homozygoten α_1-Antitrypsinmangel. Die Manifestation der intrakraniellen Blutungen war bei allen Säuglingen zwischen der 2. und 6. Lebenswoche. Bei keinem der Kinder gab es irgendwelche Anzeichen für zusätzlich bestehende bakterielle oder virale Infektionen. Alle Kinder waren ausschließlich mit Muttermilch ernährt worden.

Diskussion

Wir stellen 11 vorgestillte Kinder mit homozygotem α_1-Antitrypsinmangel vor, die bis auf 2 Kinder, die jeweils 1 mg Vitamin K oral erhielten, keinerlei Vitamin K-Prophylaxe nach der Geburt erhalten hatten. Alle Kinder wurden zwischen der 2. und 6. Lebenswoche mit dem Zeichen der intrakraniellen Druckerhöhung auffällig. In den computertomographischen Untersuchungen wie auch in den Ultraschalluntersuchungen zeigte sich jeweils das Bild einer intrakraniellen Blutung. Die Gerinnungsuntersuchungen sind typisch für den Vitamin K-Mangel. Die letztendliche diagnostische Bestätigung zeigte sich in dem jeweils schnellen therapeutischen Ansprechen auf die Gabe von Vitamin K.

Die Ursache des Vitamin K-Mangels könnte eine verminderte Aufnahme von Vitamin K im Darm sein aufgrund der cholestatischen Lebererkrankung, die durch den α_1-Antitrypsinmangel verursacht wurde. Ein anderer Grund könnte natürlich auch in der ausschließlichen Fütterung mit Muttermilch liegen, von der bekannt ist, daß sie wenig Vitamin K enthält.

Es zeigt sich bei unseren Patienten eine Ähnlichkeit zu früher berichteten Patienten [3] mit spätem Auftreten von Blutungskomplikationen, die jeweils keine Vitamin K-Prophylaxe bei der Geburt bekommen hatten. Nicht alle Neugeborenen mit homozygotem α_1-Antitrypsinmangel haben eine Hyperbilirubinämie oder andere klinisch auffällige Zeichen der Leberdysfunktion. Dennoch scheint es wichtig, zumindest einmal bei den Kindern mit einem erhöhten Bilirubin auch das direkte Bilirubin zu messen, um einen Hinweis auf eine Cholestase zu bekommen. Selbst milde Erhöhungen der Leberenzyme sollten aufmerksam beobachtet werden und insbesondere jeder Hinweis auf eine erhöhte Blutungsneigung sollte diagnostisch abgeklärt werden. Insbesondere dann, wenn die Kinder alleine mit Muttermilch gefüttert werden und keine Vitamin K-Prophylaxe postpartal durchgeführt wurde.

Literatur

1. Aagenaes O, Matlary A, Elgio K et al (1972) Neonatal cholestasis in alpha-1-antirypsin deficient children. Acta Paediat Scand 6:632–642
2. Alper ChA (1973) Deficiency of alpha-1-antitrypsin. Aun Intern Med 78:298–299

3. Auerswald G, Sutor AH (1991) Six cases of alpha 1-antitrypsin defieciency presenting as a bleeding diathesis with intracranial hemorrhage in the newborn. In: Suzuki S et al (eds) Perinatal thrombosis and hemostasis. Springer, Berlin Heidelberg New York Tokyo
4. Burke JA, Kiesel JL, Blair JD (1976) a1-antitrypsin deficiency, and liver disease in children. Am J Dis Child 130:621–629
5. Eriksson St (1964) Pulmonary emphysema and alpha$_1$-antitrypsin deficiency. Acta Med Scand 175:197–205
6. Fagerhol MK, Gedde-Dahl T jr (1969) Genetics of the Pi serum types. Hum Hered 19:354–359
7. Fidalgo J, Vazques C, Rodriguez-Soriano J (1982) Intracranial haemorrhage due to vitamin K-deficiency associated with alpha$_1$-antitrypsin deficiency type PiZ. Arch Dis Child 57:722
8. Heimburger N, Heide K, Haupt H, Schultze HF (1964) Bausteinanalysen von Humanserumproteinen. Clin Chim Acta 10:293–307
9. Hope, PL, Hall MA, Millward-Sadler GH et al (1982) Alpha$_1$-antitrypsin deficiency presenting as a bleeding diathesis in the newborn. Arch Dis Child 57:68–70
10. Jenkins HR, Leonard JV, Kay JDS et al (1982) Alpha$_1$-antitrypsin deficiency, bleeding diathesis, and intracranial haemorrhage. Arch Dis Child 57:722–723
11. Latimer JS, Sharp HL (1980) Alpha-1-antitrypsin deficiency in childhood. Curr Probl Pediatr 11:1–36
12. Payne NR, Hasegawa DK (1984) Vitamin K-deficiency in newborns: A case report in alpha 1-Antitrypsin deficiency and a review of factors predisposing to haemorrhage. Pediatr 73:712–716
13. Poster CA, Mowat AP, Cook PJL et al (1972) a1-antitrypsin deficiency and neonatal hepatitis. Brit Med J 3:435–439
14. Psacharopoulos HT, Mowat AP, Cook PJL et al (1983) Outcome of liver disease associated with alpha-1-antitrypsin deficiency (PiZ). Arch Dis Child 58:882–887
15. Schattenberg PJ, Totovic V, Müller R (1977) Frühkindliche Hepatopathie bei angeborenem a1-Antitrypsin-Mangel. Med Welt 28:1759–1768
16. Schneider M, Pott G, Gerlach U (1986) Alpha-1-Antitrypsin Mangel. Klin Wochensch 64:197–205
17. Sharp HL (1978) Alpha-1-antitrypsin deficiency. In: Lebenthal E (ed) Digestive diseases in children. Grune & Stratton, New York, pp 237–242
18. Sharp, HL, Bridges RA, Krivit W, Freier E (1969) Cirrhosis associated with alpha-1-antitrypsin deficiency: A previously unrecognized inherited disorder. J Lab Clin Med 73:934–939

Einsatz von rekombinantem Gewebsplasminogenaktivator bei zwei Säuglingen mit Waterhouse-Friderichsen-Syndrom

W. Zenz, W. Muntean, S. Gallistl, G. Zobel

Einleitung

Das Waterhouse-Fridrichsen-Syndrom ist eine meistens durch Meningokokken hervorgerufene Erkrankung mit einem perakut verlaufenden schwersten septischen Schock und einer Purpura fulminans. Trotz Fortschritte der Intensivmedizin hat diese Krankheit noch immer erschreckend hohe Mortalität [1].

Eine wesentliche Bedeutung in der Pathogenese hat eine disseminierte intravasale Gerinnung mit histologisch nachweisbaren intravaskulären Mikrothromben [2]. Eine Hemmung der Fibrinolyse durch Erhöhung des Plasminogen-Aktivator-Inhibitor 1 (PAI-1), des physiologischen Inhibitors des Gewebsplasminogenaktivators ist Teil dieser Gerinnungsstörung und hat prognostische Bedeutung: Die Erhöhung von PAI-1 korreliert mit dem Auftreten eines Schocks, eines Nierenversagens und der Mortalität dieser Patienten [3].

Um die disseminierte intravasale Gerinnung zu behandeln, wurden Heparin, Antithrombin III, Frischplasma und Protein C-Konzentrat verwendet [4–7]. Alle diese Substanzen sind jedoch nicht in der Lage bereits bestehende Thromben aufzulösen. Unter der Idee, daß eine fibrinolytische Behandlung Mikrothrombosen auflösen und die Organdurchblutung verbessern könnte, wurde bereits vor 20 Jahren Streptokinase bei dieser Erkrankung verwendet [8].

Eine Streptokinasebehandlung verursacht jedoch eine ausgeprägte Hypofibrinogenämie, ist schwer zu steuern und ist mit einem hohem Risiko von Blutungskomplikationen assoziiert [9]. Weiters ist Streptokinase ein bakterielles Protein, das die Dysbalanz der Zytokine und Mediatoren bei der Sepsis weiter verschlechtern könnte. Trotzdem gibt es positive Berichte, aber wegen der Seltenheit des Krankheitsbildes und wegen dieser potentielle Risiken wurde der Einsatz von Streptokinase beim Waterhouse-Friderichsen-Syndrom nie Standardtherapie [10].

Rekombinanter Gewebsplasminogenaktivator ("recombinant tissue plasminogen activator", rt-PA) ist der physiologische Aktivator der menschlichen Fibrinolyse. Im Gegensatz zu Streptokinase interferriert rt-PA spezifisch mit dem PAI-1, induziert eine fibrinselektive Fibrinolyse und bewirkt einen nur geringen Fibrinogenabfall [11]. Weiters wird eine Blutdrucksenkung unter rt-PA deutlich seltener beobachtet als unter Streptokinase und die kurze Halbwertszeit (5 min) erlaubt eine bessere Steuerung der Therapie [12].

Wir berichten hier über den Einsatz von rt-RA bei zwei Säuglingen mit Waterhouse-Fridrichsen-Syndrom.

Patient 1

Bei der stationären Aufnahme fand sich ein 9 Monate altes Mädchen, somnolent, schwerst schockiert, mit nicht meßbarem Blutdruck, mit kalten zyanotischen Akren und mit einer konfluierenden Purpura fulminans. Der Schock des Kindes war so ausgeprägt, daß es anfangs nicht möglich war, eine kapilläre Blutabnahme oder eine transkutane Messung der arteriellen Sauerstoffsättigung mit einem Pulsoxymeter durchzuführen.

Die Laborwerte zeigten folgende Befunde: BSG 3/6 mm, Leukozyten 7600/ mm^3, Hämoglobin 8,8 g/l und Thrombozyten 140000/mm^3. Die Lumbalpunktion ergab einen klaren Liquor zerebrospinalis mit 90/3 Leukozyten. Liquorzucker und Liquoreiweiß waren normal. Aus dem Liquor konnten Meningokokken vom Typ B gezüchtet werden.

Die Gerinnungsanalysen wiesen auf eine disseminierte intravasale Gerinnung hin: die Prothrombinzeit was 36 s (Normalbereich 12–15 s), die partielle Tromboplastinzeit 180 s (Normalbereich 28–35 s), die Thrombinzeit 29 s (Normalbereich 16–22 s), das Fibrinogen 68 mg/dl (Normalbereich 150–450 mg/ dl), die Faktor VIII C-Aktivität 30% (Normalbereich 70–120%) und das Protein C-Antigen 10% (Normalbereich 40–70%). D-Dimer Komplexe waren hoch positiv.

Die Behandlung bestand aus der raschen Gabe von Plasmaproteinlösung, Dexamethason, Penizillin G und Antithrombin III-Konzentrat. Trotz Flüssigkeitssubstitution unter Kontrolle des zentralvenösen Druckes war der Blutdruck nach einer Stunde noch immer nicht meßbar.

Wir begannen mit einer Kombinationstherapie von rt-PA (0,5 mg/kg/h für 1 h gefolgt 0,25 mg/kg/h) mit Dopamin und Noradrenalin. Nach etwa 1 1/2 h wurden die Extremitäten warm und die Zehen und Finger rosig. Die fibrinolytische Behandlung wurde nach 4 h gestoppt und eine intravenöse Heparinisierung für 5 Tage durchgeführt. Am 2. Tag des stationären Aufenthaltes wurde eine Rhabdomolyse mit CK Werten von 5800 U/l beobachtet. Im Ultraschall zeigte sich eine Blutung im Bereich der rechten Nebenniere.

Die kleine Patientin konnte nach 3 Wochen in bestem Allgemeinzustand, neurologisch unauffällig nach Hause entlassen werden. Nebenwirkungen der fibrinolytischen Therapie wurden nicht beobachtet.

Patient 2

Ein 5 Monate alter Knabe wurde wegen Fiebers und einer rasch zunehmenden Purpura fulminans stationär aufgenommen. Anfangs war der Knabe in gutem Allgemeinzustand, peripher rosig, hatte gut tastbare Pulse und einen normalen Blutdruck. Im Blutbild fanden sich 5900 Leukozyten/mm^3, 179000 Thrombozyten/mm^3 und ein Hämoglobin von 11,5 g/l. Die BSG war 10/20 mm. Die Gerinnungsuntersuchungen ergaben folgende Werte: Prothombinzeit 22 s, aktivierte Thromboplastinzeit 92 s, Thrombinzeit 31 s, Fibrinogen 96 mg/dl, Protein C-Antigen 7% und D-Dimer-Komplexe hoch positiv. In der Blutkultur fanden sich Meningokokken vom Typ B.

Wir behandelten initial mit Plasmaproteinlösung, Dexamethason, Penizillin G, Antithrombin III-Konzentrat, Antiendotoxinantikörper (Centocor, Malvern, Pennsylvania, USA) und Protein C-Konzentrat (100 E/kg, Immuno Ges. mbH, Wien, Österreich).

Nach 2 h waren die Hautläsionen konfluierend und der Patient hatte einen Schock entwickelt mit kalten Extremitäten, nicht meßbarem Blutdruck, Anurie und respiratorischer Insuffizienz. Er wurde endotracheal intubiert und beatmet und es wurde ein zentraler Venenzugang gelegt. Wir verabreichten erneut Plasmaproteinlösung (unter Kontrolle des zentralen Venendruckes), Steroid, Antiendotoxinantikörper, Antithrombin III-Konzentrat und Protein C-Konzentrat. Weiters begannen wir mit Noradrenalin, Dopamin und Dobutamin. Obwohl das Fibrinogen zu diesem Zeitpunkt nicht nachweisbar war, begannen wir auch mit einr fibrinolytischen Behandlung mit rt-PA (0,5 mg/kg/h).

Nach etwa 1 1/2 h war die periphere Durchblutung deutlich gebessert und der Blutdruck wieder meßbar. Rt-RA wurde abgesetzt und Fibrinogenkonzentrat (100 mg/KG) wurde substituiert. Eine Stunde später wurde die fibrinolytische Behandlung mit rt-PA fortgesetzt (0,25 mg/kg/h), da die Pulse der Arteria tibialis posterior beiderseits noch immer nicht tastbar waren und die periphere Durchblutung der Beine sehr schlecht war. Nach einer weiteren Stunde beobachteten wir eine generelle Hyperämie des Kindes, das Wiederauftreten der Fußpulse und die Wiederherstellung der Mikrozirkulation der Zehen. Alle therapeutischen Maßnahmen waren im Zeitraum vom Beginn der ersten rt-PA-Infusion bis zum Wiederauftreten der Fußpulse unverändert gewesen.

Drei Stunden nach der stationären Aufnahme war das PAI-1-Antigen 3800 ng/ml (95fach erhöht) und das t-PA-Antigen 45 ng/ml (9fach erhöht). Das PAI-1-Antigen sank während der nächsten Stunden rasch während das t-PA-Antigen während der fibrinolytischen Behandlung auf 108 ng/ml anstieg (Tabelle 1).

Nach Beendigung der fibrinolytischen Behandlung wurde eine intravenöse Heparinisierung für 8 Tage durchgeführt. Am 2. Tag des stationären Aufent-

Tabelle 1. PAI-1-Antigen, T-PA-Antigen und Quotient aus PAI-1-Antigen und T-PA-Antigen bei Patient 2

Zeit nach der stationären Aufnahme	PAI-1-Antigen	T-PA-Antigen	Quotient PAI-1/T-PA
3 h	3800 ng/ml	45 ng/ml	84
4,5 h	2500 ng/ml	108 ng/ml	23
10 h	1200 ng/ml	29 ng/ml	41
16 h	675 ng/ml	22 ng/ml	31
16 Tage	70 ng/ml	24 ng/ml	3

Normalwerte:
PAI-1-Antigen: 40 ± 29 ng/ml
T-PA-Antigen: 5 ± 3 ng/ml
Quotient PAI-1-Antigen/T-PA-Antigen: 8

haltes wurde eine Rhabdomyolyse mit CK-Werten von 4500 U/l beobachtet. Im Ultraschall fanden sich beiderseitige Nebennierenblutungen.

Die Entlassung erfolgte in bestem Allgemeinzustand, neurologisch unauffällig. Das PAI-1-Antigen und das t-PA-Antigen waren normal.

Diskussion

Patienten mit Meningokokkensepsis weisen bei der stationären Aufnahme eine extreme Erhöhung des PAI-1-Antigens auf, dessen Höhe mit der Prognose dieser Patienten korreliert. Brandtzaeg zeigte, daß PAI-1-Werte über 360 ng/ml mit der Entwicklung eines Schocks mit Nierenversagen assoziiert waren und daß Patienten mit PAI-1-Werten über 1850 ng/ml eine 100 prozentigen Mortalität aufwiesen [3]. Engebretson konnte nachweisen, daß Plasma von Patienten mit Meningokokkensepsis zugesetztes t-PA inhibierte [13]. Diese Daten zeigen, daß die Hemmung der Fibrinolyse, die durch die Erhöhung von PAI-1 verursacht wird, große Bedeutung bei der Entstehung von Mikrothromben bei Patienten mit Meningokokkensepsis hat.

In Übereinstimmung mit diesen Befunden hatte unser zweiter Patient eine 95fache Erhöhung des PAI-1-Antigens (3800 ng/ml; Brandtzaeg verwendete den gleichen ELISA zur Bestimmung des PAI-1-Antigens wie unsere Arbeitsgruppe) bei einer nur 9fachen Erhöhung des t-PA-Antigens.

Prognoseskores (Stiehm und Damrosch, Sinclair und Tesoro) zeigten, daß beide Patienten ein hohes Mortalitätsrisiko aufwiesen. Bei beiden Patienten konnte eine Behandlung mit Flüssigkeitssubstitution, Antibiotika, Steroiden und Antithrombin III-Konzentrat, das Krankheitsgeschehen nicht zum Stillstand bringen. Der zweite Patient verschlechterte sich trotz zusätzlicher Gabe von Heparin, Antiendotoxinantikörper und Protein C-Konzentrat.

1 1/2 Stunden nach Beginn der fibrinolytischen Behandlung mit rt-PA und dem Einstz von Katecholaminen wurde bei beiden Patienten das Wiederauftreten eines meßbaren Blutdruckes sowie der peripheren Durchblutung beobachtet. Bei unserem zweiten Patienten war dies mit einem Abfall des Quotienten PAI-1-Antigen/t-PA-Antigen von 84 vor der fibrinolytischen Behandlung auf 23 während der Fibrinolyse assoziert. Obwohl wir eine komplexe Behandlung durchgeführt haben, hatten wir den klinischen Eindruck, daß die deutliche Verbesserung der Mikrozirkulation Folge des Einsatzs von rt-PA war. Zweimal trat bei unserem zweiten Patienten eine deutliche Verbesserung der peripheren Durchblutung nach Beginn der fibrinolytischen Therapie auf, während alle anderen therapeutischen Maßnahmen im selben Zeitraum unverändert geblieben waren.

Die Hauptkomplikation einer fibrinolytischen Behandlung sind schwere lebensbedrohliche Blutungen. Die Hirnblutungsinzidenz liegt bei Erwachsenen, die mit rt-PA behandelt werden, bei etwa 0,5–1% [12, 14]. Da Kinder keine schweren arteriosklerotischen Gefäßveränderungen zeigen, dürfte diese Komplikation seltener sein. Wir beobachteten bei 17 Kindern mit arterieller Thrombose nach Herzkatheter, die wir mit der gleichen rt-PA-Dosierung wie unsere beiden Patienten mit Meningokokkensepsis behandelten, keine schweren systemischen Blutungskomplikation [15]. Auf der anderen Seite dürfte das Blutungsrisiko für Patienten mit zahlreichen hämorragischen Nekrosen und stark vermindertem Fibrinogen wieder deutlich höher sein.

Zusammenfassend beschreiben wir den Einsatz von rt-PA bei der erfolgreichen Behandlung von zwei Säuglingen mit fulminanter Meningkokkensepsis. Wir glauben, daß bei Patienten mit Purpura fulminans, die ein lebensbedrohliches Krankheitsbild und kein Ansprechen auf eine "konventionelle Therapie" zeigen, rt-PA eine therapeutische Option darstellt. Wegen der schweren möglichen Nebenwirkungen sollte rt-PA jedoch nicht unkritisch verwendet werden. Ein prognostischer Skore sollte verwendet werden, um Patienten mit einem hohen Mortalitätsrisiko zu identifizieren. Rt-PA sollte nicht verwendet werden bei Patienten mit Meningokokkensepsis und Meningitits ohne Schock sowie bei Fällen einer fulminanten Verlaufsform, die eine gutes Ansprechen auf die Behandlung zeigen.

Literatur

1. Tesoro LJ, Selbst SM (1991) Factors affecting outcome in meningococcal infections. Am J Dis Child 145:218–220
2. Sotto MM, Langer B (1976) Pathogenesis of cutaneous lesions in acute meningococcemia in humans: immunofluorescent, and electron microscopic studies of skin biopsy specimens. J Inf Dis 133:506–514
3. Brandtzaeg P, Joo GB, Brusletto B, Kierulf P (1990) Plasminogen activator inhibitor 1 and 2, alpha-2-antiplasmin, plasminogen, and endotoxin levels in systemic meningococcal disease. Thromb Res 57:271–278
4. Gerard P, Moriau M, Bachy A et al (1973) Meningococcal purpura: report of 19 patients treated with heparin. J Pediatr 82:780–786
5. Fourrier F, Lestavel P, Chopin C et al (1990) Meningococcemia and purpura fulminans in adults: acute deficiencies of protein C and S and early treatment with antithrombin III concentrates. Intensive Care Med 16:121–124
6. Brandtzaeg P, Sandset PM, Joo GB et al (1989) The quantitative association of plasma endotoxin, antithrombin, protein C, extrinsic pathway inhibitor and fibrinopeptide A in systemic meningococcal disease. Thromb Res 55:459–470
7. Gerson WT, Dickerman JD, Bovill EG, Golden E (1993) Severe acquired protein C deficiency in purpura fulminans associated with disseminated intravascular coagulation: treatment with protein C concentrate. Pediatrics 91:418–422
8. Künzer W, Sutor AH, Niederhoff H et al (1974) Gerinnungsphysiologische Aspekte und fibrinolytische Therapie des Schocks. Mschr Kinderheilkd 122:116–126
9. Seifried E (1993) Das Fibrinolysesystem und seine Aktivatoren. Z Ges Inn Med 48:272–282
10. Mitterstieler G, Kurz R, Waltl H, Berger H (1973) Zur fibrinolytischen Therapie des septischen Schocks im Kindesalter. Pädiatr Padol 8:225–231
11. Collen D (1980) On the regulation and control of fibrinolysis. Thromb Haemost 43:77–89
12. The GUSTO Investigators (1993) An international randomized trial comparing four thrombolytic strategies for acute myocardial infarction. N Engl J Med 329:673–682
13. Engebretsen LF, Kierulf P, Brandtzaeg P (1986) Extreme plasminogen activator inhibitor and endotoxin values in patients with meningococcal disease. Thromb Res 42:713–716

14. ISIS-3 (Third International Study of infarct survival) Collaborative Group (1993) ISIS-3: a randomid comparison of streptokinase vs tissue plasminogen activator vs anistreplase and of aspirin plus heparin vs aspirin alone among 41299 cases of suspected acute myocardial infarction. Lancet 339:753–770
15. Zenz W, Muntean W, Beitzke A et al (1993) Tissue plasminogen activator treatment (alteplase) for femoral artery thrombosis after cardiac catheterisation in infants and children. Br Heart J 70:382–385

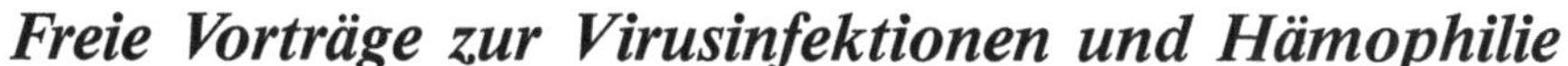

Freie Vorträge zur Virusinfektionen und Hämophilie

Diskussionsleitung:

M. ROGGENDORF (Essen)
Kl. SCHIMPF (Heidelberg)

Vorläufige Ergebnisse zur Serokonverison nach Hepatitis-A-Impfung bei Patienten des Bonner Hämophilie-Zentrums

W. Effenberger, A. M. Eis-Hübinger, J. Oldenburg, U. Hammerstein, B. Matz, H.-H. Brackmann

Einleitung

Aufgrund in der Literatur berichteter sowie 17 selbst beobachteter Fälle, bei denen eine Hepatitis-A-Infektion durch SD-inaktiviertes Faktor VIII-Konzentrat übertragen wurde, begannen wir im Dezember 1992 mit der aktiven Immunisierung gegen Hepatitis A (Tabelle 1). Dabei wurde die Impfung allen Patienten empfohlen, die zu diesem Zeitpunkt einen schützenden AK-Spiegel nicht besaßen, unabhängig von der Art der Virusinaktivierung der verwendeten Präparate. Dabei spielten Überlegungen zur generellen Präventation vor einer HAV-Infektion eine Rolle, beispielsweise im Zusammenhang mit chronischem Verläufen einer Hepatitis-B- oder/und C-Infektion, HIV-Infektion bzw. einer Infektionsprophylaxe bei Reisen in Epidemiegebiete. Kinder wurden von Beginn an in die Impfung einbezogen.

Die Impfung wurde gut angenommen, Ablehnungen blieben auf wenige Einzelfälle beschränkt.

Material und Methoden

Die Impfungen wurden mit HAVRIX® (Smith Kline Beecham) durchgeführt; sie erfolgten nach dem Schema 0, 1, 6 Monate (1,0 ml i.m.) unter entsprechender Substitution. Grundlage zur Beurteilung der Hepatitis-Serologie vor Impfung bildeten die Ergebnisse eines kommerziellen EIA. Bei seiner Verwendung ergab sich ein erheblicher Anteil von Patienten (25%), die wechselnd negative und (schwach) positive HAV-Antikörperbefunde aufwiesen. Titerbestimmungen mittels ELISA deuten hier auf AK-Konzentrationen im Bereich der Nachweisbarkeitsgrenze des EIA. In wenigen Fällen konnten diese aus der Anwen-

Tabelle 1. HAV-Serokonversion aller Faktor VIII-Produkte, Hämophiliezentrum Bonn

Produkt	HAV	
	AK-neg.	Serokonversion
Octavi	46	17 (37%)
Andere Produkte	149	0

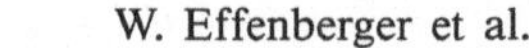

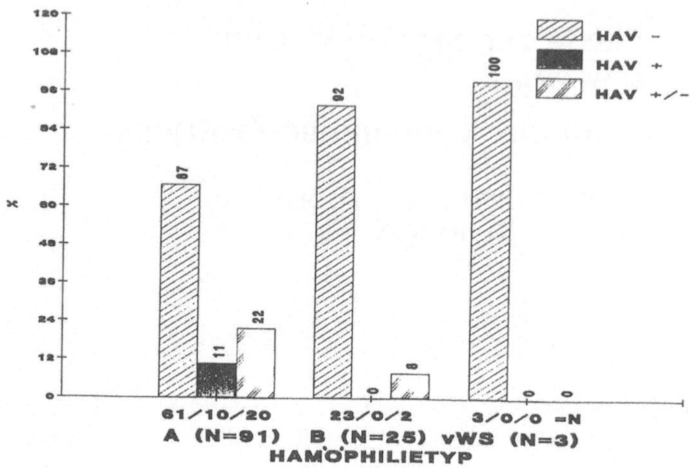

Abb. 1. HAV-Antikörper, Hämophiliezentrum Bonn. Alter < 16 Jahre; n = 119

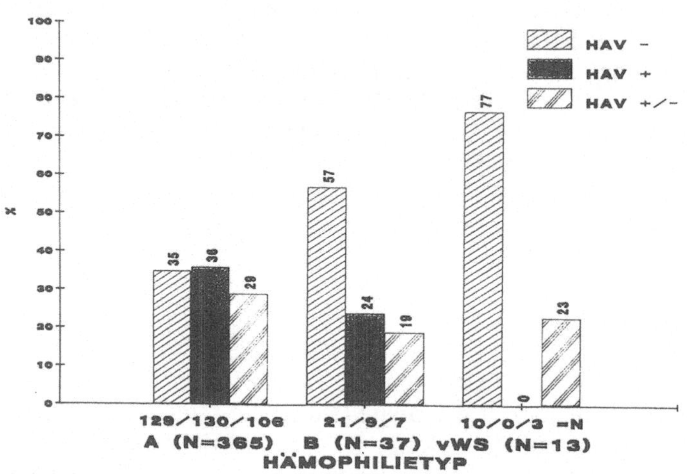

Abb. 2. HAV-Antikörper, Hämophiliezentrum Bonn. Alter > 16 Jahre; n = 415

dung von Immunglobublinen im Rahmen einer ITP- oder supportiven HIV-Behandlung erklärt werden, darüber hinaus bleiben sie ätiologisch zunächst unklar. Da die protektive Wirkung dieses AK-Spiegels unsicher erschien, wurde auch in dieser Gruppe die Impfung empfohlen; die Auswertung erfolge getrennt.

Auffällig waren die deutlich unterschiedlichen Erkrankungshäufigkeiten für Hepatitis A in den Gruppen von Patienten mit Hämophilie A und B sowie denen mit vWS (Abb. 1, 2). Deutlich am niedrigsten lag sie in der Gruppe der Patienten mit vWS, gefolgt von denen mit Hämophilie B. Diese Aussage läßt sich sowohl für das Kindes- und Jugendalter, als auch für das Erwachsenenalter treffen.

Ergebnisse

Bei allen Patienten, die nach zweiter oder dritter Impfung untersucht werden konnten, hatte eine Serokonversion mit der Ausbildung schützender Antikörper (> = 10 mIE/ml) stattgefunden. Dabei wurden Ak-Spiegel von 22 bis 10000 IE/ml erreicht. Die mit zwei Impfungen erreichbaren AK-Spiegel erhöhten sich in der Regel auch nach einer dritten Impfung nicht wesentlich.

Die Höhe des HAV-Antikörpertiters zeigte keine Altersabhängigkeit und war auch bei bestehender HIV-Infektion vergleichbar (Abb. 3, 4).

In der Gruppe mit wechselnd positiven und negativen Anti-HAV-Befunden vor Impfung war der Impferfolg ebenfalls vergleichbar den Ergebnissen bei

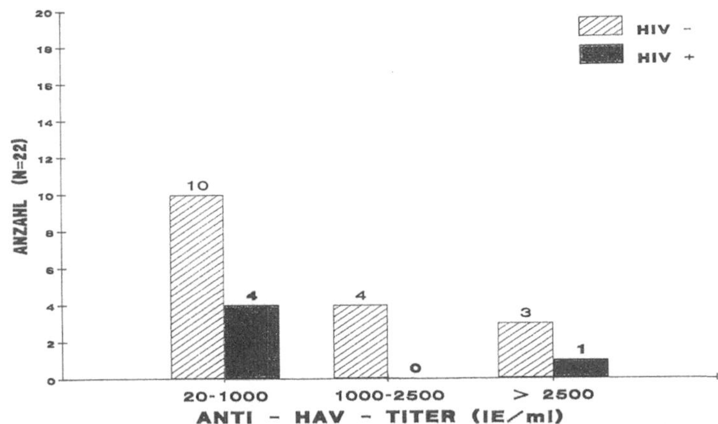

Abb. 3. Anti-HAV-Titer nach 2./3. Hepatitis-A-Impfung, Anti-HAV-negativ vor Impfung

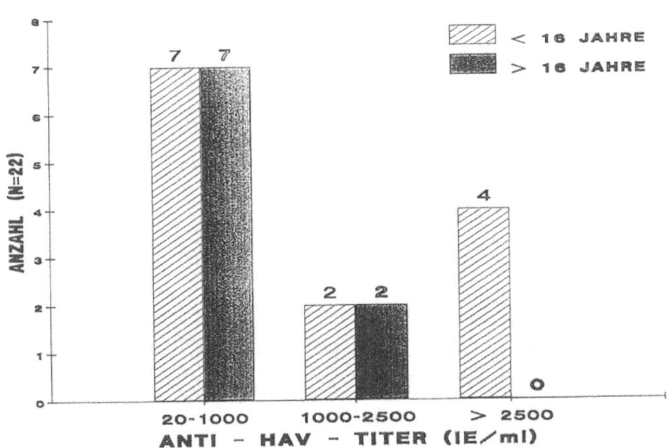

Abb. 4. Anti-HAV-Titer nach 2./3. Hepatitis-A-Impfung, Anti-HAV-negativ vor Impfung

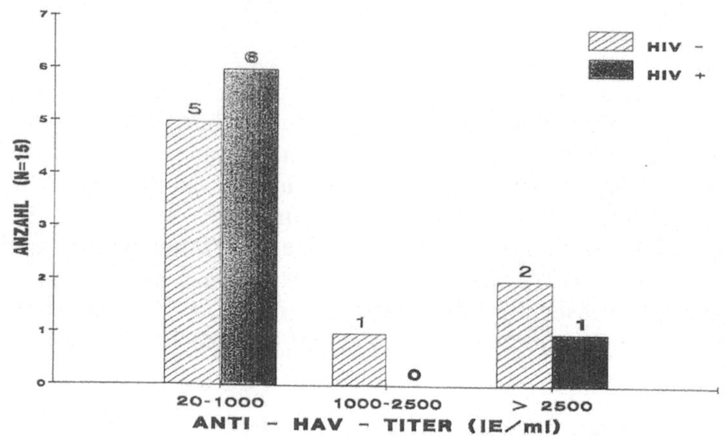

Abb. 5. Anti-HAV-Titer nach 2./3. Hepatitis-A-Impfung bei ± Anti-HAV-Titern vor Impfung

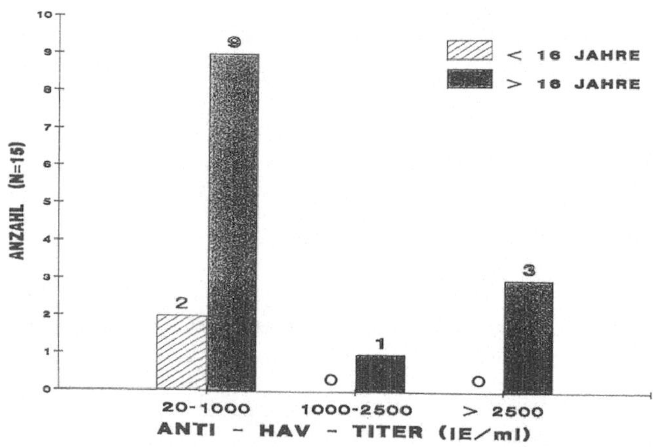

Abb. 6. Anti-HAV-Titer nach 2./3. Hepatitis-A-Impfung bei ± Anti-HAV-Titern vor Impfung

grundsätzlich negativer Anti-HAV-Ausgangssituation. Der hier vermutete deutlichere Anstieg nach Impfung ließ sich somit nicht feststellen (Abb. 5, 6).

Die Impfung erwies sich als außerordentlich gut verträglich. Lokale Nebenwirkungen in Form von leichten Schmerzen an der Impfstelle wurden in wenigen Fällen berichtet, einmal wurden subfebrile Temperaturen und Inappetenz beobachtet, in einem anderen Fall wurde die Impfung wegen allergischer Hautirritation nicht zu Ende geführt.

Transaminasenerhöhungen in sicherem Zusammenhang mit der Hepatitis-A-Impfung wurden nicht beobachtet.

Zusammenfassung

Die Hepatitis-A-Impfung erwies sich als gut verträgliche, wirksame und sichere Methode, um einen wirksamen Schutz gegen die Infektion aufzubauen. Dabei entwickelten auch Kinder und HIV-positive Patienten mit unterschiedlich fortgeschrittener Erkrankung protektive HAV-Antikörper. Weiterführende Verlaufsbeobachtungen werden über die Dauer des Schutzes in den untersuchten Patientengruppen Auskunft geben können.

Neurologische Störungen bei durch Blut-/Plasmaprodukte HIV-infizierten Kindern und Jugendlichen

J. JOSEPH-STEINER, M. FUNK; D. MENTZER, S. BECKER, T. BEEG, W. GROSS, R. BIALEK, W. KREUZ

Einleitung

Bereits im Jahre 1982, 2–3 Jahre nach den ersten Berichten über das epidemieartige Auftreten des Syndroms eines erworbenen Immundefektes bei i.v.-Drogenabhängigen und Homosexuellen, wurden dem Center for Disease Control die Fälle vierer Kinder mit ungeklärter Immunschwäche und opportunistischen Infektionen gemeldet [1].

Zu dieser Zeit wuchs die Besorgnis über ein per transfusionem übertragbares, infektiöses Agens, nachdem ein Säugling nach der Gabe eines Thrombozytenkonzentrates von einem männlichen Donor, der in der Folge an AIDS erkrankte, ebenfalls einen unklaren zellulären Immundefekt entwickelte [2].

Etwa zur gleichen Zeit (1982) wurden die ersten Hämophilie-assoziierten AIDS-Fälle bekannt [3].

Im darauffolgenden Jahr wurden erstmals die klinischen und immunologischen Merkmale des pädiatrischen, erworbenen Immunschwäche-Syndroms beschrieben und publiziert [4–7].

Bald darauf erkannte man, daß die Beteiligung des zentralen Nervensystems eine häufig zu beobachtende Komplikation der fortgeschrittenen HIV-Infektion bei Kindern darstellt [8, 9].

In der Literatur wird die Häufigkeit neurologischer Symptome bei erwachsenen Patienten im Stadium AIDS mit etwa 40% angegeben [10].

Untersucht man solche Patienten post mortem, so findet man in 70–80% der Fälle neuropathologische Veränderungen [10].

Bei vertikal infizierten Kindern, also Kinder, die entweder schon intrauterin oder perinatal, eventuell auch postnatal via lacte infiziert wurden, fand man im Vollstadium bei 70–90% der Kinder neurologische Veränderungen [11, 12]. Etwa die Hälfte dieser Kinder entwickelte eine progressive Enzephalopathie mit zunehmender neurologischer Symptomatik und Verlust bereits erworbener Entwicklungsmeilensteine [13].

Fragestellungen

Es soll im Folgenden um die verschiedenen klinischen Erscheinungsbilder neurologischer Störungen bei dem von uns retrospektiv betrachteten Patientenkollektiv gehen, um die Häufigkeit ihres Auftretens und um ihre Genese, sei sie nun primär HIV-assoziiert oder sekundär opportunistisch beziehungsweise neoplastisch.

Ferner soll untersucht werden, ob und inwieweit sich der klinische Verlauf in den verschiedenen diagnostischen Verfahren widerspiegelt und schließlich soll auf die Therapie sowohl antiretroviral als auch anti-opportunistisch, ihren Effekt und dessen Dauer eingegangen werden.

Patientenkollektiv

Das Patientenkollektiv setzt sich zusammen aus 5 weiblichen und 58 männlichen Patienten im Alter von 6–25 Jahren, die zum überwiegenden Teil im Rahmen der Behandlung ihrer angeborenen Gerinnungsstörungen durch Plasmaprodukte mit dem HI-Virus infiziert wurden.

Die Patienten werden in den HIV-Ambulanzen der Bonner und der Frankfurter Universitätskinderkliniken betreut.

Von den insgesamt 63 betrachteten Patienten befinden sich 15 in noch asymptomatischen Stadien, von denen keiner eine neurologische Störung aufweist.

Symptomatisch, jedoch noch nicht im Stadium AIDS sind 22 Patienten, darunter 2 mit leichten neurologischen Symptomen.

10 Patienten befinden sich im Vollstadium, 16 sind bereits verstorben. Von diesen insgesamt 26 Patienten sind 13 neurologisch z. T. schwerst auffällig, so daß insgesamt 15 Patienten mit neurologischen Symptomen im untersuchten Gesamtkollektiv auftraten (Tabelle 1).

Tabelle 1.

Stadium	*ohne* neurologische Symptome	*mit* neurologischen Symptomen
II A/III A	15	0
II B/III B	22	2
AIDS/†	26	13

Untersuchungsmethoden

- klinische neurologische Untersuchung,
- EEG,
- Evozierte Potentiale (EP),
- CT bzw. NMR,
- Neuropsychologische Tests (in Einzelfällen).

In der hier gezeigten Liste der verschiedenen diagnostischen Werkzeuge, die bei dem untersuchten Patientenkollektiv zum Einsatz kamen, steht die neurologische Untersuchung an erster Stelle, weil sie bei allen Patienten regelmäßig durchgeführt wurde und somit auch am frühesten Hinweise auf neurologische Störungen gab.

Die elektrophysiologischen Methoden wie EEG und Evozierte Potentiale wurden bei 9 Patienten routinemäßig durchgeführt, die bildgebenden Verfahren ebenso wie die Lumbalpunktion nur bei aufgetretener neurologischer Symptomatik.

Neuropsychologische Tests kamen in Einzelfällen zum Einsatz.

Ergebnisse

Zunächst eine Auflistung der beobachteten Symptome bei den 15 neurologisch auffälligen Patienten, geordnet nach funktionellen Gesichtspunkten.

Neurologische Symptome

Pyramidenbahnstörungen, wie z. B. muskulärer Hypertonus, traten verhältnismäßig selten auf im Gegensatz zu den Kleinhirnsymptomen. Etwas mehr als ein Viertel der auffälligen Patienten zeigten z. B. Gangstörungen.

Unter dem Bild eines Cauda-Syndroms mit Sensibilitätsausfällen, Blasen-Mastdarm- und Erektionsstörungen wurden zwei Patienten auffällig.

Ein Patient entwickelte im Rahmen seiner spinalen Symptomatik halbseitige, segmental begrenzte Sensibilitätsausfälle und Paresen, die intermittierend auftraten.

Tabelle 2.

	n = 15
Pyramidenbahnzeichen	*1*
– muskulärer Hypertonus	1
– Reflexzonenverbreiterung	1
– Kloni	1
– spastische Hemiparese	1
Zerebelläre Symptomatik	*4*
– Ataxie	2
Gangstörung	4
Dysdiachochokinese	2
Spinale Symptomatik	*3*
– Sensibilitätsstörung	3
– Störung der autonomen Innervation	2
Fokale Symptomatik	*3*
– Krampfanfälle	3
Andere Symptomatik	*4*
– verwaschene Sprache	4
– Bewußtseinstrübung	3

Die kursivgedruckte Zahl gibt die Gesamtzahl der Patienten mit der jeweiligen Symptomatik an, die Zahlen darunter die Anzahl der Patienten mit der links aufgeführten, speziellen Symptomatik. Hier sind Mehrfachnennungen möglich.

Krampfanfälle traten bei insgesamt drei Patienten auf und waren Ausdruck einer ZNS-Toxoplasmose bzw. eines ZNS-Lymphoms.

Relativ häufig waren ebenfalls Bewußtseinstrübungen und verwaschene Sprache, größtenteils bei Patienten mit einer HIV-assoziierten Enzephalopathie. Diese Patienten waren zudem gekennzeichnet durch zunehmende Konzentrationsstörungen, psychomotorische Verlangsamung und Schwierigkeiten beim Bewältigen einfacher Aufgaben sowie beim Ausdrücken komplexer Sachverhalte.

Opportunistische Infektionen und Neoplasien im Bereich des ZNS

Bei den aus neurologischer Sicht relevanten opportunistischen Infektionen standen die Toxoplasmose und Virusinfektionen mit Viren der Herpesgruppe im Vordergrund.

Hier war es vor allem die Infektion mit dem Varicella-Zoster-Virus, die in einem Fall sogar zum Bild des Zoster generalisatus führte. Bei dem ZNS-Lymphom handelte es sich um ein histologisch gesichertes, malignes Non-Hodgkin-Lymphom vom B-Zelltyp.

Tabelle 3.

	n
– Bakterielle Infektionen Strept. pneum., E. coli, HIB, Staph. aureus, u.a.	–
– Zerebrale Toxoplasmose	*3*
– Infektion mit Viren der Herpesgruppe	*5*
CMV	1
HSV	–
VZV	4
– Candida, Aspergillus	–
– Kryptokokkus	–
– ZNS-Lymphome	*1*

Die kursivgedruckte Zahl gibt die Gesamtzahl der Patienten mit der jeweiligen Symptomatik an, die Zahlen darunter die Anzahl der Patienten mit der links aufgeführten, speziellen Symptomatik. Hier sind Mehrfachnennungen möglich.

Befunde elektrophysiologischer Untersuchungen

Bei den elektrophysiologischen Untersuchungen zeigten sich bei den fokalen Prozessen korrespondierende Befunde im EEG, bei den anderen Patienten mit teilweise massiver Symptomatik war das EEG nur in etwa 25% der Fälle verändert. Es zeigten sich unspezifische Befunde wie verlangsamte Grundaktivität, eingestreute Theta-Wellen und leichte, paroxysmale Dysrhythmien.

Im Rahmen der Therapie einer zerebralen Toxoplamose zeigte das EEG bei vorher aufgetretenen Veränderungen in einem Fall eine Verbesserung zum Vorbefund.

Bei den Evozierten Potentialen zeigten sich in 3 von 9 Fällen pathologische Veränderungen. In den übrigen Fällen waren die EP unauffällig, trotz z. T. erheblicher neurologischer Symptomatik.

Bildgebende Verfahren, CT bzw. NMR

Der häufigste Befund bei den bildgebenden Verfahren CT und NMR war die innere und äußere Hirnatrophie. Sie wurde bei 4 von den 13 Patienten beschrieben.

Der Nachweis der Toxoplasmose im Bereich des ZNS gelang mit den o. g. Verfahren ohne Schwierigkeiten. Problematischer erschien im Fall des Lymphoms die differentialdiagnostische Abgrenzung bei bekannter, vorausgegangener ZNS-Toxoplasmose.

Marklagerläsionen, wie man sie bei perinatal-infizierten Kindern häufig findet, waren nur in einem Fall nachzuweisen.

Therapie

Die Therapie neurologischer Störungen bei Ausschluß opportunistischer oder neoplastischer Genese bestand in einer hochdosierten AZT-Therapie mit 720 mg/qmKOF/Tag. Hierunter kam es bei 3/8 Patienten zu einer vorübergehenden Besserung der Symptomatik, die 2 bis maximal 16 Monate anhielt. Bei den 2 Patienten mit dem Cauda-Syndrom zeigte sich der Therapieeffekt zum Beispiel in einer deutlichen Besserung beziehungsweise im völligen Verschwinden der Sensibilitäts- und der Blasen-Mastdarm-Störungen.

5/8 Patienten mit z. T. jahrelanger AZT-Vorbehandlung zeigten keinen Therapieerfolg.

Bei den opportunistischen Infektionen sprach die Toxoplasmose am besten auf die Therapien mit Bactrim bzw. Daraprim mit Rückgang der Symptomatik an. Trotz Sekundärprophylaxe kam es in 2 von 3 Fällen zu Rezidiven, wobei eine mangelhafte Compliance als Ursache dafür nicht ausgeschlossen werden kann.

Die CMV-Retinitis wurde zunächst mit Ganciclovir, dann wegen unbefriedigender Befundverbesserung mit einer alternierenden Therapie mit Ganciclovir und Foscarnet behandelt. Hierunter konnte die Progression des Retinabefalls gestoppt werden.

Die Varicella-Zoster-Infektionen wurden mit Acyclovir behandelt worunter sich die Symptomatik rasch besserte. Auch hier kam es jedoch bei 3 Patienten zu Rezidiven.

Schlußfolgerungen und Empfehlungen

Sollte man jetzt, nachdem man sich mit den Daten dieses Kollektives beschäftigt hat, eine Empfehlung geben, so muß wohl zur Zeit, was die Diagnostik angeht, der apparatemäßig unbewaffneten neurologischen Untersuchung größter Stellenwert eingeräumt werden. Wichtig wäre hierbei die oftmals schwer zu realisierende Konstanz des Untersuchers.

Die elektrophysiologischen Methoden spiegelten die Symptomatik der mit ihnen untersuchten Patienten nur unzuverlässig wieder, so daß die routinemäßige Durchführung von EEG und EP als Screening-Untersuchung ungeeignet erscheinen.

Bei den bildgebenden Verfahren sollte dem NMR, falls möglich, der Vorzug gegeben werden, wichtig hierbei ist auf jeden Fall die Erhebung eines Ausgangsbefundes, um Schwierigkeiten bei der Differenzierung zwischen alten und neu aufgetretenen Befunden vorzubeugen. Erwähnenswert ist hierbei, daß bei einer multizentrisch angelegten Studie, die sich mit abnormen Hirnveränderungen bei *HIV-negativen* Hämophilen beschäftigte, in über 20% der Fälle pathologische Veränderungen gefunden wurden [14].

Inwieweit neuropsychologische Tests helfen können, den subjektiven Eindruck z. B. einer psychomotorischen Verlangsamung zu objektivieren und im Verlauf zu kontrollieren, ist eine Frage, die zu beantworten, prospektiven Studien überlassen werden muß.

Neuere bildgebende Verfahren wie SPECT und PET produzieren zwar interessante Befunde, die sicher einzuordnen und zu gewichten z. Zt. noch größere Probleme bereitet.

Literatur

1. CDC (1982) Unexplained immunodeficiency and opportunistic infections in infants – New York, New Jersey, California. MMWR 31:665–667
2. Ammann AK, Cowan MJ, WARA DW et al (1983) Acquired immunodeficiency syndrome in an infant: possible transmission by means of blood products. Lancet 613–615
3. Centers for Disease Control (1982) Pneumocystis carinii pneumonia among persons with hemophilia A. MMWR 365–367
4. Oleske J, Minnefor A, Cooper T et al (1983) Immune deficiency syndrome in children. JAMA 249:2345
5. Rubinstein A, Sicklick M, Gupta A et al (1983) Acquired immunodeficiency with reversed T4/T8 ratios in infants born to promiscuous and drug-addicted mothers. JAMA 249:2350–2356
6. Scott GB, Buck BE, Leterman JG et al (1984) Acquired immunodeficiency syndrome in infants. N Engl J Med 310:76–81
7. Shannon KM, Ammann AJ (1985) Acquired immune deficiency syndrome in childhood. J Pediatr 106:332–342
8. Belman AL, Novick B, Ultmann MH et al (1984) Neurologic complications in children with AIDS. Ann Neurol 16:414
9. Epstein LG, Sharer LR, Joshi VV et al (1984) Progressive encephalopathy in children with acquired immunodeficiency syndrome. Ann Neurol 16:414

10. Levy RM, Bredesen DE (1988) Central Nervous System dysfunction in acquired immunodeficiency syndrome. AIDS-and-the-Nervous-System. Rosenblum ML et al, eds. New York, Raven press, p. 29–63
11. Kairam R, Kaul A, Bamji M, Gupta A, Bahski S, Pitt J (1989) Neurologic disease in pediatric HIV-infection. Int-Conf-AIDS 5:194 (abstract no. M.B.O. 44)
12. Roy S, Geoffroy G, Lapointe N, Michaud J (1992) Neurological findings in HIV-infected children: a review of 49 cases. Can-J-Neurol-Sci. 19(4):453–457
13. Epstein LG, Sharer LR, Goudsmit J (1988) Neurological and neurophathological features of human immunodeficiency virus infection in children. Ann-Neurol. 23 Suppl:S 19–23
14. Wilson DA, Nelson MD, Fenstermacher MJ et al (1992) Brain abnormalities in male children and adolescents with hemophilia: detection with MR imaging. Radiology 185(2):553–558

Invasive Lungenaspergillose bei einem HIV-positiven Patienten mit Hämophilie A

P. LAGES, A. HUTH-KÜHNE, M. WIEBEL, R. ZIMMERMANN

Einleitung

Aspergillusarten sind ubiquitär vorkommende Schimmelpilze. Der Haupterreger einer Lungenaspergillose ist Aspergillus fumigatus [15]. Nach Inhalation der Pilzsporen und Besiedelung des Respirationstraktes werden diese von Alveolarmakrophagen phagozytiert oder durch neutrophile Granulozyten und Monozyten abgewehrt. Bei Immundefizienz sind diese Mechanismen eingeschränkt, so daß die Pilzsporen pathogen werden können und sich als systemische Organmykose manifestieren [3, 13]. So stellte die Aspergillose bei HIV-Patienten im Spätstadium der Erkrankung eine seltene, jedoch lebensbedrohliche Komplikation dar [1, 3, 7, 9, 12]. Hauptlokalisation einer Aspergillose ist die Lunge. Prädisponierende Faktoren für eine invasive Lungenaspergillose sind eine Granulozytopenie, eine vorausgegangene Steroid-, eine langandauernde Antibiotikatherapie oder eine Lungenvorschädigung wie z. B. durch eine CMV- oder Pneumozystis-carinii-Pneumonie. Nach Erstdiagnose beträgt die durchschnittliche Überlebenszeit meist nur 4 Monate [3].

Im folgenden berichten wir über einen 52jährigen Patienten mit schwerer Hämophilie A und seit 1985 bestehender HIV-Infektion, bei dem nach Erstdiagnose einer Lungenaspergillose und anschließender antimykotischer Therapie die Überlebenszeit 16 Monate betrug.

Kasuistik

Im Juli 1985 wurden mittels ELISA und Westernblot HIV-1-Antikörper nachgewiesen. In der Folgezeit traten rezidivierende bakterielle Hautinfekte wie Abszesse und Furunkel, auf, die einen wiederholten Einsatz von Antibiotika notwendig machten. Im Rahmen der Antibiotikatherapie entwickelten sich allergische Exantheme, die teilweise kurzfristig mit Kortikoiden behandelt werden mußten.

Im März 1991 kam es mit einer Pneumozystis-carinii-Pneumonie zur Manifestation von Aids. Zur Sekundärprophylaxe inhalierte der Patient in 4 wöchentlichen Abständen mit Pentamidin. Nach 6 Monaten entwickelte sich ein pentamidininduziertes Asthma bronchiale, das kurzfristig mit Kortikoiden behandelt werden mußte. Die weitere Sekundärprophylaxe erfolgte aufgrund

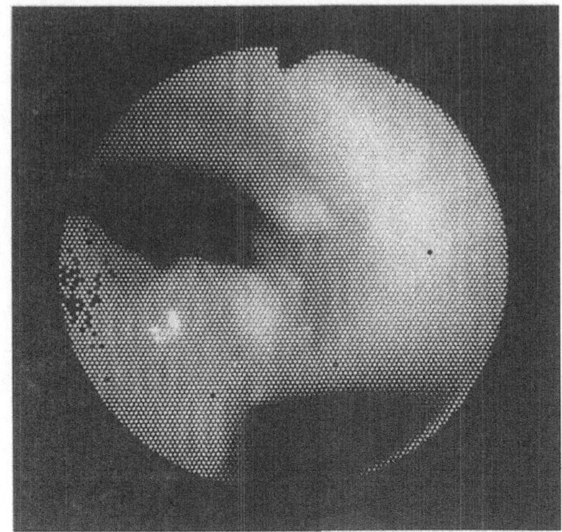

Abb. 1. Bronchoskopie: Exophytische tumorartige Läsion der Trachealschleimhaut

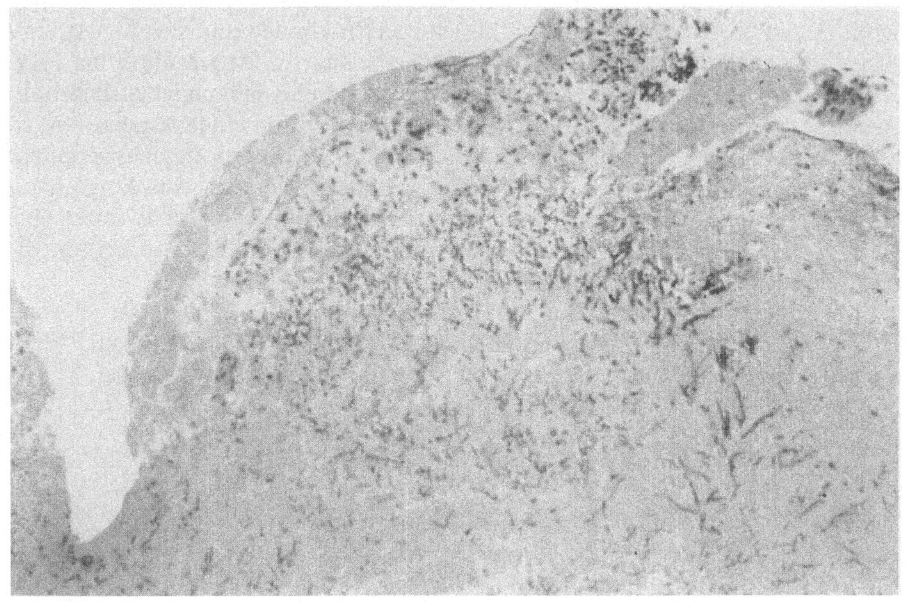

Abb. 2. Biopsie der Trachealschleimhaut: Nekrosen, durchsetzt mit Pilzhyphen

einer Cotrimoxazolunverträglichkeit mit Fansidar (Pyrimethamin 25 mg/Sulfadoxin 500 mg).

Im Juni 1992 klagte der Patient über unspezifische Symptome wie: Fieberschübe, heftige Hustenattacken mit blutig tingiertem Auswurf und eine starke Abgeschlagenheit. Bronchoskopisch zeigten sich exophytische, tumorartige Läsionen der Trachea (Abb. 1). Histologisch fanden sich großflächige Nekrosen,

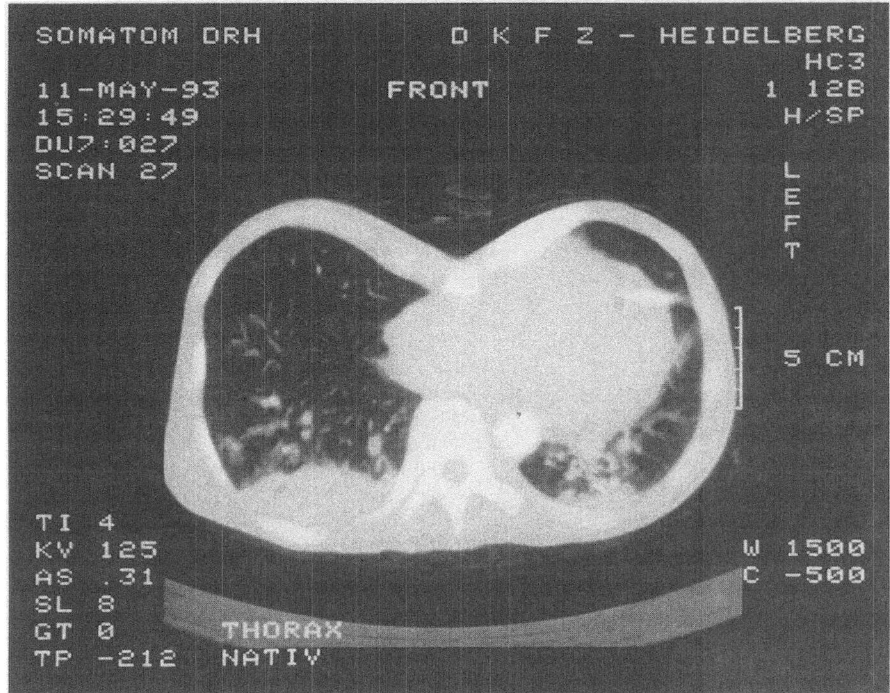

Abb. 3. Computertomographie des Thorax: beidseits dorsal multiple Infiltrationen

durchsetzt mit Pilzhyphen (Abb. 2). Im Computertomogramm des Thorax sah man bds. dorsal im Lumenparenchym Infiltrationen (Abb. 3).

Aufgrund der erhobenen Befunde und einem positiven kulturellen Nachweis von Aspergillus fumigatus wurde die Diagnose einer invasiven Lungenaspergillose gestellt.

Der Patient wurde daraufhin parenteral mit 150 mg Fluzytosin/kg Körpergewicht/die und mit 0,5 mg Amphotericin B/kg Körpergewicht/die behandelt [8]. Eine Kontrollbronchoskopie nach 3-monatiger Therapie bestätigte den klinischen Eindruck einer nahezu vollständigen Remission. Auch der sonographisch zuvor nachgewiesene, echodichte Leberrundherd war nicht mehr zu sehen. Es dürfte sich hierbei am ehesten um ein extrapulmonales Aspergillom gehandelt haben, daß sich unter der systemischen Therapie zurückgebildet hatte (Abb. 4).

Zur notwendigen Erhaltungstherapie gaben wir 1 mg Amphotericin B/kg Körpergewicht/Woche und 200 mg Itroconazol/die oral. Eine höhere Itroconazoldosis von 400 mg tolerierte der Patient nicht [4, 8–14].

Nach 9 Monaten traten erneut Fieberschübe und Hustenattacken auf. 4 Wochen zuvor hatte der Patient die Medikation mit Amphotericin B abgesetzt. Bronchoskopisch und computertomographisch konnte ein Rezidiv bestätigt

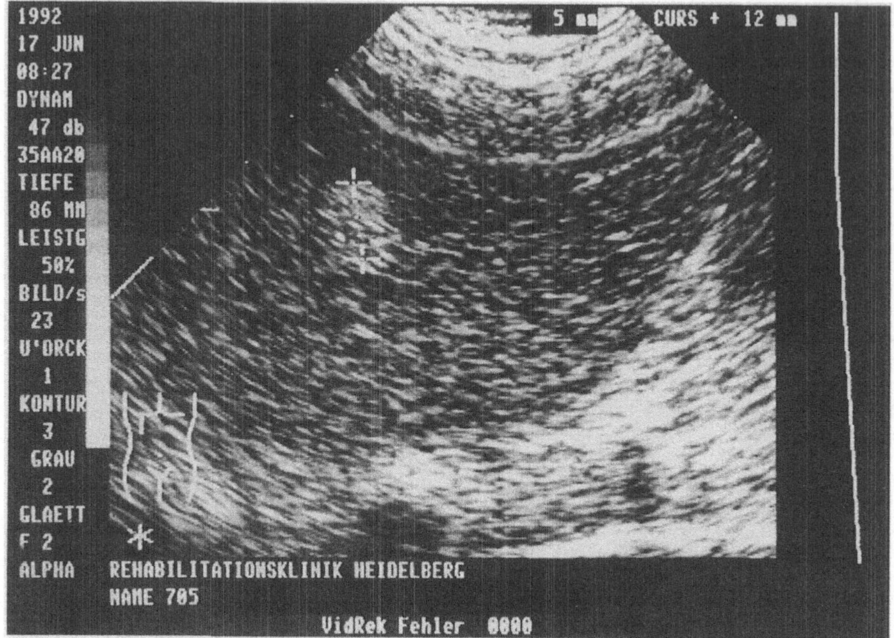

Abb. 4. Sonographie der Leber: Rundherd im rechten Leberlappen

werden. Wir gaben daraufhin Flucytosin und Amphotericin B in gleicher Dosis wie zuvor und zusätzlich 400 mg Itroconazol/die oral.

Nach 6wöchiger Behandlung konnten wir den Patienten wieder mit einer Erhaltungstherapie entlassen.

2 Monate später kam es zur klinischen Verschlechterung, so daß wir wieder mit der antimykotischen 3er-Kombination behandelten. Computertomographisch ergab sich allerdings kein eindeutiger Hinweis für ein 2. Rezidiv.

Nach 2 Wochen unter der antimykotischen Therapie traten Temperaturen bis 40 °C auf. Die Thoraxübersichtsaufnahme zeigte multiple bronchopneumonische Infiltrate. Trotz breiter Antibiose entwickelte sich eine nicht beherrschbare Sepsis, und der Patient verstarb im Multiorganversagen.

Diskussion

Eine invasive Lungenaspergillose tritt bei HIV-Patienten im Vergleich zu anderen Immunsuprimierten selten auf. Sie macht maximal 1% der diagnostizierten, opportunistischen Infektionen im Endstadium Aids aus. Im Autopsiegut schwanken die Angaben zwischen 2 und 9% [1, 2, 4, 8, 10, 11, 14, 16]. In den wenigen bisher beschriebenen Fällen beträgt die Überlebenszeit meist weniger als 6 Monate [3, 5, 6, 9].

Bei unklaren pulmonalen Symptomen, wie z.B. unproduktivem Husten, sollte daher eine frühzeitige invasive Diagnostik angestrebt werden, um so durch eine sofortige antimykotische Therapie die Überlebenszeit zu verlängern, die in unserem Fall 16 Monate betrug.

Literatur

1. Asnis DS, Chithara RK, Jacobson M, Goldstein JA (1988) Invasive aspergillosis: an unusual manifestation of Aids. NY State J of Med 88:653–655
2. Artigas J (1989) Invasive aspergillosis – an Aids typical opportunistic infection. In: Proceedings of the Fifth Internatinal Conference on Aids, Montreal, June 4–9 (Abstract, International Development Research Centre, Ottawa/Ont.)
3. Denning DW, Stephen E, Follansbee SE, Scolaro M, Norris S, Edelstein H, Stevens DA (1991) Pulmonary aspergillosis in the aquired immunodeficiency-syndrome. N Engl J Med 324:645–662
4. Denning DW, Stevens DA (1990) Antifungal and surgical treatment of invasive aspergillosis: review of 2.121 published cases. Rev Infect Dis 12:1147–1201
5. Hui AN, Koss MN, Meyer PR (1984) Necropsy findings in acquired immunodeficiency-syndrom: a comparison of premortem diagnosis with postmortem findings. Hum Pathol 15:670–676
6. Januszewska M, Staples C, Lewson L, Roscoc DL, Montener IGS, Philips P (1993) Aspergillosis an opportunistic infection of advanced HIV-disease. (Poster, 9th International Conference on Aids, Berlin, June 6–11
7. Just-Nübling G (1990) Invasive Aspergillus-Infektion bei Aids. Aifo 353–359
8. Kamps BS (1993) Aids 1993, 3. Auflage, Steinhäuser, S 98–100
9. Lombardo GT, Anandaro N, Lin CS, Abbate A, Becher WH (1987) Fatal hemoptysis in a patient with Aids-related complex and pulmonary aspergilloma. NY State J of Med 87:306–308
10. Murray JF, Felton CP, Garay SM et al (1984) Pulmonary complications of the acquired immunodeficiency-Syndrome: report of National Heart, Lung and Blood Institute workshop. N Engl J of Med 310:1682–1688
11. Salomon N, Perlman DS, Saltzman BR et al (1989) Invasive aspergillosis in Aids: clinical manifestations and predisposing factors. In: Proceedings of the Fifth International Conference on Aids, Montreal, June 4–9 (Abstract, International Development Research Centre, Ottawa/Ont.)
12. Schaffner A (1984) Acquired immunodeficiency-syndrome: is disseminated aspergillosis predictive of underlying cellular immune deficiency? J Infect Dis 149:828–829
13. Schaffner A, Douglas H, Braude A (1982) Selective protection against conidia by mononuclear and against mycelia by polymorphonuclear phagocytes in resistence to Aspergillus: observations on these two lines of defense in vivo and in vitro with human and mouse phagocytes. J Clin Invest 69:617–631
14. Schwartz RS, Mackintosh FR, Schrier SL, Greenberg PL (1984) Multivariate analysis of factors assosiated with invasive fungal disease during remission induction therapy for acute myelogenous leukemia. Cancer 53:411–419
15. Warell DA (1990) Infektionskrankheiten. Edition Medizin S 571–572
16. Wilkes MS, Fortin AH, Felix JC, Godwin TA, Thompson WG (1988) Value of necropsy in aquired immunodeficiency-syndrome. Lancet 2:85–88

Medikamentös induzierte Psychose bei einer HIV-infizierten Patientin

CH. KÜHBORTH, I. SCHARRER

Das Auftreten psychopathologischer Symptome in Zusammenhang mit einer HIV-Erkrankung ist allgemein bekannt und wurde wiederholt beschrieben (Stiefel F et al. 1989; Maj M 1990; Seth R et al. 1991 u. a) [19, 22, 24].

Anhand der vorliegenden Kasuistik soll das Auftreten eines psychotischen Krankheitsbildes infolge einer oralen Aciclovir (Zovirax®)-Therapie beschrieben werden. Die akute psychotische Störung bereitete zunächst erhebliche differentialdiagnostische Schwierigkeiten. Bisher wurde diese Nebenwirkung fast ausschließlich nach Aciclovir-Infusionen beobachtet.

Anamnese

Die 35 Jahre alte Patientin war Ehefrau eines HIV-infizierten Hämophilen, der bereits 2 Jahre zuvor verstorben war. Sie befand sich seit Ende 1987, dem Zeitpunkt, zu dem das Ehepaar aus beruflichen Gründen nach Frankfurt umzog, in unserer Behandlung.

In den 5 Jahren, in denen sie von uns betreut wurde, traten rezidivierende Herpes simplex-Virus-Infektionen (HSV1), ein Herpes zoster, rezidivierend eine orale Soormykose und Soorösophagitis, eine Pneumocystis carinii-Pneumonie (PcP), eine Salmonellose, eine pulmonale Kryptokokkeninfektion, eine orale Haarleukoplakie, eine HIV-Retinopathie und ein Unterschenkelabszeß auf.

Bei der Patientin waren keine psychiatrischen Vorerkrankungen bekannt.

Im März 1990 trat erstmals eine periorale HSV1-Infektion auf, die mit Zovirax®-Creme und Zovirax® 200-Tabletten (5×200 mg über eine Woche), erfolgreich behandelt wurde.

Im Januar 1992 kam es zu einer Herpes zoster-Manifestation (linke Leiste), die auf eine Behandlung mit Zovirax®-Creme nicht ansprach, aber unter oraler Aciclovir-Gabe abklang. Daneben klagte die Patientin gehäuft über Schwindel, Kopfschmerzen, Erbrechen, Durchfall und intermittierendes hohes Fieber.

Im Juni 1992 wurde bei der Patientin erstmal sein Herpes analis beobachtet. Im Rahmen eines stationären Aufenthaltes wurde sie über eine Woche mit Zovirax® i. v. behandelt, und es konnte eine partielle Remission verzeichnet werden. In den folgenden Monaten kam es immer wieder zu Rezidiven, die mit einer ein- bis zweiwöchigen oralen Zovirax® 200-Therapie erfolgreich im Sinne einer kompletten bzw. partiellen Remission beeinflußt werden konnte.

Im April 1993 wurde erstmals eine Dosiserhöhung auf Zovirax® 5×400 mg oral zur Kontrolle der Herpesinfektion notwendig. Unter der gleichen Medikation und Dosierung heilte auch ein Rezidiv im Mai wieder ab. Während dieser Zeit litt die Patientin zunehmend unter Müdigkeit, Luftnot und Fieberschüben, bei allerdings klarem Bewußtsein.

Zu diesem Zeitpunkt (Mai 1993) wog die Patientin noch 48 kg bei einer Körpergröße von 1,60 m. Sie befand sich im CDC-Stadium IV A, C_1, C_2, war seit drei Jahren p24-Antigen positiv und wies sechs positive HIV-Banden auf.

Seit 2 1/2 Jahren bestand eine Lymphopenie (Mai: 547/mm^3), die CD4-Zellen lagen bei 14/µl, die CD8-Zellen bei 299/µl.

Die Lebertransaminasen (GPT 49 U/l, GOT 86 U/l, γ-GT 103 U/l) waren erhöht, ebenso die alkalische Phosphatase mit 450 U/l. Hingegen waren die renalen Retentionswerte (Harnstoff 24 mg/dl und Kreatinin 0,7 mg/dl) normal.

Die Serologie der typischen opportunistischen Erreger (CMV, HSV, EBV, VZV, Parvovirus B19, Toxoplasmose, Candida, Lues, Cryptococcus, Listeriose und Legionellose) war – über die Jahre hinweg – negativ bzw. zeigte keinen Titeranstieg.

Ende Mai bestand die medikamentöse Therapie aus:

- Hivid® 0,75 3×1
- Fraxiparin® 1 Injektion s.c.
- Ciprobay® 2×250 mg p.o.
- Fluimucil® 2×1
- Lefax® 2×1

Klinik

Am 28. Mai wurden wir von der Dermatologie benachrichtigt, daß bei der Patientin der Herpes analis wieder aufgeblüht sei. Es wurde daraufhin mit einer Tagesdosis von 2,0 g Aciclovir oral behandelt.

Sechs Tage später konnte die Patientin kaum noch reden, gab unartikulierte Laute von sich und schrie vor Angst. Sie klagte über Schwindel, Gedankenrasen und Angst. Die Patientin befand sich in einem akuten Verwirrtheitszustand und zeigte einen Realitätsverlust. Sie war zeitlich, örtlich und situativ nicht orientiert.

Von der Abteilung für Psychiatrie wurde sie zum Ausschluß einer floriden opportunistischen ZNS-Erkrankung in die Neurologie überwiesen. Im Laufe des Tages kam es zu einer zunehmenden Bewußtseinsverminderung bis hin zu einem Zustand ausgeprägter Somnolenz. Die Patientin reagierte zu diesem Zeitpunkt nicht mehr auf Ansprache, und konnte sich auch sprachlich nicht mehr äußern. Die Patientin wirkte später stuporös; bei allgemeiner Tonussteigerung war die Motorik hochgradig eingeschränkt. Es traten Fieberschübe bis 39,5 °C auf.

Differentialdiagnostische Überlegungen

Bei der *neurologischen Untersuchung* konnte ein Meningismus ausgeschlossen werden. Es lagen ein regelrechter Hirnnervenstatus, seitengleiche Bewegung aller Extremitäten und ein normales Reflexverhalten vor. Koordination und Sensibilität konnten aufgrund des Zustandes der Patientin und der daraus folgenden fehlenden Kooperation nicht überprüft werden. Abgesehen von der Bewußtseinsstörung zeigte die Patientin keine neurologischen Defizite.

Das *CT* zeigte bis auf diskret erweiterte äußere Liquorräume einen unauffälligen Befund.

Im *EEG* war eine mittelschwere Allgemeinveränderung nachweisbar, die insgesamt aber als unspezifischer Befund interpretiert wurde.

Die durchgeführte *Liquorpunktion* ergab außer einer diskreten Pleozytose (19/3 Zellen) und Eiweißerhöhung (0,69 g/l) keinen Anhalt für das Vorliegen eines entzündlichen Prozesses: kein Nachweis von Kryptokokken, Lues, Lymeborreliose und Toxoplasmose.

Auch *serologisch* bestand kein verwertbarer Hinweis für eine opportunistische Infektion: Lues, Lymeborreliose, Aspergillose, Candida albicans, Cryptococcus neoformans, Salmonellose, Listeriose, Brucellose, Legionelliose, Candida und Toxoplasmose waren negativ.

Insgesamt konnten neurologischerseits weder eine floride opportunistische Infektion, noch ein Meningismus oder eine Enzephalitis als Ursache der psychopathologischen Symptomatik der Patientin nachgewiesen werden.

Therapie

Während des Aufenthaltes in der Neurologie wurden alle Medikamente abgesetzt, bis auf 10 mega Penicillin^{G} aufgrund des hochfieberhaften Zustandes und 0,5 mg Lorazepam wegen massiver Angstzustände.

Aufgrund eines akuten Hb-Abfalles auf 6,3 g/dl in der folgenden Nacht, wurde die Patientin ins Zentrum der Inneren Medizin verlegt und mit Erythrozytenkonzentraten substituiert. Am nächsten Tag war sie bereits weitgehend bewußtseinsklar; auch Sprache und Motorik normalisierten sich. Am dritten Tag nach der psychotischen Episode war eine vollständige Remission vorhanden; es lag lediglich eine zeitlich begrenzte retrograde Amnesie von etwa 20 h für die psychotische Phase vor. Im weiteren Verlauf des stationären Aufenthaltes war die Patientin psychisch unauffällig. Auch bei nachfolgenden serologischen Verlaufskontrollen über einen Zeitraum von 3 Monaten, wurden keine Zeichen einer opportunistischen Zerebralinfektion nachgewiesen.

Psychopathologie medikamentös induzierter Psychosen

Daher ist im vorliegenden Fall eine pharmakogene bzw. toxische Psychose anzunehmen. Das wichtigste Kriterium zur Abgrenzung von einer endogenen Psychose ist die Bewußtseinsstörung [21]. Weiterhin sind Störungen des Gedächtnisses, des Antriebs und der Affektivität zu beobachten. Prägnanztypen organischer Psychosen sind nach Schulte et al. [21]:

- *Verwirrtheitszustand oder amentielles Syndrom:* Das Bewußtsein ist getrübt, das Denken inkohärent und rigide. Desorientiertheit und Verkennung der Umwelt sind vielfach mit Ratlosigkeit, wahnähnlichem Erleben, Angst und Aggressivität verbunden; manchmal ist auch eine motorische Unruhe vorhanden. Danach besteht meist eine Amnesie.
  Das Wahnerleben ist auf das Diesseitige, Nächstliegende, Überschaubare ausgerichtet; im Gegensatz zur Schizophrenie, wo es sich um das Verborgene, Geheimnisvolle und Magische dreht.
- *Delir:* Neben Verwirrtheit und motorischer Unruhe sind vor allem optische Halluzinationen das typische Kennzeichen. Hinzu kommen körperliche Symptome wie Tremor, vegetative Störungen und ängstliche Unruhe.
- *Dämmerzustand:* Das Bewußtsein ist hier weniger getrübt, sondern eher verschoben. Der Patient ist nicht schläfrig oder benommen, aber es fehlt ihm die volle Klarheit des Bewußtseins. Es gleicht einem traumwandlerischen Zustand: Der Patient überblickt die Situation nicht und verkennt zumindest partiell Ort, Zeit und Personen seiner Umgebung. Dämmerzustände können nachträglich an der charakteristischen partiellen oder totalen Amnesie für diesen Zeitabschnitt erkannt werden.

Zum Verlauf: Organische Psychosen klingen im allgemeinen rasch ab; sie sind reversibel. Am häufigsten ist die vollständige Remission.

Das anfangs beschriebene klinische Bild bei unserer Patientin entspricht dem eines Verwirrtheitszustandes bei einer toxischen Psychose. Die schnelle und vollständige Reversibilität, nachdem Aciclovir abgesetzt wurde, spricht ebenfalls für das Vorliegen einer pharmakogenen Psychose. Der vorliegende Fall unterstreicht die bekannte Vulnerabilität HIV-infizierter Patienten für psychopathologische Syndrome. Auslöser für psychotische Prozesse können bei dieser Patientengruppe bereits Medikamentendosierungen sein, die bei nicht HIV-infizierten Patienten im allgemeinen diese Nebenwirkung nicht haben.

Neurotoxische Nebenwirkungen von virustatischen Medikamenten

Neurotoxische Nebenwirkungen von Aciclovir sind bekannt. In der Literatur [1–3, 5, 7–10, 12, 14–17, 23, 25, 27–29] wurden bislang 26 Fälle geschildert. Die Art und Häufigkeit der jeweiligen neurotoxischen Symptome bei diesen Fällen, wird in Tabelle 1 dargestellt.

Verwirrtheitszustände kommen bei ca. 50% Bewußtseinstrübungen und Sprechstörungen, wie wir sie bei unserer Patientin sahen, bei 17% aller Patienten mit neurotoxischen Symptomen vor.

Bei den bislang beschriebenen 26 Patienten war das Auftreten der neurotoxischen Symptomatik nicht eindeutig abhängig von der Applikationsform des

Tabelle 1. Art und Häufigkeit in der Literatur beschriebener neurotoxischer Symptome unter Aciclovir. (Nach Haefeli WE et al. [12])

Symptome	%
– Tremor, Muskelkrämpfe	58
– Verwirrtheit	50
– Agitiertheit	38
– Lethargie	25
– Halluzinationen	25
– Extrapyramidale Symptome	21
– Bewußtseinstrübung, Koma	17
– Sprechstörungen	17
– Unilaterale, fokale Symptome	13

Medikamentes (in 23 Fällen eine i.v.-Applikation, in 3 Fällen eine orale Applikation) und der Höhe der Dosierung; die Dosierungen schwankten zwischen 5 und 18 mg/kg Körpergewicht alle 8 h. Die Nebenwirkungen traten bei immunkompetenten und immunsupprimierten Patienten auf und konnten sowohl bei Patienten mit normaler Nierenfunktion (1/3 der Fälle) als auch bei Patienten mit beeinträchtigter Nierenfunktion – aufgrund einer zugrundeliegenden Nierenerkrankung oder der nephrotoxischen Wirkung des Medikamentes – beobachtet werden.

Neurotoxische Nebenwirkungen traten bei den 26 beschriebenen Patienten frühestens 4 h, spätestens 4 Monate nach Beginn der Aciclovir-Einnahme auf. Gehäuft war die toxische Wirkung des Medikaments jedoch bereits zwischen dem 2. – 4. Tag nach Beginn der Medikamenteneinnahme zu beobachten.

Daraufhin erfolgte diagnostische Maßnahmen ergaben bei allen in der Literatur berichteten Fällen – wie auch bei der von uns geschilderten Patientin – normale Liquor- und normale CT-Befunde. Lediglich das EEG zeigte eine diffuse Veränderung, vor allem im Sinne einer auffälligen Verlangsamung.

4 bis 15 Tage, nachdem das Medikament abgesetzt wurde, trat die Remission ein.

Aciclovir ist nicht das einzige Virustatikum mit neurotoxischen Nebenwirkungen. Ähnliche unerwünschte zerebrale Nebenwirkungen werden auch von anderen virustatischen Medikamenten, die zur Behandlung von Herpesinfektionen eingesetzt werden, berichtet, wie z.B. von Vidarabin [11, 20], Foscarnet [26] und Ganciclovir [4, 6, 13, 18].

Literatur

1. Auwerx J, Knockaert D, Hofkens P (1983) Acyclovir and neurologic manifestations. Ann Intern Med 99:882 – 883
2. Bataille P, Devos P, Noel JL, Dautrevaux C, Lokiec F (1985) Psychiatric side effects with acyclovir. Lancet 2:724

3. Burguet A, Menget A, Fromentin C et al (1988) Effets neurologiques de l'aciclovir après greffe de moelle allogénique. Arch Fr Pediatr 45:343–345
4. Chen JL, Brocavich JM, Lin AYF (1992) Psychiatric disturbances associated with ganciclovir therapy. Ann Pharmacother 26:193–195
5. Cohen SMZ, Minkove JA, Zebley JW, Mulholland JH (1984) Severe but reversible neurotoxicity from acyclovir. Ann Intern Med 100:920
6. Drew WL (1988) Cytomegalovirus infection in patients with AIDS. J Infect Dis 158:449–456
7. Eck P, Silver SM, Clark EC (1991) Acute renal failure and coma after a high dose of oral acyclovir. N Engl J Med 325:1178
8. Feldman S, Rodman J, Gregory B (1988) Excessive serum concentrations of acyclovir and neurotoxicity. J Infect Dis 157:385–388
9. Fischer A, Fellay G, Regamey C (1990) Toxicité rénale et neurologique de l'acyclovir. Schweiz Med Wochenschr 120:1200–1203
10. Gill MJ, Burgess E (1990) Neurotoxicity of acyclovir in end stage renal disease. J Antimicrob Chemother 25:300–301
11. Gross GE, Schumann J (1990) Herpesvirus-Infektionen – Indikationen zur Chemotherapie in der Dermatovenerologie. Hautarzt 41:591–601
12. Haefeli WE, Schoenenberger RAZ, Weiss P, Ritz RF (1993) Acyclovir-induced neurotoxicity: concentration-side effect relationship in acyclovir overdose. Am J Med 94: 212–215
13. Jacobson MA, Mills J (1988) Serious cytomegalovirus disease in the acquired immunodeficiency syndrome (AIDS). Ann Intern Med 108:585–594
14. Johnson R, Douglas J, Corey L, Krasney H (1985) Adverse effects with acyclovir and meperidine. Ann Intern Med 103:962–963
15. Jones PG, Beier-Hanratty SA (1986) Acyclovir: neurologic and renal toxicity. Ann Intern Med 104:892
16. Krieble BF, Rudy DW, Glick MR, Clayman MD (1993) Case report: acyclovir neurotoxicity and nephrotoxicity – the role for hemodialysis. Am J Med Sci 305:36–39
17. Krigel RL (1986) Reversible neurotoxicity due to oral acyclovir in a patient with chronic lymphocytic leukemia. J Infect Dis 154:189
18. Laskin OL, Cederberg DM, Mills J et al (1987) Ganciclovir for the treatment and suppression of serious infections caused by cytomegalovirus. Am J Med 83:201–207
19. Maj M (1990) Psychiatric aspects of HIV-1 infection and AIDS. Psychol Med 20: 547–563
20. Safrin S, Crumpacker C, Chatis P, Davis R, Hafner R, Rush J, Kessler HA, Landry B, Mills J (1991) A controlled trial comparing foscarnet with vidarabine for acyclovir-resistant mucocutaneous herpes simplex in the acquired immunodeficiency syndrome. N Engl J Med 325:551–555
21. Schulte W, Tölle R (1979) Psychiatrie. Springer, Berlin Heidelberg New York
22. Seth R, Granville-Grossman K, Goldmeier D, Lynch S (1991) Psychiatric illnesses in patients with HIV infection and AIDS referred to the liaison psychiatrist. Br J Psychiat 159:347–350
23. Spiegal DM, Lau K (1986) Acute renal failure and coma secondary to acyclovir therapy. JAMA 255:1882–1883
24. Stiefel F, Volkenandt M, Breitbart W (1989) Psychiatrische Probleme bei der internistischen Betreuung von AIDS-Patienten. Dtsch Med Wochenschr 114:1889–1893
25. Swan SK, Bennett WM (1989) Oral acyclovir and neurotoxicity. Ann Intern Med 111:188
26. Teich SA, Cheung TW, Friedman AH (1992) Systemic antiviral drugs used in ophthalmology. Surv Ophthalmol 37:19–53
27. Tomson CR, Goodship THJ, Rodger RSC (1985) Psychiatric side-effects of acyclovir in patients with chronic renal failure. Lancet 2:385–386
28. Vartian CV, Shlaes DM (1983) Intravenous acyclovir and neurologic effects. Ann Intern Med 99:568
29. Wade JC, Meyers JD (1983) Neurologic symptoms associated with parenteral acyclovir treatment after marrow transplantation. Ann Intern Med 98:921–925

Immunologischer Status HIV- und HCV-negativer pädiatrischer Patienten mit Hämophilie A oder von Willebrand-Syndrom nach Langzeittherapie mit Faktor VIII-Präparaten mittleren Reinheitsgrades

S. Ehrenforth, M. Funk, D. Mentzer, J. Josef-Steiner, R. Linde, U. Ebener, W. Kreuz

Einleitung

Die Beeinflussung des Immunsystem hämophiler Patienten durch die Behandlung mit Faktor VIII-Konzentraten wird bisher sehr kontrovers diskutiert. Verschiedene in jüngster Zeit publizierte Studien zeigen einen unterschiedlich positiven bzw. negativen immunmodulatorischen Effekt von Faktor VIII-Präparaten in Abhängigkeit vom Reinheitsgrad des Präparates. So deuten neben den kürzlich von Hilgartner et al. [1] sowie von Seremetis et al. [2] publizierten Studien auch andere Untersuchungen [3–4] darauf hin, daß im Gegensatz zur Behandlung mit Intermediate-purity-Präparaten, durch die Therapie mit High-purity Faktor VIII-Konzentraten die Immunfunktionen der Hämophiliepatienten stabilisiert werden könnte. Da es sich bei den untersuchten Patienten jedoch um sehr heterogene Gruppen, meist HIV- und/oder HBV/HCV-infizierter, erwachsener Hämophiler handelt, sind die gewonnenen Studienergebnisse nur schwer zu beurteilen.

Bis heute sind keine immunologischen Untersuchungen publiziert, die ausschließlich bei HCV- und HIV-negativen und mit Faktor VIII-Konzentraten mittleren Reinheitsgrades behandelten Patienten durchgeführt wurden, obwohl der Einfluß beider Infektionen auf das Immunsystem seit langem bekannt ist.

Fragestellung

Die vorliegende Untersuchung befaßt sich mit der Fragestellung, ob eine langjährige und gerade bei Faktor VIII-Hemmkörperpatienten z. T. hochdosierte Substitutionstherapie mit Faktor VIII-Konzentraten mittleren Reinheitsgrades möglicherweise zu einer Modulation des zellulären und/oder humoralen Immunsystems bei HIV- und HCV-negativen pädiatrischen Patienten führt, und ob sich hierbei klinisch relevante bzw. statistisch signifikante Unterschiede bezüglich der Intensität (Dauer und applizierte Menge) der Faktorsubstitution und/oder des verabreichten Faktorpräparates feststellen lassen.

Patienten

96 HIV- und HCV-negative pädiatrische Patienten wurden über einen Zeitraum von 0,8 bis 10 Jahre (Median 6,9 Jahre) untersucht. Das Alter der Patienten lag zum Zeitpunkt der letzten Untersuchung zwischen 0,3 und 18 Jahre und betrug im Median 7,9 Jahre.

77 der 96 untersuchten Kinder leiden an einer Hämophilie A. 41/77 Hämophilie-A-Patienten wurden während des Beobachtungszeitraumes nur bei Bedarf mit Faktor VIII substituiert. Bei 36 Hämophilen wurde eine prophylaktische Faktor VIII-Dauersubstitution durchgeführt. Bei 17 dieser 36 Patienten handelt es sich um ehemalige Faktor VIII-Hemmkörperpatienten, die im Rahmen der Faktor VIII-Hemmkörpereliminationstherapie eine, z. T. über einen sehr langen Zeitraum andauernde, hochdosierte Faktor VIII- und FEIBA®-Behandlung erhielten. Die Faktor VIII-Substitutionstherapie der Hämophilie-A-Patienten wurde während des für die immunologischen Untersuchungen berücksichtigten Beobachtungszeitraumes entweder mit Haemate HS® (Behring, Marburg, Germany) oder Faktor VIII STIM III® (Immuno, Heidelberg, Germany) durchgeführt, wobei die Faktor VIII-Expositionszeit dieser Patienten zwischen 0,8 und 10 Jahren liegt (Median: 6,9 Jahre).

19 der 96 untersuchten Kinder leiden an einem von Willebrand-Syndrom (vWS), die alle nur bei Bedarf mit Faktor VIII (Haemate HS®, Behring, Marburg) substituiert werden.

Methode

Zur Markierung der *Lymphozytensubpopulationen* CD3, CD4, CD19, CD57, HLA-DR+ wurden komerzielle monoklonale Antikörper verwendet (Ortho Diagnostic, Becton Dickenson, Heidelberg, Germany) und zum Nachweis der Antigen-Antikörper-Reaktion die direkte Immunfluoreszenz am Durchflußzytometer bestimmt (Ortho Diagnostic Systems). Die Bestimmung der *Serumimmunglobuline:* IgG, M, A erfolgte mittels Nephelometrie.

Die Lymphozytensubpopulationen sowie die Serumimmunglobuline wurden initial innerhalb der ersten 10 Faktor VIII-Expositionstage untersucht und dann mindestens 3mal/Jahr. Um das Alter der Patienten als Einflußfaktor berücksichtigen zu können, wurden die Patienten in zwei Gruppen unterteilt: 1–5 Lebensjahre und >6 Lebensjahre. Entscheidend für die Zuordnung in eine der Gruppen war das Alter des Patienten zum Zeitpunkt der Untersuchung. 100 gesunde Kinder im Alter von 0,8–13 Jahren wurden als Kontrolle untersucht.

Zur Beurteilung der *Lymphozytenfunktion* wurde ihre mitogeninduzierte In-vitro-Proliferation nach Inkubation mit folgenden Mitogenen untersucht: Pokeweed Mitogen (PWM), Concavalin A (Con A) und Phythämagglutinin (PHA) sowie CD3 jeweils mit und ohne Zugabe von hochgereinigtem humanen Interleukin 2. Alle Mitogene wurden in jeweils 3 verschiedenen Konzentrationen ausgetestet. Für die Auswertung wurden jedoch nur die höchsten Stimulationsergebnisse von jedem Mitogen herangezogen.

Die Lymphozytenproliferation wurde jeweils 3mal pro Patient bei 40 Hämophilie-A- und 15 vWS-Patienten bestimmt. Als Kontrollgruppe wurden 10 gesunde Kinder unserer Klinik sowie 10 Hämophilie-A- und 10 vWS-Patienten ohne jegliche Faktor VIII-Exposition untersucht. Die Resultate der 3 Untersuchungen wurden zusammengefaßt und als Durchschnittswerte ± 1 Standardabweichung dargestellt. Ein relativer Response von < 0.5 wurden als pathologisch bewertet.

Die Evaluierung der *Reaktivität auf intrakutan-injizierte Recall-Antigene* wurde mit dem Multitest-Merieux bestimmt. Die Reaktivität wurde 48 h nach Injektion bewertet und als positiv angesehen, wenn die sichtbare Induration ≥ 2 mm umfaßte. Der Multitest Bio-Merieux wurde ein- bis zweimal bei jedem Patienten durchgeführt.

Ergebnisse

Langzeitbeobachtungen zum Verlauf der Serumimmunglobuline

Sowohl bei den Hämophilen als auch bei den Patienten mit vWS waren die IgG-, IgA-, sowie die IgM-Serumimmunglobulinspiegel nicht signifikant höher als bei altersentsprechenden gesunden Kindern (Tabelle 1). Es konnte jedoch ein geringer, altersabhängiger Anstieg der Immunglobulinspiegel während des gesamten Untersuchungszeitraums beobachtet werden.

Langzeitbeobachtungen zum Verlauf der Lymphozytensubpopulationen

Die Tabelle 2 stellt den Langzeitverlauf der bei den Patienten vorgefundenen Resultate für die absolute Zahl der Lymphozytensubpopulationen: CD3, CD4, CD19 und CD57 sowie die CD4-/CD8-Ratio in absoluter Zellzahl/µl und Durchschnittswert ± Standardabweichung unter Berücksichtigung der Altersgruppe dar.

Es ist bekannt, daß bei Kindern u.a. die Zahl der Lymphozyten, gesamt-T-Zellen und die gesamt-B-Zellen mit zunehmendem Lebensalter abnimmt. Vergleicht man die vorliegenden Untersuchungsergebnisse der Patienten mit den Kontrollpersonen, so findet sich bei beiden Gruppen ein dementsprechender Abfall der absoluten CD3- und CD19-Zellzahlen mit zunehmendem Alter. Die Differenzen zwischen den Patientenwerten und den Werten der Kontrollpersonen sind dabei statistisch nicht signifikant. Innerhalb der jeweiligen Altersgruppe konnte jedoch weder bzgl. der CD3- noch der CD19-Zellzahlen eine

[1] Die Angaben in den Tabelle 1 und 2 erfolgen in durchschnittlicher absoluter Zellzahl/µl ± Standardabweichung. Die Beobachtungszeit beträgt 0.8 – 10 Jahre (Median 6,9 Jahre).

Tabelle 1. Verlauf der Serumimmunglobuline im untersuchten Hämophilie-A-Patientenkollektiv unter Berücksichtigung der Altersgruppe[a]

	Alter[a] 1–5 Jahre			Alter[a] >6 Jahre		
	Kontrolle[b]	Patient W1[c]	Patient W2[d]	Kontrolle[b]	Patient W1[c]	Patient W2[d]
IgG	800–1800	907 ± 259	1111 ± 289	800–1800	1036 ± 263	1041 ± 231
IgM	60–280	123 ± 48	143 ± 61	60–280	145 ± 48	152 ± 55
IgA	90–450	109 ± 47	131 ± 56	90–450	127 ± 60	147 ± 70

[a] Alter der Patienten zum Zeitpunkt der Untersuchung
[b] Kontrolle: 100 gesunde Kinder
[c] W1: Ausgangswert (innerhalb der ersten 10 Faktor VIII Expositionstage)
[d] W2: Wert der letzten Untersuchung

Tabelle 2. Verlauf der Lymphozytensubpopulationen im untersuchten Hämophilie-A-Patientenkollektiv unter Brücksichtigung der Altergruppe[a]

	Alter[a] 1–5 Jahre			Alter[a] >6 Jahre		
	Kontrolle[b]	Patient W1[c]	Patient W2[d]	Kontrolle[b]	Patient W1[c]	Patient W2[d]
CD 4	1552 ± 729	1492 ± 518	1393 ± 389	917 ± 343	1139 ± 411	1098 ± 379
CD 8	679 ± 278	837 ± 327	698 ± 215	466 ± 206	621 ± 215	607 ± 209
CD 4/8	2,4 ± 1,0	1,9 ± 0,9	2,0 ± 0,7	2,0 ± 0,6	1,8 ± 0,7	1,8 ± 0,9
CD 3	2645 ± 1143	3002 ± 918	2984 ± 889	1689 ± 588	1891 ± 511	1999 ± 679
CD 19	606 ± 296	707 ± 317	668 ± 255	326 ± 193	426 ± 163	397 ± 143
CD 57	180 ± 120	159 ± 107	169 ± 112	192 ± 138	199 ± 129	213 ± 112

[a] Alter der Patienten zum Zeitpunkt der Untersuchung
[b] Kontrolle: 100 gesunde Kinder
[c] W1: Ausgangswert (innerhalb der ersten 10 Faktor VIII Expositionstage)
[d] W2: Wert der letzten Untersuchung

statistisch signifikante Differenz zwischen den W1- und W2-Resultaten festgestellt werden.

Wie aus der Tabelle 2 zu entnehmen ist, zeigten auch die durchschnittlichen, absoluten Zellzahlen für die Lymphozytensubpopulationen CD4, CD8 sowie die CD4-/CD8-Ratio einen regulären altersabhängigen Abfall. Innerhalb einer Altersgruppe zeigten jedoch im Verlauf des Untersuchungszeitraumes weder die CD4- noch die CD8-Werte oder die CD4-/CD8-Ratio statistisch signifikante Veränderungen. Aus der Tabelle 2 ist ebenso ersichtlich, daß die absoluten Zellzahlen der CD4- und CD8-Subpopulation der Patienten im Vergleich zu den Werten gesunder Kinder der Kontrollgruppe keine signifikanten Unterschiede zeigen. Auch die hochsubstituierten ehemaligen Faktor VIII-Hemmkörperpatienten zeigen im Normalbereich liegende CD4- und CD8-Zellen sowie eine im Normalbereich liegende CD4-/CD8-Ratio. Der Vergleich der durchschnittlichen CD4-/CD8-Ratios zeigt jedoch, daß in beiden Altersgruppen sowohl der Ausgangswert als auch der Endwert der CD4-/CD8-Ratio in der Patientengruppe gegenüber dem der Kontrollpersonen leicht vermindert ist. Demgegenüber konnte auch bei der CD4-/CD8-Ratio innerhalb einer Altersgruppe zwischen den W1- und W2-Werten der Patienten, d. h. im Verlauf des Untersuchungszeitraumes, keine statistisch signifikante Differenz festgestellt werden. Wie aus der Tabelle 2 zu ersehen ist, wird die Verschiebung der CD4-/CD8-Ratio mit zunehmendem Alter sowohl bei den Patienten als auch bei den Kontrollpersonen durch eine gegenüber den CD4-Zellen relativ geringere Verminderung der CD8-Zellen hervorgerufen.

Im Gegensatz zu dem Verlauf der Lymphozytensubpopulationen CD4, CD8, CD4-/CD8-Ratio, CD3 und CD19 steigt die durchschnittliche, absolute Zellzahl für die Lymphozytensubpopulation CD57 mit dem Alter und somit während der Beobachtungszeit graduell an. Wie die in Tabelle 2 dokumentierten Befunde für die CD57-Zellen zeigen, konnte auch bei dieser Lymphozytensubpopulationen im Vergleich der Patientenwerte zu den Werten der gesunden Kinder keine signifikanten Differenzen festgestellt werden. Auch die durchschnittliche, absolute Zellzahl der HLA-DR+Lymphozytensubpopulation blieb während des gesamten Beobachtungszeitraumes nahezu stabil. So lag der durchschnittliche Ausgangsgwert für die HLA-DR+Zellen bei 523 ± 177 µl, während der durchschnittliche Wert zum Zeitpunkt der letzten Untersuchung 485 ± 168/µl betrug.

Langzeitbeobachtungen zum Verlauf der Lymphozytenproliferationsfähigkeit

Wie kürzlich bereits dargestellt wurde, ergab auch die Messung der ^{3}H-Thymidineinbauraten in mononukleäre Zellkulturen nach Stimulation mit den Mitogenen PHA, CD3, ConA, oder PWM keine signifikanten Unterschiede im Vergleich der Ergebnisse unterschiedlich intensiv substituierter Hämophilie-A-Patienten zu den Ergebnissen gesunder Personen bzw. unterschiedlich substituierter vWS-Patienten [5]. Selbst nach jahrelanger und hoher Faktor VIII-Substitution konnte weder bei den Hämophilie-A- noch bei den vWS-Patienten ein Stimulationsdefizit nachgewiesen werden. Durch die Zugabe von Il-2 lassen sich bei den substituierten wie auch bei den nicht substituierten Patienten ähnlich erhöhte Stimulationsraten erzielen.

Reaktionsfähigkeit auf intrakutan-applizierte Recallantigene

Mittels des intrakutanen Mutitest-Merieux konnte bei keinem der Patienten eine Anergie oder eine Veränderung des Reaktionsmuster über die Zeit festgestellt werden.

Ein signifikanter Einfluß der Intensität der Faktor VIII-Exposition auf den Immunstatus der Patienten konnte für keinen der untersuchten immunologischen Parameter nachgewiesen werden.

Diskussion

Aufgrund verschiedener Studienergebnisse [1–4] wurde postuliert, daß es bei HIV-Patienten, die mit hochgereinigten Faktor VIII-Konzentraten behandelt wurden, mittelfristig zu einem verzögerten CD4-Zellabfall kommt als bei Patienten, die Faktor VIII-Präparate mittleren Reinheitsgrades erhielten. Daraus ergab sich die Schlußfolgerung, daß die hochgereinigten Faktor VIII-Präparate einen geringeren immunsuppressiven Effekt aufweisen würden als die Faktor VIII-Präparate mittleren Reinheitsgrades. Die Bewertung dieser Literaturergebnisse wird jedoch dadurch erschwert, daß die vorgestellten Studien bisher einen nur relativ kurzen Beobachtungszeitraum berücksichtigen (6–36 Monate) und zumeist nur an einer kleinen Anzahl von HIV- und/oder HCV-infizierten Patienten durchgeführt wurden. Bis heute wurden jedoch u. W. noch keine umfangreichen Studienergebnisse veröffentlicht, die ausschließlich HCV- und HIV-negative und mit Faktor VIII-Konzentrate mittleren Reinheitsgrades behandelte Patienten berücksichtigen. Die negativen Veränderungen des Immunsystems, die bisher bei HIV-negativen Hämophiliepatienten nach Behandlung mit Faktor VIII-Präparaten mittleren Reinheitsgrades beobachtet wurden, sind wahrscheinlicher auf eine viral induzierte Leberentzündung bei diesen Patienten (z. B. nach HCV Infektion) als auf die wiederholte Exposition mit in Faktor VIII-Präparate mittleren Reinheitsgrades enthaltenen Alloantigenen zurückzuführen, wie es zeitweise postuliert wurde.

Zusammenfassung

Unsere Untersuchungsergebnisse zusammenfassend läßt sich festhalten, daß bis heute bei all unseren HIV- und Hepatitis-negativen pädiatrischen Patienten stabile, im altersentsprechenden Normbereich liegende Lymphozytensubpopulationen und Serumimmunglobulinspiegel sowie eine normale Lymphozytenstimulationsfähigkeit und eine normale Reaktionen im intrakutanen Hauttest festzustellen sind. Die vorgestellte Langzeitverlaufsuntersuchung zeigt somit, daß auch eine z.T. intensive Langzeitbehandlung mit Faktor VIII-Konzentraten mittleren Reinheitsgrades (Haemate HS® bzw. Faktor VIII STIM III®) keine negativen immunmodulatorischen Effekte auf das Immunsystem der untersuchten Kinder bewirkt.

Literatur

1. Hilgartner M, Buckley J, Operskalski E et al (1993) Purity of factor VIII concentrates and serial CD4 counts. Lancet 341:1373–1374
2. Seremeits S, Aledort LM, Bergman GE et al (1992) Three-year randomized study of high-purity of intermediate-purity factor VIII concentrates in symptom-free HIV-seropositive haemophiliacs: effects on immune status. Lancet 342:700–703
3. de Biasi R, Rocino A, Miraglia E et al (1991) The impact of a very high purity factor VIII concentrate on the immune system of human immunodeficiency virus-infected hemophiliacs: a randomized, prospective, two-year comparison with an intermediate purity concentrate. Blood 78:1919–1922
4. Goldsmith JM, Deutsche J, Tang M, Green D (1991) CD4 cells in HIV-1 infected hemophiliacs: effect of F VIII concentrates. Thromb Haemostas 66:415–419
5. Funk M, Ebener U, Kreuz W, Ehrenforth S (1993) Immune status of HIV and HCV-negative haemophiliacs treated with intermediate purity factor VIII concentrates. Lancet 342:933–934

Therapie der chronischen Hepatitis-C-Infektion mit rekombinantem Interferon α bei Kindern, die über Blut oder Blutprodukte infiziert wurden

D. Klarmann, E. Lenz, T. Beeg, S. Stöhr, M. Roggendorf, W. Kreuz

Epidemiologie und Transmission

In über 80% der HCV-Infektionen können Blut oder Blutprodukte als Infektionsquelle identfiziert werden. Die Prävalenz der Hepatitis C unter Hämophiliepatienten, die mit nicht virusinaktivierten Blutprodukten behandelt wurden, beträgt 80–90% [1].

Eigene Daten aus unserer Ambulanz von Kindern, Jugendlichen und jungen Erwachsenen mit Gerinnungsstörungen, die nicht virusinaktivierte Blutprodukte oder Blut erhalten haben, zeigen die hohe Anti-HCV-IgG-Prävalenz in dieser Patientengruppe und die hohe Chronifizierungsrate der HCV-Infektion (Tabelle 1).

Unter diesen Patienten sind eine Reihe von Kindern aus Osteuropa, die sich erst seit kurzem in unserer Betreuung befinden.

Verlauf und Klinik

Mit einer hohe Chronifizierungsrate von mehr als 50% ist zu rechnen. In etwa 25% der chronischen HCV-Infektionen kann es zur Entwicklung einer Leberzirrhose kommen. Darüber hinaus besteht bereits nach einer Latenzzeit von 20–30 Jahren das erhöhte Risiko eines hepatozellulären Karzinoms [2]. Über asymptomatische Virusträger wurde berichtet [3]. In ca. 4% der chronischen HCV-Infektionen ist mit einer spontane Ausheilung zu rechnen [4].

Klinisch bestehen zunächst meist keine oder nur milde Symptome wie Druckgefühl im Oberbauch, Leistungs- oder Appetitverminderung.

Typisch für den Verlauf sind fluktuierende Transaminasenerhöhungen (GPT) mit zwischenzeitlicher Normalisierung.

Tabelle 1. Ergebnisse von Anti-HCV-IgG und HCV-PCR

Test	Anzahl der positiven Patienten	in %
Anti-HCV-IgG (Elisa-2)	31/36	86
HCV-RNA (PCR)	18*/26	69

* davon 1 Patient HIV pos./kein Patient HBsAg pos.

Eine Reihe von Erkrankungen (LKM-positive Autoimmunhepatitis, Membranoproliferative Glomerulonephritis, Kryoglobulinämie Typ II und Porphyria cutanea tarda) scheinen mit dem Hepatitis-C-Virus assoziiert zu sein.

Diagnostik

Für den HCV-Antikörpernachweis stehen Enyzme-Linked Immunosorbent Assay (ELISA) und rekombinanter Immunoblot Assay (RIBA) zur Verfügung. Die Polymerase-Chain-Reaktion (PCR) ermöglicht den Nachweis von HCV-RNA. Bei einer akuten Infektion ist mittels PCR bereits in der Phase der Virämie HCV-RNA nachweisbar, während Antikörper meist erst im Transaminasenpeak auftreten. Durch den möglichen Nachweis einer Virämie durch die PCR kann zwischen persistierenden Antikörpern nach ausgeheilter Infektion und chronischer Hepatitis unterschieden werden. Für die Interferontherapie ist mittels PCR eine Therapiekontrolle durchführbar. Neuerdings ist auch die quantitative Bestimmung von HCV-RNA möglich [5]. Von besonderer Bedeutung ist der Nachweis viraler RNA im Serum bei Patienten, die mit Interferon behandelt werden, um das Ende der Virämie nach Therapie aufzuzeigen. Die Beurteilung der HCV-PCR sollte nur im Zusammenhang mit den Antikörperbefunden der Klinik und einer eventuell durchgeführten Leberhistologie erfolgen. Aufgrund der hohen Sensitivität besteht bei Kontaminationen die Gefahr von falsch positiven Ergebnissen bzw. bei methodischen Problemen auch die Gefahr falsch negativer Ergebnisse. Eindrücklich wurde dies in einem Ringversuch demonstriert, an dem 31 international renommierte Laboratorien teilnahmen. Nur 5 von 31 Laboratorien konnten alle PCR-Proben korrekt beurteilen [6].

α-Interferontherapie

Mit dem Interferon α wurden bisher die besten Therapieerfolge bei der Behandlung der chronischen Hepatitis C erzielt. In jüngster Zeit wird auch die Kombination von IFN α und Ursodeoxycholsäure eingesetzt. Die Wirkungen des Interferons beruhen auf antiviralen, antiproliferativen und immunmodulierenden Effekten. Die Nebenwirkungen des IFN-α sind dosisabhängig und nach Absetzen der Therapie bzw. Dosisreduktion reversibel. Grippeähnliche Symptome stehen häufig besonders zu Anfang der Therapie im Vordergrund, nehmen aber meist im weiteren Verlauf der Therapie ab.

Andere Nebenwirkungen kommen eher selten vor, die Patienten sind jedoch klinisch und laborchemisch engmaschig zu kontrollieren, da schwere Nebenwirkungen auftreten können (Tabelle 2).

Durch eine strenge Beachtung von Ausschlußkriterien für eine IFN-Therapie (Tabelle 3) sind schwere Nebenwirkungen meist zu vermeiden. Eine Autoimmunhepatitis sollte differentialdiagnostisch ausgeschlossen werden. LKM-Antikörper können auch bei einer chronischen HCV-Infektion vorkommen (s. oben).

Tabelle 2. Inzidenz von Nebenwirkungen unter α-IFN-Therapie

Fieber (70%)	selten u.a.:
Schüttelfrost (45%)	Schilddrüsenfunktionsstörung
Allg. Schwächegefühl (33%)	Depression
Anorexie (30%)	Haarausfall
Kopfschmerzen (28%)	Autoantikörperbildung
Nausea (11%)	Knochenmarkdepression
Arthralgien/Myalgien (10%)	
GOT-GPT Anstieg (5%)	

Tabelle 3. Wichtige Ausschlußkriterien für eine α-IFN-Therapie

Leuko-, Granulo- oder Thrombozytopenie
Niereninsuffizienz
Immunsupression
dekompensierte Leberzirrhose
Autoimmunerkrankungen
maligne Tumoren
Anamnese einer Psychose oder eines Anfallsleidens
Gravidität und Stillzeit
Bekannte Überempfindlichkeit gegen Interferon

Bei Erwachsenen wird z. Zt. eine Dosis von $3 \times 3-5$ Mio. I.E. IFN α/Woche s.c. und eine Behandlungsdauer von mindestens 6 Monaten empfohlen [7]. Behandlungsdauer, Dosishöhe und -regime der IFN-Therapie werden zur Zeit noch kontrovers diskutiert, ebenso die Kombination mit Substanzen wie der Ursodeoxycholsäure.

Im Kindesalter existieren bisher nur wenige Daten über die IFN-Behandlung der chronischen HCV-Infektion. Eine Pilotstudie an 12 Kindern im Alter zwischen 18 Monaten und 15 Jahren wurde 1992 von Ruiz-Moreno et al. publiziert [8]. Die Ergebnisse dieser Studie (3×3 Mio. rIFN a 2b/qm KOF/Woche über 6 Monate) waren mit denen bei Erwachsenen vergleichbar (s. unten).

Generell sind die Erfahrungen mit IFN bei Patienten unter dem 18. Lebensjahr nur beschränkt, so daß man in solchen Fällen eine sorgfältige Nutzen-Risiko-Abwägung vornehmen sollte.

Kinder sollten aus oben genannten Gründen nur im Rahmen klinischer Studien behandelt werden. In Studien bei Kindern mit einer chronisch-aktiven Hepatitis B konnte eine Dosierung bis zu 10 Mio. I.E. rIFN/qmKOF bisher unbedenklich eingesetzt werden.

Bisherige Studienergebnisse

Als Kriterien für das komplette Ansprechen auf eine IFN-Therapie werden Transaminasennormalisierung und in neuerer Zeit auch ein negatives Ergebnis in der PCR gewertet.

Problematisch ist oft der Vergleich verschiedener Studien, da sich die Patientenkollektive, die eingesetzten α-Interferontypen (rekombinantes IFN α-2a/2b, natürliches IFN α) und die Nachbeobachtungszeiten unterscheiden. Abhängig von der Dosis scheint die Erfolgsrate anzusteigen, damit jedoch auch das Auftreten unerwünschter Nebenwirkungen. Dosishöhe und -regime, Behandlungsdauer, Kombinationstherapie und prädiktive Kriterien für das Ansprechen auf die Therapie sind zur Zeit noch Gegenstand klinischer Studien.

Mit $3 \times 3-5$ Mio I.E. Interferon α lag die Ansprechrate bei Erwachsenen direkt nach Ende der Therapie bei ca. 50%, jedoch hatte die Hälfte der zunächst ansprechenden Patienten in der Nachbeobachtungszeit einen Relaps, d.h. einen erneuten Transaminasenanstieg bzw. einen erneuten Nachweis von HCV-RNA in der PCR. Histologisch konnte bei fast allen behandelten Patienten eine Verminderung der entzündlichen Aktivität gesehen werden. In kürzlich vorgestellten Studien mit höheren IFN-Dosen bzw. einer IFN-Erhaltungstherapie wurden höhere Ansprechraten und geringere Relapsraten erreicht [9–11]. Für das Therapieversagen bzw. den Relaps gibt es eine Reihe von Erklärungsansätzen. Diskutiert wird eine individuelle Disposition mit ungenügender Stimulation des Immunsystems und/oder der antiviralen Prozesse. Weiterhin wurden verschiedene Typen des HCV-Virus identifiziert, wobei die einzelnen Typen unterschiedlich auf die Therapie anzusprechen scheinen. Hypervariable Regionen (E2/NS1-Region) und Mutationen unter IFN-Therapie ermöglichen dem Hepatitis-C-Virus der immunologischen Antwort zu entgehen.

Patient

Der Verlauf der Therapie bei einem 12 jährigen Jungen mit Hämophilie A ist in Abb. 1 dargestellt. HCV-Elisa, -Riba und -PCR waren positiv, in der Histologie waren Zeichen der chronisch aktiven Hepatitis nachweisbar, eine Autoimmunhepatitis wurde differentialdiagnostisch ausgeschlossen. In der Abbildung ist der typische fluktuierenden Transaminasenverlauf vor der Therapie zu sehen. Eine IFN-Therapie wurde mit 3×3 MU Interferon α 2b/qm KOF über 6 Monate durchgeführt. Die PCR war bereits bei der ersten Kontrolle nach 1 Monat unter IFN-Therapie negativ, 7 Monate nach Ende der Therapie ist weiterhin keine HCV-RNA im Serum nachweisbar.

Anfängliche grippeähnliche Symptome bestanden zum Beginn der Therapie und verschwanden im weiteren Verlauf. Schwere Nebenwirkungen wurden nicht beobachtet.

Zusammenfassung

Mit dem Interferon α steht erstmals eine Substanz zur Therapie der chronischen HCV-Infektion zur Verfügung, mit der bei einem Teil der Patienten Behandlungserfolge zu verzeichnen sind. Behandlungsdauer, Dosishöhe und

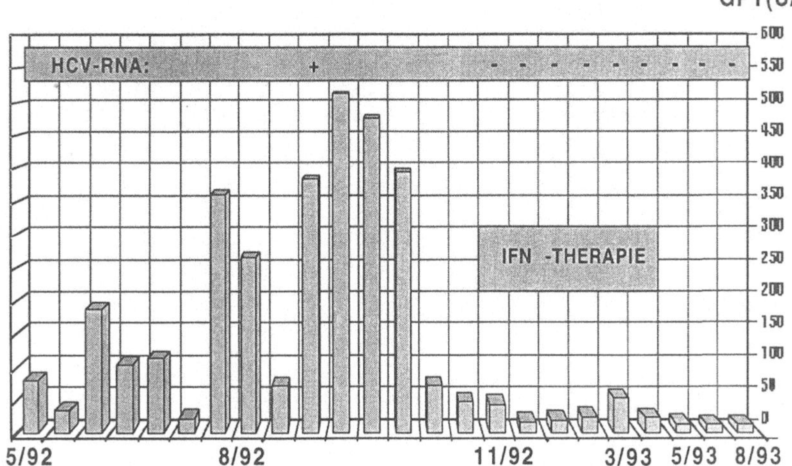

Abb. 1. GPT-Verlauf und HCV-RNA vor, unter und nach IFN-Therapie

-regime, Kriterien für die Patientenauswahl und die Kombination mit anderen Substanzen sind zur Zeit noch Gegenstand klinischer Studien. Im Kindesalter bestehen bisher nur wenige Erfahrungen, daher sollte ein Einsatz nur nach sorgfältiger Nutzen-Risiko-Abwägung und im Rahmen von kontrollierten klinischen Studien erfolgen.

Eine multizentrische Studie zur Therapie der chronischen Hepatitis-C-Infektion im Kindesalter ist geplant.

Literatur

1. Roggendorf M (1991) Diagnostik und Epidemiologie der Hepatitis-C-Virus-Infektion. In: Paumgartner G, Strohmeyer G (Hrsg) Chronische Virushepatitis und ihre Behandlung mit Interferon alfa. Springer, Berlin Heidelberg New York Tokyo, S 67–75
2. Blum HE (1993) Hepatitisviren und Leberkarzinom. Dtsch Ärztebl 90, Heft 38:B-1832–B-1836
3. Brillanti S, Mauro F, Gaiani S et al (1993) Persistent hepatitis C viraemia without liver disease. Lancet 341:464–465
4. Davis GL, Balart LA, Schift ER et al (1989) Treatment of chronic hepatitis C with recombinant. Interferon alfa, N Engl J Med 321:1501–1505
5. Lau JYN, Davis GL, Kniffen J et al (1993) Significance of serum hepatitis C virus RNA levels in chronic hepatitis C. Lancet 341:1501–1504
6. Zaaijer HL, Cuypers HTM, Reesink HW et al (1993) Reliability of polymerase chain reaction for detection of hepatitis C virus. Lancet 341:722–724
7. Strohmeyer G, Müller R, Baumgarten R et al (1993) Therapie der chronischen Virus-Hepatitis mit Alpha-Interferon. Dtsch Ärztebl 90, Heft 12:B-625–B-627
8. Ruiz-Moreno M, José Rua M, Castillo I et al (1992) Treatment of children with chronic hepatitis C with recombinant interferon-alpha: a pilot study. Hepatology 16[4]: 882–885

9. Yoshioka K, Kakumu S, Wakita T et al (1992) Detection of hepatitis C virus by polymerase chain reaction and response to interferon-α therapy: relationship to genotypes of heaptitis C virus. Hepatology 16(2):293–299
10. Chemello L, Diodati G, Bonetti P et al (1993) Treatment of chronic hepatitis C with different regimes of interferon alpha-2a. International Symposion on viral hepatitis and liver disease, Toyko
11. Iino S, Hino K, Kuroki T et al (1993) Treatment of chronic hepatitis C with high-dose interferon alpha-2b. A multicenter Study. Dig Dis Sci 38(4):612–618

Modifizierte Pasteurisierung zur Erhöhung der Virussicherheit eines hochreinen Faktor VIII-Konzentrats

L. BIESERT, H. SUHARTONO, L. WANG, H. RÜBSAMEN

Einleitung

Die Virussicherheit plasmatischer Gerinnungspräparate beruht auf drei unterschiedlichen Prinzipien:

- sorgfältige Spenderauswahl und Testung jeder Einzelspende;
- Einsatz hochentwickelter Technologien zur Virusinaktivierung;
- GMP-gerechte Herstellung unter Erfüllung der notwendigen Anforderungen an die Qualitätskontrolle.

Um die Wahrscheinlichkeit einer Kontamination des Ausgangsplasmas mit humanpathogenen Erregern zu minimieren, wird jede Einzelspende auf Marker der relevanten Viren HBV, HCV und HIV-1/2 untersucht [1]. Nur solche Spenden, die negativ in den Tests auf HBsAg, anti-HCV, anti-HIV-1 und anti-HIV-2 sind, werden für die Fraktionierung freigegeben. Zusätzlich wird jede Spende auf erhöhte ALT-Aktivität untersucht. Aufgrund dieser Testung des Ausgangsmaterials ist das Restrisiko für Virusinfektionen außerordentlich gering. Allerdings kann aufgrund des sog. diagnostischen Fensters, dem Vorkommen von „Non-Respondern" sowie der methodenbedingten Nachweisempfindlichkeit nicht völlig ausgeschlossen werden, daß eine virämische Spende in den Plasmapool gerät.

Daher sind seit einigen Jahren alle Hersteller von Präparaten aus Humanplasma verpflichtet, spezielle Verfahren zur Virusentfernung und -inaktivierung in den Herstellungsprozeß zu integrieren. Die transfusionsrelevanten Viren HIV, HBV, HCV, HTLV-1/2 und CMV sind lipidumhüllt [2] und können durch das schonende Solvent/Detergent (SD)-Verfahren schnell und vollständig inaktiviert werden, ohne die Aktivität von Faktor VIII nennenswert zu reduzieren. Die Virussicherheit solcher Präparate konnte weltweit in zahlreichen klinischen Studien belegt werden [2–6]. Bei keinem Patienten wurde eine Infektion mit den hochpathogenen Erregern HIV, HBV und HCV beobachtet.

Im Herstellungsprozeß eines neuen Faktor VIII-Produktes wurden die beiden weltweit bekanntesten Verfahren zur Virusinaktivierung kombiniert, die auf völlig unterschiedlichen Wirkprinzipien beruhen. Als zweites Inaktivierungsverfahren wurde nach der SD-Behandlung ein modifizierter Pasteurisierungsschritt (Erhitzung bei 63 °C in Lösung für 10 h) in den Herstellungsprozeß integriert.

Durchführung der Virusvalidierungsstudien

Die Wirksamkeit jedes Virusinaktivierungsverfahrens muß in umfangreichen Validierungsexperimenten dokumentiert werden. Wie ein solches Virusvalidierungsverfahren durchzuführen ist, ist in der EU-Richtlinie III/8115/EN-89 ausführlich dargelegt [7]. Folgende Aspekte sind zu berücksichtigen:

1) Es werden sowohl humanpathogene Viren (z. B. HIV-1, HSV-1, Poliovirus Typ 1, HAV) als auch sog. Modellviren eingesetzt (DNA- und RNA-Viren, umhüllte und nichtumhüllte Viren), da zahlreiche Viren, die im Plasma vorkommen können, nicht oder nur schwer in Zellkulturen gezüchtet werden können. Zudem sollte eine Interferenz mit neutralisierenden Antikörpern vermieden werden; gegebenenfalls müssen Viren mit ähnlichen physikochemischen Eigenschaften getestet werden (z. B. tierischen Ursprungs, die nicht mit Antikörpern menschlichen Ursprungs reagieren).
2) Die Durchführung im Labormaßstab sollte die Produktionsbedingungen weitestgehend repräsentieren. Insbesondere die verwendeten Volumina sollten nicht zu gering sein.
3) Das Startmaterial muß aus der Routineproduktion vor dem zu untersuchenden Prozeßschritt entnommen werden.
4) Um die Kapazität des Inaktivierungsverfahrens zu evaluieren, sollte ein möglichst hoher Ausgangstiter im Startmaterial erzielt werden. Dabei ist zu beachten, daß dadurch die Zusammensetzung dieses Zwischenprodukts nicht nachhaltig geändert wird. Maximal wurden daher 10% (v/v) virushaltiger Zellkulturüberstand eingesetzt.
5) Bei Inaktivierungsprozessen sind Kinetikstudien durchzuführen, um den Zeitpunkt bis zum Erreichen der Nachweisgrenze bestimmen zu können.
6) Die Berechnung des Titers infektiöser Partikel erfolgt entweder nach der Endpunkt- (HIV, HSV, Polio, etc.) oder der Auszählmethode (HAV).
7) Es sollte eine ausreichende Anzahl von Parallelkulturen jeder Verdünnungsstufe angelegt werden, damit eine statistische Bewertung der Daten möglich ist.

Im Laborexperiment wurde die stabilisatorhaltige Faktor VIII-Lösung auf 63 °C erhitzt und erst dann mit virushaltigem Zellkulturüberstand versetzt (Gesamtvolumen 100 ml). Die Viren bzw. ihre Wirtszellen stammten von ATCC und der Universitätsklinik Frankfurt, Abteilung Medizinische Virologie. Während der Hitzebehandlung wurden zu unterschiedlichen Zeiten Proben entnommen. Der Inaktivierungsprozeß wurde durch Abkühlen der Proben im Eisbad gestoppt. Serielle $\log_{10}$-Verdünnungen wurden auf suszeptiblen Zellen titriert; wenigstens 8 Parallelkulturen pro Verdünnungsstufe wurden angelegt. Die Zellen wurden so lange unter optimalen Bedingungen kultiviert, bis in den Kontrollen keine virusinduzierten Änderungen nachweisbar waren. Die Titerberechnung erfolgte nach Spearman-Kärber (Ausnahme: HAV). Kulturen, in denen zytotoxische Effekte zu beobachten waren, wurden nicht berücksichtigt. In den Fällen, wo keine Virusreplikation nachweisbar war, wurde die theoretisch verbleibende Zahl infektiöser Viren anhand der EU-Richtlinie

III/8115/89-EN (Anhang I) bestimmt. Der Reduktionsfaktor dieses Virusinaktivierungsschritts berechnet sich aus dem Quotienten Virusmenge im Startmaterial zu Virusmenge nach dem Hitzeschritt.

Ergebnisse

SD-behandeltes Faktor VIII-Konzentrat wurde nach dem Zusatz geeigneter Stabilisatoren auf 63 °C für 10 h in Lösung erhitzt. Um die Effektivität dieses Hitzeschritts zu untersuchen, wurden den in-Prozeß-Proben verschiedene lipidumhüllte und nichtumhüllte Viren zugesetzt. Die Ergebnisse sind in Tabelle 1 zusammengefaßt.

Die Ergebnisse zeigen, daß alle untersuchten Viren unter diesen Bedingungen innerhalb von 10 h bis zu Nachweisgrenze inaktiviert wurden. Infektiöses HIV-1 war bereits nach 120–240 min unterhalb der Nachweisgrenze. Einige Kulturen von Proben, die insgesamt 10 h bei 63 °C erhitzt worden waren, wurden bis zu 38 Tagen unter optimalen Bedingungen geführt, ohne daß Anzeichen für eine Virusreplikation erkennbar waren. Dies weist auf eine hohe Effektivität dieses Hitzeschritts hin.

Die tatsächliche Hitzestabilität der untersuchten Viren läßt sich am besten anhand der Inaktivierungskinetiken evaluieren. Ein Beispiel ist in Abb. 1 gezeigt.

Wie aufgrund der physikochemischen Eigenschaften zu erwarten war, wurden die lipidumhüllten Viren (HIV-1, HSV-1, PRV) wesentlich schneller inaktiviert als die nichtumhüllten Viren. Die Inaktivierungskinetik von HIV-1 zeigt einen linearen Verlauf; vergleichbare Ergebnisse wurden auch mit HSV-1 und PRV erzielt. Die beiden Picornaviren HAV und Poliovirus Typ 1 erwiesen sich in diesen Studien als vergleichbar hitzeempfindlich; bereits nach 8 h waren diese bis unter die Nachweisgrenze inaktiviert. Die Inaktivierungskinetiken zeigen im Gegensatz zu den lipidumhüllten Viren einen biphasischen Verlauf. Dies deutet auf das Vorhandensein von wenigstens zwei Viruspopulationen unterschiedlicher Hitzesensivitität hin. Ein Vergleich ergab, daß unter den Bedingungen der konventionellen Pasteurisierung (Erhitzung bei 60 °C für 10 h in Lösung) auch nach 10 h noch infektiöses Poliovirus nachweibar war, während in dem hier validierten Verfahren bereits nach 8 h die Nachweisgrenze erreicht wurde.

Tabelle 1. Übersicht über die Virusvalidierungsstudien

Virus	Zell-system	Max. Kultivierung (Tage)	Red. Faktor log_{10} $TCID_{50}$	t_{max} zur Erreichung der Nachweisgrenze
HIV-1	MT-4	38	≥9.0 (n = 2)	<240 min
HSV-1	Vero	9	≥5.7 (n = 2)	<240 min
PRV	Vero	13	≥5.3 (n = 1)	<120 min
HAV	BS-C-1	14	≥5.6 (n = 1	<480 min
Polio-1	Vero	8	≥7.5 (n = 2)	<480 min

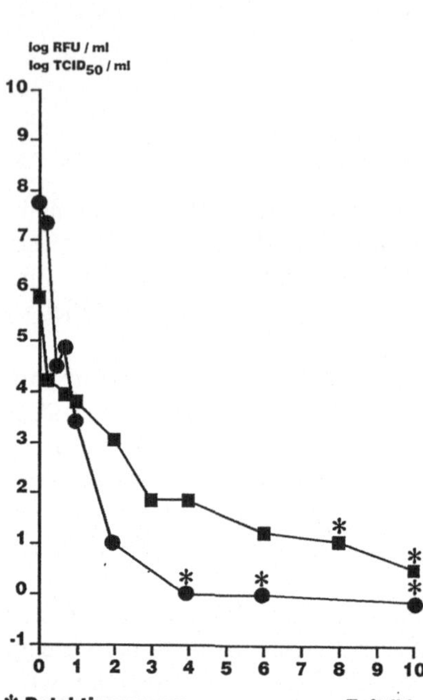

Abb. 1. Inaktivierung von Viren durch modifizierte Pasteurisierung für 10 h bei 63 °C am Beispiel von HIV-1 und HAV

Diskussion

Auf dem Symposium "Virological Safety Aspects of Plasma Derivatives" in Cannes (1992) wurde an die Hersteller von Gerinnungspräparaten aus Humanplasma die Anforderung gerichtet, zwei Virusinaktivierungsschritte in den Herstellungsprozeß zu integrieren. Dabei wurde betont, daß zwei verschiedene Prinzipien (z. B. chemische und physikalische) zur Virusinaktivierung kombiniert werden sollten.

Bei dem von uns getesteten Präparat wurde das Solvent-Detergent-Verfahren mit einem modifizierten Pasteurisierungsschritt kombiniert. Aufgrund der unspezifischen Wirkung von Hitze werden sowohl lipidumhüllte als auch nichtumhüllte Viren zerstört. Dieses Inaktivierungsverfahren in Lösung hat zudem den Vorteil, daß es sich im Gegensatz zur Trockenerhitzung um einen gut reproduzierbaren Prozeßschritt handelt.

Um während der Hitzebehandlung eine Denaturierung des Faktor VIII zu vermeiden, müssen Stabilisatoren zugesetzt werden. Durch die Wahl geeigneter niedermolekularer Stabilisatoren konnte die Temperatur im Gegensatz zur konventionellen Pasteurisierung auf 63 °C erhöht werden, um die Effektivität der Hitzebehandlung insbesondere gegenüber den Picornaviren bei vertretbarer Ausbeute an Faktor VIII weiter zu steigern [8].

Weiterhin erfolgt bei diesem neuen Produkt die Hitzebehandlung zu einem Zeitpunkt, zu dem das Faktor VIII bereits recht rein ist (spezifische Aktivität >100 I.E./mg Gesamtprotein). Damit ist gleichzeitig der Anteil virusstabilisierender Proteine sehr gering.

Wie unsere Ergebnisse belegen, ist diese Hitzebehandlung fähig, eine Reihe von lipidumhüllten wie nichtlipidumhüllten Viren bis unter die Nachweisgrenze zu inaktivieren. Aus den Inaktivierungskinetiken konnten neben der Effektivität des Verfahrens zusätzliche Erkenntnisse gewonnen werden, die für die Entwicklung neuer Prozeßverfahren von Bedeutung sind.

Zusammenfassung

Durch Kombination von SD-Verfahren und modifizierter Pasteurisierung steht somit für die Behandlung von Hämophilen ein doppelt virusinaktiviertes Faktor VIII: C-Präparat (OCTAVI SDPlus, Octapharma) zur Verfügung, dessen globale Virussicherheit den monoinaktivierten Produkten überlegen ist.

Literatur

1. Richtlinien zur Blutgruppenbestimmung und Bluttransfusion (1991) Deutscher Ärzteverlag, Köln
2. Suomela H (1993) Inactivation of viruses in blood and plasma products. Transfus Med Rev 7(1):42–57
3. Fricke WA, Lamb MA (1993) Viral safety of clotting factor concentrates. Sem Thromb Haemost 19(1):54–61
4. Goudemand J, Parquet A, Boulanger P, Goudemand J (1993) Study of viral safety, immune functions and inhibitor development in a cohort of 22 haemophiliac children only treated with an ion exchange purified FVIII concentrate. Br J Haem 84 (Suppl 1):15
5. Mannucci PM (1993) Clinical evaluation of viral safety of coagulation factor VIII and IX concentrates. Vox Sang 64:197–203
6. Guerois C, Parquet A, Gazengel C et al (1990) Anti HCV antibodies studies in a cohort of French Haemophiliacs patients: high incidence of an anti-HCV and probable prevention with SD concentrates. XIX International Congress of the World Federation of Hemophilia, August 14–19, 1990
7. Validation of virus removal and inactivation procedures. Note for guidance (1991) Committee for Proprietary Medical Products: Ad Hoc Working Party on Biotechnology/Pharmacy and Working Party on Safety medicines. Biologicals 19:247–251
8. Hollinger FB, Ticehurst J (1990) Hepatitis A virus. In: Fields BN, Knipe DM (eds) Virology, 2nd ed. Raven Press, New York, pp 631–667

Verhalten von Thrombozytenzahlen und Gerinnungsfaktoren vor, 15 und 30 Minuten nach Infusion von verschiedenen Faktor VIII-Präparaten

H. KÖSTERING, A. COLDEWEY, U. SÖLING, J.U. WIEDING

Einleitung

1972 wiesen C. J. Bark et al. [1] darauf hin, daß sich bei Hämophiliepatienten unter einer Hoch-Dosis-Therapie mit Faktor VIII-Konzentraten nur selten die partielle Thromboplastinzeit trotz eines normalisierten Faktor VIII-Spiegels im Normbereich befand. Dies entspricht auch den hier und in anderen Behandlungszentren gemachten Beobachtungen an Hämophilen mit Operationen, Unfällen und schweren Blutungskomplikationen. Die Ursache für die nicht normalisierten PPTs nach Gabe von Hochkonzentraten besonders in hoher Dosierung konnte bisher nicht geklärt werden.

Bei einer Operation eines hämophilen Kindes, bei dem früher unter einem Hochkonzentrat eine normale Recovery des Faktors VIII und eine Normalisierung der PTT festgestellt worden war (s. Abb. 1), kam es 1989 unter recht hoher Substitutionsbehandlung vor einer Operation wegen einer drohenden Hüft-

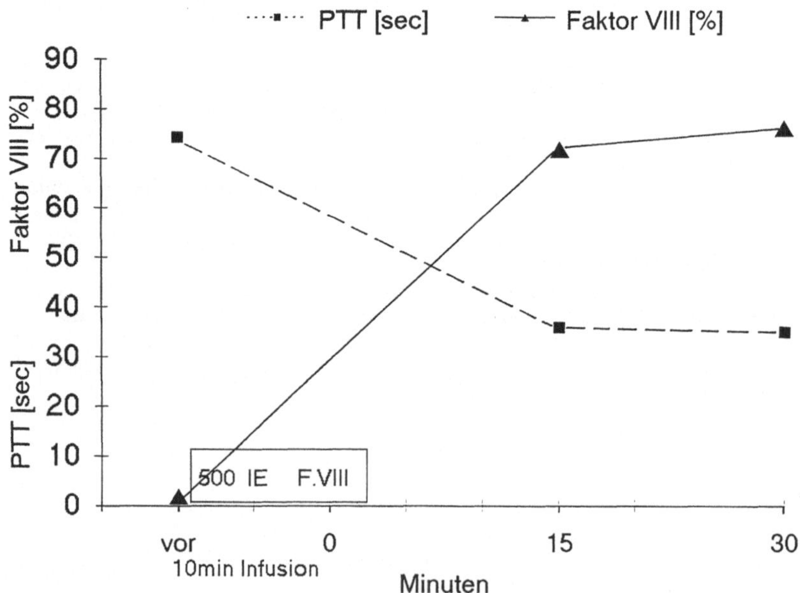

Abb. 1. Verlauf der PTT und des Faktor VIII-Spiegels bei einem Patienten, der 30 IE/kg KG Faktor VIII V.I. der Fa. Intersero erhalten hat

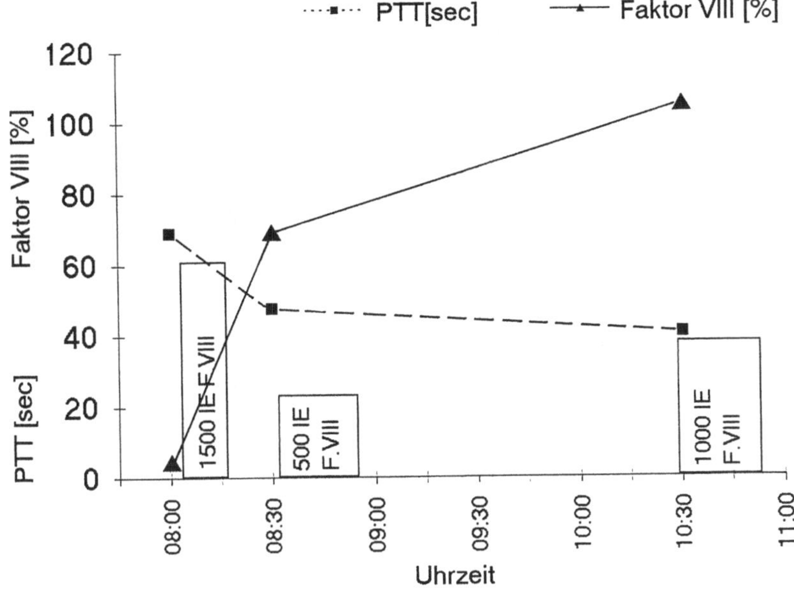

Abb. 2. Verhalten der PTT und des Faktors VIII bei dem gleichen Patienten (Abb. 1), der bereits einige Tage mit Haemate HS anbehandelt worden war

gelenksnekrose präoperativ zu keiner Normalisierung der PTT (48 s) (s. Abb. 2), obwohl nach Substitution der errechneten Initialdosis ein optimaler Faktor VIII-Spiegel angenommen werden konnte. Die geplante Operation wurde aufgrund der PTT-Verlängerung hinausgeschoben bis zur Faktor VIII-Bestimmung; der Spiegel lag bei 70%. Barthels und Poliwoda [2] vermuten einen Hemmeffekt auf die Globalgerinnung. Da dies im Gegensatz zu früheren Beobachtungen zur PTT und zum Faktor VIII [3] mit dem bis 1975 von uns fast ausnahmslos verwendeten AHG der Behring-Werke stand, wurde jetzt in einer ausgedehnten Untersuchung bei behandlungsbedürftigen Hämophiliepatienten und Patienten mit von Willebrand-Jürgens-Syndrom das Verhalten der PTT und des Faktors VIII bzw. IX sowie weiterer Gerinnungsparameter, Faktoren der Fibrinolyse und die Thrombozytenzahl und deren Funktion bestimmt.

Methodik

Die Recoveries wurden vor, 15 min und 30 min und nur in Einzelfällen bei stationären, operierten bzw. behandlungsbedürftigen Patienten auch 120 min nach der Faktorgabe bestimmt. Ambulanten Patienten, bei denen keine Blutungen aufgetreten waren und die sich unter der Prophylaxe befanden, wurden 25 – 30 IE/kg KG gegeben. Bei behandlungsbedürftigen, operierten bzw. traumatisierten Patienten wurden 50 – 70 IE/kg KG dreimal/die infundiert.

Tabelle 1. Darstellung der im Rahmen dieser Untersuchung verwendeten Präparate verschiedener Hersteller, der Anzahl der Patienten und der Recoveries. Insgesamt wurden 50 Recoveries bei Patienten mit Hämophilie A, Hämophilie B und von Willbrand-Jürgens-Syndrom erstellt

Recovery der Gerinnungsfaktoren vor; 15 min; 30 min; (120 min)				
Gruppe	Präparat	Rec. = n	Pat. = n	
Hämophilie A	Haemate	6	4	A
	Monoclate	7	4	B
	Immuno	1	1	C
	Profilate	4	1	D
	Intersero	14	12	E
	Immunate	1	1	F
	Summe	33	23	
Hämophilie B	PPSB	7	4	G
	Behring	1	1	H
	Summe	8	5	
vWJ-Syndrom	Intersero	9	5	I

Insgesamt wurden 50 Recovery-Untersuchungen an 33 Patienten mit folgenden Präparaten durchgeführt: Haemate HS, Monoclate, Immuno, Profilate, Intersero, Immunate, PPSB und Berinine HS. Die Präparate und die Anzahl der damit behandelten Patienten sind in Tabelle 1 zusammengestellt. Neben der Globalgerinnung wurden auch Einzelfaktoren, Faktoren der Fibrinolyse, die Reptilasezeit, die Thrombozytenfunktion mit ADP, Collagen, Ristocetin und Arachidonsäure sowie die Leukozyten- und Thrombozytenzahlen bei allen Patienten ermittelt und mit ihren Mittelwerten und Standardabweichungen in den Tabellen 2 und 3 für Hämate HS und Intersero wiedergegeben.

Ergebnisse und Diskussion

Nach der Infusion von ca. 25–30 IE Faktor VIII kam es bei den meisten Präparaten bei der Recovery-Bestimmung für PTT und Faktor VIII zu Normalwerten, wobei auch der Faktor XII und die Reptilasezeit im Normbereich lagen und die Schwankungen gering waren (s. Tabelle 2).

Unter in Flüssigkeit durch Hitze inaktivierten Präparaten war bei hoher Substitution (50–70 IE F. VIII/kg KG dreimal/die) eine Normalisierung der PTT nicht immer erreichbar, obwohl sehr hohe Faktor VIII-Spiegel bei den Patienten gemessen wurden. Weiterhin fand sich hier bereits vorher eine Reptilasezeit von im Mittel 25,7 s, jedoch keine Erniedrigung des Faktor XII-Spiegels. Plasmin, Plasminogen, α_2-Antiplasmin, Quick und Fibrinogen waren im Normbereich. Die Thrombozytenfunktion wurde nach Zugabe von Arachidonsäure in der Bornkammer stark vermindert; Collagen, ADP und Ristocetin erbrachten nur geringe Veränderungen.

Die erhobenen Befunde in den Tabellen 2 und 3 sprechen dafür, daß es unter einer Hochdosistherapie sehr schnell zu einer Blockade des RES kommen

Tabelle 2. Darstellung der Mittelwerte und Standardabweichungen der erhobenen Blutgerinnungsparameter vor, 15 und 30 min nach Applikation von Haemate HS in einer Dosierung von 25 – 30 IE/kg KG bzw. 50 – 70 IE/kg KG dreimal/die

Hämophilie A (n = 6)	Vor			15 min			30 min		
	Mittelwert x	x + SD	x – SD	Mittelwert x	x + SD	x – SD	Mittelwert x	x + SD	x – SD
Quick [%]	79	88	69	77	84	70	76	85	68
PTT [s]	77,2	97,7	56,7	52,4	66,2	38,6	48,2	51,3	45
Thrombinzeit [s]	17,4	19,5	15,3	17,5	19,8	15,2	17,9	20	15,7
Fibrinogen [mg%]	268	351	185	265	345	184	255	338	171
Fibrinomere [mE/min]	3,1	5,1	1,1	3,2	4,9	1,6	2,9	5,4	0
Leukozytenzahl [Tsd/µl]	4,5	6,5	2,5	4	5,8	2,2	4,3	6,1	2,4
Thrombozyten [Tsd/µl]	107	208	5	89	179	0	92	181	2
Faktor VIII [%]	10	19	1,6	87	124	50	76	98	53
Faktor XII [%]	50,8	75,2	26,3	50,1	63,2	37	44,2	56	32,3
Plasmin [CU/ML]	0,04	0,06	0,03	0,06	0,08	0,03	0,05	0,07	0,04
Plasminogen [%]	97	127	66	99	137	61	92	117	67
Antiplasmin [%]	104	136	72	116	138	93	100	122	77
Reptilasezeit [s]	27,1	37,2	17	28,3	37,7	18,9	27,1	35,9	18,3
Thrombozytenfunktion									
ADP [%]	31	59	3	86	96	77	78	96	59
Collagen [%]	53	81	25	34	59	8	57	87	27
Ristocetin [%]	40	68	11	60	101	18	51	86	15
Arachidonsäure [%]	6	10	1	2	4	0	49	87	10
Thrombelastogramm									
Reaktionszeit r [min]	19,2	26,8	11,6	11,54	13,7	9,1	12,9	14,9	10,8
Gerinselbildungszeit k [min]	15,25	25,6	4,9	8,4	12	4,7	8,8	11,7	5,9
max. Thrombusfestigkeit mE	68	91	44	81	115	46	73	97	49

Tabelle 3. Darstellung der Mittelwerte und Standardabweichungen der erhobenen Blutgerinnungsparameter vor, 15 und 30 min nach Applikation von Faktor VIII V.I. Intersero in einer Dosierung von 25 – 30 IE/kg KG bzw. 50 – 70 IE/kg KG dreimal/die

Hämophilie A (n = 6)	Vor			15 min			30 min		
	Mittel-wert x	x + SD	x – SD	Mittel-wert x	x + SD	x – SD	Mittel-wert x	x + SD	x – SD
Quick [%]	95	106	85	92	104	80	92	104	81
PTT [s]	62,9	76,8	49,1	36,8	41	32,6	37,2	41,2	33,2
Thrombinzeit [s]	14,7	15,6	13,7	14,6	15,6	13,7	14,8	16,1	13,6
Fibrinogen [mg%]	284	339	229	262	316	208	266	326	206
Fibrinomere [mE/min]	2,2	4,9	0	1,7	3,1	0,3	1,7	3,2	0,2
Leukozytenzahl [Tsd/µl]	7,3	10,4	4,2	6,3	8,8	3,8	6,6	9,2	3,9
Thrombozyten [Tsd/µl]	182	224	140	173	213	133	178	218	138
Faktor VIII [%]	7,5	17	0	141	232	50	113	180	45
Faktor XII [%]	77,9	113,1	42,8	76,7	111,1	42,4	81,1	108,9	53,4
Plasmin [CU/ML]	0,05	0,07	0,03	0,05	0,07	0,02	0,05	0,07	0,02
Plasminogen [%]	133	173	92	109	139	79	121	152	90
Antiplasmin [%]	132	154	111	119	138	99	122	143	102
Reptilasezeit [s]	17,6	19	16,2	18,8	20,8	16,8	18,7	22,1	15,3
Thrombozytenfunktion									
ADP [%]	79	94	65	67	88	47	64	88	39
Collagen [%]	64	94	34	86	103	69	77	99	56
Ristocetin [%]	85	98	72	89	99	80	71	99	43
Arachidonsäure	62	87	37	68	91	45	63	89	37
Thrombelastogramm									
Reaktionszeit r [min]	25,9	53	0	11,1	13,2	9,1	12,12	15,7	8,6
Gerinselbildungszeit k [min]	14,3	28,7	0	7	9,8	4,1	8,5	12	5
max. Thrombusfestigkeit mE	91	129	52	114	150	79	101	127	75

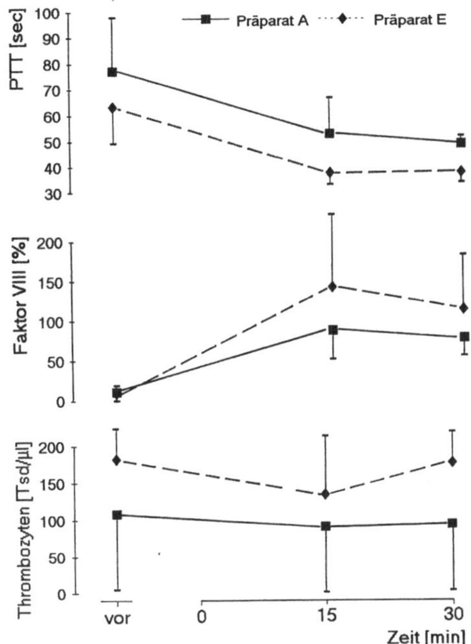

Abb. 3. Mittelwerte und Standardabweichungen der PTT, des Faktor VIII-Spiegels und der Thrombozytenzahl nach Applikation von Haemate HS (Gruppe A) bzw. von Faktor VIII V.I. Intersero (Gruppe E)

kann und zu Auswirkungen auf die Fibrinspaltprodukte, die jedoch eher von der Blutungskomplikation bzw. der Traumatisierung des Patienten als von dem Präparat selbst abhängig zu sein scheinen. Als typisches Beispiel kann Patient C.B. in Abb. 1 und Abb. 2 gelten, bei dem es im Rahmen einer Hochsubstitutionstherapie zu keiner Normalisierung der PTT kam, wohl aber bei der ein Jahr vorher durchgeführten Recovery.

Bei Betrachtung des Verlaufes eines Patienten, der 1988 stationär bei uns behandelt wurde, fiel auf, daß am Tag nach einer jeweiligen Substitution von 2000 IE eines in Flüssigkeit erhitzten Faktor VIII-Präparates die Thrombozyten niedriger als vor der Infusion bestimmt wurden und es im Rahmen des stationären Aufenthaltes zu einem kontinuierlichen Abfall der Thrombozytenzahl kam, was jedoch erst nach der Entlassung des Patienten aufgefallen war (s. Abb. 4). Bei einem anderen, recht hoch zu substituierenden traumatisierten Kind, das bis dahin nur selten behandelt wurde, kam es unter dem gleichen Präparat zu einem Thrombozytenabfall, und zwar von 272 auf 178 (15 min) und schließlich auf 222 Tsd/µl (nach 120 min). Dieses Kind war HIV-negativ.

Daraufhin wurde im Rahmen mehrerer Recovery-Untersuchungen mit diesem Präparat (2000 IE Faktor VIII-Haemate HS) auch das Verhalten der Thrombozytenzahl bestimmt. Dabei kam es jeweils zu einem Abfall von ca. 36 auf 19 Tsd/µl nach 15 und 30 min. Dieser Abfall der Thrombozyten wurde auch in Neckargemünd gefunden und zwar ein Abfall von 36 auf 20 Tsd/µl (Abb. 5).

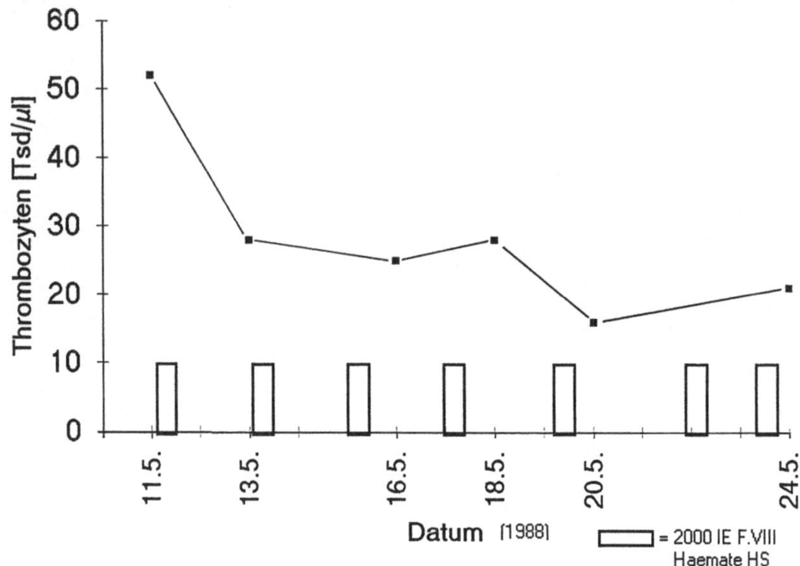

Abb. 4. Verlauf der Thrombozytenzahlen eines Hämophilie-A-Patienten während stationärer Behandlung. Der Patient wurde jeden zweiten Tag mit jeweils 2000 IE Haemate HS behandelt

Der Patient erholte sich bis zum August 1988 nach Gabe eines anderen Faktor VIII-Präparates ohne zusätzliche Therapie zunächst auf 85 Tsd/µl. Der Patient kam 1992 unter einem anderen Präparat mit 83 Tsd/µl Thrombozyten nach Göttingen zurück. Nach Verwendung von Faktor VIII der Firma Intersero lagen jetzt die Thrombozyten ständig um 139 Tsd/µl. Der Patient ist sicher seit Juni 1984 HIV positiv.

Es ist bekannt, daß bei mehr als 10% aller Patienten, die HIV infiziert sind, eine Thrombozytopenie auftreten kann. Die Ursache hierfür ist bisher nicht geklärt. Da eine Thrombozytopenie bei einem Hämophiliepatienten jedoch wegen des doppelten Defekts besonders bedrohlich ist [4], sind wir in unseren Untersuchungen dieser Frage nachgegangen; sie beschäftigt uns seit den früher durchgeführten Hämophiliebehandlungen mit Faktor VIII-Präparaten vom Schwein und vom Rind [3, 5].

Der 1988 bei dem Patienten M. S., der heute unter der Faktor VIII-Substitution von Intersero Normalwerte (139 Tsd/µl) hat, beobachtete Thrombozytensturz konnte auch bei einigen anderen Patienten mit Thrombozytopenie beobachtet werden. 1992 wurde auswärts auch ein nach Substitution von Haemate HS auftretender Thrombozytensturz beobachtet. Die Erniedrigung der Thrombozytenzahl erholte sich dort nur langsam nach Umsetzen der Therapie auf Beriate (pers. Mitteilung am 9. Juli 1992, München). In Göttigen konnte dann bei 4 weiteren Patienten bei Recoveries bzw. während der stationären Behandlung unter Präparaten mit ähnlicher Inaktivierung ein Abfall der Throm-

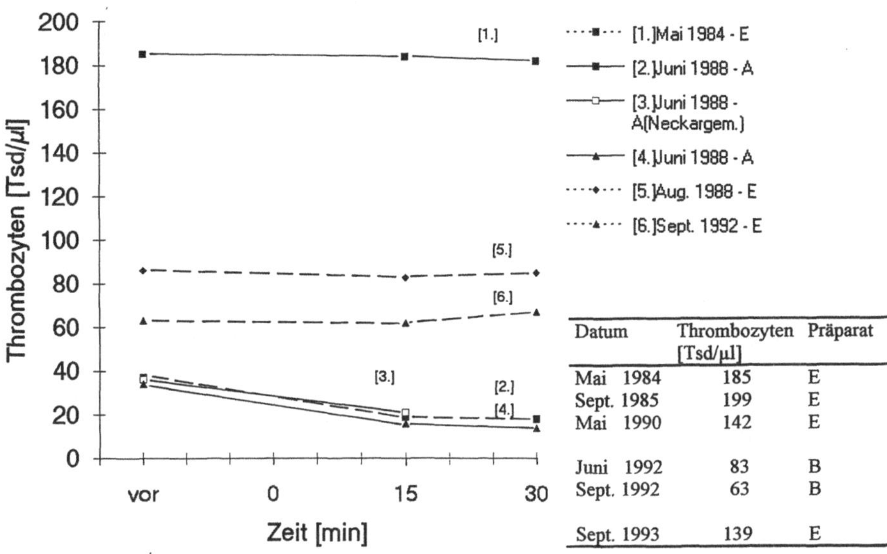

Datum	Thrombozyten [Tsd/µl]	Präparat
Mai 1984	185	E
Sept. 1985	199	E
Mai 1990	142	E
Juni 1992	83	B
Sept. 1992	63	B
Sept. 1993	139	E

Abb. 5. Verlauf der Thrombozytenzahlen eines Patienten nach Gabe von jeweils 25 IE/kg KG Haemate HS (Gruppe A) und Faktor VIII V. I. Intersero (Gruppe E)

bozytenzahl festgestellt werden. Dabei ergaben sich folgende Thrombozytenzahl [Tsd/µl] (vor/15′/30′): Bei Patient H. L. 66/47/51 unter Haemate HS; bei Patient D. B. 285/248/211 und bei Patient G. K. 50/41/34 bzw. 40/21/23 jeweils unter Monoclate. Unter Gabe von Präparaten, die mit TNBP inaktiviert wurden, konnte ein ähnlicher Thrombozytensturz bisher nicht beobachtet werden. Während meistens nach Umsetzen auf ein TNBP-Präparat die Thrombozytenzahl anstieg, erfolgte dieses bei einem Patienten erst nach zusätzlicher Gabe von Retrovir (s. Abb. 6, S. 348).

Bei einem Patienten kam es während einer stationären Behandlung (18. 3.–5. 4. 1993) unter Haemate HS zum Abfall der Thrombozyten von 198 auf 38 Tsd/µl ohne Änderung der sonstigen Therapie. Auswärts kam es zu einer Erholung, nachdem ein anderes, nicht in Flüssigkeit auf 60 °C erhitztes Faktor VIII-Präparat eingesetzt wurde (s. Abb. 7, S. 348).

Warum es bei einigen Patienten zu einem teilweise erheblichen (ca. 40%) Thrombozytenabfall nach der vielleicht zu schnellen Injektion von Faktor VIII-Präparaten in vielleicht auch zu hoher Dosierung kommt, kann auch trotz der zahlreichen Untersuchungen (s. Tabelle 2) noch nicht entschieden werden.

Zusammenfassung

Sehr hohe Dosierungen von Faktor VIII-Hochkonzentraten zeigen häufig eine verlängerte PTT trotz Normalisierung des Faktor VIII-Spiegels.

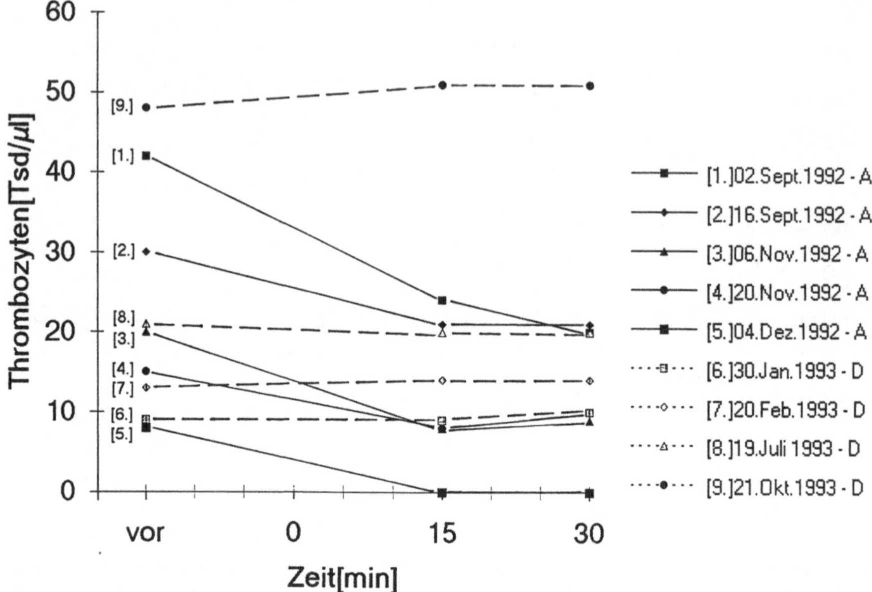

Abb. 6. Verlauf der Thrombozytenzahlen nach Gabe von 20 IE/kg KG Haemate HS (Gruppe A) bzw. Profilate (Gruppe D). In Gruppe D wurde auch vor Gabe von Retrovir der unter dem ersten Präparat (Gruppe A) zu beobachtende jeweilige Thrombozytenabfall nicht mehr gesehen; ein wesentlicher Anstieg der Thrombozytenzahl trat jedoch erst nach Gabe von Retrovir ein

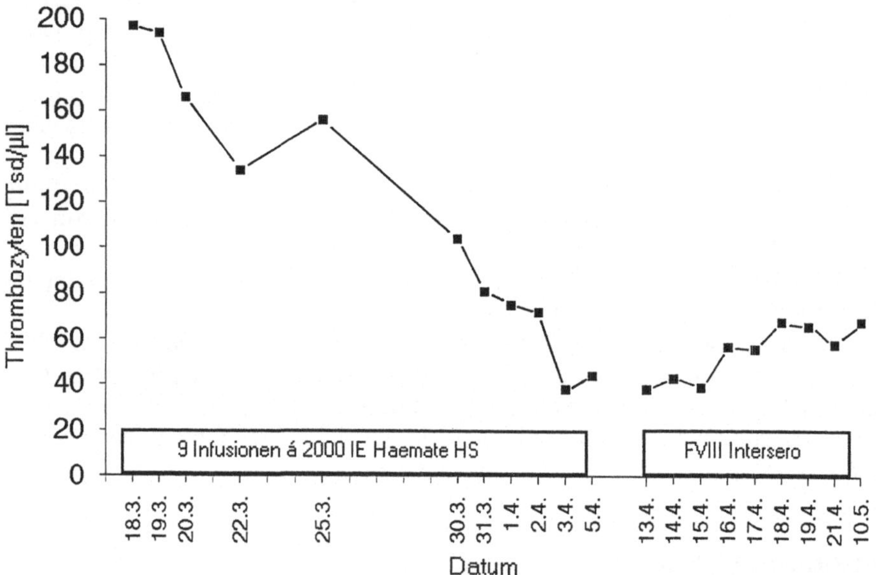

Abb. 7. Verlauf der Thrombozytenzahlen eines Patienten, der ohne Änderung der sonstigen Therapie nach 6 Jahren während einer stationären Behandlung wiederum Haemate HS erhalten hat; dabei kam es innerhalb von 16 Tagen zu einem Thrombozytenabfall von 198 auf 38 Tsd/µl. Während der anschließenden Therapie mit Faktor VIII der Firma Intersero erholten sich die Thrombozytenzahlen

Diese verlängerte PTT ist nach unseren Ergebnissen weder auf eine Faktor XII-Erniedrigung noch auf eine Aktivierung der Fibrinolyse zurückzuführen.

Es fanden sich jedoch bei sehr hoch substituierten Patienten verlängerte Reptilasezeiten und insgesamt erhöhte Fibrinspaltprodukte.

Diese Veränderungen der FSP scheinen aber eher von den Traumen bzw. Blutungskomplikationen abhängig zu sein als von den verschiedenen Präparaten.

Obwohl eine Thrombozytopenie bei ca. 10% aller Patienten mit HIV-Infektionen beobachtet wird, können einige Thrombozytenabfälle nach Gabe von in Flüssigkeit mit Hilfe von Stabilisatoren (z. B. Glycin) erhitzten und derart so virusinaktivierten Faktor VIII-Präparaten nicht durch die HIV-Infektion allein erklärt werden. Es ist anzunehmen, daß bei einigen Patienten diese Präparate die Thrombozytopenie unterhalten oder sogar verschlimmern können.

Bei einigen Patienten erbrachte erst eine zusätzliche Therapie mit Retrovir bzw. eine Milzexstirpation einen Thrombozytenanstieg.

Als Ursachen kommen HLA-Antikörper, Stabilisatoren bei der Pasterisierung durch Erhitzen (z. B. Glycin) oder auch Alterationen des sehr großen Faktor VIII-Moleküls in Frage.

Wenn eine Recovery einen erheblichen Thrombozytensturz bei thrombopenischen Patienten anzeigt, sollte u. E. überprüft werden, ob durch einen Wechsel des Präparates ein günstiger Effekt auf das Verhalten der Thrombozytenzahl erreicht werden kann.

Literatur

1. Bark CJ, Orloff MJ (1972) The partial thromboplastin time and factor VIII therapy. Am J Clin Path 57:478–481
2. Barthels M, Poliwoda H (1987) Gerinnungsanalysen. Interpretation, Schnellorientierung. Therapiekontrolle, 3. Aufl. Thieme, Stuttgart New York
3. Köstering H, Kaboth U (1971) Humanes und tierisches AHG in der Notfallbehandlung bei Hämophilie-A-Patienten. In: Deutsch E., Pilgerstorfer HW (Hrsg) Haemophilia. Research, clinical and psycho-social aspects. Schattauer, Stuttgart New York, pp 291–298
4. Mönch H, Köstering H, Schuff-Werner P et al (1986) Hemophilia A, idiopathic thrombocytopenia and HTLV-III-infection impressive remission after splenectomy: a case report. Onkologie 9(4):239–240
5. Lozier JN, Santagostino E, Kasper CK et al (1993) Use of porcine factor VIII for surgical procedures in hemophilia A patients with inhibitors. Seminars in Hematology (Suppl 1) 30(2):10–21

„Hemmkörper" gegen Faktor VIII mit und ohne inhibitorische Aktivität

W. Mondorf, J. Last, E. Lenz, S. Ehrenforth, W. Kreuz, I. Scharrer

Einleitung

In der Diagnostik von Faktor VIII-Hemmkörpern stehen heute verschiedene Methoden zur Verfügung (Tabelle 1). Die Auswahl der Methode erfolgt aufgrund der jeweiligen Fragestellung. Zur Frage der inhibitorischen Aktivität von Hemmkörpern und deren Quantifizierung eignen sich funktionelle Methoden, insbesondere die in-vivo-Recovery [11] und standardisierte in-vitro-Assays [1, 2, 5 – 9]. Eine weithin anerkannte Methode ist die von Kasper und Mitarbeitern beschriebene Bethesda-Methode [6]. Die Bethesda-Methode sowie die anderen funktionellen Methoden sind jedoch weniger geeignet als Screeningverfahren, da sie dafür zu aufwendig sind. Zum Screening aber auch im Hinblick auf eine genaue Charakterisierung der Hemmkörper wurden immunologische Testverfahren entwickelt [3, 4, 10]. Wir haben uns näher mit dem ELISA-Verfahren beschäftigt, zu dem nachfolgend einige unserer Ergebnisse vorgestellt werden.

Tabelle 1. Methoden zur Reihenuntersuchung (Screening), Quantifizierung und Charakterisierung von Faktor-VIII: C-Hemmkörpern und Literaturangaben, in denen die Methoden zuerst oder sehr ausführlich beschrieben wurden (– nicht geeignet, + geeignet, + + sehr gut geeignet)

Methode	Screening	Qunatifiz.	Charakteris.	Autor
Nachweis von Anti-FVIII mit inhibitorischer Aktivität				
PTT	+	–	–	Biggs 1959
PTT-Tauschtest	+	–	–	Lechner 1982
In-vivo-Recovery	–	+	+	Sultan 1986
Gerinnungsinaktivierung in Agarose-Gel	+	+ +	+	Bird 1975 Jorquera 1985
Bethesda-Methode	+	+ +	+	Kasper 1975
Oxford-Methode	+	+ +	+	Rizza 1973
Neutralisation von HK	+	+ +	+	Nilsson 1976
Nachweis von Anti-FVIII mit und ohne inhibitorische Aktivität				
Isofukusierung	–	–	+ +	Coots 1990
Immunoblot	–	–	+ +	Fulcher 1985
ELISA	+ +	+	+	Sanchez-Cuenzaq 1990

Material und Methode

Das ELISA-Protokoll ist einfach, und der Assay kann in jedem Labor ohne größeren Aufwand nachvollzogen werden. Eine Mikrotiterplatte wird mit einem Faktor VIII : C-Hochkonzentrat (Hemofil M, Baxter) über Nacht inkubiert (in Aqua Dest. gelöstes Konzentrat in Bicarbonatpuffer (pH 9,4, 1 : 12 verdünnt). Am nächsten Tag wird der Reihe nach zuerst verdünntes Plasma (u. a. 1 : 100 in Phosphatpuffer, pH 7,3), dann eine Blockierungslösung, z. B. eine Lösung aus Magermilchpulver in Phosphatpuffer und schließlich ein POD-markierter Anti-Human-IgG-Antikörper (1 : 500 in Phosphatpuffer) auf die Platte gegeben. Zwischen den Inkubierungsschritten erfolgen jeweils sorgfältige Waschprozeduren mit Phosphatpuffer. Nach Zugabe des Substrates (Orthophenylendiamin in Citratpuffer, pH 5,4, aktiviert mit Perhydrol 20 μl zu 100l) und Reaktionsunterbrechung nach 30 Minuten mit Schwefelsäure erfolgt eine photometrische Messung bei 495 nm.

Plasma von 53 Hämophilie-A-Patienten und von 460 Nichthämophilen im Rahmen einer präoperativen Routine untersuchten wir mit einer Plasmaverdünnung von 1 : 100 (Abb. 1). Alternativ im Hinblick auf eine Steigerung der

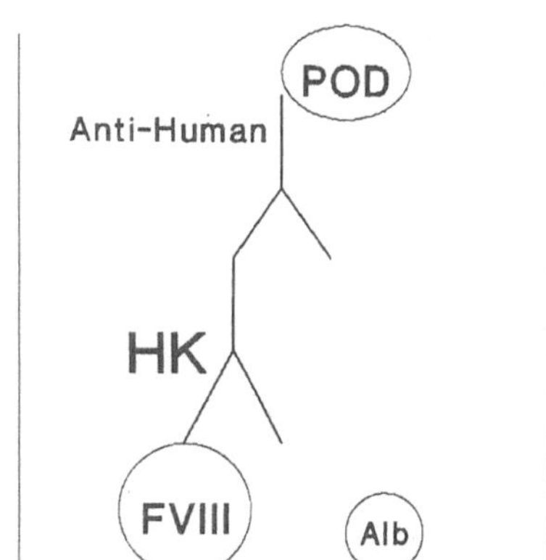

Abb. 1. Schema des ELISA mit einer Plasmaverdünnung von 1 : 100. Meßgröße ist die Extinktion E

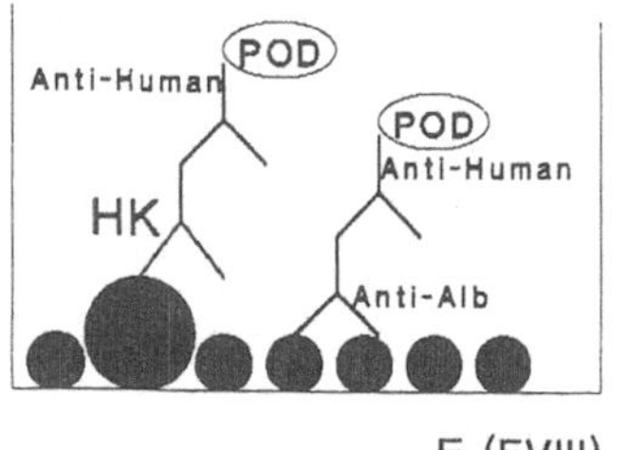

E (FVIII) - E (Albumin)

= dE

Abb. 2. Schema des ELISA mit einer Plasmaverdünnung von 1 : 2. Meßgröße ist dE = die Differenz aus E(FVIII) und E(Albumin)

Sensitivität untersuchten wir das Plasma der Hämophilie-A-Patienten in einer Verdünnung von 1:2 (Abb. 2). Zu dem Versuchsansatz mit Faktor VIII:C-Konzentrat verwendeten wir humanes Albumin in einem parallelen Versuchsansatz. Die Proteinkonzentrationen, näherungsweise auch die Albuminkonzentrationen, waren in beiden Ansätzen gleich.

Ergebnisse und Diskussion

Alle Plasmaproben mit Hemmkörper nach der Bethesda-Methode von über 1 Bethesdaeinheit (BE) zeigten bei einer Plasmaverdünnung von 1:100 hohe Extinktionswerte im ELISA (Tabelle 2). Ein Patient mit milder Hämophilie (Nr. 6 in Tabelle 2) und 0 Bethesdaeinheiten zeigte ebenfalls hohe ELISA-Werte, während die übrigen sowohl 0 Bethesdaeinheiten als auch niedrige ELISA-Werte anzeigten. Der Mittelwert der ELISA-Werte Bethesda-negativer Proben (0,194) plus dem dreifachen Wert der Standardabweichung (3×0,028) ergab eine Extinktion von 0,278, der für die weiteren Untersuchungen als „cutt-off“ diente. Zur Titerbestimmung wurden die Hemmkörper-positiven Plasmaproben weiter verdünnt. Der reziproke Wert der letzten Verdünnung mit einer Extinktion über dem „cut off“, also einer Extinktion über 0,278, ergab den Titer. Es zeigte sich eine hohe Rangkorrelation von R = 0,94 zwischen den Titerwerten und den entsprechenden Bethesdaeinheiten (Abb. 3). Wir untersuchten auch Plasmaproben von 460 Personen im Rahmen einer präoperativen Routinegerinnungsuntersuchung. Bei 5,43% dieser Proben konnte wiederholt eine Extinktion über dem „cut off“ gemessen werden (Abb. 4).

Um eine höhere Sensitivität zu erreichen, modifizierten wir das ELISA-Protokoll. Statt einer Plasmaverdünnung von 1:100 verwendeten wir nunmehr eine Plasmaverdünnung von 1:2. Dies hatte einen höheren Meßwert, aber auch eine höhere Hintergrundextinktion zur Folge. Als Ursache wurde das im Fak-

Tabelle 2. ELISA und funktionelle Messung nach der Bethesda-Methode von Faktor-VIII:C-Hemmkörpern an 53 Hämophilie-A-Patienten

Patienten Nr.	Alter (Jahre)	FVIII (%)	BE	ELISA E (1:100)
ELISA positiv				
1	35	<1	341	0,708
2	3	<1	343	0,691
3	2	<1	86	0,614
4	37	<1	11	0,436
5	5	<1	46	0,418
6	80	5–15	0	0,372
7	32	<1	4	0,368
8	33	<1	3	0,338
ELISA negativ				
9–53	32 (±17)		0(±0)	0,194 (±0,028)

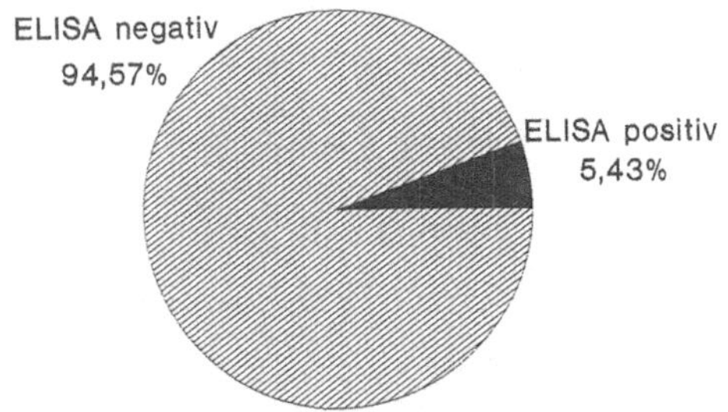

Abb. 3. Ergebnis einer Reihenuntersuchung von Plasma von 460 Patienten im Rahmen einer präoperativen Routinegerinnungsuntersuchung mit einem ELISA zur Untersuchung von Antikörpern gegen Faktor VIII : C (Plasmaverdünnung 1 : 100, Schema der Abb. 1)

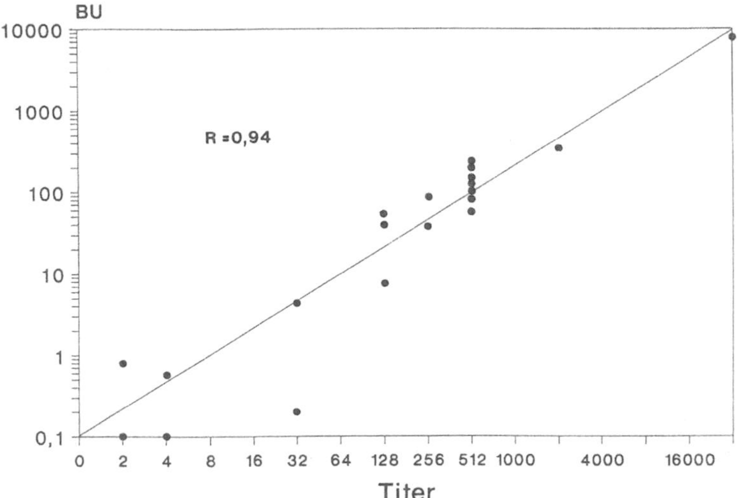

Abb. 4. Titerbestimmung von Hemmkörper-positiven Plasmaproben mittels ELISA bei einem „cut off“ von E = 0,278. *R* = Krueger-Spearman Rangkorrelation

tor VIII : C-Konzentrat enthaltene Albumin bzw. daran bindende Antikörper angesehen. Um diese Hintergrundmessung zu subtrahieren, erfolgte eine parallele Messung in Albumin beschichteten Kavitäten. Meßgröße jetzt war dE, also die Extinktion der in Faktor VIII : C-Konzentrat minus der in Albumin beschichteten Kavitäten.

Eine Plasmaprobe mit 33 Bethesdaeinheiten (Kontrollprobe zum Bethesda-Assay (Firma Immuno) wurde im Verhältnis 1 : 1 mit einer Plasmaprobe ohne Hemmkörper vermischt. Daraus resultierten eine inhibitorische Aktivität von 20,59 BE und ein dE-Wert von 0,434 (Abb. 5). Die erhaltene Probe wurde im Hemmkörper-negativen Plasma weiter verdünnt, und es resultierten die in Abb. 5 dargestellten BE und dE-Werte. Aus diesem Versuch ergab sich eine Nachweisgrenze des ELISA zwischen 0,39 und 0,1 BE. Gleiche Untersuchun-

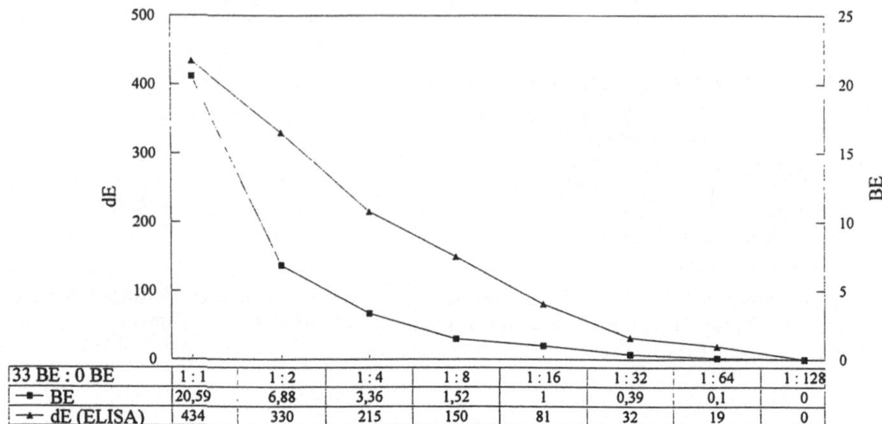

33 BE : 0 BE	1 : 1	1 : 2	1 : 4	1 : 8	1 : 16	1 : 32	1 : 64	1 : 128
—■— BE	20,59	6,88	3,36	1,52	1	0,39	0,1	0
—▲— dE (ELISA)	434	330	215	150	81	32	19	0

Abb. 5. Verdünnungsreihe einer Plasmaprobe mit 33 BE im Plasma eines Patienten mit Hämophilie A ohne inhibitorische Aktivität (0 BE)

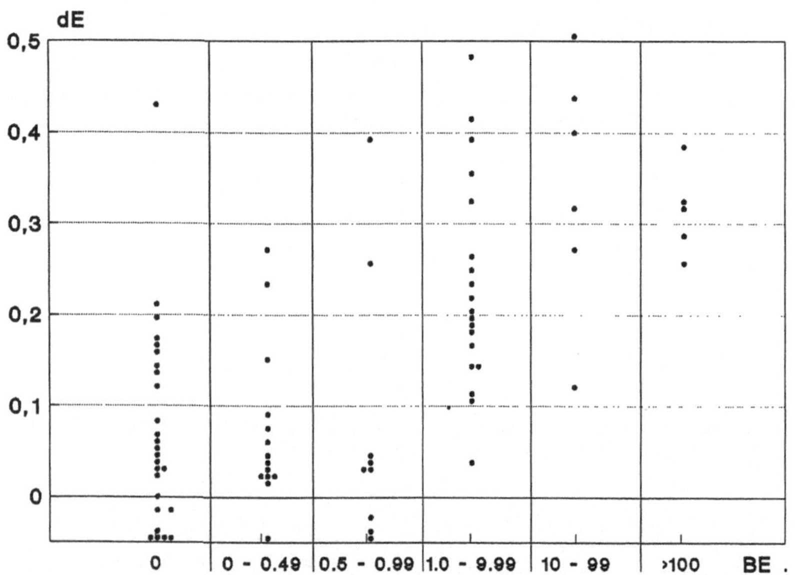

Abb. 6. dE-Werte an verschiedenen Plasmaproben von 50 Patienten mit Hämophilie A mit und ohne inhibitorische Aktivität

gen an anderen Plasmaproben zeigten jedoch, daß funktionelle und immunologisch quantitative Versuchsergebnisse nicht so einfach vergleichbar waren. Abbildung 6 zeigt das Ergebnis der ELISA-Messungen an Plasmaproben von 50 Hämophilen. Alle Proben mit Werten über 1 BE zeigten deutlich erhöhte dE-Werte. Plasmaproben mit einer inhibitorischen Aktivität von 0 bis 1 BE zeigten niedrige, zum Teil aber auch sehr hohe dE-Werte. Besonders bei den sehr hohen dE-Werten könnte es sich um Plasmaproben handeln, die Antikörper gegen Faktor VIII : C ohne inhibitorische Aktivität enthalten, also um Hemmkörper ohne oder mit sehr niedriger inhibitorischer Aktivität. Weitere, insbesondere elektrophoretische Untersuchungsmethoden sind in Arbeit, um der Frage nichtinhibitorischer Hemmkörper und deren klinischer Relevanz nachzugehen. Insbesondere eine genaue Epitopenanalyse wird weiteren Aufschluß zu diesen Fragen geben.

Literatur

1. Biggs R, Bidwell E (1959) A method for the study of antihaemophilic globulin inhibitors with reference to six cases. Brit J Haematol 5:379–394
2. Bird P (1975) Coagulation in an agarose gel and its application to the detection and measurement of factor VIII antibodies. Br J Haematol 29:329–340
3. Coots MC, Glueck HI (1990) The persistance and heterogeneity of factor VIII : C inhibitors as demonstrated by preparative isofucusing. Am J Hematol 35:73–79
4. Fulcher CA, de Graaf Mahoney S, Roberts JR, Kasper CK, Zimmerman TS (1985) Localization of human factor VIII inhibitor epitopes to two polypeptide fragments. Proc Natl Acad Sci USA 82:7728–7745
5. Jorquera JI, Carmona E, Aznar JA, Peiro A, Sanchez-Cuenza JM (1985) A standardized method for measuring anti-F. VIII : C inhibitors in haemophilia A by coagulation inhibition in agarose gel. Thromb Haemost 54:377–381
6. Kasper CK, Aledort LM, Counts RB et al A (1975) A more uniform measurement of factor VIII inhibitors. Thromb Diath Haemorrh 34:869–882
7. Lechner K (1982) Blutgerinnungsstörungen. Springer, Berlin Heidelberg New York
8. Nilsson IM, Hedner U (1976) Immunosuppressive treatment in haemophiliacs with inhibitors to factor VIII and factor IX. Scand J Haematol 16:369–384
9. Rizza CR, Biggs R (1973) The treatment of patients who have factor VIII antibodies. Brit J Haematol 24:65–82
10. Sanchez-Cuenza JM, Carmona E, Villanueva MJ, Aznar JA (1990) Immunological characterization of factor VIII inhibitors by a sensitive micro-ELISA method. Thrombosis Research 57:897–908
11. Sultan Y, Maissonneuve P, Kazatchkine MD, Nydegger UE (1984) Antiidiotypic suppression of autoantibodies to factor VIII (antihaemophilic factor) by high-dose intravenous gammaglobulin. Lancet 2:765–768

Die Bestimmung der Konduktorinnen der Hämophilie A und B

Z. VORLOVÁ, A. KREPELOVÁ, I. HRACHOVINOVÁ

Der Nachweis der Konduktorinnen der Hämophilie A und B kann man mit den genomischen oder phänotypischen Methoden durchführen. Die genomischen Methoden, und vor allem den Nachweis der Mutationen, zählt man z. Z. zu den meist exakten Verfahren. Die phänotypischen Methoden sind weniger benutzt. In unserer Studie wollten wir die Limitationen beider Methoden vergleichen. Die Fehler der phänotypischen Methoden kann man von der Abbildung 1 ablesen, wo nur die genetisch sicheren Konduktorinnen erfaßt sind. In der Gruppe von 62 Frauen sind 29 Mütter mit je 2 Söhnen mit Hämophilie A und 23 Töchter der hämophilen Väter. Die Ratio von Faktor VIII und vWF bei den Konduktorinnen soll niedriger als 0,7 sein. In unserer Konduktorinnengruppe wurden in wiederholten Bestimmungen bei 11 Frauen (d. h. in 18%) höhere Werte gefunden. Genomische Methoden: Mit der Methode RFPL (Restriction fragment length polymorphism) wurden 126 Frauen von 51 Familien mit der Hämophilie A und 47 Frauen von 30 Familien mit der Hämophilie B untersucht. Aus der Tabelle 1 sind sowohl die untersuchten Chromosomen und häufiges Vorkommen der Allele als auch die erwartete und gefundene Heterozygozität ersichtlich. Eine gemessene Ungleichung zwischen BglI und MspI

Tabelle 1. Die Analyse der intra- und extragenischen Polymorphismen des Faktor VIII-Gen

Enzym Locus	N untersuchten X Chromosomen	% Allelen		% heterozygoten Frauen	
		+	–	erwart.	gefund.
DClI F8C	110	76	24	36	32 (15/47)
XbaI F8C	96	57	43	49	46 (18/39)
BglI F8C	92	86	14	24	18 (7/39)
MspI F8C	65	74	26	39	31 (9/29)
TaqI DXS52	90	10 alel*		79	82 (31/38)
BglII DXS15	104	45	55	49	42 (18/43)

Tabelle 2. Analyse derTaqI, Dde und Hha Polymorphismen des Faktor IX-Gen

Enzym Locus	N untersucht X Chromosomen	% Allele	
		erwart.	gefund.
Taq I	98	24	76
Dde I	90	60	40
Hha I	98	54	46

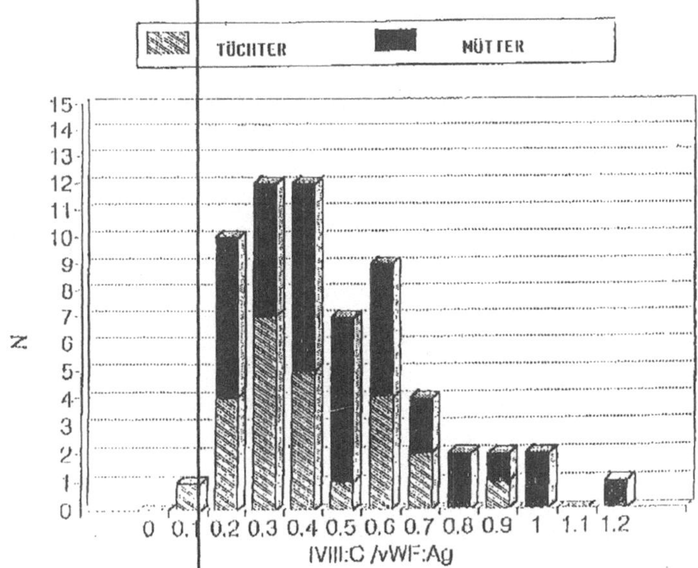

Abb. 1. Ratio des Faktor VIII : C/von Willebrand Faktor bei 62 genetisch sicheren Konduktorinnen

Polymorphismen ist nachweisbar. Die Tabelle 2 zeigt dieselben Parameter, die bei den Patienten mit der Hämophilie B gefunden wurden.

Von den acht möglichen Haplotypen bei Hämophilie A haben wir nur 4 Kombinationen erfaßt. Davon ausgehend kann man rechnen, daß 58% Konduktorinnen mindestens für einen Polymorphismus informativ sein werden, wenn man 3 intragenische Polymorphismen untersucht. Falls man neben den intragenischen noch die extragenischen Polymorphismen untersucht, kann man bei 94% der Frauen die Diagnose feststellen (Abb. 2). Wenn man die extragenischen Polymorphismen anwendet, steigt aber auch die Gefahr der Translokation und vermindert sich die Genauigkeit der Diganose.

Im Falle der Hämophilie B kann man die Informativität bei 81% Frauen mit 3 Restriktionsenzymen erwarten (Abb. 3). Direkter Nachweis der Mutationen war bei 21% Konduktorinnen der Hämophilie A und 51% bie Hämophilie B möglich.

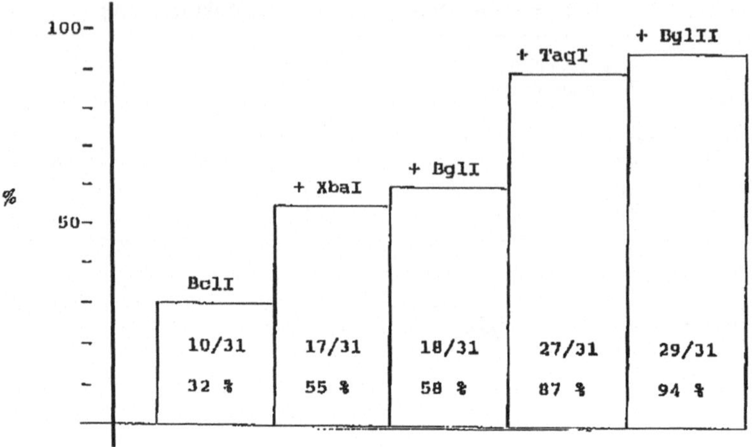

Abb. 2. Zunahme der Informativität mit 3 intra- und 2 extragenischen Polymorphismen bei Hämophilie A

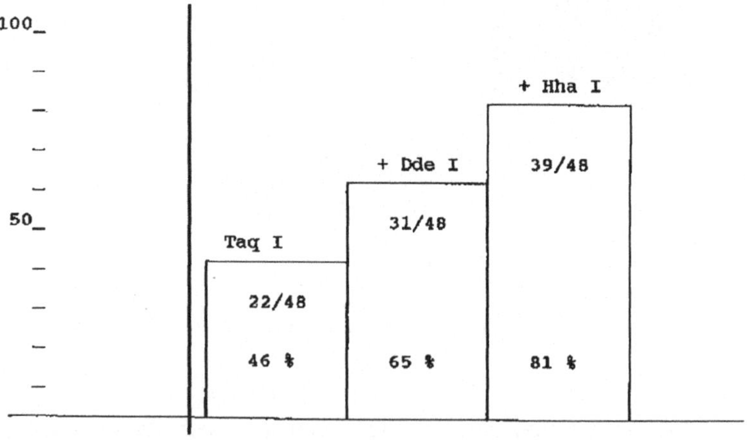

Abb. 3. Zunahme der Informativität mit 3 Polymorphismen bei der Hämophilie B

Zusammenfassung

Mit den phänotypischen Methoden sind bei 18% der Frauen falsch negative Befunde zu erwarten. Mit den genomischen Methoden mit Hilfe der RFFL-Methode und Mutationsnachweis waren 87% der Fraunen informativ. Bei 13% der Frauen handelte es sich um 5 Familien, wo kein Hämophiler vorhanden war und um homozygote Frauen. In 2 von diesen Familien wiesen wir bei der Bestimmung des FVIII und von Willebrand-Faktor die Diagnose der Konduktorin nach. Bei 2 Frauen konnten wir bis jetzt die Diagnose nicht feststellen.

Freie Vorträge

Diskussionsleitung:

Ch. HEINRICHS (Berlin)
R. ZIMMERMANN (Heidelberg)

Prävalenz des Heparin-Cofaktor II-Mangels in einem Untersuchungskollektiv von 1182 Patienten mit idiopathischen thromboembolischen Erkrankungen

E. Aygören-Pürsün, S. Ehrenforth, V. Hach-Wunderle, I. Scharrer

Einleitung

Der Heparin-Cofaktor II ist ein heparinabhängiger Thrombininhibitor, der sich funktionell und strukturell von Antithrombin III (AT III) unterscheidet. Es handelt sich um ein Glykoprotein mit einem Molekulargewicht von ca. 66000, das in der Leber synthetisiert wird. Die Thrombin-Antithrombin-Inaktivierung wird bei beiden Proteaseninhibitoren durch die Gegenwart von Heparin und anderen Glycosaminoglycanen um ein vielfaches beschleunigt [1].

Die biologische Bedeutung von AT III besteht in seiner Funktion als intravaskuläres Antikoagulanz. Hingegen ist die physiologische Bedeutung des Heparin-Cofaktor II noch weitgehend ungesichert. Der Plasmaspiegel des Heparin-Cofaktor II liegt im Vergleich zu AT III um ein vielfaches niedriger [2]. Bei der Verbrauchskoagulopathie kommt es zu einer Verminderung nicht nur der AT III-Aktivität, sondern parallel hierzu, auch des Heparin-Cofaktor II-Spiegels [3–5]. In Übereinstimmung hiermit sind Thrombin/Heparin-Cofaktor II-Komplexe bei der Verbrauchskoagulopathie vermehrt nachweisbar [6]. Eine verminderte Plasmakonzentration des Heparin-Cofaktor II findet sich bei der Leberzirrhose und bei Hämodialysepatienten [4, 7, 8]. Schwangerschaft und Ovulationshemmer führen zu einem erhöhten Plasmagehalt an Heparin-Cofaktor II [9, 10]. Beim angeborenen AT III-Mangel und beim Nephrotischen Syndrom wurde kein Einfluß auf den Plasma-Heparin-Cofaktor II-Spiegel gesehen [4, 5, 11, 12].

Es stellt sich aufgrund der sehr ähnlichen Morphologie und Funktion beider Proteaseninhibitoren die Frage, ob ein hereditärer Heparin-Cofaktor II-Mangel in Analogie zum AT III-Mangel einen Risikofaktor für eine Thromboseneigung darstellt. Die mögliche Bedeutung des Heparin-Cofaktor II-Mangels zeigte sich erstmals anhand der 1985 publizierten Kasuistiken von familiären Heparin-Cofaktor II-Mangelzuständen [13, 14]. Untersuchungen zur Prävalenz des Heparin-Cofaktor II-Mangels in Thrombosekollektiven haben bislang inkonsistente Befunde erbracht [4, 15].

Patienten und Methoden

Zur Überprüfung der Frage, ob dem Heparin-Cofaktor II-Mangel eine klinisch relevante Bedeutung als Thrombophiliemarker zukommt, bestimmten wir die Prävalenz in einem großen Untersuchungskollektiv von 1182 Patienten.

Die Bestimmung des Heparin-Cofaktor II-Antigens erfolgte mit der Immunelektrophorese nach Laurell mit einem 1,5%igen Antiserum (Behringwerke, Marburg) in L-Agarose. Die Ergebnisse werden in Prozent eines gepoolten Normalplasmas ausgedrückt. Der anhand eines Kontrollkollektivs von insgesamt 200 gesunden Blutspendern (46 Frauen und 154 Männer) ermittelte Normbereich war geschlechtsspezifisch unterschiedlich, jedoch altersunabhängig. Bei Frauen lag die untere Normgrenze bei 86%, bei Männern signifikant niedriger, bei 66%.

Das untersuchte Patientenkollektiv umfaßt Patienten mit einer auffälligen Thromboseneignung mit einem Manifestationsalter von unter 45 Jahren, Patienten mit Thrombosen ungewöhnlicher Lokalisation, wie z. B. Mesenterialvenenthrombosen, Hirnvenenthrombosen etc. und häufig auch einer familiären Thromboseneignung. Die Gesamtzahl der in die Auswertung genommenen Patienten beträgt 1075. 107 Patienten in einem Alter von unter 20 Jahren wurden in diese Untersuchung nicht miteinbezogen, da uns für diese Altersgruppe lediglich Anhaltswerte für den Heparin-Cofaktor II-Normbereich vorlagen. So kamen 572 Frauen im Alter von durchschnittlich 39 Jahren und 503 Männer im Durchschnittsalter von 42 Jahren zur Auswertung. Um mögliche andere, der Thrombophilie zugrundeliegende hämostatische Defekte auszuschließen, wurden neben dem Heparin-Cofaktor II-Spiegel auch die etablierten Thrombophiliemarker AT III, Protein C, Protein S, und aktuell u.a. auch der APC-Cofaktor bestimmt.

Ergebnisse und Diskussion

Bisher war wenig zur Prävalenz des Heparin-Cofaktor II-Mangels bei Thrombosepatienten bekannt. Es existierten lediglich zwei Studien mit umfangreicheren Kollektiven. Während Vinazzer et al. die Prävalenz des funktionellen Heparin-Cofaktor II-Mangels in einem Kollektiv von 269 Patienten mit 5,4% angegeben [4], fanden Bertina et al. in einem Kollektiv von 277 Thrombosepatienten keinen Unterschied in der Prävalenz des Typ I Heparin-Cofaktor II-Mangels gegenüber einem Normalkollektiv [15]. In dem von uns untersuchten, bislang größtem Patientenkollektiv kommen wir zu folgenden Ergebnissen: Die Gesamtprävalenz des Heparin-Cofaktor II-Mangels, gemessen am unteren Rand des geschlechtsspezifischen 95%-Referenzintervalls, beträgt 8,6%. Frauen (12,2%) sind ca. 3mal häufiger betroffen als Männer (4,4%). Selbst unterhalb des jeweils niedrigsten im Normalkollektiv gemessenen Wertes liegen noch insgesamt 3,3% aller Patienten, Frauen wiederum ca. 3mal häufiger als Männer.

Weiterführende Familienuntersuchungen zeigten bei 3 unserer Patienten mit einem Heparin-Cofaktor II-Mangel einen familiär vorliegenden Mangelzustand. In allen 3 Familien sind außer des Propositus jeweils 1 bzw. 2 weitere Familienmitglieder vom Heparin-Cofaktor II-Mangel betroffen. Bei insgesamt dreien davon, aus 2 Familien, handelt es sich um klinisch asymptomatische Kinder im Alter von 9–11 Jahren. Mit einem Heparin-Cofaktor-Spiegel von

56, 64 bzw. 61% sind diese, auch wenn uns derzeit exakte Normbereiche für diese Altersgruppe fehlen, mit großer Wahrscheinlichkeit als defizient einzustufen. Eine 27jährige aus der Familie des dritten Propositus zeigte ebenfalls zum Zeitpunkt der Untersuchung eine leere Thromboseanamnese bei bestehendem Heparin-Cofaktor II-Mangel.

Eine Assoziation von hereditärem Heparin-Cofaktor II-Mangel mit einer klinisch manifesten Thromboseneignung besteht bei den von uns untersuchten Familien nicht. Einschränkend ergibt sich hier die Schwierigkeit, daß sich, ähnlich wie in den bereits publizierten Fällen, ein großer Teil der betroffenen Personen noch im Kindes- bzw. Jugendlichenalter befindet, und somit die Manifestation einer möglichen Thromboseneignung noch bevorstehen könnte. Tran et al. beschrieben eine Familie, in der 3 von 5 Familienmitgliedern im Alter von 29—68 Jahren ein Thromboseereignis erlitten hatten. Bei allen dreien konnte ein Mangel an Heparin-Cofaktor II gesichert werden. Dagegen wiesen die asymptomatischen Familienmitglieder normale Plasmaspiegel von Heparin-Cofaktor II auf [14]. Eine weitere Familie, bei der 4 von 11 untersuchten Familienmitgliedern einen Heparin-Cofaktor II-Mangel aufwiesen, beschrieben Sie et al. ebenfalls 1985. Von den Betroffenen zeigte lediglich der Propositus eine Thromboseneignung, die anderen 3 Personen waren zum Zeitpunkt der Beschreibung asymptomatisch, wobei 2 Betroffene erst 14 bzw. 23 Jahre alt waren [13]. Jobin et al. beschrieben 1987 eine sehr große Familie, in der u. a. 2 Personen mit jeweils einem kombinierten Mangel an Heparin-Cofaktor II, AT III und Protein C bzw. Protein S gefunden wurden. Trotz des dreifachen Mangels an antithrombotischen Proteinen waren auch hier beide betroffenen Personen, allerdings bei ebenfalls jugendlichem Alter, asymptomatisch [16]. Eine eindeutige Assoziation des Heparin-Cofaktor II-Mangels mit einer Thromboseneignung geht somit aus den genannten Familienuntersuchungen nicht hervor.

Zusammenfassung

Die hohe Prävalenz des Heparin-Cofaktor II-Mangels in dem untersuchten Patientenkollektiv zeigt, daß in diesem Inhibitormangel eine größere Rolle als Risikomarker einer Thrombophilie zukommt, als bisher angenommen wurde.

Auch gibt es Hinweise auf einen hereditären Heparin-Cofaktor II-Mangel. In den meisten der bislang beschriebenen Fälle aber fehlt eine klare Assoziation mit einer manifesten Thromboseneigung. Weitere Familienuntersuchungen bei Thrombophiliepatienten mit diesem Inhibitor-Mangel sind erforderlich, um den Stellenwert des Heparin-Cofaktor II-Mangels als hereditären Thrombophilie Risikomarker bestimmen zu können.

Literatur

1. Tollefsen DM, Majerus DW, Blank MK (1982) Heparin cofactor II. Purification and properties of a heparin-dependent inhibitor of thrombin in human plasma. J Biol Chem 257:2162–2169
2. Pratt CW, Whinna HC, Meade JB et al. (1989) Physicochemical aspects of heparin cofactor II. Ann NY Acad Sci 556:104–115
3. Tollefsen DM, Pestka CA (1985) Heparin cofactor II activity in patients with disseminated intravascular coagulation and hepatic failure. Blood 66:769–774
4. Vinazzer H, Pangraz U (1987) Heparin cofactor II. A simple assay method and results of its clinical application. Thromb Res 48:153–160
5. Tran TH, Duckert F (1984) Heparin cofactor II determination – levels in normals and patients with hereditary antithrombin III deficiency and disseminated intravascular coagulation. Thromb Haemostas 52:112–116
6. Andersson TR, Sie P, Pelzer H et al (1992) Elevated levels of thrombin-heparin cofactor II complex in plasma from patients with disseminated intravascular coagulation. Thromb Res 66:591–598
7. Abildgaard U, Larsen ML (1984) Assay of dermatan sulfate cofactor (heparin cofactor II) activity in human plasma. Thromb Res 35:257–266
8. Toulon P, Jacquot C, Capron L et al. (1987) Antithrombin III and heparin cofactor II in patients with chronic renal failure undergoing regular hemodialysis. Thromb Haemostas 57:263–268
9. Massouh M, Jatoi A, Gordon EM, Ratnoff OD (1989) Heparin cofactor II activity in plasma during pregnancy and oral contraceptive use. J Lab Clin Med 114:697–699
10. Toulon P, Bardin JM, Blumenfeld N (1990) Increased heparin cofactor II levels in women taking oral contraceptives. Thromb Haemostas 64:365–368
11. Grau E, Oliver A, Félez J et al. (1988) Plasma and urinary heparin cofactor II levels in patients with nephrotic syndrome. Thromb Haemostas 60:137–140
12. Sie P, Meguira B, Bouissou F et al. (1988) Plasma levels of heparin cofactor II in nephrotic syndrom of children. Nephron 48:175–176
13. Sie P, Dupouy D, Pichon J, Boneu B (1985) Constitutional heparin cofactor II deficiency associated with recurrent thrombosis. Lancet ii:414–416
14. Tran TH, Marbet GA, Duckert F (1985) Association of hereditary heparin co-factor II deficiency with thrombosis. Lancet ii:413–414
15. Bertina RM, van der Linden IK, Engesser L et al. (1987) Hereditary heparin cofactor II deficiency and the risk of development of thrombosis. Thromb Haemostas 57:196–200
16. Jobin F, Vu L, Lessard M (1991) Two cases of inherited triple deficiency in a large kindred with thrombotic diathesis and deficiencies of antithrombin III, heparin cofactor II, protein C and protein S. Thromb Haemostas 66:295–299

Orale Antikoagulation bei kombiniertem Protein S- und Protein C-Mangel und Kumarinnekrose

V. HACH-WUNDERLE, A. MILLER, G. WINCKELMANN

Einleitung

Die Inzidenz der sogenannten Kumarinnekrose wird auf 0,01 – 0,1% geschätzt [3, 15]. Besonders gefährdet sind Patienten, die die Verminderung eines Gerinnungsinhibitors aufweisen. Zahlreiche Kasuistiken belegen die Koinzidenz von Protein C-Mangel und Hautnekrose unter der oralen Antikoagulation [2, 10, 14, 16, 17, 20, 22, 24, 25, 27]. In der überwiegenden Zahl der Fälle handelte es sich dabei um den heterozygoten Protein C-Mangel vom Typ I. Schwere Hautnekrosen in der initialen Behandlungsphase mit Kumarin wurden aber auch beim homozygoten Protein C-Mangel [5] sowie bei einem abnormen Protein C-Molekül [6] beschrieben. Scheffler et al [23] beobachteten eine Kumarinnekrose bei einer Patientin mit hereditärem Antithrombin III-Mangel.

Einzelne Fallberichte dokumentieren auch die Kumarinnekrose bei Protein S-Mangel [1, 7, 9, 11, 12, 13]. Kumarinnekrosen wurden auch im Rahmen des Antiphospholipid-Syndroms mit gleichzeitigem Protein S-Mangel beobachtet [18]. In vielen Fällen ließ sich jedoch keine hämostaseologische Ursache für die abgelaufene Hautreaktion eruieren. Demnach sind weitere Risikokonstellationen in Erwägung zu ziehen. Besonders hervorzuheben sind Infektionen; die gleichzeitige Verabreichung von oralen Antikoagulantien und Antibiotika, insbesondere von Penizillinpräparaten, geht mit der erhöhten Gefahr der Hautnekrose einher [26].

Wir berichten über eine junge Frau mit einem kombinierten Protein S-/ Protein C-Mangel und rezidivierenden Thrombosen, die in der initialen Behandlungsphase mit Phenprocoumon eine Hautnekrose bekam. Nach der Abheilung erfolgte die erneute Einstellung auf das orale Antikoagulans. Das Dosierungsschema und das Verhalten der Vitamin K-abhängigen Proteine während der Therapie werden dargestellt.

Kasuistik

Die 19jährige Frau J.S. (geboren 1974), wurde im 6. Lebensjahr wegen einer Pneumonie stationär behandelt. Kurze Zeit später trat eine Bein- und Beckenvenenthrombose rechts auf; die Behandlung erfolgte über einige Tage mit Heparin. Im März 1993 entstand unter der hormonellen Antikonzeption eine Thrombose der Unterschenkelvenen links. Bei subkutaner Therapie mit Heparin trat drei Wochen später eine ausgedehnte Bein- und Beckenvenenthrombose rechts mit Lungenembolie auf. Die Thrombolyse mit Urokinase brachte keinen Erfolg. Nach dreitägiger Behandlung mit Phenprocoumon in der bisher üblichen initialen Dosierung von 15 mg/Tag 1, 12 mg/Tag 2 und 9 mg/Tag 3 entstand eine handflächengroße Hautnekrose am rechten Oberschenkel. Die orale Antikogulation wurde durch die Heparinisierung ersetzt. Nach Abtragung der Nekrose granulierte die Wunde und ließ sich nach zwei Monaten durch eine Spalthaut decken. Die Therapie mit niedermolekularem Heparin dauerte fünf Monate. Dann erfolgte in unserer Klinik die vorsichtige Einstellung auf Phenprocoumon.

Im *Thrombophilie-Screening* ergab sich bei Frau J. S. ein kombinierter Protein S- und Protein C-Mangel. Sowohl die Aktivität als auch die Konzentration der Proteine waren im Sinne des Typ I-Defekts vermindert. Die Meßwerte betrugen für Protein S 31% und 49% (Aktivität/Antigen) sowie für Protein C 64% und 46% (Tabelle 1).

Aus der *Familienanamnese* ist bekannt, daß der *Vater* der Patientin unter rezidivierenden Thrombosen seit der Jugendzeit litt und für einen begrenzten Zeitraum mit Phenprocoumon behandelt wurde. Auch bei ihm ließ sich der kombinierte Gerinnungsdefekt nachweisen. Die erneute Einstellung auf orale Antikoagulantien ist vorgesehen. Die *Mutter* der Patientin war beschwerdefrei und wies normale Gerinnungswerte auf. Die *fünf Geschwister* hatten keine Thrombosen durchgemacht. Bei zwei Brüdern wurde ein Protein S-Mangel diagnostiziert, bei den drei anderen Geschwistern besteht der Verdacht auf einen leichten Protein C-Mangel. Die einzelnen Meßwerte sind der Tabelle 2 zu entnehmen.

In Anbetracht des hohen Risikos einer Rezidivthrombose erschien bei unserer Patientin die *langzeitige orale Antikoagulation* indiziert. Um die Gefahr der erneuten Kumarinnekrose zu umgehen, wurde die Einstellung des Quickwerts (Thromboplastinzeit, TPZ) in den therapeutischen Bereich mit kleinen

Tabelle 1. Protein C und Protein S bei J.S. (*1974)

Parameter	Meßwerte am 21. 9. 93 (%)	Normalbereich (%)
TPZ[d]	100	70–100
Protein S		
Aktivität[a]	31	70–140
Antigen gesamt[c]	49	70–140
Antigen frei[c]	13	>40% des Gesamt-Proteins
Protein C		
Aktivität[b]	64	70–140
Antigen[c]	46	70–140

[a] Instrumentation Laboratory, München; [b] Behring, Marburg; [c] (ELISA) Boehringer, Mannheim; [d] Baxter, München.

Tabelle 2. Protein C und Protein S bei der Familie von J.S. (*1974)

Parameter	Vater W.J. *1945	Mutter S.J. *1954	Geschwister Ma (m) *1978	Ju (w) *1988	St (m) *1989	Ax (m) *1990	Je (w) *1992
TPZ (%)	100	100	75	100	94	88	100
Protein S (%)							
Aktivität	**38, 53**	127	**42, 34**	119	119	**37, 43**	130
Antigen gesamt	**53**	76	**46**	86	92	**50**	87
Antigen frei	**24**	48	**15**	44	46	**7**	44
Protein C (%)							
Aktivität	**66**	77	69, 101	**58**	**64**	102	**49**
Antigen	**46**	**64**	**57**	**37**	**46**	**58**	**33**

m = männlich, w = weiblich

Dosen von Phenprocoumon vorgenommen. Das Behandlungsziel war nach 3 Wochen erreicht (Quickwert 25%; INR 3.31). Parallel erfolgte über den gesamten Zeitraum die subkutane Antikoagulation mit einem unfraktionierten Heparin; dabei lag die aktivierte partielle Thromboplastinzeit (aPTT) bei täglichen Kontrollen immer zwischen 50 und 120 s. Das Dosierungsschema und die Quickwerte sind in der Abb. 1 dargestellt.

Von besonderem Interesse war der *Verlauf der Protein S- und Protein C-Spiegel* während der Einstellungsphase. Für den direkten Vergleich wurde parallel die Aktivität von zwei Vitamin K-abhängigen Gerinnungsfaktoren mit

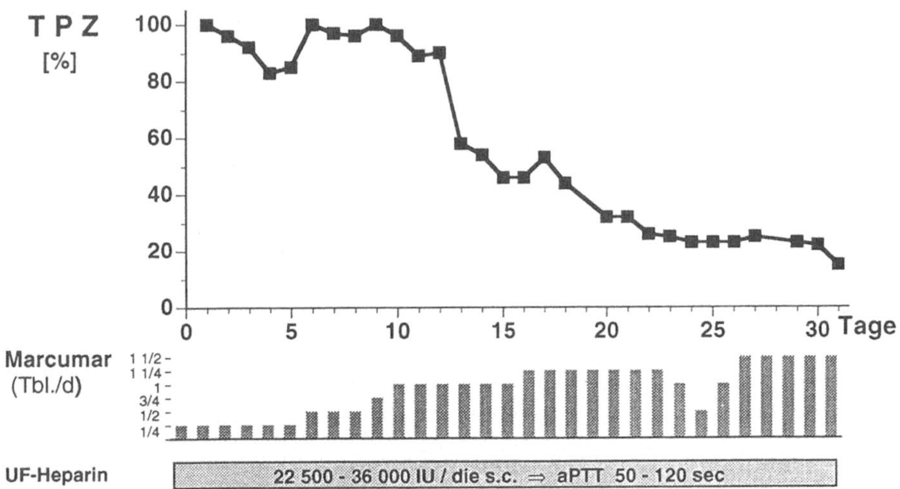

Abb. 1. Thromboplastinzeit im Verlauf der oralen Antikoagulation bei kombiniertem Protein C-/Protein S-Mangel (J.S. *1974)

ähnlichen Halbwertszeiten bestimmt (Protein S: 60 h und Faktor II: 48–72 h; Protein C: 6–8 h und Faktor VII: 2–6 h). In dem Behandlungszeitraum lag der Quotient aus Protein S und Faktor II initial bei 0,29 und ab dem siebten Tag im Mittel bei 0,19. Der Quotient aus Protein C und Faktor VII betrug initial 0,71 und ab dem siebten Tag im Mittel 0,80. Nach insgesamt vierwöchiger Therapie wurde ein stabiles Gleichgewicht erreicht; zu diesem Zeitpunkt beliefen sich der Quickwert auf 22%, die INR auf 3,96, der Quotient aus Protein S und Faktor II auf 0,46 sowie der Quotient auf Protein C und Faktor VII auf 1,37. Die Vitamin K-abhängigen Proteine hatten jetzt ihre Minimalwerte er-

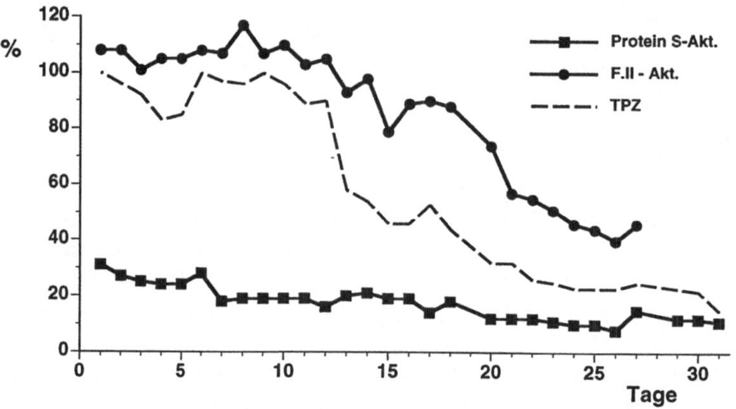

Abb. 2. Protein S und Faktor II im Verlauf der oralen Antikoagulation bei kombiniertem Protein C-/Protein S-Mangel (J. S. * 1974)

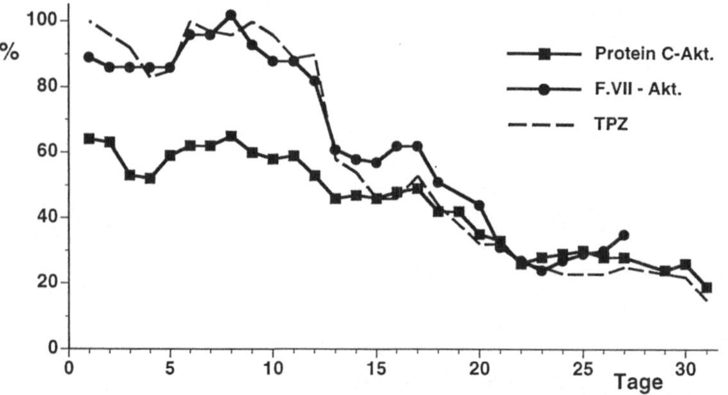

Abb. 3. Protein C und Faktor VII im Verlauf der oralen Antikoagulation bei kombiniertem Protein C-/Protein S-Mangel (J. S. * 1974)

reicht (Protein S 31%→12%, Faktor II 108%→26%, Protein C 64%→26%, Faktor VII 89%→19%). Die Verlaufsdaten aller Parameter geht aus den Abb. 2 und 3 hervor.

Diskussion

Die Kumarinnekrose ist eine seltene, aber schwerwiegende Komplikation der Behandlung mit oralen Antikoagulantien. Sie manifestiert sich bevorzugt in den ersten 3–6 Behandlungstagen; ursächlich wird eine Imbalance des hämostaselogischen Gleichgewichts bei mehrtägiger hoher Dosierung des Medikaments angenommen. Besonders gefährdet sind Patienten mit einem Protein C-Mangel. Infolge der kurzen Halbwertszeit fällt der Plasmaspiegel des Proteins rascher ab im Vergleich zu den prokoagulatorischen Faktoren II, IX und X. Die Hautnekrose wird auf ein primärtoxisches Geschehen an den Kapillaren mit nachfolgender Thrombosierung von Venolen der Kutis und Subkutis zurückgeführt [19]. Sie tritt insbesondere in bradytrophen fettreichen Geweben auf; am häufigsten sind Mamma (36% von 188 Patienten), Hüfte/Gesäß (24%), Oberschenkel (21%), Unterschenkel (15%) sowie Fuß/Zehen (15%) betroffen [26]. Bei unserer Patientin war die Hautnekrose am Oberschenkel lokalisiert.

Es liegen nur wenige Publikationen über die Koinzidenz von Protein S-Mangel und Kumarinnekrose vor [1, 7, 9, 11, 12, 13]. Bei unserer Patientin wurde ein hereditärer Protein S-Mangel vom Typ I diagnostiziert. Der Defekt ließ sich auch bei dem Vater sowie bei zwei Brüdern nachweisen (Tabelle 2). Darüberhinaus wies unsere Probandin einen leichten Protein C-Mangel auf; die Aktivität betrug 64% und die Konzentration 46%. Bei dem Vater sowie bei drei anderen Geschwistern ergaben sich ähnliche Meßwerte; in allen Fällen lag Protein C-Antigen unter 50% (Tabelle 2). Unseres Wissens nach handelt es sich um die erste Kasuistik, die die Problematik der Kumarinnekrose bei einem kombinierten hereditären Inhibitormangel aufzeigt.

Es ist bekannt, daß die Vitamin K-abhängigen Faktoren unter der Therapie um mehr als die Hälfte ihres Ausgangswertes abfallen [8]. Dabei steht insbesondere das Absinken von Faktor VII mit einer Halbwertszeit von nur 6–8 h in einer engen Beziehung zur Kumarindosis. Bei hoher Initialdosis fällt der Plasmaspiegel innerhalb von zwei Tagen auf annähernd 0 ab und pendelt sich am fünften Tag auf Werte um 20% ein. Bei langsamer Einleitung der Antikoagulation in einer sehr niedrigen Dosierung, die etwa der Erhaltungsdosis entspricht, sinkt Protein C hingegen nicht unter 20% ab [4]. Neben diesem Konzept erfolgt zusätzlich die Heparinisierung. Damit wurden in vereinzelten Fällen der Literatur keine dermatologischen Komplikationen beobachtet [21, 22, 27].

Das therapeutische Konzept des Protein C-Mangels wurde auch auf Patienten mit Protein S-Mangel und abgelaufener Kumarinnekrose übertragen. Die erfolgreiche Einstellung von oralen Antikoagulantien ist in der Literatur nur durch wenige Kasuistiken belegt [1, 11, 12]. In unserem Krankheitsfall war die Indikation durch rezidivierende thromboembolische Ereignisse gegeben. Der therapeutische Bereich wurde durch tägliche geringe Kumarindosen und parallele Heparinisierung innerhalb von drei Wochen erreicht. Der kontinuierliche langsame Abfall der Plasmaspiegel von Protein C und Protein S ließ sich in dem genannten Zeitraum dokumentieren (Abb. 2, 3). Im Vordergrund stand der ausgeprägte Protein S-Mangel. Die Aktivität und die Konzentration des Enzyms fielen von 31% bzw. 49% initial auf 12% bzw. 16% unter stabiler Antikoagulation ab.

Bei unserer Patientin ist die langzeitige Antikoagulation mit Phenprocoumon vorgesehen. Die Einstellung erfolgt auf eine INR zwischen 3,0 und 4,5. Bei dem Vater der Patientin, der eine ähnliche Problematik aufweist, ist die Behandlung mit Phenprocoumon ebenfalls geplant. Die asymptomatischen Familienangehörigen bedürfen regelmäßiger Kontrollen von Protein S bzw. Protein C; in Risikosituationen der Thrombose wird bei ihnen die sorgfältige medikamentöse und physikalische Thromboseprophylaxe empfohlen.

Literatur

1. Anderson DR, Brill-Edwards P, Walker I (1992) Warfarin-induced skin necrosis in 2 patients with protein S deficiency: Successful reinstatement of warfarin therapy. Haemostasis 22:124–128
2. Broekmans AW, Bertina RM, Lölinger EA et al (1983) Protein C and the development of skin necrosis during anticoagulant therapy. Thromb Haemost 49:251
3. Cole MS, Minifee PK, Wolma FJ (1988) Coumarin necrosis. A review of the literature. Surgery 103:271–277
4. Colman RW, Rao AK, Rubin RN (1993) Warfarin skin necrosis in a 33-year-old woman. Am J Hematol 43:300–303
5. Conard J, Horellou MH, Dreden P van et al (1992) Homozygous protein C deficiency with late onset and recurrent coumarin-induced skin necrosis. Lancet 339:743–744
6. Conlan MG, Bridges A, Williams E, Marlar R (1988) Familial type II protein C deficiency associated with warfarin-induced skin necrosis and bilateral adrenal hemorrhage. Am J Hematol 29:226–229
7. Craig A, Taberner DA, Fisher AH et al (1990) Type I protein S deficiency and skin necrosis. Postgrad Med J 66:389–391
8. Fair DS, Revak DJ (1984) Quantitation of human protein S in the plasma of normal and warfarin-treated individuals by radioimmunoassay. Thromb Res 36:527–535
9. Friedman KD, Marlar RA, Houston JG, Montgomery RR (1986) Warfarin-induced skin necrosis in a patient with protein S deficiency (abstract). Blood 68:333a
10. Gladson CL, Groncy P, Griffin JH (1987) Coumarin necrosis, neonatal purpura fulminans, and protein C deficiency. Arch Dermatol 123:1701–1706
11. Goldberg SL, Orthner CL, Yalisove BL et al (1991) Skin necrosis following prolonged administration of coumarin in a patient with inherited protein S deficiency. Am J Hematol 38:64–66
12. Grimaudo V, Gueissaz F, Hauert J et al (1989) Coumarin-induced skin necrosis in a protein S deficient patient. Br Med J 298:233–234
13. Kant KS, Glueck HI, Coots MC, Tonne VA, Brubaker R, Penn I (1992) Protein S deficiency and skin necrosis associated with continuous ambulatory peritoneal dialysis. Am J Kid Dis 19:264–271
14. Kemkes-Matthes B, Heinrich D, Dapper F, Lasch HG (1988) Kumarinnekrose bei Protein C-Mangel. Med Welt 39:72–75
15. Koch-Weser J (1968) Coumarin necrosis. Ann Intern Med 68:1365

16. Locht H, Lindström FD (1993) Severe skin necrosis following warfarin therapy in a patient with protein C deficiency. J Int Med 233:287–289
17. McGehee WG, Klotz TA, Eppstein DJ, Rapaport SI (1984) Coumarin necrosis associated with hereditary protein C-deficiency. Ann Intern Med 101:59–60
18. Moreb J, Craig S, Kitchens CS (1989) Acquired functional protein S deficiency, cerebral venous thrombosis, and coumarin skin necrosis in association with antiphospholipid syndrome: Report of two cases. Am J Med 87:207–210
19. Nalbandian RM, Mader IJ, Barrett JL et al (1965) Petechiae, ecchymoses, and necrosis of skin induced by coumarin congeners. J Am Med Ass 1992:603
20. Pabinger I, Karnik R, Lechner K, Slany J, Niessner H (1986) Coumarin induced acral skin necrosis associated with hereditary protein C deficiency. Blut 52:365–370
21. Pabinger-Fasching I, Lechner K, Niessner H et al (1987) Protein C- and coagulation factor levels during the initial phase of oral anticoagulant therapy (low dose regimen) in a patient with hererozygous protein C deficiency. Thromb Res 47:705–708
22. Samama M, Horellou MH, Soria et al (1984) Succesful progressive anticoagulation in a severe protein C deficiency and previous skin necrosis at the initiation of oral anticoagulant treatment. Thromb Haemost 51:132–33
23. Scheffler P, Kiehl R, Braun B, Hellstern P, Wenzel E (1988) Thromboembolische Komplikationen und Cumarin-Nekrose bei einer Patientin mit angeborenem Antithrombin III-Mangel. Internist 29:54–57
24. Teepe RGC, Broekmans AW, Vermeer BJ et al (1986) Recurrent coumarin-induced skin necrosis in a patient with an acquired functional protein C deficiency. Arch Dermatol 122:1408–1412
25. Wagner T, Schwieder G, Wiedemann G (1987) Kumarinnekrose und Protein C. Med Welt 38:491–494
26. Wankmüller H, Ellbrück D, Seifried E (1991) Pathophysiologie, Klinik und Therapie der Cumarin-Nekrose. Dtsch Med Wochenschr 116:1322–1330
27. Zauber NP, Stark MW (1986) Successful warfarin anticoagulation despite protein C deficiency and a history of warfarin necrosis. Ann Intern Med 104:659–660

Homozygoter Protein C-Mangel: Ein Fallbericht – Klinik, Diagnostik und Therapie mit einem Protein C-Konzentrat

T. Beeg, D. Mentzer, I. Martinez, B. Zwinge, I. Scharrer, W. Kreuz

Einleitung

Der homozygote Protein C-Mangel stellt eine der seltensten und schwersten thrombophilen Koagulopathien dar. Protein C wird physiologischerweise an dem endothelzellständigen Oberflächenrezeptor Thrombomodulin in Anwesenheit von Thrombin aktiviert [5]. Die antithrombophilen Eigenschaften ergeben sich einerseits aus der proteolytischen Spaltung der aktivierten Faktoren V und VIII, andererseits wird durch Inhibition von Plasminogenaktivator-Inhibitor 1 (PAI-I) die Plasminkonzentration und damit das fibrinolytische Potential gesteigert [8].

Es existieren 2 unterschiedliche Vererbungsmodi für den Protein C-Mangel. Die häufigere autosomal-dominante Vererbung führt bei heterozygoten Trägern zu einer Verminderung der Protein C-Aktivität auf ca. 50% [6]. Die hiervon Betroffenen erkranken in der Regel in der zweiten Lebensdekade an rezidivierenden thromboembolischem Ereignissen [1, 3]. Der autosomal rezessive Vererbungsmechanismus manifestiert sich ebenfalls in einer Verminderung der Protein C-Konzentration, ohne daß der bestehende Mangelzustand eine erhöhte Thromboseneigung induziert.

Die homozygote Form des Protein C-Mangels führt sowohl in seiner autosomal-dominanten als auch autosomal-rezessiven Form ca. 3 h bis 5 Tage postpartal zu einer generalisierten Mikrothrombosierung, die aufgrund des Hauptwirkungsortes des Protein C in den Kapillaren [4, 11] typischerweise in den Hautgefäßen beginnt. Dies erklärt sich aus der Tatsache, daß das Verhältnis von durchströmendem Blutvolumen zu Endothelzelloberfläche in der Peripherie wesentlich größer ist, als in den großen Gefäßen. Durch konsekutive Makrothrombosierung können binnen Stunden nach Krankheitsbeginn alle großen Gefäße verschlossen werden. In der Regel sind davon als erstes die Gefäße des Auges, des Gehirns und der Nieren betroffen [4, 11]. Ohne adäquate Therapie versterben alle Betroffenen innerhalb von Stunden im Multiorganversagen. Patienten, die aufgrund intensivmedizinischer Versorgung die ersten Manifestation der Erkrankung überleben, sind in der Regel durch die Folgen der aufgetretenen Thrombosen schwer behindert.

Patientenvorstellung

Die hier vorgestellte Patientin entstammt einer konsanguinen Verbindung ersten Grades. Die Väter der Eltern sind Halbbrüder und besitzen den selben Vater. Innerhalb der Familie besteht kein Anhalt auf eine erhöhte Thromboseneigung, obwohl bei allen in Frage kommenden Familienmitgliedern eine Erniedrigung der Protein C-Aktivität auf Werte von ca. 50% festgestellt werden konnte. Die Protein C-Aktivität beträgt bei unserer Patientin weniger als 5%, ein Protein C-Antigen ließ sich nicht nachweisen. Aufgrund der Konsanguinität und der fehlenden Familienanamnese bezüglich Thromboseneigung, liegt die Vermutung nahe, daß es sich um einen autosomal-rezessiven homozygoten Protein C-Mangel handelt.

Klinik und Therapie

Die Patientin wurde spontan nach unkomplizierter Schwangerschaft entbunden. Der APGAR-Wert wurde mit 9/9/10 bestimmt. 18 h postpartum entwickelte sie eine 3×4 cm große Mikrothrombosierung mit zentraler Nekrose am rechten Oberschenkel. Bei kontinuierlicher Verschlechterung des Allgemeinzustands mit Bradykardien und Hypotension kam es zu einem reanimationspflichtigen Herzversagen 30 h postpartum. Nach Stabilisierung entwickelte sich im Alter von 13 Tagen eine Purpura fulminans. Da am selben Tag die Diagnose eines homozygoten Protein C-Mangels gestellt werden konnte, wurde eine spezifische Therapie mit Protein C-Konzentrat (Immuno, Wien) eingeleitet. Eine augenärztliche Untersuchung am 17. Tag ergab den Befund einer Amaurosis des linken Auges nach Glaskörperblutung. Nach Anlage eines Broviac-Katheters zur Dauersubstitutionstherapie konnte die Patientin kurzfristig nach Hause entlassen werden. Infektion und thrombotischer Verschluß des Katheters führten nach einem weiteren Monat zur Explantantion des Katheters. Im Alter von 6 Monaten wurde eine orale Antikoagulation mir Marcumar unter Protein C-Schutz begonnen. Nach Einstellung auf Quick-Werte zwischen 15 und 25% wurde die Substitution mit Protein C-Konzentrat abgebrochen. Im Alter von 10 Monaten kam es im Rahmen eines hochfieberhaften Infekts zu einem Anstieg des Quick-Werts auf 42%. Innerhalb von Stunden entwickelten sich erneut die klinischen Zeichen einer Purpura fulminans. Dieses Ereignis veranlaßte uns, eine Kombinationstherapie mit Marcumar und Protein C-Konzentrat zu beginnen. Marcumar wird anhand des Quick-Werts zwischen 15 und 25% eingestellt. Protein C wird in einer Dosierung von 110 IE/kg KG 2× wöchentlich über eine periphere Vene intravenös appliziert. Auf einen dauerhaften zentralvenösen Zugang wurde aufgrund der enormen Thromboseneigung bewußt verzichtet. Unter dieser Kombinationstherapie ist die Patientin seit 14 Monaten rezidivfrei. Die Vorteile der Marcumartherapie liegen in der oralen Applikationsform und guten Verträglichkeit. Durch die zweimalige Substitution von Protein C-Konzentrat in einer Dosis von je 110 IE/kg KG 2× pro Woche besteht bei einer Halbwertszeit von ca. 12 h ein zusätzlicher antithrombotischer Schutz von jeweils 48 h. Zusätzlich kann gleichzeitig eine engmaschige Kontrolle des Quick-Werts erfolgen.

Zusammenfassung

Unsere Patientin leidet an einem autosomal-rezessiven homozygoten Protein C-Mangel. Die Erstmanifestation der Erkrankung erfolgte im Alter von 18 h. Durch intensivmedizinische Maßnahmen mit Gaben von PPSB, Erythrozytenkonzentrat und Katecholaminen sowie Reanimation nach akutem Herzversagen, überlebte sie diese Phase. Das linke Auge erblindete nach einer postthrombotischen Blutung in den Glaskörper. Nach der Diagnosestellung am 13. Lebenstag wurde sie, nach Anlage eines dauerhaften intravenösen Zugangs, täglich mit Protein C-Konzentrat substituiert. Im Alter von 6 Monaten wurde eine orale Antikoagulation mit Marcumar unter Protein C-Schutz initiiert. Nach Stabilisierung des Quick-Werts auf Werte zwischen 15 und 25% wurden keine weiteren Infusionen mit Protein C-Konzentrat durchgeführt. Im Alter von 10 Monaten kam es im Rahmen eines hochfieberhaften Infekts zum Anstieg des Quick-Werts und zum Rezidiv einer Purpura fulminans. Dies veranlaßte dazu, eine Kombinationstherapie mit Protein C-Konzentrat und Marcumar zu beginnen. Unter dieser Therapie ist die Patientin seit nunmehr 14 Monaten rezidivfrei. Auf eine alleinige Substitution mit Protein C-Konzentrat zur Behandlung dieses Krankheitsbildes wurde bisher wegen der Venenverhältnisse verzichtet. Auf die Anlage eines zentralvenösen Katheters wurde aufgrund der enormen Thromboseneigung bewußt verzichtet. Sollten keine unerwünschten Nebenwirkungen, wie Hemmkörperentwicklung gegen Protein C oder Unverträglichkeit gegenüber Marcumar auftreten, kann die Patientin mit einer hohen Lebenserwartung rechnen.

Literatur

1. Allaart CF, Poort SR, Rosendaal FR et al (1993) Increased risk of venous thrombosis in carriers of hereditary protein C deficiency defect. Lancet 341:134–138
2. Bertina RM, Broekmans AW (1982) Protein C concentrates for therapeutic use. Lancet 11:1348
3. Bertina RM, van der Linden IK, Engesser L et al (1987) Hereditary heparin cofactor II deficiency and the risk of development of thrombosis. Thromb Haemost 57(2): 196–200
4. Branson HS, Katz J, Marble R, Griffin JH (1983) Inherited protein C deficiency and coumarin responsive chronic relapsing purpura fulminans in a newborn infant. Lancet 19:1165–1168
5. Clouse LH, Comp PC (1986) Regulation of hemostasis: the protein C system. N Engl J Med 15:1298–1304
6. Comp PC, Nixon RR, Esmon Charles T (1984) Determination of functional levels of protein C, an antithrombotic protein, using thrombin- thrombomodulin complex. Blood 63(1):15–21
7. De Stefano V, Mastrangelo S, Schwarz HP et al (1993) Replacement therapy with a purified protein C concentrate during initiation of oral anticoagulation in severe protein C congenital deficiency. Thromb Haemost 70(2):247–249

8. Esmon CT, Esmon NL, Harris KW (1982) Complex formation between thrombin and thrombomodulin inhibits both thrombin-catalized fibrin formation and factor V activation. J Biol Chem 257:7944
9. Esmon CT, Owen WG (1978) Identification of an endothelial cell cofactor for thrombin-catalysed activation of Protein C. Proc Natl Acas Sci 2249–2252
10. Esmon NB, Owen WG, Esmon CT (1982) Isolation of a membranebound cofactor for thrombin-catalized activation of Protein C. J Biol Chem 257:859
11. Estelles A, Garcia-Plaza I, Dasi A et al (1984) Severe inherited "homozygous" protein C deficiency in a newborn infant. Thromb Haemost 52(1):53–58

Homozygoter Antithrombin III-Mangel bei einem Kleinkind als Ursache schwerer arterieller und venöser Thromboembolien

S. Gandenberger-Bachem, F. A. M. Baumeister, A. Flemmer, T. Meitinger, S. L. Thein, K. Auberger

Homozygoter Antithrombin III (AT III)-Mangel ist selten und galt früher als Letalfaktor. Bisher sind nur sieben gesicherte Fälle beschrieben. Darüber hinaus kann man ihn retrospektiv bei ganz vereinzelten früheren Berichten ohne genetische Untersuchungen vermuten.

Ein damals 14 Monate altes Mädchen wurde uns vorgestellt wegen einer akuten kühlen druckschmerzhaften Schwellung des gesamten rechten Beines. Ein Trauma war nicht vorausgegangen. In der Vorgeschichte war seit dem Alter von 5 Monaten aufgefallen, daß die rechte Hand weniger benutzt wurde. Das Mädchen lernte nicht zu krabbeln, sondern robbte und lief noch nicht. Die Eltern und beide Brüder waren gesund, die Großmutter vs. war im Alter von 65 Jahren an einer Hirnblutung gestorben. Konsanguinität wurde verneint; die türkisch-sprechenden Eltern stammen aus zwei verschiedenen Orten in Griechenland. Bei Aufnahme war das rechte Bein kühl und stark geschwollen bei unauffälligen Fußpulsen. Das Mädchen wirkte nicht dehydriert. Sie war mikrozephal und benutzte bevorzugt die linke Hand.

Das Blutbild (Hb 10, 9 g/dl, Leukozyten 13200/µl, Thrombozyten 391000/µl) zeigte normale Thrombozytenzahlen. Die PT war etwas verkürzt und das Fibrinogen erniedrigt (Quick 90%, PTT 27,3 s, Thrombinzeit 17,3 s, Fibrinogen 125 mg/dl). Die AT III-Aktivität war mit 28 deutlich erniedrigt; dies war aber möglicherweise als sekundär infolge des akuten Geschehens zu erklären. Dopplersonographisch fehlte das venöse Flußsignal in der rechten Leiste. Darüber hinaus war in der intrahepatischen Vena cava echogenes Material darstellbar und das Flußsignal fehlte; auf dem Röntgenbild des Thorax war eine Verkalkung in Projektion auf die intrahepatische vena cava zu erkennen. Die Phlebographie zeigte eine rechtsseitige Beckenvenenthrombose: in der rechten Leistenregion stellte sich ein Umgehungskreislauf dar; die Kontrastmittelsäule brach im Iliakalbereich ab und ein Thrombus wurde darstellbar; der weitere venöse Abstrom erfolgte über das paravertebrale Venengeflecht. Die Vena cava inferior stellte sich (auch von links) nicht dar.

Wir stellten die Diagnose einer akuten Beckenvenenthrombose rechts und einer spastischen Hemiparese rechts sowie Mikrozephalie bei vermutetem Z.n. Arteris cerebri media Infarkt links. Außerdem Z.n. Thrombose der intrahepatischen Vena cava inferior. Diese rezidivierenden Thrombosen bereits im frühen Kindesalter sprachen für eine kongenitale Thrombophilie.

Die Magnetresonanzangiographie des Beckens am 16. Tag zeigte über die bereits bekannten Befunde hinaus zusätzlich noch eine Teilthrombosierung der rechten und proximalen linken Iliakalvene (Venae iliacae communee) mit Umgehungskreislauf. Darüber hinaus fehlte auch der Fluß in den Venae iliacae internae und die Vena cava inferior war weiterhin thrombosiert.

Die in der gleichen Narkose durchgeführte zerebrale Magnetresonanzuntersuchung zeigte einen etwa $6 \times 7 \times 4$ cm^3 großen Substanzdefekt links frontoparietal. In der MR-Angiographie war kein Fluß in der pars terminalis und ein deutlich verminderter Fluß in der pars opercularis der linken Arteria cerebri media nachweisbar.

Wir führten eine fibrinolytische Behandlung mit Urokinase durch bei gleichzeitiger Heparinisierung sowie AT III-Substitution. Anschließend wurde eine orale Antikoagulation mit Marcumar® eingeleitet.

Gerinnungsphysiologische Untersuchungen unter Marcumar, nach Absetzen von Heparin bestätigten dann den bereits vermuteten AT III-Mangel: die AT III-Aktivität (Berichrom chromagen am Cobas Bio) lag bei wiederholten Messungen im allgemeinen zwischen 27 und 50%, während immunologisch eine Konzentration von 0,2% gemacht wurde. Es lag also ein AT III-Mangel Typ II vor. (Zu berücksichtigen ist hier übrigens, daß die AT III-Aktivität unter Marcumartherapie bei einigen Patienten ansteigt. Ob dies auch für unsere Patientin gilt, können wir nicht feststellen, da es keine Blutabnahme ohne Therapie bzw. akutes Thromboseereignis gab. Eine Dysfibrinogenämie sowie ein Mangel an Protein C, Protein S oder Plasminogen wurde ausgeschlossen. Kardiolipin-Antikörper der IgG-Klasse waren normal, in der IgM-Klasse wurden mäßige Titer nachgewiesen (mit 14,4 mpl-U/ml, normal bis 6), weitere Autoantikörper waren nicht nachweisbar. Dies erklärt nicht die ausgeprägte Thrombophilie der Patientin in so jungem Alter, insbesondere angesichts des eher niedrigen Titers und der meist geringeren klinischen Relevanz der Antikörper der IgM-Klasse.

Die Familienuntersuchung zeigte bei beiden Eltern eine erniedrigte AT III-Aktivität bei weitgehend normaler -Konzentration (Vater: AT III-Aktivität 67%, AT III immunologisch 89%; Mutter: AT III-Aktivität 55%, AT III immunologisch 73%) und Normalwerte bei beiden Brüdern (AT III-Aktivitäten 121% bzw. 135%). Die modifizierte gekreuzte Immunelektrophorese unter Zusatz von Heparin zeigte eine abnorme Heparinbindung des AT III bei unserer Patientin und beiden Eltern. Die DNA-Sequenzierung des AT III-Gens aus Leukozyten führte die Arbeitsgruppe um Drs. Olds, Thein und Chowdhury u. a. in Oxford durch. Sie fanden eine Mutation im Kodon 99 (im Nukleotid der Position 2759) im Exon 2, bei der Zytosin durch Thymin ersetzt wurde. Dies führt zum Einbau von Phenylalanin statt Leukin im AT III-Molekül („L 99 F"). Beide Eltern sind heterozygot, die kleine Patientin ist homozygot.

Die gleiche Mutation wie in unserer Familie wurde in vier weiteren Familien aus Osteuropa nachgewiesen. Der (in der Normalbevölkerung seltene) Haplotyp ist in allen fünf Familien identisch, was einen gemeinsamen Vorfahren vermuten läßt. Neben unserer homozygoten Patientin wurden in diesen Familien zwei weitere Homozygote identifiziert, die schwere venöse und arterielle Thrombosen hatten. Hierüber hinaus sind drei weitere Fälle von homozygotem AT III-Mangel mit abnormer Heparinbindung bekannt, die Folge der Mutation R 47 C sind. Bei einem weiteren Homozygoten mit abnormer Heparinbindung ist die Mutation nicht berichtet. Der achte bekannte Fall von homozygotem AT III-Mangel ist eine pleiotrope Variante, das sogenannte AT III-Budapest.

Zusammenfassung

Damit sind bisher insgesamt acht Fälle von gesichertem homozygotem AT III-Mangel berichtet, darunter sieben mit abnormer Heparinbindung. Die bei unserer kleinen Patientin vorliegende Mutation (L 99 F) wurde in vier weiteren Familien gefunden, in denen auch zwei homozygote Fälle bekannt sind. Es besteht eine schwere Thromboseneigung unter Einschluß meist auch der arteriellen Gefäße, in unserem und anderen Fällen seit frühester Kindheit.

Sensitiver intravasaler Nachweis von Fibrinmonomeren im experimentellen Endotoxinschock

M. Gödde, M. Spannagl, H. Hoffmann, A. Trauner, W. Schramm

Der Nachweis von Neoantigenen, die durch proteolytische Spaltung von Gerinnungsfaktoren bei der Aktivierung des Gerinnungssystem freigelegt werden, erlaubt Einsichten in die molekularen Mechanismen der Gerinnselbildung. Erhöhte Werte von Fibrinmonomeren (FM) im Plasma zeigen, daß Thrombin ohne suffiziente Kontrolle eines Inhibitors Fibrinogen in Fibrin umwandelt. Ein immunologischer Antikörper gegen das N-terminale Ende der β-Kette und von Scheefers-Borchel et al. [3] gegen das N-terminale Ende der α-Kette nach Abspaltung von Fibrinopeptid B bzw. A wurde eingeführt.

Es konnte gezeigt werden daß Fibrinmonomere im tierexperimentellen Modell der intravasalen Gerinnung (DIC) ansteigt [4]. Durch indirekte Messung von FM mit einer enzymatischen Methode konnten wir den Einfluß von verschiedenen antikoagulatorischen Therapiekonzepten bei der Lipopolysaccharid und Dextransulfat induzierten DIC demonstrieren [5–7]. Der in der vorliegenden Studie verwendete Immunoassay wurde von Lill et al. [8] für die Messung von Fibrinmonomeren im Humanplasma entwickelt. Wir zeigen, daß mit dem neuen Immunoassay die zeit- und dosisabhängige Bildung vom FM im Schweineplasma in vivo und vitro gemessen werden kann.

Material und Methoden

Tierversuche

Alle Versuche wurden im Rahmen des Tierschutzgesetzes von der Regierung Oberbayern genehmigt.

Wir verwendeten Miniaturschweine (Medical Service, München) mit einem Körpergewicht von 20 kg. Nach Sedierung mit Azaperon (3 mg/kg) und Metomidate (3,75 mg/kg) erfolgte die Narkose mit Pentobarbital (24 mg/kg). Die Tiere wurden intubiert und mechanisch beatmet; Blutproben wurden über einen zentralen Venenkatheter entnommen. Piritramid (15 mg) und Pancuroniumbromid (4 mg) wurden kontinuierlich über eine Perfusor zur völligen Analgesie und Relaxation verabreicht. Bei Bedarf wurde weiteres Pentobarbital gegeben.

Drei Tiere dienten als Kontrolle und erhielten 0,9% NaCl (6 ml/h), fünf erhielten bakterielle Polysaccharide (LPS) von Salmonella abortus equi

(2 µg/kg/h), weitere fünf Dextransulfat (DXS) (Pharmacia LKB, Schweden; 2 mg/kg/h).

Proben

Plasma, Aszites wurden halbstündlich in 0,11 M NA Zitrat entnommen und zentrifugiert. Der Überstand wurde bis zur Messung in flüssigem Stickstoff bei −80 °C aufbewahrt.

Fibrinmonomere

Zur Messung von Fibrinmonomeren (FM) diente ein Fibrin-Immunoassay [8], der einen monoklonalen Antikörper (2B5) gegen das aminoterminale Ende der α-Kette von Fibrin als Fänger und Detektionsantikörper mit Streptavidin beschichteter Festphase nach vorheriger Inkubation mit chaotropen Ionen (NaSCN) verwendet. Als Kalibrator diente Human-Plasma mit humanem Fibrin angereichert. Die Ergebnisermittlung erfolgte jeweils in µg/ml bezogen auf einen Humanstandard (Böhringer Mannheim).

Die strukturelle Charakterisierung der reaktiven Komponenten erfolgt nach SDS-Elektrophorese mittels Westernblot. Zur immunologischen Erfassung wird der gleiche POD-gekoppelte Antikörper verwendet. Bei der Methode ist nur ein Epitop zur Detektion erforderlich. Die Visualisierung erfolgt über enzymatische Aktivierung eines lumineszierenden Substrates auf Röntgenfilm.

Zur Molekulargewichtsbestimmung diente ein Referenzkit (Pharmacia LKB, Schweden).

Ergebnisse

Es zeigte sich eine Zeit und Dosis abhängige Bildung von löslichem Fibrin in vitro nach der Zugabe von 0,2 und 0,5 IU-Human-Thrombin pro ml Schweineplasma. Aliquots wurden 30 und 120 s nachdem die Thrombinaktivität mit einem Überschuß von Hirudin (4 U/ml) gestoppt worden war entnommen. Die Zugabe von 0,2 IU bewirkte ein Ansteigen des EM-Spiegels auf 5 µg/ml, während 0,5 IU einen Anstieg auf 100 µg/ml nach 2 min Inkubation erzeugte.

Für die Tierexperimente wurde DXS als Bolus über eine Stunde gegeben, LPS kontinuierlich. Nach DXS-Gabe stieg die Reaktivität für FM kontinuierlich auf 38 ± 7,8 µg/ml am Ende des Versuchs nach 2 h an. Nach LPS-Gabe kam es in den ersten 2 h zu einem geringen Anstieg der FM-Werte, danach stiegen die Werte steil auf bis zu 120 µg/ml an.

Im Westernblot von LPS infundierten Schweinen ergaben sich analog zum ELISA ansteigende Signale für Fibrinmonomere im Plasma (Abb. 1). Es zeigen sich in der Probenabfolge jeweils zwei Banden, die hoch (HMF) und niedrigmolekularem (LMF) Fibrin entsprechen. Dieselben Banden weist auch der hu-

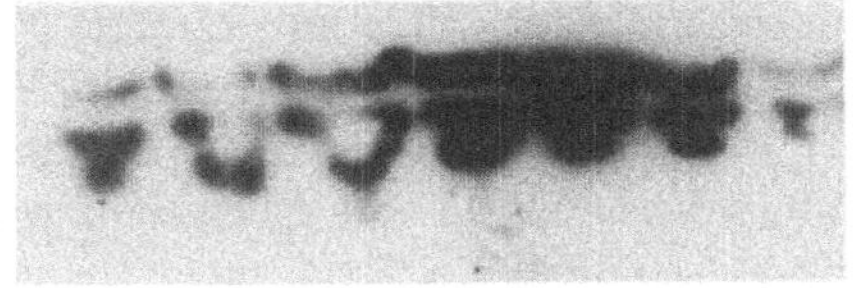

1 2 3 4 5 6 Fibrinstandart
Abnahmezeitpunkt

Abb. 1. Entnamesequenz Plasma

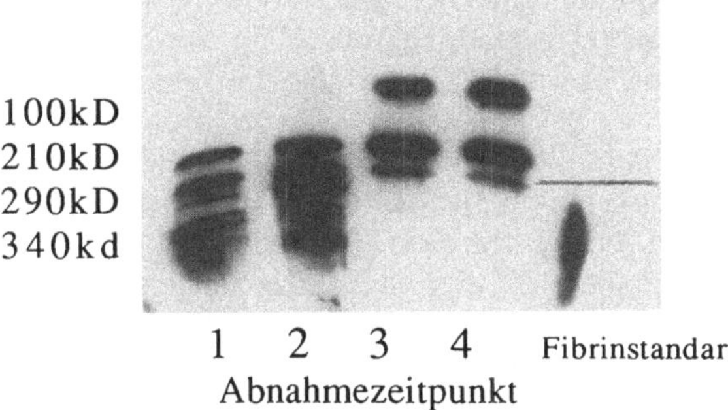

Abb. 2. Entnamesequenz Aszites

mane Fibrinmonomerstandard (Böhringer Mannheim) auf. Das Molekulargewicht liegt zwischen 290 und 340 KD.

Im Aszites können dagegen mehrere Banden nachgewiesen werden (Abb. 2). Während der ersten beiden Stunden zeigen sich sechs Banden, drei im Bereich HMF und LMF (290–340 kDalton), sowie drei im Bereich von 100 bis 210 kDalton, zum Abnahmezeitpunkt drei und vier finden sich nur noch die drei hochmolekularen Banden. Im ELISA findet man im Aszites um den Faktor hundert erhöhte Werte (max. 1,2 mg/ml) im Vergleich zum Plasma (96,4 µg/ml).

Diskussion

Der verwendete ELISA erlaubt durch die Bindung der symmetrischen in der Doppelstruktur des Fibrinmoleküls vorkommenden Neoepitope einen spezifischen und sensitiven Nachweis von FM im Plasma von Schweinen. Der zeit- und dosisabhängige Anstieg von FM in vitro im Plasma von Schweinen zeigt eine spezifische Erkennung der Fibrinogenumwandlung in Fibrin mit dem Test in dem verwendeten Tiermodell an.

Die LPS induzierte gesteigerte Gerinnungsaktivität, die schon im Tierversuch mit erhöhten Werten der Gerinnungsparameter beschrieben wurde [5, 9], konnte jetzt auch durch den Nachweis von löslichem Fibrin auf der Substratebene demonstriert werden. Nach der Gabe von DXS, das die Blutgerinnung über Kontaktaktivierung induziert, kommt es zu einem gleichmäßigen Anstieg von FM, während nach LPS-Gabe ein verzögerter Anstieg beobachtet wird. Die Verzögerung wird duch die Aktivierung von Mediatorsystemen, wie z. B. Zytokinen, erklärt [10, 11].

Die bei der Charakterisierung der reaktiven Komponenten mit SDS-Elektrophorese und Westernblot nachgewiesenen Signalsteigerung der Doppelbanden im Verlauf zeigen wie der ELISA eine Aktivierung des Gerinnungssystems an. Die Doppelbanden des Schweineplasmas besitzen das gleiche Molekulargewicht wie die des Humanstandard. Die fehlenden Spaltprodukte im Plasma weisen auf eine schnelle Elimination derselben hin (Abb. 1). Im Aszites werden dagegen zu Beginn der Aktivierung FM und Spaltprodukte sichtbar, im Verlauf kommt es zu einer Abnahme des FM und einem Sistieren der Abbauprodukte in der Bauchhöhle. Da im ELISA durchgehend hohe FM-Werte gemessen werden, muß es sich um Abbauprodukte handeln die weiterhin zwei Neoepitope besitzen. Dempfle et al. [12] berichten über eine geringe Bindung des Antikörpers an Fibrinderivate Fragment X, Y and E, nicht dagegen D und Fibrinogenderivat E. In wieweit es sich unter den Bedingungen der Peritonealhöhle um nicht plasminabhängige Abbauwege, z. B. durch Elastase handelt, muß noch weiter ermittelt werden.

Literatur

1. Hui K, Haber E, Matsueda G (1983) Monoclonal antibodies to a synthetic fibrin-like peptide bind to human fibrin but not to fibrinogen. Science 222:1129–1131
2. Matsuada G, Margolies M (1986) Structural basis for the species selectivity of a fibrin-specific monoclonal antibody. Biochemistry 25:1451–1455
3. Scheefers-Borchel U, Müller-Berghaus G, Fuhge P et al (1985) Discrimination between fibrin and fibrinogen by an monoclonal antibody against a synthetic peptide. Proc Natl Acad Sci 82:7091–7095
4. Spannagl M, Hoffmann H, Siebeck M et al (1989) Functional determination of t-PA, t-PA inhibitor and fibrin monomer in endoxin shock of the pig. Proc Clin Biol Res 308:395–399
5. Hoffmann H, Siebeck M, Spannagl M et al (1990) Effect of recombinant hirudin, a specific inhibitor of Thrombin, on endotoxin induced intravascular coagulation and acute lung injury in pigs. Am Rev Resp Dis 142:782–788
6. Spannagl M, Keller E, Siebeck M et al (1991) A purified antithrombin III-heparin complex as a potent inhibitor of thrombin in endotoxin shock of the pigs. Thromb Res 62:1–11
7. Siebeck M, Spannagl M, Hoffmann H, Fink E (1992) Effects of protease inhibitors in experimental septic shock. Agents and Action:38/III (Suppl):421–427
8. Lill H, Spannagl M, Trauner A et al (1993) A new immunoassay for soluble fibrin sensitively detects the activation state of blood coagulation in vivo. Blood Coag Fibrinol 4:97–102
9. Anderssen O, Osterrud B, Gaudernak G et al (1985) Tissue thromboplastin generation in circulating mononuclear phagozytes and development of coagulation disorders during E coli endotoxemia in pigs. Acta Chir Scand 151:205–211

10. van der Graf F, Keus F, Vlooswijk R, Bouma B (1982) The contact activation mechanism in human plasma: activation induced by dextran sulphate. Blood 59:1225–1233
11. Schleef R, Bevilaqua M, Swadey M et al (1988) Cytokine activation of vascular endothelium. Effects of tissue-typ plasminogen activator and type 1 plasminogen activator inhibitor. J Biol Chem 263:5797–5803
12. Dempfle CE, Dollmann M, Lill H et al (1993) Binding of a new monoclonal Antibody against N- terminal hepatopeptide of fibrin a-chain to fibrin polymerisation site "A": Effects of fibrinogen and fibrinogen derivatives, and pretreatment of samples with NaSCN. Blood Coag Fibr 4:79–86

Kongenitale A- bzw. Dysfibrinogenämie – klinische Relevanz und Therapieindikation

S. Eckhof-Donovan, I. Michelmann, R. von Kries, U. Göbel

Einleitung

Bei der kongenitalen Fibrinogenbildungsstörung lassen sich im wesentlichen 2 Varianten unterscheiden: die qualitative und die quantitative Form [8]. Während bei der quantitativen Störung entweder zu wenig oder überhaupt kein Fibrinogen gebildet werden kann (A- bzw. Hypfibrinogenämie), kommt es bei der qualitativen Störung zur Produktion eines fehlerhaften Proteins (Dysfibrinogenämie) [8]. Kommt es zur Minderproduktion eines fehlerhaften Fibrinogens, so nennt man diese Kombination Hypodysfibrinogenämie [3].

Dieser Unterschied ist klinisch bedeutsam, da bei Dysfibrinogenämien neben Blutungen auch Thrombosen vorkommen, wohingegen bei der Afibrinogenämie thromboembolische Ereignisse allenfalls im Rahmen der Substitution beschrieben sind [2–6]. Durch eine genetisch bedingte fehlerhafte Variante innerhalb einer bestimmten Funktionsregion des Moleküls kann ein erhöhtes thromboembolisches Risiko bestehen, welches durch die üblichen Screeningtests im Rahmen der Gerinnungsanalyse nicht erfaßt wird [5]. Die Differenzierung zwischen den beiden Fibrinogenbildungsstörungen beruht bisher im wesentlichen auf folgender Befundkonstellation: Bei der quantitativen Störung ergeben sowohl funktionelle Bestimmungen des Fibrinogens mit Gerinnungsmethoden als auch immunologische Untersuchungsmethoden pathologisch erniedrigte Werte. Bei der qualitativen Störung hingegen wird neben deutlich erniedrigten Werten in funktionellen Bestimmungen Normalwerte in immunologischen Methoden erhoben [8].

Diese Einteilung möchten wir anhand unserer Untersuchungsergebnisse mit der SDS-PAGE-Gelelektrophorese bei zwei Patienten der Universitätskinderklinik Düsseldorf hinterfragen.

Kasuistik 1

Beim ersten Fall handelt es sich um ein 4 Monate altes türkisches Mädchen blutsverwandter Eltern. Das Kind war durch Nabelschnur- und Gastrointestinalblutungen in der Perinatalzeit auffällig geworden. Sowohl PTT als auch Quick-Wert waren nicht meßbar verlängert. Die Fibrinogenmessung nach Clauss ließ kein Fibrinogen nachweisen. In der immunologischen Bestimmungsmethode (radiale Immundiffusion nach Mancini) ergab sich ein deutlich erniedrigter Wert von 60 mg/dl. Es wurde die Verdachtsdiagnose einer Hypodysfibrinogenämie gestellt.

Kasuistik 2

Der zweite Patient wurde zweijährig im Jahre 1978 wegen einer posttraumatischen Blutungsneigung vorgestellt. Die damals durchgeführte quantitative Fibrinogenbestimmung verlief ohne den Nachweis von Fibrinogen. Die Globalparameter PTT und Quick waren ebenfalls nicht meßbar verlängert. Es wurde die Diagnose einer Afibrinogenämie gestellt. Der Patient wird seit langer Zeit durch die Hausärztin ambulant betreut. Im Jahre 1993 wurde in einem mehrwöchigen Abstand zur letzten Substitution eine Kontrolle der Gerinnungsanalysen durchgeführt, die die damals erhobenen Daten bestätigte und nach Clauss ebenfalls keinen Fibrinogennachweis erbrachte.

Methodik

Die Plasmen beider Kinder wurden, nachdem ein mehrwöchiger Abstand zur Substitution bestand, wie folgt aufgearbeitet:

1. SDS-PAGE-Gradientengel-Elektrophorese von Plasma auf einem 5–15%igen Polyacrylamid-Gel [7].
   1a. Coomassie-Färbung des Gesamtproteins.
   1b. Silberfärbung des Gesamtproteins [9].
2. Proteintransfer auf PVDF-Folie nach SDS-PAGE-Gradientengel-Elektrophorse (5–15%iges Polyacrylamidgel) und anschließender Nachweis mit 2 verschiedenen polyklonalen Antikörpern gegen Gesamtfibrinogen (Firma Cappel, West Chester, USA und Firma Sigma, Saint Louis, USA) und 2 monoklonalen Antikörpern gegen D- und E-Fragment (Firma Immunotech, Marseille, Frankreich) mit Kreuzreaktion gegen Gesamtfibrinogen (Western-Blot). Die Untersuchung wurde sowohl mit reduzierten als auch nicht reduzierten Proben durchgeführt.
3. Fällung des Fibrinogens mit Natriumsulfit und anschließende Inkubation mit Thrombin [10].

Alle Untersuchungen wurden mit zwei parallel bestimmten Referenzproben durchgeführt:
Referenz 1: Plasma aus einem Pool von freiwilligen Probanden (Plasmapool),
Referenz 2: kommerziell erhältliches, gereinigtes Fibrinogen der Firma Kabi, Stockholm, Schweden.

Ergebnisse

Die Gerinnungsuntersuchungen entsprachen bei beiden Kindern den Vorbefunden. Die jetzt zusätzlichen proteinchemischen Analysen ergaben neue Informationen, die bei beiden Kindern gleichartig sind. Deshalb sind im folgenden nur die Befunde eines Kindes in den Abbildungen wiedergegeben.

1. Proteinnachweis (Abb. 1, 2)
Sowohl mit der Coomassie-Färbung als auch mit der Silberfärbung ließ sich ein hinsichtlich der Konzentration mit dem Plasmapool vergleichbares, allerdings vom Molekulargewicht (MG) her leicht verändertes Protein im MG-Bereich von Fibrinogen nachweisen.

2. Detektion mit Antikörpern gegen Fibrinogen (Western-Blot) (Abb. 3, 4)
Der Western-Blot mit den oben genannten vier Antikörpern ergab eine deutlich erniedrigte Antigenität der Banden im MW-Bereich von Fibrinogen. Nach Reduktion der Plasmaproteine ließen sich mit den polyklonalen Antikörpern Banden in den MW-Bereichen der Fibrinogenuntereinheiten Aα, Bβ, und γ erkennen, aber ebenfalls mit einer deutlich erniedrigten Antigenität.

3. Fällung mit Natriumsulfit und anschließende Thrombininkubation
Die Fällung eines Proteins aus dem Plasma der ersten Patientin konnte erst bei etwa 5% höherer Salzkonzentration, als für sie für den Plasmapool notwendig war, erreicht werden (10,5%⇔15,5%). Das so gewonnene Protein aus dem Plasmapool war mit Thrombin gerinnbar, während das Protein der Patientin lediglich leicht ausflockte.

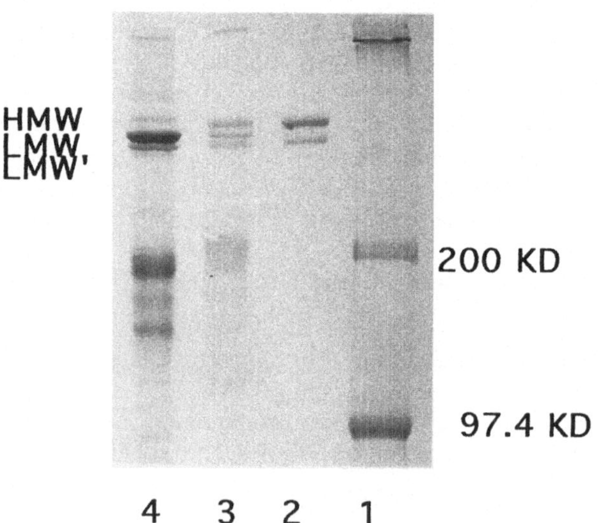

Abb. 1. SDS-PAGE-Gradientengel-Elektrophorese (5–15%iges Polyacrylamid-Gel) mit Coomassie-Färbung; physiologische Fraktionen des Fibrinogens: *HMW* = high molecular weight; *LMW* = low molecular weight; Position *1*: Molekulargewichts(MG)-Marker; Position *2*: gereinigtes Fibrinogen; Position *3*: Normalplasma-Pool (Verdünnung 1:200); Position *4*: Patient (Verdünnung 1:50)

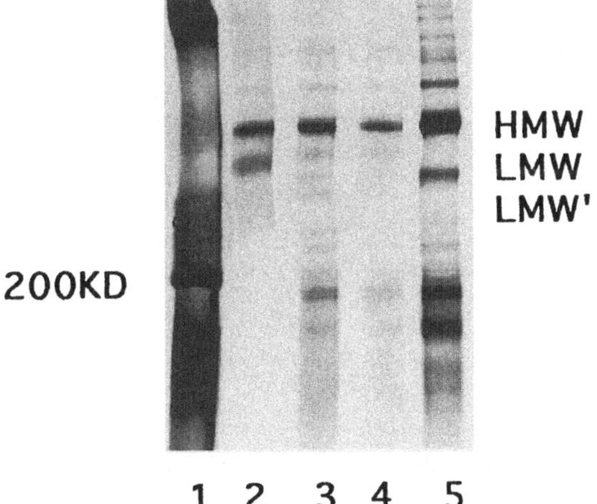

Abb. 2. SDS-PAGE-Gradientengel-Elektrophorese (5–15%iges Polyacrylamid-Gel) mit Silber-Färbung; physiologische Fraktionen des Fibrinogens: *HMW* = high molecular weight; *LMW* = low molecular weight; Position *1*: Molekulargewichts(MG)-Marker; Position *2*: gereinigtes Fibrinogen; Position *3* + *4*: Normalplasma-Pool (Verdünnung 1:200 und 1:400); Position *5*: Patient (Verdünnung 1:200)

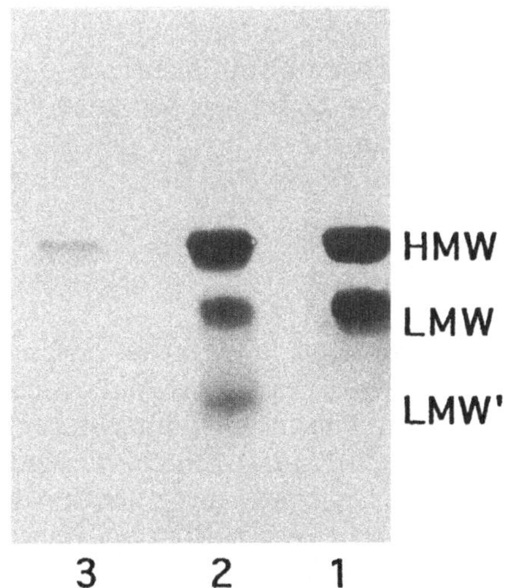

Abb. 3. Western-Blot nach SDS-PAGE-Gradientengel-Elektrophorese mit nicht reduzierten Proben; Detektion mit einem polyklonalen Antikörper gegen Gesamtfibrinogen; physiologische Fraktionen des Fibrinogens: *HMW* = high molecular weight; *LMW* = low molecular weight; Position *1*: gereinigtes Fibrinogen; Position *2*: Normalplasmapool; Position *3*: Patient. Gleiche Plasmaverdünnungen für Position 2+3 = 1:200

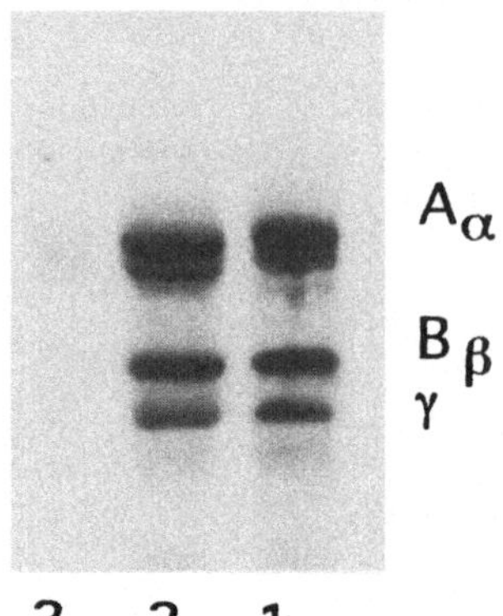

Abb. 4. Western-Blot nach SDS-PAGE-Gradientengel-Elektrophorese mit reduzierten Proben (DTT); *Aα* bzw. *Bβ* und *γ* = Fibrinogenuntereinheiten; Detektion mit einem polyklonalen Antikörper gegen Gesamtfibrinogen; Position *1*: gereinigtes Fibrinogen; Position *2*: Normalplasmapool; Position *3*: Patient

Unter der Hypothese, daß das in der Proteinfärbung dargestellte Protein Fibrinogen ist, handelt es sich bei beiden Kindern um folgende Ergebniskonstellation: es zeigt sich ein in seiner Funktion eingeschränktes und in seiner Antigenität verändertes Fibrinogen. Das Molekulargewicht erscheint niedriger als beim Referenzfibrinogen, wohingegen die Konzentration semiquantitativ dem Plasmapool vergleichbar erscheint. Bei Bestätigung dieser Hypothese ist bei beiden Kindern eine Dysfibrinogenämie anzunehmen.

Diskussion

Die dargestellten Ergebnisse lassen vermuten, daß selbst ein negativer oder erniedrigter Nachweis von Fibrinogen in immunologischen Testverfahren nicht mit einer kombinierten oder rein quantitativen Fibrinogenbildungsstörung gleichgesetzt werden kann. Es besteht die Möglichkeit, daß sich ein in seiner Antigenität verändertes Fibrinogen immunologischen Nachweismethoden, wie zum Beispiel der radialen Immundiffusion und dem Western-Blot, entziehen kann. Dieses Ergebnis hat insofern klinische Relevanz, als die Indikation zur Substitution sehr zurückhaltend gestellt werden sollte, denn gerade bei der Antigenitätsdivergenz können immunologische Reaktionen des Empfängers gegen das substituierte Fremdfibrinogen zu Immunpräzipitationen und intravasale Fibrinogenablagerungen führen, die als Ursache für postsubstitutionelle Thromboembolien in Frage kommen [1–3]. Auch sollte die Art der Substitution kritisch gewählt werden, da beispielsweise unter der Gabe von lyophilisiertem Fibrinogen die Gefahr der thrombozytären Aktivitätssteigerung bestehen kann [2, 4].

Bei der 4 Monate alten Patientin bestand die Frage nach der Notwendigkeit einer prophylaktischen Dauerbehandlung. Diese wird von manchen Autoren empfohlen, da gerade im Kleinkindesalter die Gefahr für unkontrollierbare Traumata besonders hoch sei [11]. Wir entschlossen uns zu einer Bedarfsbehandlung, da – wie aus einer Metaanalyse der Weltliteratur ersichtlich wird – die gefürchtete Hirnblutung kein Ereignis der Neugeborenenperiode oder des Kleinkindesalters zu sein scheint [2].

Literatur

1. Cronin C, Fitzpatrick D, Temperley I (1988) Multiple pulmonary emboli in a patient with afibrinogenaemia. Acta Haemat 79:53–54
2. Egbring R, Andrassy K, Egli H, Meyer-Lindenberg J (1971) Diagnostische und therapeutische Probleme bei congenitaler Afibrinogenämie. Blut 22:175–201
3. Flute PT (1977) Disorders of plasma fibrinogen synthesis. Br Med Bull 33:253–259
4. Göbel U, Voss H von (1979) Untersuchungen der Thrombozytenfunktion bei kongenitaler Afibrinogenämie. In: Praktische Anwendung der Thrombozytenfunktionsdiagnostik; 2. Symposion „Gerinnungsstörungen im Kindesalter". Thieme, Stuttgart New York, S 161–164
5. Henschen AH (1993) Human fibrinogen-structural variants and functional sites. Thromb Haemost 70:42–47
6. Klein M, Rosen A, Kyrle P, Beck A (1992) Geburtshilfliches Management bei Dysfibrinogenämie mit erhöhter Thromboseneigung. Geburtsh u. Frauenheilk 52:442–444
7. Laemmli UK (1970) Cleavage of structural proteins during the assembly of the head of bacteriophage T4. Nature 227:680
8. Mammen EF (1983) Fibrinogen abnormalities. Semin Thromb Hemost 9:1–9
9. Mervil CR, Goldmann P, Sedman SA, Ebert MH (1981) Ultrasensitive staining for proteins in polyacrylamid gels shows regional variation in cerebrospinal fluid proteins. Science 211:1437
10. Rampling MW, Gaffney PJ (1976) The sulphite precipitation method for fibrinogen measurement: its use on small samples in the presence of fibrinogen degradations products. Clinica Chimica Acta 67:43–52
11. Rodriguez RC, Buchanan GR, Clanton MS (1988) Prophylactic cryoprecipitate in congenital afibrinogenemia. Clinical Pediatrics 27:543–545

Hereditärer Faktor VII-Mangel mit ausgeprägter Blutungsneigung

N. WEINSTOCK, F. SCHINDERA, A. GIROLAMI, E.G.D. TUDDENHAM, H. PATSCHEKE

Einleitung

Faktor VII (F VII) ist ein Vitamin-K-abhängiges einkettiges Glykoprotein mit einem Molekulargewicht von 50 kD. Die Nukleotidsequenz des kodierenden Gens ist bekannt [1]. F VII kann durch F XIIa, F Xa, F IXa, F IIa und durch Autokatalyse in Gegenwart von „Tissue Factor“ (TF) in seine aktive Form (F VIIa) überführt werden [2]. Die Halbwertszeit der aktivierten Form (2–3 h) ist nur halb so groß wie die des nichtaktivierten F VII (4–6 h) [3]. F VIIa wirkt direkt auf das endogene und exogene Gerinnungssystem. Seine katalytische Wirkung wird durch Tissue Factor (TF) und Tissue Factor Pathway Inhibitor (TFPI) reguliert [4]:

- Erhöhte F VII-Aktivitäten gelten aufgrund epidemiologischer Studien als Risikofaktor. F VII-Polymorphismen, F VII-Aktivitäten und thromboembolisches Risiko werden in direkten Zusammenhang gebracht [5].
- Erniedrigte F VII-Aktivitäten gehen in der Regel nicht mit deutlich erhöhtem Blutungsrisiko einher, in seltenen Fällen mit einer thrombophilen Diathese [6]. Wir berichten über einen hereditären F VII-Mangel mit ausgeprägter Blutungsneigung bei einem jetzt 6 Jahre alten Mädchen.

Ergebnisse

Unmittelbar nach der Geburt traten bei dem Neugeborenen lebensbedrohliche Blutungen auf. Am 5. Lebenstag wurde es in unser Klinikum eingeliefert. Die auffällige Prothrombinzeit (Quick) wurde im Koller-Test nicht normalisiert. Das zunächst verabreichte Frischplasma brachte nur eine partielle Korrektur. Erst durch Gabe von F VII-Konzentrat konnte eine komplette Normalisierung der Gerinnungsparameter erreicht werden. Unter Therapie konnte die Neugeborene sich bestens erholen und wurde am 37. Lebenstag entlassen. Die Kasuistik einschließlich der bei der Aufnahme und nach Therapie gemessenen Werte der Gerinnungglobaltests gehen aus Tabelle 1 hervor. Ein Auslaßversuch im Alter von 8 Wochen führte zu einem massiven Blutverlust und einem Hb-Abfall bis auf 4,7 g/dl. Nach Wiederaufnahme führten wir Untersuchungen zur Wiederfindung („in vivo recovery“) durch (Abb. 1), um aus der berechneten Halbwertszeit eine möglichst optimale Therapie ableiten zu können. Die berechnete

Tabelle 1. Klinisches Bild und Laborparameter des Neugeborenen bei der Einlieferung. Einfluß der ersten Therapieversuche mit Konakation, Frischplasma und F-VII-Konzentrat auf den Gerinnungstatus

Kasuistik

Anamnese:
Weibliches Neugeborenes, 5. Lebenstag, mit starken vaginalen Blutungen sowie Nachblutungen aus Punktionsstellen an den Fersen. Keine umbilikale Blutung, kein Krampfanfall. 1 mg Konakion i.m., Hb 10,9 g/dl

Status:
Sechs Tage altes Neugeborenes, blass-ikterisch, Kephalhämatom rechts-parietal, aus der Vagina entleert sich frisches Blut

Labor:
Hb 9,9 g/dl, Ery. 2,91 Mill/ul, Thromb. 296000/ul

Gerinnungs-status	bei Aufnahme	4 h nach 1 mg Konakation	1 h nach 50 ml Frischplasma	nach FVIIS-TIM4 Konzentrat
PT (%)	13	12	33	100
aPTT (s)	39	39	37	41
TZ (s)	18	20	23	21
Fib. mg/dl	380	320	360	440

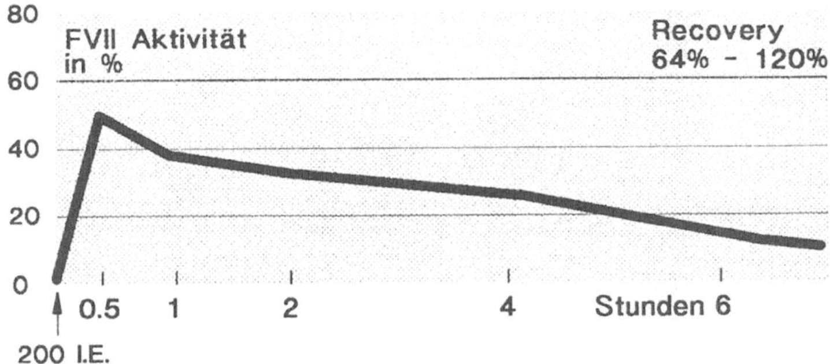

Abb. 1. Zeitlicher Verlauf der F VII-Aktivität nach Applikation von 200 I.E. F VII-Konzentrat. Die Meßwerte zu den angegebenen Zeitpunkten rekrutieren sich aus Bestimmungen nach 5 Applikationen an verschiedenen Tagen

Halbwertszeit von ca. 4 Stunden entsprach den Literaturdaten. Die daraufhin erwogene Implantation eines zentralen Katheters mit subkutan liegendem Port konnte bisher, auch auf Wunsch der Eltern, umgangen werden. Stattdessen führten wir eine ambulante Behandlung durch mit 200 I.E./48 h F VII-Konzentrat (S-TIM 4), die ab dem 4. Monat auf 200 I.E./72 h reduziert wurde. Die Gabe erfolgte zunächst als Infusion über eine Kopfvene, danach über periphere Venen. Unmittelbar vor einem zahnärztlichen Eingriff oder nach einer größeren Schnittwundenverletzung wurden zusätzlich 200 I.E. Konzentrat i.v. appliziert. Unter dieser bis zum heutigen Tag durchgeführten Prophylaxe kam es

Tabelle 2. Gerinnungsparameter der Patientin (Jennifer H.) sowie der Eltern (Ulrich H. und Petra H./B.), der Großeltern (Joseph und Berta H. und Anna B.), der Tante (Alexandra H.) und dem Onkel (Benno H.). In den 3 unterschiedlichen Zentren wurden Mangelplasmen und PT-Reagenzien unterschiedlicher Herkunft (IL, Baxter, Behring, Stago) eingesetzt. Dargestellt sind die Ergebnisse des Laboratoriums in Karlsruhe

	Geb. Datum	Quick %	Quick INR	F-VIIc in %
Jennifer H.	*11. 7. 87	10 – 13	8,0 – 10,0	1 – 4
Ulrich H.	*9. 6. 61	55 – 66	1,7 – 1,4	38 – 48
Petra H./B.	*20. 1. 65	85 – 102	1,2 – 0,99	74 – 92
Joseph H.	*18. 5. 25	44 – 63	2,0 – 1,4	31 – 40
Anna B.	*6. 7. 36	100	1,0	84 – 122
Berta H.	*24. 9. 28			105
Alexandra H.	*19. 11. 69			116
Benno H.	*14. 5. 55			ca 100

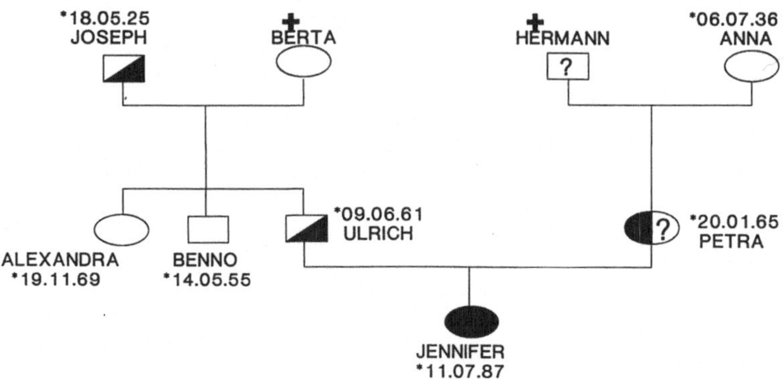

Abb. 2. Familienstammbaum

außer zu gelegentlichem Zahnfleischbluten und leichter Epistaxis zu keiner auffälligen Blutung.

Da bisher in der Literatur eine ausgeprägte Blutungsneigung bei F VII-Mangel nur sehr selten beschrieben worden ist, werden wir versuchen, die genetische Grundlage dieses F VII-Mangels zu untersuchen. Die Gerinnungsparameter der Familienangehörigen gehen aus Tabelle 2 hervor. Sie wurden in den drei beteiligten Laboratorien in Karlsruhe, Padova und Harrow übereinstimmend ermittelt.

Zusätzlich wurden die F VII-Konzentrationen mit zwei unabhängigen Enzymimmunoassays bestimmt: NovoClone double monoclonal enzyme-linked immunosorbent assay (Fa. Novo Nordisk, Dänemark), der mit dem WHO 1st International Standard F-VII Plasma 84/665 kalibriert wurde, und ELISA Asserochrom F VII: Ag Test (Fa. Stago, Frankreich). Klinisch sind alle Familienangehörigen – bis auf die Tochter Jennifer – unauffällig.

Auf der Basis der ermittelten F VII-Aktivitäten und -Konzentrationen wurde der Stammbaum der Familie abgeleitet (Abb. 2). Dabei dürften Vater und

Großvater klassische heterozygote Defektträger sein. Die Mutter konnte bisher nicht eindeutig charakterisiert werden. Sie ist entweder heterozygot mit einer bisher nicht beschriebenen Mutation („silent carrier", Mosaikgene) oder normal. Demnach kann die Proposita heterozygot sein mit einer Spontanmutation, -Deletion, -Translokation etc. oder compound-heterozygot. Aufklärung soll eine noch nicht abgeschlossene Analyse der F VII-Exons sowie der überlappenden Introns ergeben.

Schlußfolgerungen

Prophylaktische Gabe von Faktor VII (S-TIM4 Immuno) in einer Dosierung von 200 I.E./72 h ist bei einem Kleinkind bis zu einem Alter von 6 Jahren ein praktikabler Weg,

1. um eine ambulante kindgerechte Betreuung zu ermöglichen bei maximaler Bewegungsfreiheit,
2. um die Infusion über periphere Venen, unter Vermeidung der Implantation eines mit häufigen Komplikationen einhergehenden subkutanen Ports, durchzuführen.

Die wegen der extrem kurzen Halbwertszeit von F VII unter diesem Regime unerwartet gute Blutstillung zeigt, daß der hämostatische Effekt der F VII-Substitution in vivo den in vitro meßbaren bei weitem überdauert.

Die Frage, warum im vorliegenden Fall von F VII-Mangel eine ausgeprägte Blutungsneigung besteht, soll durch DNA-Analyse sowie weitere hämostaseologische Untersuchungen geklärt werden.

Literatur

1. O'Hara PJ, Grant FJ et al (1987) Nucleotide sequence of the gene coding for human factor VII, a vitamin K-dependent protein participating in blood coagulation. Proc Natl Acad Sci USA 84:5158–5162
2. Pedersen AH, Lund-Hanse T, Bisgaard-Frantzen H et al (1989) Autoactivation of human recombinant coagulation factor VII. Biochemistry 28:9331–9336
3. Pemberton S, Leatham E, O'Brien DP, Tuddenham EGD (1993) Factor VIIa levels in patients with suspected coronary artery disease. Blood Coagulation and Fibrinolysis 4:375 und eigene Ergebnisse
4. Lindahl AK, Sandset PM, Albigaard U (1992) The present status of tissue factor pathway inhibitor. Blood Coagulation und Fibrinolysis 3:439–449
5. Connelly JB, Roderik PJ, Cooper JA et al (1993) Positive association between self-reported fatty food consumption and factor VII coagulant activity, a risk factor for coronary heart disease, in 4246 middle-aged men. Thromb Haemost 70(2):250–252 und dort genannte Literatur
6. Triplett DA, Brandt J, Batard MAMcG et al (1985) Hereditary factor VII deficiency: Heterogeneity defined by combined functional and immunochemical analysis. Blood 66(6):1284–1287 und dort genannte Literatur
7. Marlar, Griffin JH (1981) Alternative pathways of thromboplastin-dependent activation of human factor X in plasma. Annals NY Acad Sci 325–335

Eine neue Familie mit der sehr seltenen von Willebrand-Variante Typ I Vicenza

B. ZIEGER, U. JESSAT, K.B. THOMAS, U. BUDDE, A.H. SUTOR

Einleitung

Der von Willebrand-Faktor (vWF) ist ein Plasmaglykoprotein, welches in den Endothelzellen und in den Megakaryozyten synthetisiert wird [1, 5]. Der vWF in den Endothelzellen und in den Megakaryozyten enthält sehr große, sog. supranormale vWF-Multimere, die wahrscheinlich nach Freisetzung in das Plasma proteolysiert werden. Diese sog. supranormalen vWF-Multimere können nach Gabe von DDAVP nur für kurze Zeit im Plasma nachgewiesen werden. Bei einem Normalkollektiv sind sie ohne äußere Einwirkung (z. B. Medikamentengabe) nicht nachweisbar. Die von Willebrand(vW)-Erkrankung wird in 3 Hauptgruppen unterteilt [6]: die 1. Gruppe Typ I zeigt quantitative Veränderungen des vWF, bei der 2. Gruppe, d.h. Typ II fallen qualitative Unterschiede auf. Die Gruppe Typ III weist eine schwere klinische Verlaufsform auf mit deutlich reduziertem Faktor VIII und vWF.

Obwohl in der Gruppe vW-Erkrankung Typ I vor allem quantitative Veränderungen, d.h. erniedrigte vW-Antigenwerte im Vordergrund stehen, lassen sich auch hier wieder Untergruppen erkennen, die eine leichte Modifikation der Multimerenstruktur aufweisen. Ein Beispiel dafür ist die vW-Erkrankung Typ I Vicenza.

Kasuistik

Anamnese

Berichtet wird über einen 4 Jahre alten Jungen und seine 26jährige Mutter, die sich aufgrund einer vermehrten Blutungsneigung in unserer Gerinnungsambulanz vorstellten. Der Junge litt unter rezidivierenden Hämatomen am ganzen Körper, ohne daß Unfallereignisse vorangegangen waren.

Auch bei der Mutter waren rezidivierende Hämatome aufgetreten. Außerdem hatte sie als Kind unter vermehrter Epistaxis gelitten. Nach einer Laparoskopie und nach der Geburt des Kindes war es jeweils zu einer deutlichen Nachblutung gekommen, so daß bei der Patientin nach der Entbindung der Hämoglobinwert bis auf 5 g/dl gesunken war. Zu diesem Zeitpunkt war die Diagnose einer vW-Erkrankung noch nicht bekannt gewesen.

Ergebnisse

Die hämostaseologischen Untersuchungen (Tabelle 1) bei dem Kind zeigten eine grenzwertige PTT mit 42″, die Blutungszeit war mit 12,5′ deutlich verlängert. Das vWF-Antigen war mit 23% und die Faktor VIII-Aktivität mit 39% erniedrigt. Die Kollagenbildungsaktivität zeigte sich mit 20% und der Ristocetin-Kofaktor mit 7–14% deutlich erniedrigt. Die Multimerenanalyse (Abb. 1) ergab, daß supranormale Multimere im Plasma vorlagen.

Tabelle 1. Zusammenstellung der hämostaseologischen Ergebnisse bei dem Kind und seiner Mutter

	Labor		
	Kind	Mutter	
PTT	42″	36″	(n: 24–42″)
Blutungszeit	12,5′	4′	(n: <6′)
vW:Ag	23%	28%	(n: >50%)
Faktor VIII-Aktivität	39%	52%	(n: >75%)
Kollagenbindungaktivität	20%	26%	(n: >50%)
Ristocetin-Kofaktor	7–14%	8–16%	(n: >72%)
Multimerenanalyse	supranormale Multimere im Plasma	supranormale Multimere im Plasma	

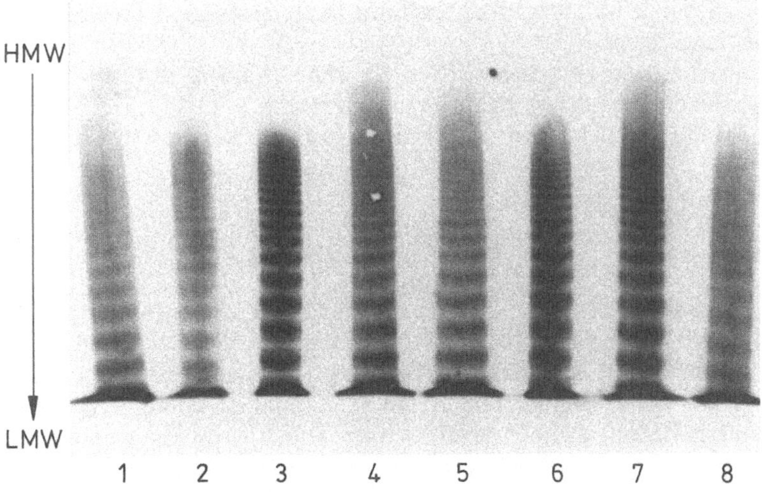

Abb. 1. Agarose-Gel mit niedriger Auflösungsfähigkeit (1%); hiermit kann man sehr große (supranormale) Multimere gut darstellen (Laufspur *4* und *5*). Bei Laufspur *3* und *6* handelt es sich um vWF vom Normalkollektiv. *HMW* high molecular weight, *LMW* low molecular weight

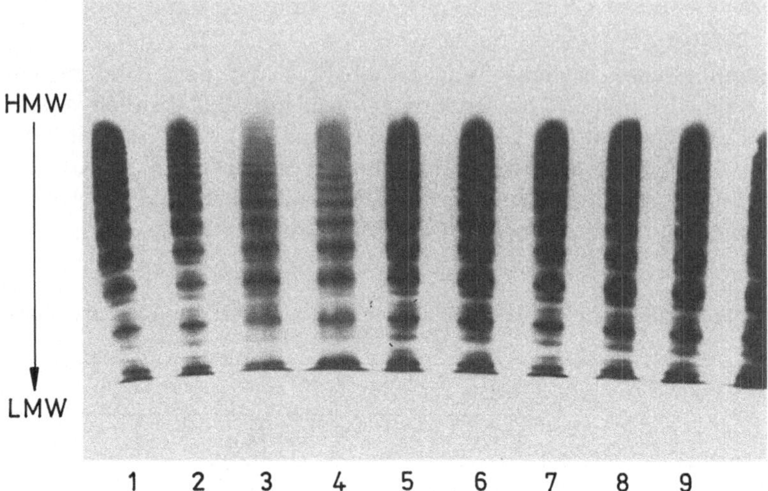

Abb. 2. Agarose-Gel mit mittelhoher Auflösungsfähigkeit (1,6%); hier ist eine normale Tripletstruktur des vWF (Laufspur *3* und *4*) bei unseren Patienten nachweisbar; d. h. außer den dargestellten supranormalen Multimeren gibt es bei unseren Patienten bzgl. der Multimerenstruktur keine Besonderheiten. *HMW* high molecular weight, *LMW* low molecular weight

Bei der Mutter (Tabelle 1) bestanden regelrechte Werte für PTT (36″) und für die Blutungszeit (4′). Die Faktor VIII-Aktivität betrug 52%, das vWF-Antigen war mit 28% erniedrigt. Auch die Kollagenbindungsaktivität mit 26% und der Ristocetin-Kofaktor mit 8–16% lagen deutlich unterhalb der unteren Normgrenze. In der Multimerenuntersuchung (Abb. 2) zeigten sich ebenfalls supranormale Multimere.

Diese klinischen und laborchemischen Befunde ergaben, daß sowohl bei dem Kind als auch bei der Mutter eine vW-Erkrankung Typ I Vicenza vorliegt.

Der Vater war sowohl klinisch als auch bzgl. der Laborwerte unauffällig.

Diskussion

Die vW-Erkrankung Typ I Vicenza ist zurückzuführen auf eine sehr seltene vWF-Variante und wurde bisher erst bei 2 Familien beschrieben [3]. Die Erkrankung wird autosomal-dominant vererbt. Die Untersuchungen bei unseren Patienten sprechen dafür, daß auch hier eine autosomal-dominante Vererbung vorliegt. Familienangehörige mütterlicherseits konnten leider nicht untersucht werden, da die Mutter in einer Pflegefamilie aufwuchs und ihre Eltern nicht kennt. Benjamin ist das einzige Kind dieser Mutter.

Charakteristisch für diese vWF-Variante ist das Vorhandensein von sehr großen (supranormalen) vWF-Multimeren im Plasma, ähnlich denjenigen Multimeren, die in Endothelzellen und Megakaryozyten vorkommen. Die Patienten haben niedrige vWF-Antigenwerte im Plasma, klinisch fallen sie durch eine vermehrte Blutungsneigung auf.

Bemerkenswert ist, daß es trotz des Vorhandenseins der supranormalen Multimeren, d.h. der gerinnungsaktivsten Multimerenanteile [2], zu Blutungssymptomen kommt. Am ehesten ist die Blutungsneigung mit dem erniedrigten vW-Antigenwert zu erklären. Entsprechend der Untersuchungen von Budde (mündliche Mitteilung), der inzwischen bei etwa 10 Patienten die Diagnose vW-Erkrankung Typ I Vicenza feststellte und den Ergebnissen aus dieser Klinik ist diese Erkrankung nicht auf die italienische Provinz Vicenza beschränkt. Die Inzidenz ist höher als zunächst vermutet.

Die molekularbiologischen Untersuchungen von Randi et al. [4], lassen vermuten, daß eine Mutation in einem der vWF-Allele die Bildung von abnormalen vWF-Molekülen bewirkt, die zu einem geringerem Ausmaß abgebaut werden können.

Literatur

1. Cramer EM, Meyer D, Le Menn R (1985) Eccentric localization of von Willebrand factor in an internal structure of platelet alpha granula resembling that of Weibel-Palade bodies. Blood 66:710–713
2. Gimbrone MA (1986) The multimeric structure of vWF related to function. In: Gimbrone (ed) Vascular endothelium in haemostasis and thrombosis, Churchill Livingstone, Edinburgh, p 161
3. Mannucci PM, Lombardi R, Castaman G (1988) Von Willebrand disease „Vicenza“ with larger-than-normal von Willebrand multimers. Blood 1:65–70
4. Randi A, Sacchi E, Castaman G (1993) The genetic defect of type I von Willebrand disease „Vicenza“ is linked to the von Willebrand factor gene. Thromb Haemost 69:173–176
5. Ruggeri ZM, Ware J (1992) The structure and function of von Willebrand factor. Thromb Haemost 67:594–599
6. Ruggeri ZM, Zimmerman TS (1987) Von Willebrand factor and von Willebrand disease. Blood 70:895–904

Autosomal-rezessiver Faktor V-/Faktor VIII-Mangel bei einem Kind
Klinik – Diagnostik – Therapie

T. Beeg, D. Klarmann, C. Escuriola, I. Scharrer, W. Kreuz

Einleitung

Der angeborene, kombinierte Faktor V-/VIII-Mangel ist eine sehr seltene, angeborene Gerinnungsstörung, die sich in zwei unterschiedlichen Typen manifestiert. Der Typ I dieser Erkrankung stellt die echte Koinzidenz einer X-chromosomal-rezessiv vererbten Hämophilie A und eines homozygoten autosomal-rezessiv vererbten Faktor V-Mangels dar. Er ist gekennzeichnet durch unterschiedlich starke Erniedrigung der Faktoren V und VIII, das Fehlen von Konsanguinität innerhalb der Familie und das Fehlen weiterer Anomalien. Die Erkrankung wurde bisher bei weniger als 10, ausschließlich männlichen Patienten beschrieben [1].

Der Typ II dieser Erkrankung wird autosomal-rezessiv vererbt und stellt ein eigenständiges Krankheitsbild dar. Innerhalb der Familien von Betroffenen besteht, wie für eine autosomal-rezessive Erkrankung typisch, Konsanguinität. Die Einzelfaktorkonzentrationen sind in der Regel gleichstark bei Faktor V und Faktor VIII auf 10–35% (NW: 70–100%) erniedrigt. Häufig liegen zusätzliche Mißbildungen wie neuroektodermale Dysplasien, mentale Retardierung, gonadale Dysfunktionen und Syndaktilien vor. Heterozygote Träger des Defekts sind sowohl hinsichtlich mentaler Retardierung als auch hinsichtlich einer Gerinnungsstörung unauffällig.

Der Blutungstyp des kombinierten Faktor V-/VIII-Mangels entspricht eher dem eines Faktor V-Mangels als dem einer Hämophilie A [5]. Im Vordergrund stehen im Kindesalter Epistaxis, Zahnfleischblutungen sowie Blutungen des Oropharyngealraums. Spontane Blutungen in Gelenke, Urogenital- bzw. Gastrointestinaltrakt sind selten. Im Erwachsenenalter sind insbesondere weibliche Betroffene durch starke Hämorrhagien intrapartum bzw. bei Aborten gefährdet.

Die große strukturelle Ähnlichkeit von Faktor V und Faktor VIII [6] und die Aktivierung beider Faktoren durch Faktor II, legte früh den Verdacht auf ein gemeinsames Vorläuferprotein nahe [8]. Die Tatsache, daß aktiviertes Protein C beide Faktoren durch proteolytische Spaltung inaktiviert, veranlaßte Marlar [2] zu der Vermutung, daß ein Mangel an Protein C-Inhibitor die eigentliche Ursache des kombinierten Faktor V-/Faktor VIII-Mangels sei. Andere Autoren [3, 10, 9] konnten diese These anhand von Untersuchungen an Faktor V-/VIII-defizientem Plasma nicht nachvollziehen. Letztendlich ist die Ursache dieser Gerinnungsstörung nicht hinreichend geklärt.

Patientenvorstellung

Unser Patient stammt aus einer konsanguinen Ehe 1. Grades. Die Väter seiner Eltern sind Brüder. Anamnestisch gibt es innerhalb der Familie keinerlei Anhalt auf eine erhöhte Blutungsbereitschaft.

Er wurde aus mütterlicher Indikation per sectio caesare entbunden. Erstmals wurde er im Alter von 7 Monaten durch eine massive Blutung aus dem Oropharyngealbereich auffällig. 3 Monate später erlitt er nach einen Sturz auf den Kopf ein 8×10 cm großes Kephalhämatom. Gleichzeitig entwickelte sich eine starke Blutung durch eine artifizielle Zahnextraktion. Im Alter von 24 Monaten entwickelte sich nach einem erneuten Sturz auf den Kopf ein Brillenhämatom. Nach einem Umknicktrauma im rechten oberen Sprunggelenk kam es zu einer Blutung im gesamten Bereich des rechten Fußes, ohne Gelenkbeteiligung. Während eines Urlaubsaufenthalts kam es zu einem starken Blutungsereignis im Bereich des rechten Ellenbogens.

Untersuchungsergebnisse

Über die bei der Erstvorstellung durchgeführte Gerinnungsdiagnostik konnte die Diagnose eines kombinierten Faktor V-/VIII-Mangels gestellt werden. Folgende Parameter ergaben pathologische Resultate: PTT 100 s (NW.: 25–38 s), Quick 31% (NW.: 70–100%). Die Faktor VIII-Konzentration wurde mit 8% (NW.: 70–100%), die Faktor V-Konzentration mit 10% (NW.: 70–100%) bestimmt. Die Blutungszeit wurde nach Simplate mit 15 min (NW.: 2,5–9 min) bestimmt und war somit verlängert. Folgende Parameter lagen im Normbereich: TZ; Protein C-Aktivität und Antigen, von Willebrand-Faktor, Ristocetin Kofaktor; Multimerstruktur des von Willebrand-Faktors.

Bei der körperlichen Untersuchung fanden sich als pathologische Befunde neben einer s-förmigen Skoliose ein Dermalsinus oberhalb der Michaelisraute, dessen Verbindung zum Spinalkanal aufgrund mangelnder Compliance noch nicht weiter abgeklärt werden konnte. Der weitere Untersuchungsbefund war unauffällig. Eine neurologische Untersuchung des Patienten ergab keinen Anhalt für eine statomotorische Entwicklungsverzögerung.

Therapie

Da zum Zeitpunkt der Erstvorstellung die exakte Diagnose unbekannt war, wurde der Patient mit einem von Willebrand-Faktor-haltigen Faktor VIII-Präparat (HAEMATE HS® Behring) behandelt. Die starke oropharyngeale Blutung konnte sofort zum Stillstand gebracht werden. Aufgrund der guten Wirksamkeit dieses Präparates wurden auch alle weiteren auftretenden Blutungsereignisse mit HAEMATE HS mit Erfolg behandelt. Die Applikation von FFP („fresh frozen plasma"), die nach wie vor die einzige Möglichkeit zur Faktor V-Substitution darstellt, ist bisher nicht nötig geworden.

Die Autoren der wenigen Publikationen, die sich mit der Therapie des kombinierten Faktor V-/VIII-Mangels auseinandersetzen [1, 8] empfehlen die Kombination von DDAVP (Minirin®) in einer Dosierung von 0,4 µg/kg KG/d und FFP in einer Dosierung von 10–15 ml/kg KG/d. Die von uns durchgeführte Therapie mit einem von Willebrand-Faktor-haltigen Faktor VIII-Konzentrat hat unseres Erachtens eine Reihe von Vorteilen gegenüber der oben beschriebenen Kombinationstherapie. Der Wirkungseintritt der applizierten Faktoren erfolgt unmittelbar nach Injektion des Präparates. Eine zeitlich begrenzte Wirkung ist bei wiederholter Gabe, im Gegensatz zu DDAVP, nicht gegeben. Durch die hohe Konzentration der Einzelfaktoren bestehen im Gegensatz zu FFP keine Bedenken hinsichtlich einer Volumenüberlastung insbesondere bei sehr kleinen Patienten. Das von Willebrand-Faktor-haltige Faktor VIII-Konzentrat wird durch Erhitzen in wäßriger Lösung bei 60 °C für 10 h virusinaktiviert. Die meisten im Moment im Handel befindlichen FFP-Präparationen werden keiner Virusinaktivierung unterzogen, so daß das Risiko einer Viruskontamination entsprechend höher einzustufen ist.

Zusammenfassung

Unser Patient leidet an einer schweren Form des autosomal-rezessiv vererbten kombinierten Faktor V-/VIII-Mangels Typ II. Typischerweise sind seine Eltern Blutsverwandte ersten Grades. Neben der gleichstarken Erniedrigung der Faktoren V und VIII sprechen das gleichzeitige Vorhandensein von angeborenen Mißbildungen, die Konsanguinität und die negative Familienanamnese bezüglich Blutungsneigung für den Typ II.

Die für diese Erkrankung ausgeprägte Blutungsneigung konnte bisher immer durch die alleinige Gabe eines von Willebrand-Faktor-haltigen Faktor VIII-Präparats behandelt werden. Eine Substitution von FFP oder Erythrozyten war nie erforderlich.

Der Einsatz dieses Präparats stellt unseres Erachtens eine echte Alternative zu der oben beschriebenen Kombinationstherapie aus DDAVP und FFP dar.

Im Rahmen der Behandlung mit HAEMATE HS kam es nicht zu einer Übertragung von HCV, HBV oder HIV. Auch eine Faktor VIII-Hemmkörperentwicklung gegen zugeführten Faktor VIII konnte bei unserem Patienten nicht beobachtet werden.

Literatur

1. Seligsohn U: Combined factor V and VIII deficiency. In: Seghatchian MJ, Sa vidge GF (eds) Faktor VIII – von Willebrand factor, vol II: Clinical aspects of deficiency states. CRC Press, Boca Raton, Florida, pp 89–100
2. Marlar RA, Griffin JH (1980) Deficiency of protein C inhibitor in combined factor V/VIII deficiency desease. J Clin Invest 66:1186

3. Brown JM, Selik NR et al (1985) Combined factor V/VIII deficiency: a case report including levels of factor V and factor VIII coagulant and antigen as well as protein C inhibitor. Am J Hem 20:401–407
4. Roberts HR, Foster PA (1987) Inherited disorders of prothrombin conversion: In: Colman RW et al (ed) Hemostasis and thrombosis. Lippincott, Philadelphia, pp 165–169
5. Tsurumi H, Takahashi T et al (1992) Congenital combined deficiency of factor V and faktor VIII with acquired ichthyosis, epidermodysplasia verruciformis and immunological abnormalities (letter). Am J Hem 40:320–321
6. Kane W, Davie E (1988) Blood coagulation factors V and VIII: structural and functional similarilies and their relationship to hemorrhagic and thrombotic disorders. Blood 71:539–555
7. Ortel TL, Quinn-Allen MA et al (1993) A Factor V/factor VIII light chain chimera that expresses factor V procoagulant activity and is resistant to neutralization by a factor V inhibitor. Thromb Haemost June; 1046
8. Saito H, Shioya M, Koie K et al (1969) Congenital combined deficiency of factor V and factor VIII. Thromb Diath Haemorrh 22:316–325
9. Giddings JC, Sugrue A, Bloom L (1982) Quantification of coagulant antigens and inhibition of activated protein C in combined factor V/VIII deficiency. Br J Haematol 52:495–502
10. Canfield WM, Kisiel W (1982) Evidence of normal functional levels of activated protein C-inhibitor in factor V/VIII-deficiency disease. J Clin Invest 12(70):1260–1272

Klinische Bedeutung einer subnormalen Aktivität des von Willebrand-Proteins

E. A. Beck

Angeborene milde Störungen der Blutstillung sind häufig [1]. Dazu gehören verschiedene Funktionsstörungen des von Willebrand-Faktors (vWF [2, 3]), thrombozytäre Anomalien und Defekte des Gerinnungssystems, welche im Labor erfaßbar sind, abgesehen von vaskulären Störungen. Der Begriff der „hämorrhagischen Diathese" beinhaltet die Blutungs*neigung* von Trägern eine Anomalie der Blutstillung. Eine Blutungs*manifestation* erfolgt jedoch erst durch die Kombination bestimmter Umstände.

Angesichts der Unregelmäßigkeit im Auftreten bzw. des Fehlens von Manifestationen bei grenzwertigen Störungen der Hämostase verwundert ein Mangel an auswertbaren Daten in der Literatur nicht weiter. Ich berichte über Beobachtungen an einem ausgewählten Patientenkollektiv von bestätigten Defekten des vWF im Grenzbereich. Die nachfolgend dargestellten Resultate dieser in einer ambulanten Praxis erhobenen Befunde erlauben folgende Hinweise.

1. Symptome treten bei Frauen weit häufiger auf als bei Männern.
2. Häufigstes Symptom ist eine leicht bis deutlich verstärkte Menstruation mit sekundärem Eisenmangel.
3. Bei einem Grenzwert der Ristocetin-Kofaktor-Aktivität um oder unterhalb 60% sind chirurgische Blutungen signifikant gehäuft.

Methodik

Ausgewertet wurden Daten, welche nach einheitlichen Kriterien in der Zeit vom Januar 1992 bis Oktober 1993 in meiner Praxis erhoben wurden.

Aufnahme- bzw. Zuweisungsgründe waren die nachfolgend beschriebenen Leitsymptome (s. Tabelle 1), insbesondere auch eine rezidivierende Eisenmangelanämie.

Bei allen Patienten waren obligat die Bestimmung der Erythrozytenindices, des Ferritins, Quick, APTT, Fibrinogen, bei Frauen die zumindest einmalige Bestimmung des Ristocetin-Kofaktors (Behring-Kit), des Faktor VIII : C und der Thrombozytenaggregation bei Grenzkonzentrationen von Ristocetin, Kollagen, und ADP, bei Männern zusätzliche Bestimmung des Faktors IX. Zusätzlich zur parallelen Bestimmung des Ristocetin-Kofaktors wurde im Zentral-Labor BSD/SRK (Bern) das vWF-Antigen bestimmt. Bei Werten um oder unter 80% für den von Willebrand-Komplex wurde zumindest eine weitere

Tabelle 1. Häufigkeit der Leitsymptome

Symptom	M (n = 40)	F (n = 116)
Anämie	5%	49%
Epistaxis	42%	30%
Suffusionen	17%	33%
Chirurgische Blutung	21%	15%
Hypermenorrhoe (Frauen >15 Jahre, n = 106)	–	58%

Plasmaprobe untersucht. Die Blutungszeit nach Mielke wurde nur dann regelmäßig bestimmt, wenn ein Verdacht auf eine primäre Störung der Blutstillung durch die genannten Untersuchungen nicht hinreichend geklärt war bzw. eine Anämie ausgeschlossen war.

Patienten mit normalen Hämostaseparametern, ungeachtet der Symptomatik, dienten als Kontrollgruppe. Bei Frauen mit Menstruationsstörungen wurden lokale Ursachen (Fibrom, IUD etc.), bei Männern und Frauen die Einnahme von Aspirin als Risikofaktoren in beiden Gruppen registriert. Die anamnestischen Daten wurden durch persönliche Befragung, bei Kindern durch Fremdanamnese erhoben.

Resultate

Insgesamt wurden 156 PatientInnen in die Studie aufgenommen. Entsprechend der Berücksichtigung des Leitsymptoms „Eisenmangel“ überwiegen die weiblichen Probandinnen (116 Mädchen und Frauen gegenüber 40 Knaben/Männern). Das Durchschnittsalter betrug bei den Patientinnen 34 Jahre, bei den Probanden männlichen Geschlechts 26 Jahre.

Die Häufigkeit der Leitsymptome ist in Tabelle 1 dargestellt. Der Hauptunterschied zwischen Männern und Frauen liegt in der Häufigkeit einer Anämie (rund bei der Hälfte der Patientinnen, nur bei 5% der Patienten männlichen Geschlechts angegeben oder aktuell vorhanden). Abgesehen von zwei neu entdeckten Fällen von Thalassaemia minor waren alle Fälle von Anämie durch reinen Eisenmangel, evtl. zusätzlich aktuellen Blutverlust verursacht (Grenzwert des Ferritins bei 15 µg/l angesetzt).

In Tabelle 2 sind die gleichen Leitsymptome in Relation zu drei Konzentrationen des Ristocetin-Kofaktors aufgelistet. Das einzige Symptom, welches sich vorzugsweise bei den erniedrigten vWF-Konzentrationen gehäuft vorfand, waren chirurgische (inkl. postpartale) Blutungen. Ich möchte jedoch betonen, daß das Symptom „Anämie“, besonders die rezidivierende Eisenmangelanämie, bei einem Drittel der Patienten zu Neudiagnose einer hämorrhagischen Diathese, in unserem Fall eines milden (heterozygoten?) M. von Willebrand-Jürgens, führte.

Tabelle 2. Symptom vs. Ristocetin-Kofaktor

	Ristocetin-Kofaktor		
	<59%	60–79%	>80%
Symptom n:	47	46	63
Anämie	32%	20%	48%
Epistaxis	42%	28%	30%
Suffusionen	35%	22%	43%
Chirurgische Blutung	61% [a]	13%	26%
„Menorrhagie“	39%	24%	44%

[a] p 0,001

Tabelle 3. Anämie vs. Menorrhagie bei Frauen über 15 Jahre (n = 116)

	Menorrhagie		
	–	+	Total
Anämie –	34	25	59
+	18	39	57
Total	52	64	116
p = 0,005			

Tabelle 3 zeigt schließlich eine eindeutige Korrelation zwischen dem Leitsymptom „Menorrhagie“ und dem anamnestischen oder aktuellen Symptom „Anämie“ bei weiblichen Probandinnen über 15 Jahre.

Diskussion

Aufgrund dieser Pilotstudie ergeben sich folgende praktisch relevanten und weiter zu untersuchende Tendenzen:

1. Eine kritische untere Grenze des vWF liegt um 60%. Unterhalb dieser Grenze muß mit einem chirurgischen Blutungsrisiko gerechnet werden. Dieses wird natürlich beim nicht informierten Patienten durch zusätzliche Risikofaktoren, wie die Einnahme von Aspirin, erhöht. Ich habe begonnen, Patientinnen mit bestätigten Ristocetin-Kofaktor-Werten unterhalb 60% einen Notfallausweis auszuhändigen mit dem Hinweis auf die potentiellen Gefahren der Aspirineinnahme und der Therapiemöglichkeit mit Desmopressin.
2. Die Eisenmangelanämie bei einer im übrigen gesunden, normal ernährten Frau, besonders wenn es sich um eine „therapieresistente“ Form handelt, sollte bald einmal zu einer eingehenden Hämostaseabklärung führen. Bei den wenigen Männern meiner Studie, welche das Leitsymptom „Anämie“ aufwiesen, fand sich ein gastrointestinaler Blutverlust, vereinzelt eine rezidi-

vierende Epistaxis als Ursache, nebst einem gelegentlich nachgewiesenen Hämostasedefekt. Bei Frauen ist naturgemäß die Zusammenarbeit mit dem Gynäkologen unerläßlich, angesichts der Möglichkeit eines erhöhten menstruellen Blutverlustes zufolge lokaler Ursachen oder hormoneller Störungen! Nach Ausschluß eines solchen Zusatzfaktors konnte ich feststellen, daß die Monatsblutungen nach adäquater Eisensubstitution auch ohne Antifibrinolytika oder anderen hämostypisch wirksamen Medikamenten tendenziell abnahmen. Bei Frauen mit einer nachgewiesenen Hämostasestörung drängt sich eine präventive Eisensubstitution, natürlich mit Kontrollen des Ferritins, geradezu auf. Sicher sind hämorrhagische Diathesen vom Typ des M. von Willebrand-Jürgens, oder einer Plättchenfunktionsstörung gleich häufig beim männlichen und weiblichen Geschlecht, die Wahrscheinlichkeit einer klinischen Manifestation ist aber bei der geschlechtsreifen Frau weit höher.

Literatur

1. Bachmann F (1980) Diagnostik approach to mild bleeding disorders. Semin Hemat 17:292–305
2. Rodighiero F, Castaman G, Dini E (1987) Epidemiological investigation of the prevalence of von Willebrand's disease. Blood 69:454–459
3. Werner EJ, Broxson EH, Tucker EL, Giroux DS, Shults J, Abshire TC (1993) Prevalence of von Willebrand's disease in children: a multiethnic study. J Pediatr 123:893–898

Ein Fall von neonataler Alloimmunthrombozytopenie (NAIT) mit intrauteriner Hirn- und Milzblutung

M.M. Walka

Thrombozytäre Antigene, die ein Fet von seinem Vater geerbt hat, können zur Immunisierung der Schwangeren führen, wenn das Antigen auf ihren Thrombozyten nicht vorkommt. Plazentagängige mütterliche IgG-Antikörper gelangen in den fetalen Körper und zerstören dort die Thrombozyten [1]. Die Erkrankung kann aufgrund des frühen Übertritts der fetalen Antigene bereits in der ersten Schwangerschaft auftreten. Die verbesserten diagnostischen Möglichkeiten haben dazu geführt, daß die neonatale Alloimmunthrombozytopenie mittlerweile bei einem von 2000 Lebendgeborenen festgestellt wird [2] – wesentlich häufiger als früher vermutet. Pl^{A1} mit 85% und Br^{a} mit 12% sind die thrombozytären Antikörper, die am häufigsten bei NAIT gefunden werden (Tabelle 1 [3]). In etwa 10–20% der Fälle treten Hirnblutungen mit letalem Ausgang oder bleibenden neurologischen Schäden auf [4].

Fallbericht

Die Patientin wurde nach unauffälliger Schwangerschaft spontan am Termin geboren. Am zweiten Lebenstag wurden zwei überzählige Neugeborenenzähne im Unterkiefer operativ entfernt. Eine postoperative Nachblutung (Abb. 1) führte zur Aufnahme in die Universitätskinderklinik Marburg. Das Kind zeigte über den Körper verteilt diskrete Petechien und kleinere Hämatome. Zu Beginn hatte die Patientin 20000 Thrombozyten/µl. Gerinnungsstatus, Infektpara-

Tabelle 1. Gesicherte Antikörperspezifitäten bei neonatalen Alloimmunthrombozytopenie. (Mod. nach Mueller-Eckhardt [3])

Antikörperspezifität	n	%
Pl^{A1}	162	84,6
Pl^{A1} + HLA/Br^{a}	25	
Br^{a}	13	12,2
Br^{a} + HLA	14	
Sonstige (Pl^{A2}, Br^{b}, Sr^{a})	7	3,2
Insgesamt	221	100

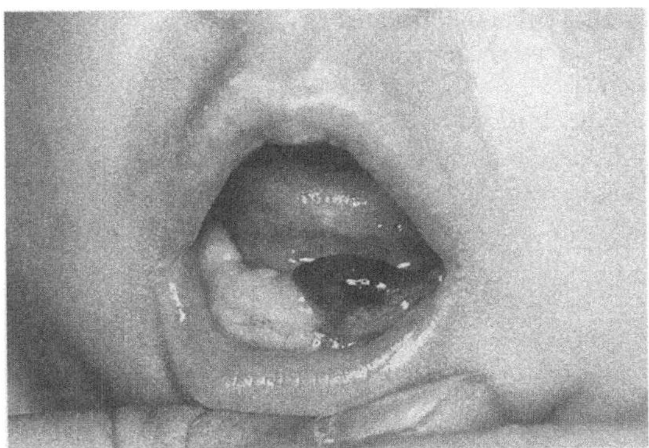

Abb. 1. Hämatom der Unterkieferschleimhaut nach operativer Entfernung zweier überzähliger Neugeborenenzähne am zweiten Lebenstag

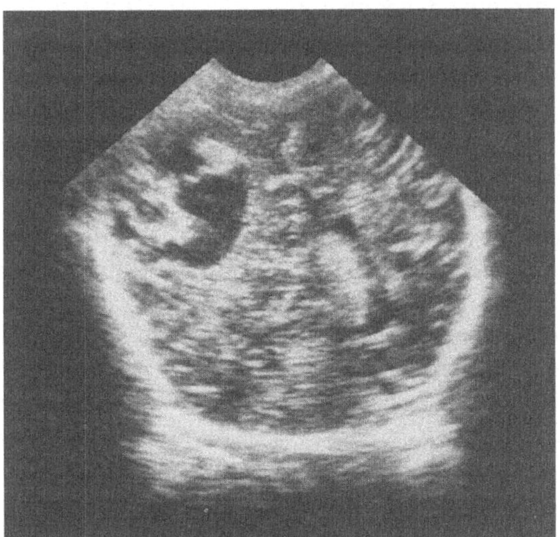

Abb. 2. Die Schädelsonographie kurz nach Auftreten zeigt *rechts* einen 5×3 cm großen Bezirk mit multiplen Zysten und Flecken höherer Echodichte, der von einem Flüssigkeitssaum umgeben ist. Der rechte Seitenventrikel ist nicht abgrenzbar, die Mittellinie gering nach links verschoben. Auch *links* finden sich periventrikulär zystische Formationen, der linke Seitenventrikel ist aber gut abgrenzbar

meter und serologische Untersuchungen auf konnatale Infektionen waren unauffällig. Die Schädelsonographie (Abb. 2) zeigte kurz nach Aufnahme eine ausgedehnte, rechtsbetonte Parenchymblutung, die aufgrund ihrer zystischen Struktur in etwa zwei Wochen vor der Geburt stattgefunden haben könnte. Als sonographischer Nebenbefund fand sich eine sichelförmige Blutung unter der Milzkapsel.

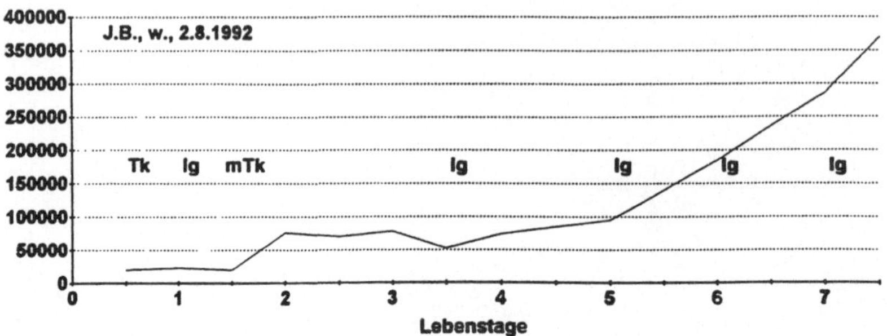

Abb. 3. Verlauf der Thrombozytenzahlen unter Therapie. *Tk* Thrombozytenkonzentrat, *mTk* mütterliches Thrombozytenkonzentrat, *Ig* 400 mg Immunglobulin pro kg Körpergewicht i.v.

Die Mutter hatte normale Thrombozytenzahlen. Ihre Thrombozyten waren Pl^{A1}-negativ, in ihrem Serum fanden sich Pl^{A1}-Antikörper. Bei ihrem ersten Kind war keine Blutungsneigung aufgefallen. Thrombozytenzahlen wurden nicht bestimmt.

Das unter dem Eindruck der massiven Hirnblutung gegebene unausgewählte Thrombozytenkonzentrat hatte keinen Effekt (Abb. 3). Wir infundierten 400 mg Immunglobulin pro kg Körpergewicht und verabreichten dann das mittlerweile hergestellte mütterliche – sicher Pl^{A1}-negative – Thrombozytenkonzentrat. Damit konnte ein Anstieg der Plättchenzahlen auf 80000/µl erzielt werden. Während der weiteren vier Immunglobulingaben stiegen die Thrombozyten in den Normbereich an und blieben dort ohne weitere Therapie.

Im Alter von vier Monaten zeigte das Computerprogramm des Schädels (Abb. 4) einen massiven rechtsseitigen Hydrozephalus. Die Milz war zu diesem Zeitpunkt wieder sonographisch unauffällig. Mit sechs Monaten faustet das Kind vermehrt und zeigt an der unteren Extremität bereits einen diskret erhöhten Muskeltonus links. Es ist zu befürchten, daß die Patientin trotz intensiver krankengymnastischer Behandlung bleibende neurologische Schäden von ihrer pränatalen Hirnblutung davontragen wird.

Diagnostik und Therapie bei Neugeborenen

Den folgenden Abschnitten liegen die Empfehlung der „International Society on Thrombosis and Haemostasis“ zugrunde [5].

Verdacht auf NAIT besteht bei klinisch – außer Blutungszeichen – unauffälligen, meist reifen Neugeborenen mit isolierter, schwerer Thrombozytopenie. Ausgeschlossen werden müssen vor allem Infektionen und plasmatische Gerinnungsstörungen. Es muß eine Schädelsonographie durchgeführt und das mütterliche Serum auf thrombozytäre Antikörper untersucht werden.

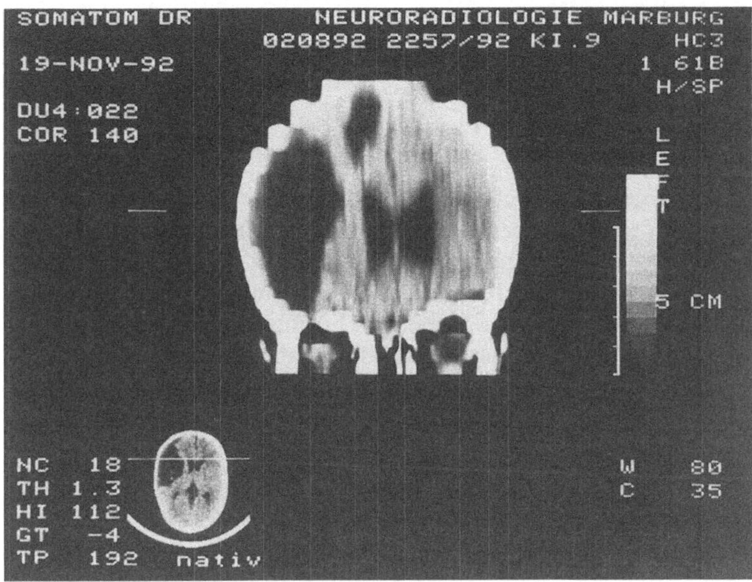

Abb. 4. Das Computertomogramm des Schädels im Alter von 4 Monaten zeigt einen massiven rechtsseitigen Hydrocephalus e vacuo. Auf dem kleinen Bild *links* unten ist die Lage der Schnittebene des großen Bildes zu erkennen

Eine Indikation zur Therapie wird bei Thrombozytenzahlen unter 20000 bis 50000/μl gesehen. Es wird die Gabe von intravenösen Immunglobulin empfohlen. Früher wurden analog zu den kontrollierten Therapiestudien bei Autoimmunthrombozytopenien [6] 400 mg pro kg Körpergewicht an fünf aufeinanderfolgenden Tagen [7] verabreicht, neuerdings häufiger ein Gramm pro kg an ein bis drei Tagen. Die Immunglobuline führen in den meisten Fällen zum Thrombozytenanstieg, allerdings mit einer Latenz von ein bis zwei Tagen.

Deshalb müssen bei drohender Blutung Thrombozyten transfundiert werden. Aufgrund der vorliegenden Antikörper bietet die Gabe von unausgewählten Thrombozyten wenig Aussicht auf Erfolg und sollte nur ausnahmsweise durchgeführt werden. Da Blutbanken in der Regel keine antigentypisierten Thrombozytenkonzentrate bereithalten, bietet sich die Mutter als sicher antigen-negative Spenderin an [8]. Zunächst wird durch Abtrennung der Erythrozyten aus Vollblut plättchenreiches Plasma hergestellt. Dann wird das antikörperhaltige Plasma abgetrennt. Die Thrombozyten werden gewaschen, in AB-Plasma resuspendiert, zur Prophylaxe einer Graft-Versus-Host-Krankheit mit 30 Gy bestrahlt [9] und dem Neugeborenen transfundiert. Die Erythrozyten können der meist anämischen Mutter in physiologischer Kochsalzlösung aufgeschwemmt sofort zurücktransfundiert werden. Eine einmalige Transfusion von Thrombozyten aus 500 ml Vollblut reicht in der Regel aus, den Zeitraum bis zur Wirkung der Immunglobuline zu überbrücken. Im weiteren sind Kontrollen der kindlichen Thrombozytenzahl in größer werdenden Abständen sinnvoll, da die Antikörper Wochen bis Monate nach Geburt nachweisbar sein können.

Pränatale Diagnostik und Therapie

Wie auch bei der vorgestellten Patientin kommt die postpartale Therapie der NAIT oft zu spät, um eine bleibende Schädigung zu verhindern. Wichtig ist deshalb die Betreuung von Schwangerschaften mit erhöhter NAIT-Wahrscheinlichkeit. Dies trifft für Frauen zu, die bereits ein Kind mit NAIT geboren haben sowie für diejenigen die ein Neugeborenes mit Thrombozytopenie ohne faßbare Ursache hatten, da der Antikörpernachweis nicht immer gelingt. Frauen, denen ein häufiges Thrombozytenantigen fehlt, haben eine erhöhte Wahrscheinlichkeit, nach einer Plättchen-Transfusion oder während einer Schwangerschaft Antikörper zu bilden.

Es ist anzumerken, daß die Empfehlungen zur pränatalen Diagnostik und Therapie ausdrücklich vorläufigen Charakter haben, da einige Studien mit größeren Fallzahlen noch nicht abgeschlossen sind.

Bei Frauen mit erhöhtem NAIT-Risiko ist eine Suche nach thrombozytären Antikörpern bei Feststellung der Schwangerschaft sowie in der 20. Schwangerschaftswoche empfehlenswert. Wird kein Antikörper gefunden, sind keine weiteren Maßnahmen notwendig, da das Auftreten einer NAIT unwahrscheinlich ist.

Bei Schwangeren, die bereits ein Kind mit NAIT und schwerer Blutung geboren haben, sollte in der 20. SSW die fetale Thrombozytenzahl mittels Nabelschnurpunktion bestimmt werden. Diese Untersuchung birgt in der Hand eines Erfahrenen ein Abortrisiko von unter einem Prozent. Deshalb sollte die Schwangere an ein Zentrum überwiesen werden, das gynäkologisch und auch transfusionsmedizinisch in der NAIT-Betreuung erfahren ist.

Im Falle einer fetalen Thrombozytopenie unter 100000/µl sollte die Schwangere einmal wöchentlich ein Gramm Immunglobulin pro kg Körpergewicht intravenös erhalten. Zusätzlich können Steroide, z. B. 3–5 mg Prednison/Tag per os verabreicht werden. Bei persistierender fetaler Thrombozytopenie sind fetale Transfusionen via Nabelschnurpunktion mit antigen-negativen Thrombozyten in wöchentlichen Abständen anzustreben. Zur Verminderung des Blutungsrisikos während der Geburt soll die Entbindung per Sektio erfolgen.

Die Betreuung von Schwangeren, deren Feten von einer NAIT bedroht sind, ist hochkomplex und setzt eine optimale Zusammenarbeit von Gynäkologen, Transfusionsmedizinern und Pädiatern voraus. Wesentlich zur Einleitung dieser Betreuung ist, daß der Pädiater bei Entlassung eines Neugeborenen mit NAIT oder Thrombozytopenie ungeklärter Ursache die Eltern in einem ausführlichen Gespräch auf das Wiederholungsrisiko der Erkrankung und die präpartalen Therapiemöglichkeiten hinweist. Nur so ist zu erreichen, daß sich die Eltern bei erneuter Schwangerschaft rechtzeitig in entsprechende Betreuung begeben, die das ungeborene Kind vor schweren Schäden bewahren kann.

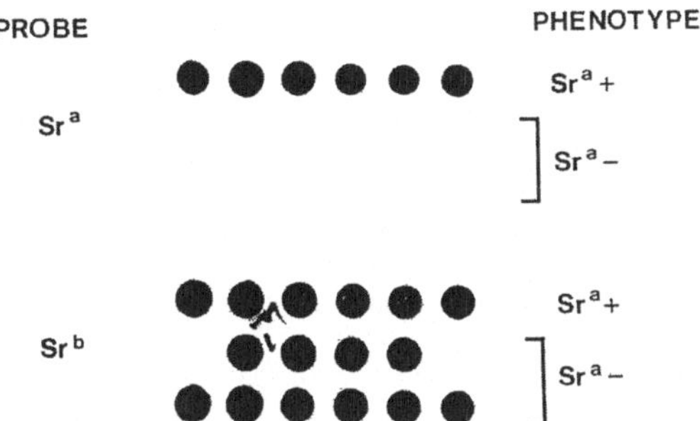

Abb. 5. Dot Blot mit allelspezifischen Oligonukleotiden für das seltene Sr-Antigen. Mit PCR amplifizierte genomische DNA von sechs Sr^a-positiven (jeweils *obere Reihen*) und zehn Sr^a-negativen (*mittlere* und *untere Reihen*) wurden mit Oligonukleotiden hybridisiert, die der Sequenz von Sr^a (*obere Hälfte*) und Sr^b (*untere Hälfte*) komplementär sind. Darstellung der digoxigenin-markierten Oligonukleotide erfolgte mit Chemolumineszenz. Alle Sr^a-positiven Individuen sind auch Sr^b-positiv, also heterozygot [11]

Ausblick

Derzeit besteht die unbefriedigende Situation, daß immer erst ein Neugeborenes an NAIT erkranken muß, damit in weiteren Schwangerschaften Feten vor Schaden bewahrt werden können. Ein Screening mit Antigentypisierung und Antikörpersuche bei Schwangeren, wie es zur Verhinderung des Morbus haemolyticus exsistiert, ist derzeit undurchführbar, da die verfügbaren serologischen Labormethoden zu aufwendig für Reihenuntersuchungen sind.

Die molekularbiologische Aufklärung der bisher bekannten, NAIT-verursachenden Antigene ist bereits abgeschlossen (Übersicht bei [10]). Dies ermöglicht die Typisierung thrombozytärer Antigene mittels genomischer DNA, durch Restriktionspolymorphismen oder Dot Blot mit allelspezifischen Oligonukleotiden (Abb. 5 [11]). Es besteht Hoffnung, daß diese Tests so kostengünstig sein werden, damit ein allgemeines Schwangeren-Screening ökonomisch vertretbar sein wird [12]. Dann erst wird die Zahl neonataler Alloimmunthrombozytopenien mit ungünstigem Ausgang zufriedenstellend vermindert werden können.

Literatur

1. Mueller-Eckhardt C, Küenzlen E (1984) Alloimmune thrombocytopenia of the newborn. In: Engelfriet CP, Loghem JJ van, Borne AEGKr von dem (eds) Immuno-hematology. Elsevier Science Publishers, Amsterdam, pp 166–177
2. Mueller-Eckhardt C, Kiefel V, Grubert A et al (1989) 348 cases of suspected neonatal alloimmune thrombocytopenia. Lancet i:363–366
3. Mueller-Eckhardt C (1992) Welchen Beitrag leisten immunologische Methoden bei der Diagnostik von Immunthrombozytopenien? Sandoz Schriftenreihe 22

4. Bussel J, and the Working Party on Neonatal Immune Thrombocytopenia (1988) The neonatal alloimmune thrombocytopenia (NAIT): Information derived from a prospective national registry. Pediatr Res 23:337 A
5. Bussel J, Kaplan C, McFarland J and the Working Party on Neonatal Immune Thrombocytopenia (1991) Recommendations for the evaluation and treatment of neonatale autoimmune and alloimmune thrombocytopenia. Thromb Haemost 65:631–634
6. Imbach P, Berchthold W, Mueller-Eckhardt C et al (1985) Intravenous immunoglobulin versus oral corticosteroids in acute immune thrombocytopenic purpura in childhood. Lancet ii:464–468
7. Sidiropoulos D, Straume B (1984) The treatment of neonatal isoimmune thrombocytopenia with intravenous immunoglobulin. Blut 48:383–386
8. Adner MM, Fisch GR, Starobin SG, Aster RH (1969) Use of "compatible" platelet transfusion in treatment of congenital isoimmune thrombocytopenic purpura. N Engl J Med 280:244–247
9. Richtlinien zur Blutgruppenbestimmung und Bluttransfusion (1992) Bekanntmachungen des BGA. Bundesgesundheitsblatt 2:96–107
10. Newman PJ (1994) Nomenclature of human platelet alloantigen's: A problem with the HPA system? Blood 83:1447–1451
11. Santoso S, Kalb R, Kroll H et al (1994) A point mutation leads to an unpaired cysteine residue and a molecular weight polymorphism of a functional platelet β_3 integrin subunit: the Sr^a alloantigen system of GP IIIa. J Biol Chem 269:8439–8444
12. Kaplan C, Schlegel N, Durand-Zeleski I, Tchernia G, Blum-Boisgard C, for the working group "Thrombopénies mère-enfant" France (1993) Anti-HPA-1 a materno-fetal platelet alloimmunisation: Costs and benefits of a prospective routine program. Thromb Haemost 69:1191 (2318)

Absorption und Elimination von niedermolekularem Heparin nach subkutaner Injektion im Oberschenkel oder in der unteren Bauchdecke

A. LANDORPH, J.D. NIELSEN

Einleitung

In mehreren internationalen randomisierten Vergleichsstudien zwischen unfraktioniertem Heparin (UFH) und niedermolekularem Heparin (NMH) hat es sich erwiesen, daß NMH bei der Behandlung von Phlebothrombosen mindestens genauso effektiv und sicher ist wie UFH [1].

In der umfassendsten dieser Studien (432 Patienten) fanden Hull et al. [2] thromboembolische Rezidive bei 2,8% und größere Blutungen bei 0,5% der Patienten nach der einmal täglich subkutan verabreichten Injektion von Logiparin mit 175 AXa E/kg im Vergleich zu 6,9% ($p = 0,07$) bzw. 5,0% ($p = 0,006$) der mit intravenöser Infusion von UFH behandelten Patienten.

Seit Anfang 1993 verwenden wir Logiparin in einer Dosis von 175 AXa E/kg s.c. einmal täglich als Einleitung der Antikoagulation. In Verbindung mit der Einführung dieser Behandlung haben wir den Anti-Faktor Xa (AXa) im Plasma bestimmt, um zu untersuchen, ob bei den Patienten eine gleichmäßige biochemische Wirkung erzielt wird. Wir erhielten eine bedeutende Variation in den AXa-Werten 4 Stunden nach der Logiparin-Injektion. Als eine der möglichen Erklärungen für dieses Resultat fiel unser Verdacht darauf, daß einige der Patienten die Injektion in die Subcutis der Bauchdecke, andere dahingegen in den Oberschenkel erhalten hatten.

Wir haben folglich die Bedeutung der Injektionsstelle für Absorption und Elimination von Logiparin untersucht – anfangs durch Blutproben 4 und 24 Stunden nach der Logiparin-Injektion (1. Teil) und anschließend in einer Serie mit häufigeren Blutproben (2. Teil).

Patienten und Methoden

1. Teil

24 Patienten wurden mit einer Logiparin-Dosis von 175 AXa E/kg behandelt, die entweder anterolateral in die Subcutis des Oberschenkels oder in die Bauchdecke, mindestens 5 cm vom Nabel entfernt, injiziert wurde. Die Blutproben wurden 4 und 24 Stunden später entnommen und die AXa-Aktivität mittels Coatest Heparin (Chromogenix) bestimmt.

2. Teil

Acht Patienten wurden einbezogen. Von ihnen erhielten 4 Patienten die Logiparin-Injektion am ersten Tag in den Oberschenkel und am zweiten Tag in die Bauchdecke, die übrigen 4 Patienten in umgekehrter Reihenfolge. Die Blutentnahme erfolgte bei diesen Patienten sowohl am 1. und 2. Tag jeweils vor sowie 1, 2, 3, 4, 5, 6, 12 und 24 Stunden nach der s.c. Injektion von Logiparin.

Außer der AXa wurde bei diesen 8 Patienten an Hand eines Bed-side-Gerätes, CT-Monitor (Novo Nordisk, Hilleröd, Dänemark), die Vollbut-Gerinnungszeit bestimmt. Das Gerät bestimmt diese Zeit gleichzeitig in zwei Kapillarröhren mittels eines photometrischen Prinzips (Abb. 1).

Ergebnisse

1. Teil

Vier Stunden nach Injektion in die Bauchdecke war die AXa-Aktivität 0,75 ± 0,20 E/ml (MW ± SD) und nach Injektion in den Oberschenkel 0,46 ± 0,22 E/ml (t-Test: $p = 0{,}04$). Nach 24 Stunden war die Differenz nicht signifikant: 0,06 ± 0,06 E/ml (Bauchdecke) und 0,05 ± 0.05 E/ml (Oberschenkel) (Abb. 2).

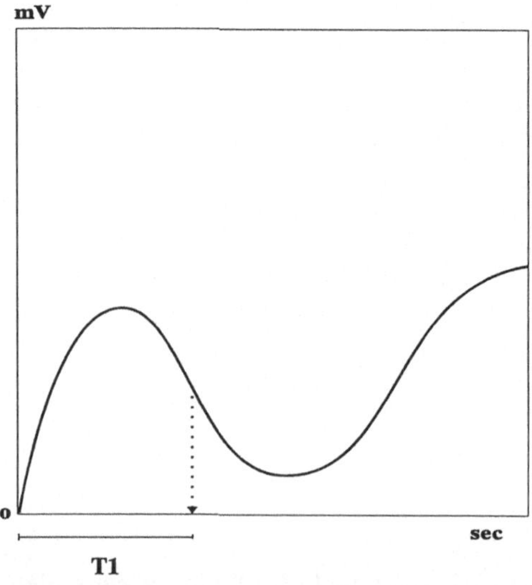

Abb. 1. Die Gerinnung des Blutes bewirkt einen biphasischen Kurvenverlauf, wobei die Vollblut-Gerinnungszeit, *T1*, als die Zeit von der Applikation des Blutes bis zur Wendetangente des descendierenden Schenkels der ersten Deflektion definiert ist. [Coagulation Time Monitor (CTM), ein Gerät zur Bestimmung der Vollblut-Gerinnungszeit (CTM-T1), Bed-side, mittels eines photometrischen Verfahrens.]

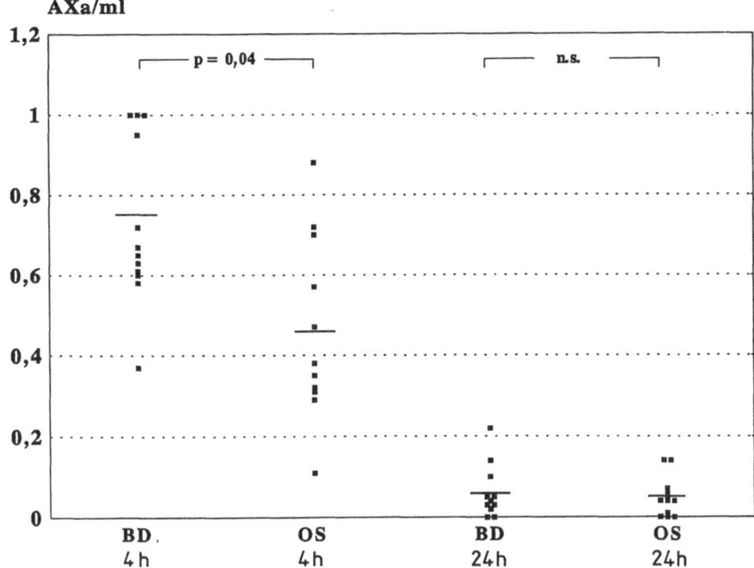

Abb. 2. AXa 4 und 24 Stunden nach der subkutanen Injektion von Logiparin 175 AXa E/kg in die Bauchdecke (*BD*) oder in den Oberschenkel (*OS*). Die 4-Stunden-Werte zeigen einen signifikanten Unterschied (p = 0,04) mit Höchstwerten nach Verabreichung in die Bauchdecke

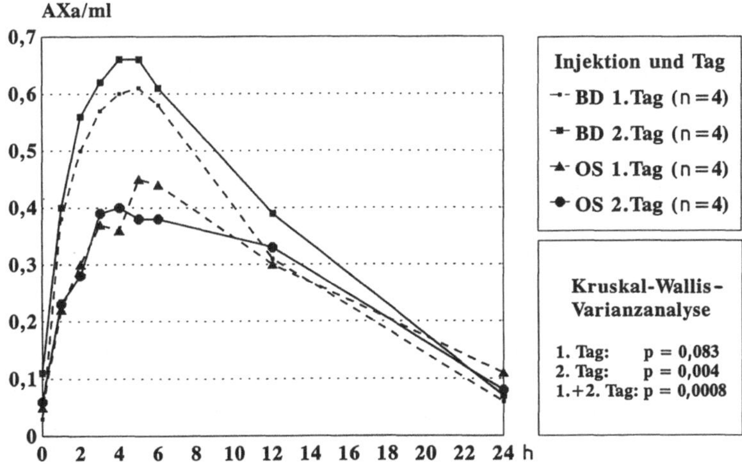

Abb. 3. Mittelwerte der AXa von insgesamt 8 Patienten nach der subkutanen Injektion von Logiparin 175 AXa E/kg. Jede der vier Kurven stellt den Verlauf der AXa dar, mit Bezug auf Injektionsstelle und -tag. Die höchsten Werte wurden am ersten und zweiten Tag nach Injektion in die untere Bauchdecke beobachtet

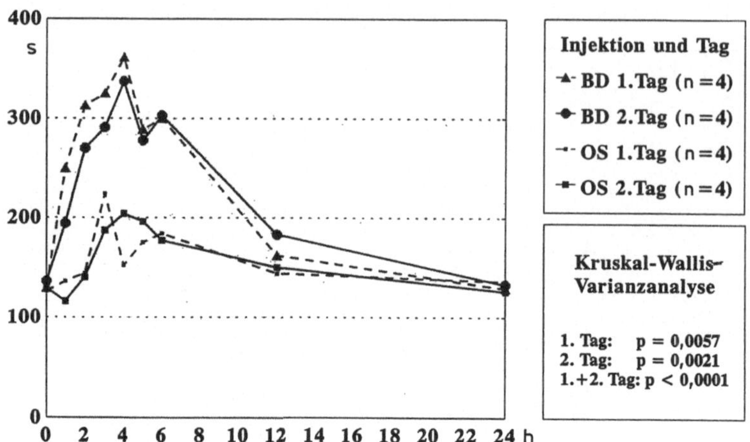

Abb. 4. Geometrische Mittelwerte der Vollblut-Gerinnungszeit (CTM-T 1) nach der subkutanen Injektion von 175 AXa E/kg Logiparin bei 8 Patienten, aufgeteilt nach Injektionsstelle und -tag. Die höchsten Werte wurden nach Injektion in die Bauchdecke gemessen

2. Teil

Die höchsten AXa-Aktivitäten wurden in den ersten Stunden nach der Injektion in die Bauchdecke beobachtet, unabhängig davon, ob diese am ersten oder zweiten Tag erfolgte. 12 und 24 Stunden nach der Injektion konnte kein signifikanter Unterschied in der AXa-Aktivität nachgewiesen werden. Die Kruskal-Wallis-Varianzanalyse ergab am 1. Tag einen p-Wert von 0,083, am 2. Tag 0,004 und insgesamt für beide Tage 0,0008 (Abb. 3). Die geometrischen Mittelwerte der CTM-Zeit zeigten längere Vollblut-Gerinnungszeiten nach Injektion in die Bauchdecke im Vergleich zur Injektion in den Oberschenkel. Die Kruskal-Wallis-Varianzanalyse wies folgende p-Werte auf: 1. Tag 0,0057, 2. Tag 0,0021, 1. und 2. Tag zusammengefaßt <0,0001 (Abb. 4).

Bei keinem der in der Studie beteiligten Patienten wurden thromboembolische oder hämorrhagische Komplikationen beobachtet.

Zusammenfassung

Durch subkutane Injektion in die Subcutis des Abdomens erreicht man signifikant höhere AXa-Werte und Vollblut-Gerinnungszeiten innerhalb der ersten Stunden im Vergleich zur Injektion in den Oberschenkel. Bei Studien betreffs Wirksamkeit und Verträglichkeit sollte daher die Injektionsstelle angeführt werden.

Literatur

1. Leizorovicz A, Simonneau G, Decousus H (1993) Comparison of low molecular weight heparin and unfractionated heparin in the treatment of DVT: A metaanalysis. Thromb Haemost 69:647
2. Hull RD, Raskob GE, Pineo GF, Green D, Trowbridge AA, Elliott CG et al. (1992) Subcutaneous low-molecular-weight heparin compared with continuous intravenous heparin in the treatment of proximal-vein thrombosis. N Engl J Med 326:975–982

Hohe Konzentrationen des von-Willebrand-Faktors (vWF : AG) bei Herztransplantat-Empfängern: Pathogenetische Bedeutung für die Entwicklung einer Transplantat-Arteriosklerose?

W. PROHASKA, J. DIEKMANN, M.M. KÖRNER:, R. KÖRFER:, K. KLEESIEK

Der von-Willebrand-Faktor, auch bekannt als zur Faktor-VIII-Gerinnungsaktivität (F VIII : C) assoziierter makromolekularer Komplex, hat die physiologische Funktion eines Kopplungsgliedes zwischen verletzungsexponiertem Subendothel-Bindegewebe und den Thrombozyten in der frühen Phase der Hämostase [2]. Der Syntheseort des von-Willebrand-Faktors ist das Gefäßendothel [12] und, quantitativ weniger bedeutend, der Megakaryozyt. Daher gilt die Erhöhung des von-Willebrand-Faktors in der Zirkulation auch als Kennzeichen eines Endothelschadens [3, 4].

Wir interessierten uns zunächst für den von-Willebrand-Faktor im Zusammenhang mit Herztransplantationen, da bekannt ist, daß die Reaktionen des zellulären Immunsystems sich bei einer akuten Abstoßungsreaktion zunächst gegen das Gefäßendothel des transplantierten Organes richten [10]. Daher wollten wir zunächst die Tauglichkeit des von-Willebrand-Faktor-Antigens (vWF : AG) als Marker einer akuten Abstoßungsreaktion bei herztransplantierten Patienten untersuchen.

Pathobiochemische Grundsatzüberlegungen sowie neuere in vivo-Daten [11] und epidemiologische Daten [7] rücken andererseits den von-Willebrand-Faktor immer mehr in das wissenschaftliche Blickfeld als unabhängiger Risikofaktor für die Entwicklung einer Arteriosklerose. Bei transplantierten Patienten tritt die Allograft-Arteriosklerose in einem hohen Prozentsatz der Patienten als eine stark beschleunigt ablaufende Form der Arteriosklerose auf. Sie ist die Haupttodesursache von Herztransplantationspatienten nach dem ersten auf die Transplantation folgenden Jahr.

Patienten und Methoden

Patienten

Wir untersuchten in dieser Querschnittsstudie 53 herztransplantierte Patienten, die in einem Zeitraum von 3 bis zu 45 Wochen nach Transplantation nach einer abstoßungsfreien Periode Zeichen einer akuten Transplantat-Abstoßung zeigten. Die Abstoßungsreaktion wurde definiert durch das Ergebnis einer Endomyokardbiopsie, die nach einem modifizierten Stanfort-Billingham-Grading-Schema beurteilt wurde. Das System ist 5stufig mit der Beurteilung 0 für keine Abstoßung bis zur Einstufung 4 bei schwerer Abstoßungsreaktion mit hämorrhagischer Nekrose von Myozyten. Scores von ≤ 1 wurden als abstoßungsfrei eingestuft, während scores von ≥ 2 eine Abstoßungsreaktion definierten. Als Kontrollgruppen dienten 41 Blutspender und 40 kardiochirurgische Patienten ohne Transplantation während der drei ersten postoperativen Tage.

Weiterhin wurden 50 herztransplantierte ambulante Patienten, die sich in einem Zeitraum von 7 bis 38 Wochen nach der Transplantation zu einer Nachuntersuchung mit Endomyokardbiopsie vorstellten, untersucht. Bei keinem dieser Patienten wurde aufgrund der Untersuchungsergebnisse eine stationäre Aufnahme notwendig.

Methoden

Das v.-Willebrand-Faktor-Antigen (vWF: AG) wurde mit einem Sandwich-Enzymimmunoassay der Firma Boehringer, Mannheim, bestimmt. Adrenalin und Noradrenalin im Plasma wurden mittels HPLC und elektrochemischer Detektion analysiert, Arginin-Vasopressin mittels eines Doppelantikörper-Radioimmunoassays (Bühlmann Laboratories). Ciclosporin A im EDTA-Vollblut wurde mit einem Radioimmunoassay, der einen monoklonalen Antikörper verwendet, der nicht mit Ciclosporin-Metabolierten kreuzreagiert, bestimmt (Ingstar). Das C-reaktive Protein (CRP) im Plasma wurde mittels Nephelometrie mit Antikörpern und Analyser der Firma Beckman, München, bestimmt.

Statistische Methoden

Die gepaarten Patientenproben von Herztransplantatempfängern, mit und ohne Abstoßungsreaktion, wurden mit dem Wilcoxon-Test für Paardifferenzen untersucht, während die Unterschiede zwischen Herztransplantat-Empfängern sowie anderen kardiochirurgischen Patienten und Blutspendern mittels U-Test von Wilcoxon, Mann und Whitney untersucht wurde.

Die Vertrauensgrenzen von Korrelationskoeffizienten wurden mittels Tabellen aus der statistischen Standardliteratur ermittelt [13].

Ergebnisse

Während ihrer Abstoßungsperioden wiesen 48 von 53 untersuchten Herztransplantat-Empfängern erhöhte Konzentrationen des vWF: AG auf (Mittelwert 3,62 U/ml ± 1,5 U/ml). Dieselben Patienten zeigten während abstoßungsfreier Perioden in 45 von 53 Fällen erhöhte Werte mit einem mittleren Wert von 3,18 U/ml (± 1,66 U/ml). Die Kontrollgruppe der kardiochirurgischen Intensivpatienten zeigte in 34 von 56 Fällen erhöhte Werte des vWF: AG mit einem Mittelwert von 2,5 U/ml (± 1,03 U/ml). Blutspender wiesen erwartungsgemäß Normalwerte auf (1,04 U/ml ± 0,3 U/ml) (Abb. 1).

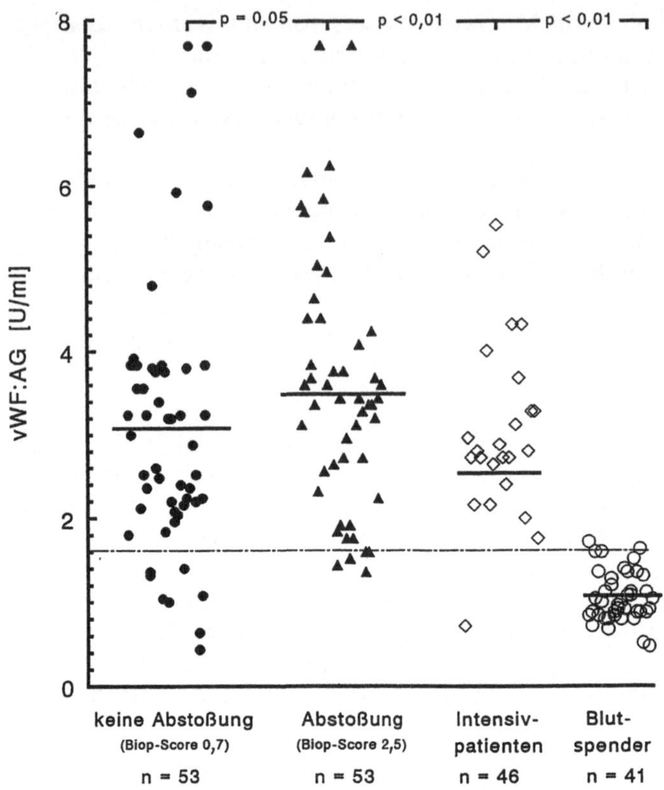

Abb. 1. Plasmakonzentrationen des von-Willebrand-Faktor-Antigens (vWF: AG) in herztransplantierten Patienten, herzchirurgischen Patienten ohne Transplantation während der ersten drei postoperativen Tage und Blutspendern (*dicke Linie*: Mittelwerte; *unterbrochene Linie*: obere Grenze des Normalbereiches für das von Willebrand-Faktor-Antigen)

Die Differenz der Konzentration des von-Willebrand-Faktor-Antigens, gemessen in Proben während einer Abstoßung und während abstoßungsfreien Intervallen, ist gerade eben signifikant (p = 0,05). Da sich die Kollektive aber weitgehend überschneiden (Abb. 1), kann aus diesem Ergebnis nicht der Schluß gezogen werden, daß der von-Willebrand-Faktor von diagnostischem Wert für die Erkennung einer Abstoßungsreaktion sein könnte.

Der Mittelwert des vWF: AG ist in der Gruppe aus nur ambulanten herztransplantierten Patienten mit einem Mittelwert von 2,8 U/ml ± 1,28 U/ml signifikant niedriger als in der erstgenannten Gruppe, die vorwiegend aus stationären Patienten bestand. Die Verteilung der Werte des vWF: AG bei den ambulanten Patienten findet sich in den Abb. 2a–c.

Von 50 Patienten wiesen 13 eine moderate Erhöhung des C-reaktiven Proteins auf. Die erhaltenen Konzentrationen korrelierten nicht mit der Konzentration des von-Willebrand-Faktors (Daten nicht dargestellt).

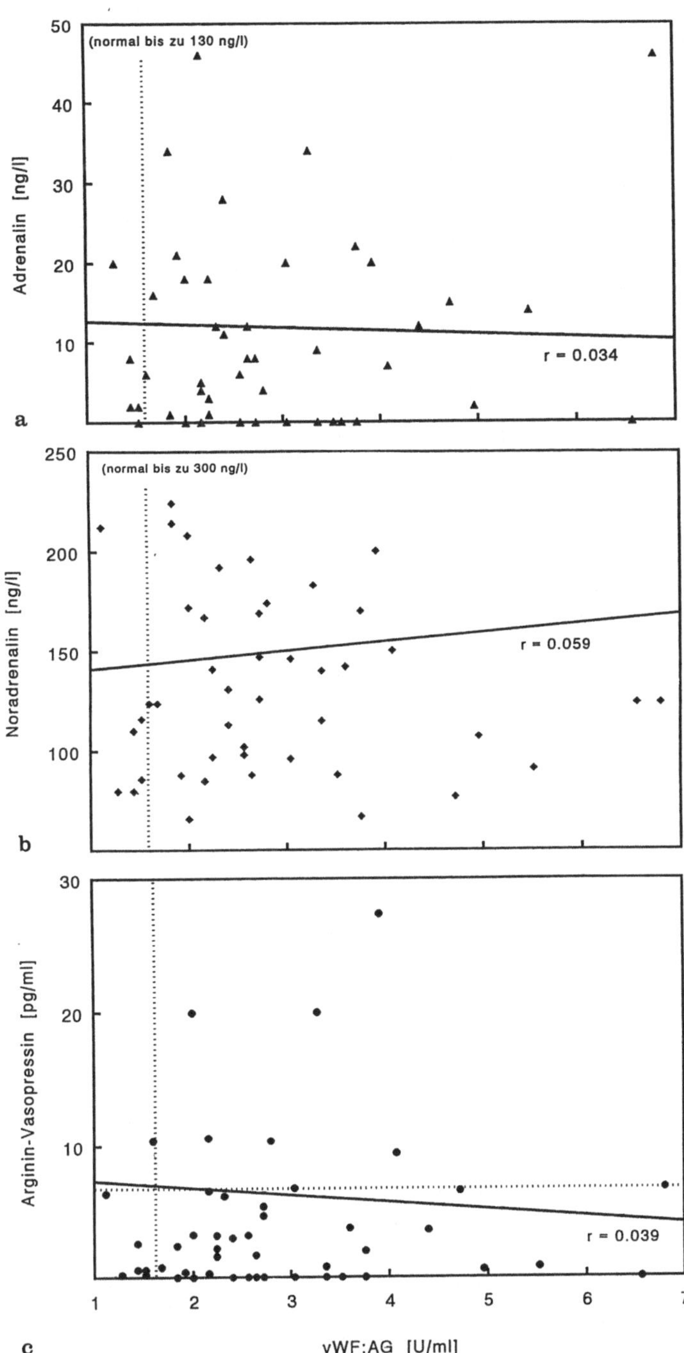

Abb. 2a–c. Plasmakonzentration des von-Willebrand-Faktor-Antigens (vWF: AG) in 50 ambulanten herztransplantierten Patienten, aufgetragen gegen die Plasma-Konzentration von Adrenalin (**a**), Noradrenalin (**b**) und Arginin-Vasopressin (**c**) (*r*: linearer Korrelationskoeffizient; *unterbrochene Linien*: obere Grenze des Normalbereiches für das von-Willebrand-Faktor-Antigen und bei **c** auch für Arginin-Vasopressin)

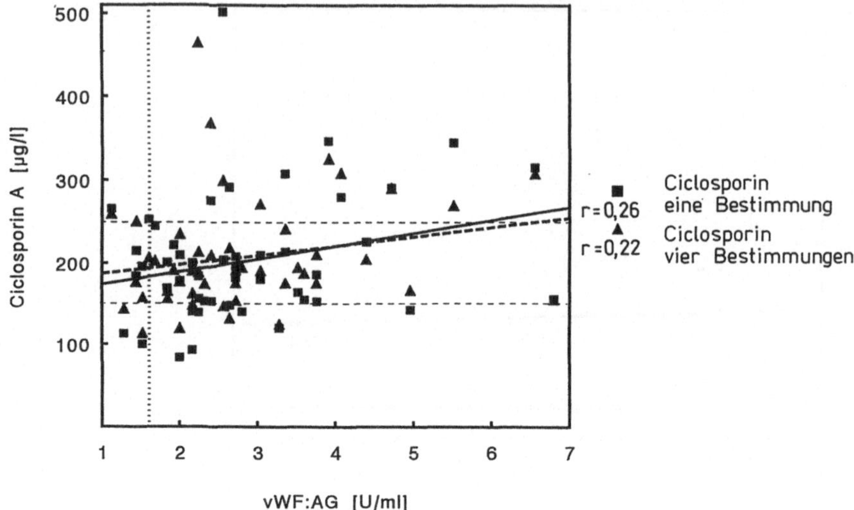

Abb. 3. Plasmakonzentration des von-Willebrand-Faktor-Antigens (vWF : AG) in 50 ambulanten herztransplantierten Patienten, aufgetragen gegen die Ciclosporin-A-Konzentration im Vollblut am Tag der Probennahme für das vWF:AG und als Mittelwert dieser Messung und der drei letzten Messungen vor Probennahme für das vWF:AG (*r*: linearer Korrelationskoeffizient; *unterbrochene Linien*: obere Grenze des Normbereiches für das von-Willebrand-Faktor-Antigen und Grenzen des therapeutischen Bereiches für Ciclosporin A bei Herztransplantierten)

Keiner der untersuchten Patienten wies erhöhte Konzentrationen von Adrenalin oder Noradrenalin auf (Abb. 2a und b); die Konzentration der beiden Katecholamine korreliert nicht mit der Konzentration des von-Willebrand-Faktor-Antigens. 7 der 50 untersuchten Patienten wiesen eine erhöhte Konzentration des Arginin-Vasopressin auf, jedoch ebenfalls ohne Korrelation zum vWF : AG (Abb. 2c). Die Ciclosporin-Spiegel wurden entweder als singulärer Wert am selben Tag, an dem die Blutentnahme für das vWF : AG erfolgte, bestimmt oder als Mittelwert der letzten drei Bestimmungen vor der Probennahme für das vWF : AG (Abb. 3). Es ergibt sich mit einem Korrelationsquotienten von 0,26 bzw. 0,22 (95%-Vertrauensbereich: 0–0,5) eine grenzwertig positive Korrelation der Ciclosporin-Konzentration mit der Konzentration des von-Willebrand-Faktor-Antigens.

Diskussion

Es zeigt sich eine ausgeprägte Erhöhung des von-Willebrand-Faktor-Antigens bei herztransplantierten Patienten, die sich auch bei ambulanten herztransplantierten Patienten findet, die in guter gesundheitlicher Verfassung und z. T. berufstätig sind. Da diese Patienten ein denerviertes Herz tragen, sie also von positiv ino- und chronotropen Einflüssen über das sympathische Nervensystem ausgeschlossen sind, stellte sich die Frage, ob nicht ein physiologischer Ausgleich dieses Defizites über eine Erhöhung der Konzentrationen der humoralen Katecholamine zu erwarten ist. Eine solche Erhöhung von Katecholaminen in der Zirkulation könnte auch einen Anstieg des von-Willebrand-Faktor-Antigens erklären [8, 9]. Wie sich aus unseren Ergebnissen ergibt, findet sich aber weder eine Erhöhung von Adrenalin und Noradrenalin noch eine Korrelation dieser Parameter mit der Konzentration des vWF : AG. Eine Erhöhung des Arginin-Vasopressin wird zwar bei 7 von 50 Patienten gefunden, jedoch ebenfalls ohne Korrelation zur Konzentration des vWF : AG. Der Pathomechanismus der Erhöhung des von-Willebrand-Faktor-Antigens kann also nicht über eine Erhöhung von Adrenalin, Noradrenalin oder Vasopressin erklärt werden.

Eine akute-Phase-Reaktion konnte durch die Bestimmung des C-reaktiven Proteins zumindest als Hauptursache ausgeschlossen werden.

Aus der Literatur ist bekannt, daß Ciclosporin eine endothel-toxische Wirkung aufweist [15, 1]. Diese Wirkung trägt auch zum bekannten Nierenschaden unter dieser Therapie bei. In unseren Untersuchungen ergibt sich eine grenzwertig signifikante, positive Korrelation zwischen dem von-Willebrand-Faktor-Spiegel und der Ciclosprin-Konzentration. Deutlicher stellt sich der Ciclosporineffekt aber an nierentransplantierten Patienten dar. Es ergibt sich in einer Arbeit von Vaziri et al. [14] und noch wesentlich ausgeprägter in einer Arbeit von Brown et al. [5] eine eindeutige Beziehung der Erhöhung des von-Willebrand-Faktor-Antigens zur Anwendung von Ciclosporin und, in der Arbeit von Brown et al., auch zur Ciclosporin-Dosis.

Sicher kommen auch noch weitere Faktoren, vor allem Cytokine im Gefolge von zellulären Immunreaktionen, für einen Endothelschaden in Betracht. Jedoch kann diese Betrachtung relativiert werden. Die Endothelmasse des transplantierten Organes ist gering im Vergleich zum Gesamtendothel des Patienten. Die Endothelzellen des transplantierten Organs als Quelle des vWF : AG allein können sicherlich die drastischen Erhöhungen, die wir gefunfen haben, nicht erklären, führen aber doch zu signifikant höheren Konzentrationen bei Patienten mit Abstoßungsreaktionen.

Natürlich stellt sich die Frage, was ein persistierend erhöhter Spiegel des von-Willebrand-Faktors für herztransplantierte Patienten bedeuten kann.

Es ist bekannt, daß Thrombozyten und von diesen sezernierte Wachstumsfaktoren wie platelet derived growth factor (PDGF) und β transforming growth factor (β-TGF) in der Kausalkette der Entwicklung einer Arteriosklerose eine besondere Bedeutung haben. Dazu gibt es auch in-vivo-Untersuchungen, die zeigen, daß die Höhe des von-Willebrand-Faktors im Plasma mit der Höhe der plättchenabhängigen Wachstumsfaktoren, gemessen in funktionellen Tests, korreliert [11]. Tierexperimentelle Untersuchungen zeigen, daß in Schweinen mit von-Willebrand-Syndrom die Rate von Koronarsklerose in einem Modell mit atherogener Diät stark reduziert ist [6]. In neuerer Zeit gibt es auch epidemiologische Arbeiten [7], die zeigen, daß sowohl die Höhe der Reinfarzierungsrate als auch die Höhe der Mortalität nach einem durchgemachten Myokardinfarkt stark von der Konzentration des von-Willebrand-Faktors in der Zirkulation abhängen.

Zusammenfassend schließen wir aus diesen Untersuchungen, daß die beträchtlichen Erhöhungen des von-Willebrand-Faktor-Antigens bei herztransplantierten Patienten in Zusammenhang mit der Entwicklung einer Arteriosklerose des Transplantates stehen können. Als Ursache für die Erhöhung des von-Willebrand-Faktor-Antigens nehmen wir aufgrund der eigenen Untersuchungen und der Daten aus der Literatur einen Endothelzellschaden durch die bei den Patienten erforderliche immunsuppressive Therapie mit Ciclosporin A an.

Untersuchungen über die Plasmakonzentration von weiteren endothelzellabhängigen prokoagulatorischen Faktoren bei herztransplantierten Patienten werden gegenwärtig durchgeführt. Eine Studie zum Vergleich des durch Intrakoronar-Sonographie eingestuften Grades der Transplantat-Arteriosklerose mit der Konzentration dieser Faktoren und der des von-Willebrand-Faktor-Antigens ist in Planung.

Literatur

1. Audi-Schwelk W, Bossaller C, Götze St, Thelen J, Fleck E (1993) Endothelial and vascular smooth muscle function after chronic treatment with ciclosporin A. J Cardiovasc Pharmacol 21:435–440
2. Baumgartner HR, Tschopp TB, Meyer D (1980) Shear rate dependent inhibition of platelet adhesion and aggregation on collagenous surfaces by antibodies to human factor VIII von Willebrand factor. Br J Haematol 44:127–139
3. Boneu B, Abbal M, Plante J, Bierme R (1975) Factor VIII complex and endothelial damage. Lancet i:1430
4. Brinkhous KM, Sultzer DC, Reddick RC, Griggs TR (1980) Elevated plasma von Willebrand factor (vWF) levels as an index of acute endothelial injury: use of a hypotonic injury model in rats. Fed Proc 39:630
5. Brown Z, Neilch GH, Willoughby JJ, Somia NV, Cameron SJ (1986) Increased factor VIII as an index of vascular injury in cyclosporine nephrotoxicity. Transplantation 42:150–153
6. Fuster V, Lie JT, Badimon L, Rosemark JA, Badimon JJ, Bowie EJW (1985) Spontaneous and diet-induced coronary atherosclerosis in normal swine and swine with von Willebrand disease. Arteriosclerosis 5:67–73
7. Jansson JH, Nilsson TK, Johnson D (1991) von Willebrand factor in Plasma: a novel risk factor for recurrent myocardial infarction and death. Br Heart J 66:351–355
8. Kuitunen A, Hynyen M, Salmenperä M et al (1993) Anaesthesia affects concentrations of vasopressin, von Willebrand factor and coagulation factor VIII in cardiac surgical patients. Br J Anaestes 70:173–180
9. Mannucci PM, Aberg M, Nilsson IM, Robertson B (1975) Mechanism of plasminogen activator and factor VIII increase after vasoactive drugs. Br J Haematol 30:81
10. Morgan CJ, Pelletier P, Hernandez CJ et al (1993) Alloantigen-dependent endothelial phenotype and lymphokine m-RNA expression in rejecting murine cardiac allografts. Transplantation 55:919–924
11. Nilsson J, Elgue G, Wallin M, Hamsten A, Blombäck M (1989) Correlation between plasma levels of growth factors and von Willebrand factor. Thromb Res 54:125–132
12. Piovella F, Nalli G, Malamani GD et al (1978) The ultrastructural localisation of factor VIII-antigen in human platelets, megakaryocytes and endothelial cells utilizing a ferritin-labelled antibody. Br J Haematol 39:209–213
13. Sachs I (1974) Angewandte Statistik. Springer, Berlin Heidelberg New York, S 328
14. Vaziri ND, Ismail M, Martin DC, Conzales E (1992) Blood coagulation, fibrinolytic and inhibitory profiles in renal transplant recipients: comparison of cyclosporine and azathioprine. Int J Artific Org 15:365–369
15. Zoja C, Furei L, Ghilardi F, Zilio P, Benigni A, Remuzzi G (1986) Cyclosporin-induced endothelial cell injury. Lab Invest 55:455–462

Untersuchungen zum Verhalten von Thromboplastinreagenzien gegenüber einer Verminderung der Vitamin-K-abhängigen Gerinnungsfaktoren II, VII und X

G. SIEGERT

Einleitung

Kommerziell erhältliche Thromboplastine wurden bisher aus unterschiedlichen Gewebeextrakten wie Gehirn, Plazenta und Lunge gewonnen. In jüngster Zeit werden diese Thromboplastine auch unter Verwendung von „recombinant humanem tissue factor" [1] hergestellt. Da sich Thromboplastine nicht nur in ihrem Ausgangsmaterial, sondern auch in ihrer Empfindlichkeit gegenüber einer verminderten Aktivität von Gerinnungsfaktoren und dem Einfluß von PIVKA-Faktoren unterscheiden, wurde der Einfluß kommerziell erhältlicher Thromboplastine aus Gewebeextrakten sowie aus „recombinant humanem tissue factor" gegenüber einer Verminderung der Vitamin-K-abhängigen Gerinnungsfaktoren II, VII und X anhand der Verdünnung eines Normalplasmapools mit Mangelplasma sowie das Verhalten der Faktor VII Aktivität unter oraler Antikoagulation geprüft.

Material und Methoden

Eingesetzte Reagenzien

1. Thromboplastine

A: Kaninchenhirnthromboplastin IMMUNOPLASTIN HIS (Immuno)
B: Humanplazentathromboplastin Thromborel S (Behringwerke)
C: Kaninchenhirnthromboplastin Thromboplastin IS (Baxter)
D: Rekombinantes Thromboplastin mit Zusatz hochgereinigter Phospholipide RecombiPlasTin (Ortho Diagnostic Systems)
E: Rekombinantes Thromboplastin mit definierten synthetischen Phospholipiden Innovin (Baxter).

2. Mangelplasmen

Faktor II-Mangelplasma: Immunadsorptivplasma (Behringwerke)
Faktor VII-Mangelplasmen:
A: Natürliches Mangelplasma (Immuno)
B: Immunadsorptivplasma (Behringwerke)
C: Immunadsorptivplasma (Baxter)
Faktor X-Mangelplasma: natürliches Mangelplasma (Behringwerke)

3. Kalibrationsplasma
   Reference-Plasma 100% (Immuno)

4. Meßgerät
   Gerinnungsvollautomat CA 5000 (Digitana)

Untersuchungsmethoden

1. Untersuchungen zum Einfluß der Thromboplastine auf eine Verminderung der Vitamin-K-abhängigen Gerinnungsfaktoren II, VII und X.

Die Untersuchung der Empfindlichkeit der Thromboplastine A–E auf eine Verminderung der Vitamin-K-abhängigen Gerinnungsfaktoren II, V, VII und X erfolgte anhand von Verdünnungsreihen aus lyophilisiertem Normalplasmapool. Reference-Plasma 100% wurde mit dem für jeden Faktor angegebenen Volumen Aqua dest. gelöst, um eine Aktivität vobn 100% zu erhalten. Das jeweilige Ausgangsplasma wurde mit Mangelplasma (Behringwerke) auf 50, 25, 12,5 und 6,25% verdünnt. In jeder Plasmaverdünnung wurde die Prothrombin-Ratio am CA 5000 ermittelt.

2. Untersuchungen zum Einfluß von Thromboplastinen und Mangelplasmen auf den Verlauf der Faktor VII-Bezugskurve.

Reference-Plasma 100% wurde mit der notwendigen Menge Aqua dest. gelöst, um eine Aktivität von 100% Faktor VII zu erhalten. Dieses Plasma wurde mit Veronalpuffer auf 50, 25, 12,5, 6,25 und 3,125% verdünnt. Die Bestimmung der Gerinnungszeit erfolgte nach automatischer Verdünnung (1 : 10) am CA 5000. Es wurden folgende Reagenz- und Mangelplasmakombinationen getestet: Reagenz A, B, C, D und E jeweils mit Mangelplasma A, B und C. Die Auswertung erfolgte über den Quotienten R Gerinnungszeit im faktorreduzierten Plasma/Gerinnungszeit im 100% Plasma (1 : 10 verdünnt).

3. Untersuchung des Einflusses von Thromboplastinreagentien auf Faktor VII-Aktivität in Plasmen oral antikoagulierter Patienten.

Bei 10 Patienten unter Therapie mit oralen Antikoagulanzien vom Cumarintyp wurde die Aktivität des Faktors VII mit den Thromboplastinreagenzien A, B und E ermittelt.

Ergebnisse

Die in unterschiedlichen Verdünnungen des 100% Normalplasmapools mit Faktor II- und Faktor X-Mangelplasma bestimmte Prothrombin-Ratio zeigte eine gleiche Empfindlichkeit der Thromboplastine A–E (Abb. 1, 2). Unterschiede zwischen den untersuchten Thromboplastinen zeigten sich jedoch gegenüber einer Verminderung des Faktors VII. Die Verdünnung des Plasmapools zeigte ein gleichseitiges Verhalten der mit beiden Kaninchenhirnthromboplastinen (A, C) und dem Plazentathromboplastin (B) bestimmten Pro-

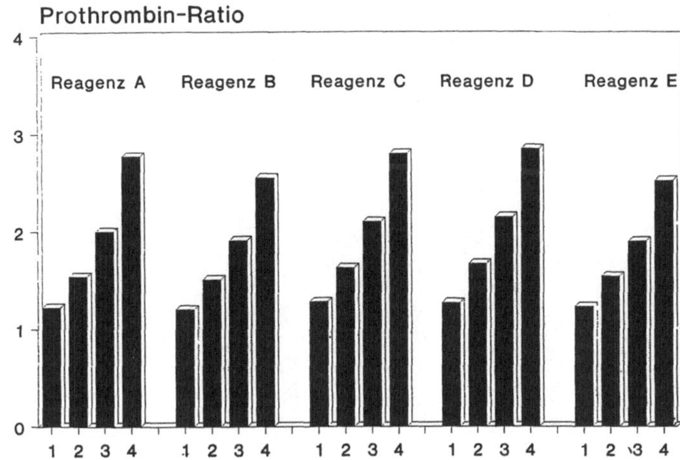

Abb. 1. Verhalten der Prothrombinration bei Verdünnung von Normalplasma mit Faktor II-Mangelplasma

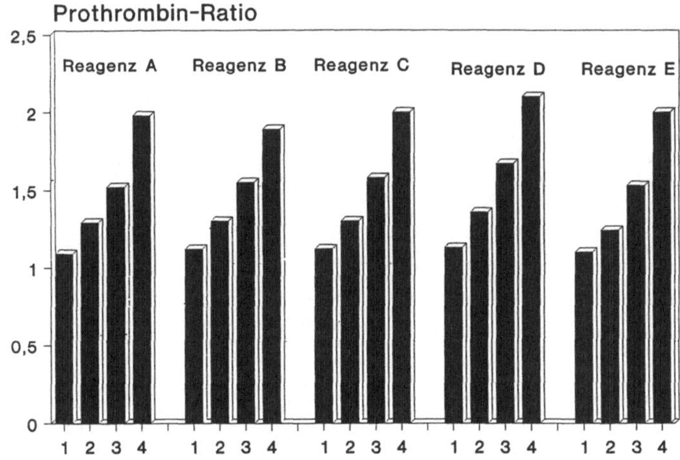

Abb. 2. Verhalten der Prothrombinration bei Verdünnung von Normalplasma mit Faktor X-Mangelplasma

thrombin-Ratio. Ab einer Verminderung der Faktor VII-Aktivität auf 25% wurde mit den beiden unter Verwendung von „recombinant humanem tissue factor“ hergestellten Thromboplastinen (D, E) längere Gerinnungszeiten erhalten. Während sich bis zu einer Verdünnung auf 12,5% zwischen den Thromboplastinen D und E nur geringe Unterschiede zeigten, wurde eine Verminderung

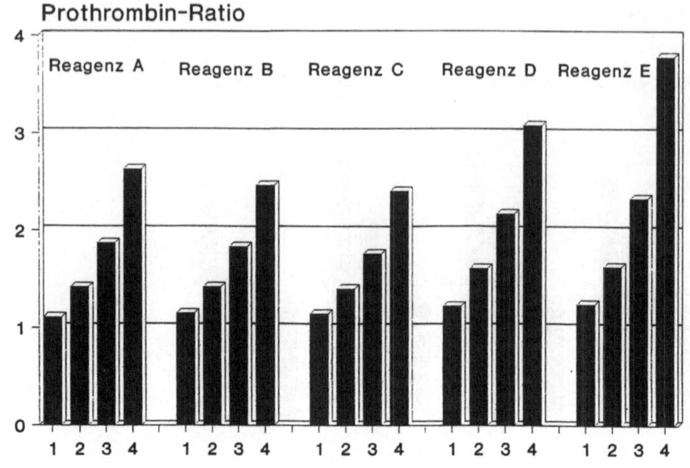

Abb. 3. Verhalten der Prothrombinration bei Verdünnung von Normalplasma mit Faktor VII-Mangelplasma

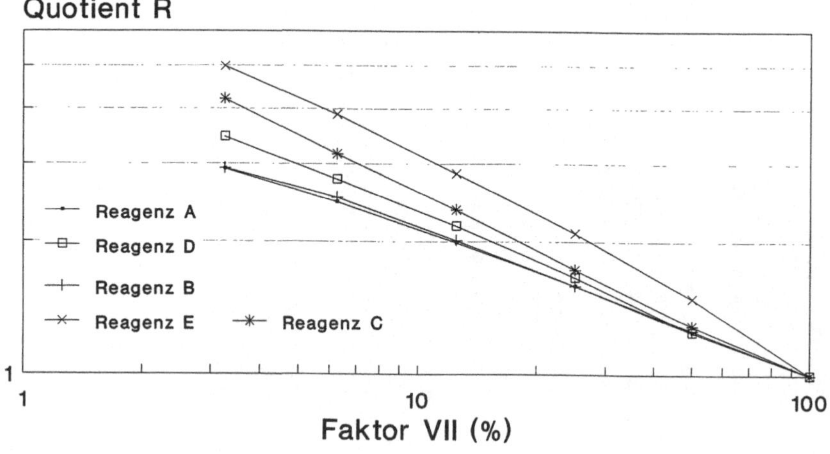

Abb. 4. Faktor VII-Bezugskurven unterschiedlicher Thromboplastinreagenzien mit natürlichem Mangelplasma

des Faktors VII auf 6,25% und weniger von Reagenz E stärker angezeigt als von Reagenz D (Abb. 3).

Aufgrund der Unterschiede gegenüber Faktor VII-Mangelzuständen wurde der Verlauf der Faktor VII-Bezugskurve mit den genannten Thromboplastinen geprüft. Das Ergebnis ist in Abb. 4 dargestellt. Gegenüber den Thromboplastinen A und B wurden mit den Thromboplastinen C–E steilere Bezugskurven

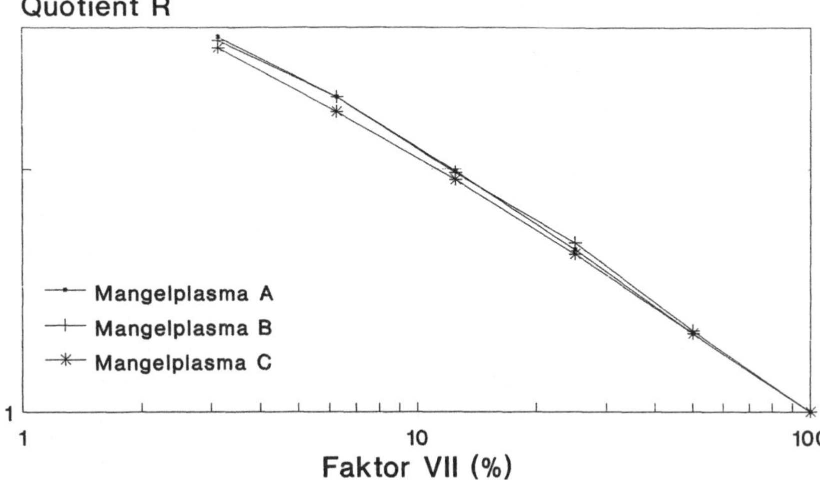

Abb. 5. Faktor VII-Bezugskurven von Thromboplastin A mit unterschiedlichen Mangelplasmen

erhalten. Die untersuchten Mangelplasmen hatten keinen Einfluß auf den Verlauf der Bezugskurven (Abb. 5).

Die bei 10 Patienten unter oraler Antikoagulation ermittelte Faktor VII-Aktivität zeigte eine gute Übereinstimmung zwischen den Reagenzien A und B. mit Reagenz E wurden dagegen signifikant niedrigere Aktivitäten ermittelt (Tabelle 1).

Tabelle 1. Mit unterschiedlichen Thromboplastinreagenzien bestimmte Faktor VII-Aktivität in Plasmen oral antikoagulierter Patienten

Patientenummer	Reagenz A (%)	Reagenz B (%)	Reagenz E (%)
1	31	27	18
2	26	25	15
3	26	27	18
4	23	23	15
5	28	28	14
6	27	26	21
7	21	20	13
8	38	36	27
9	37	38	21
10	25	24	14
Mean	28,2	27,4	17,6
SD	5,6	5,6	4,4

Diskussion

Neben einer hohen analytischen Sicherheit und Heparinunempfindlichkeit müssen kommerziell erhältliche Thromboplastine eine hohe Empfindlichkeit gegenüber einer Aktivitätsminderung an Gerinnungsfaktoren aufweisen, um eine frühzeitige Erkennung von angeborenen und erworbenen Mangelzuständen zu ermöglichen. Unterschiede in der Faktorempfindlichkeit konventionell hergestellter Thromboplastine werden vorrangig durch den Herstellungsprozeß bedingt. Eine wesentliche Indikation zur Bestimmung der Prothrombinzeit stellt die Überwachung der Therapie mit oralen Antikoagulantien vom Cumarintyp dar. Bei einigen Thromboplastine bewirken die unter dieser Therapie in der Leber gebildeten PIVKA-Faktoren eine Verlängerung der Gerinnungszeit. In der vorliegenden Arbeit konnte eine gute Übereinstimmung in der Prothrombin-Ratio der untersuchten konventionellen Thromboplastine aus Kaninchenhirn und Humanplazenta sowie den beiden biotechnologisch hergestellten Thromboplastine gegenüber Mangelzuständen an Faktor II und X nachgewiesen werden. Im Gegensatz dazu reagierten die beiden Thromboplastine auf der Basis von „recombinante tissue factor" mit einer stärkeren Verlängerung der Gerinnungszeit auf eine Verminderung des Faktors VII. Unterschiede zwischen diesen beiden Reagenzien können in erster Linie auf die Unterschiedlichkeit der Phospholipidanteile zurückgeführt werden. In Übereinstimmung mit Poggio et al. [2] konnte gezeigt werden, daß der Verlauf der Bezugskurve zur Bestimmung der Faktor VII-Aktivität vom Thromboplastintyp und weniger vom Mangelplasma beeinflußt wird. Betont werden muß dabei jedoch, daß die Untersuchungen nur mit qualitativ guten Mangelplasmen mit geringer Restaktivität und geringem Aktivierungsgrad der anderen Gerinnungsfaktoren durchgeführt wurden. Der unterschiedliche Verlauf der Bezugskurven der beiden Kaninchenhirnthromboplastine bestätigt außerdem die Aussage der genannten Autoren, daß die Differenzen im Verlauf der Bezugskurve nicht durch die Organspezies der Thromboplastine bedingt wird. Die größere Steilheit der Faktor VII-Bezugskurve mit Thromboplastin C gegenüber Thromboplastin A und B im Gegensatz zu einer guten Übereinstimmung der Prothrombin-Ratio bei Verdünnung des Normalplasmapools mit Faktor VII-Mangelplasma zwischen diesen drei Thromboplastine zeigt jedoch auch, daß aus einer höheren Steilheit der Bezugskurve nicht automatisch eine höhere Faktorempfindlichkeit abgeleitet werden kann.

Bei der Bestimmung der Thromboplastinzeit in % der Norm in Plasmen von Patienten unter Therapie mit oralen Antikoagulantien vom Cumarintyp wurden in eigenen Untersuchungen [3] in Übereinstimmung mit Literaturergebnissen [4] mit biotechnologisch hergestellten Thromboplastinen niedrigere Werte ermittelt. Während nach eigenen Untersuchungsergebnissen [3] die Aktivität der Faktoren II und X nur geringe Unterschiede aufwies, wurde mit biotechnologisch hergestellten Thromboplastinen eine niedrigere Faktor VII-Aktivität ermittelt.

Diese Ergebnisse gestatten die Schlußfolgerung, die niedrigere Thromboplastinzeitwerte mit biotechnologisch hergestellten Thromboplastinen bei Patienten unter oraler Antikoagulation wesentlich durch die Erfassung der Faktor VII-Aktivität beeinflußt wird. Die Untersuchungsergebnisse gestatten jedoch keine Aussage darüber, ob die Thromboplastinzeit bei Patienten unter oraler Antikoagulation durch die Verminderung des Faktors VII stärker beeinflußt wird oder ob die Unterschiede in der Thromboplastinzeit aus einem anderen Bindungsverhalten des Faktors VII an das biotechnologisch hergestellte Thromboplastin bzw. aus einem anderen Einfluß der PIVKA-Faktoren resultieren. Die Beantwortung dieser Frage ist bei der Umstellung der Thromboplastinzeitbestimmung von konventionell auf biotechnologisch hergestellte Thromboplastine von klinischer Relevanz, da im ersten Fall eine Blutungsneigung besser angezeigt würde, im anderen Fall aber eine Umstellung in der Steuerung der Therapie mit Hilfe der Thromboplastinzeit auf niedrigere Werte erforderlich ist, um eine ausreichende Antikoagulation zu erreichen. Für die Überwachung der Antikoagulantientherapie über die „International Normalized Ratio“ (INR) erscheint es außerdem notwendig, abzuklären, ob die mit biotechnologisch hergestellten Thromboplastinen ermittelte stärkere Verlängerung der Gerinnungszeit bei Verminderung des Faktors VII einen Einfluß auf die INR hat, der bei der Angabe der Therapierichtwerte beachtet werden muß.

Literatur

1. Kolde H-J (1992) Ein neues Thromboplastinreagenz auf der Basis von recombinanten humanen tissue factor. MTA 11:1156–1163
2. Poggio M, Tripodi A, Mariani G, Mannucci PM (1991) Factor VII clotting assay; influence of different thromboplastins and factor VII-deficient plasmas. Throm Haemost 65:160–164
3. Siegert G (1993) Untersuchungen zum Verhalten von Thromboplastinreagenzien gegenüber einer Verminderung der Vitamin-K-abhängigen Gerinnungsfaktoren II, VII und X. Klin Lab 39:469–476
4. Kolde H-J, Hawkins P, Tejidor L et al (1993) Eigenschaften eines neuen Thromboplastinzeitreagenz auf der Basis von rekombinantem Tissue Factor und synthetischen Phospholipiden. Klin Lab 39:511–521

Neue Aspekte der Hämophilie-A-Diagnostik

J. Oldenburg, R. Schwaab, U. Budde, W. Effenberger,
H.-H. Brackmann

Zusammenfassung

Eine neue Variante des von Willebrand-Syndroms (vWS), der Typ Normandy, gleicht phänotypisch der Hämophilie A und liegt schätzungsweise in etwa 5–10% aller als leichte oder mittelschwere Hämophilie A diagnostizierten Patienten vor. Damit stellt der vWS Typ Normandy eine wichtige Differentialdiagnose bei den weniger schweren Verlaufsformen der Hämophilie A dar, und sollte bei der Hämophilie A-Erstdiagnostik mitberücksichtigt werden.

Bei Vorliegen von unspezifischen oder niedrigtitrigen spezifischen Faktor VIII-Inhibitoren ist die Aussagefähigkeit von chromogenen Faktor VIII-Testsystemen begrenzt, da die gemessene Faktor VIII-Aktivität nicht immer mit der klinischen Blutungsneigung dieser Patienten korreliert.

Mit den chromogenen Testsystemen werden leichtere Hämophilieformen mit Mutationen an den Thrombinschnittstellen an beiden Enden der B-Domäne des Faktor VIII-Proteins nicht erkannt.

Von Willebrand-Syndrom Typ Normandy: Eine wichtige Differentialdiagnose der leichten und mittelschweren Hämophilie A

Kürzlich wurde eine neue Variante der von Willebrand-Erkrankung (vWS) beschrieben, bei der die Bindungskapazität des von Willebrand-Faktors (vWF) für den Faktor VIII (F VIII) reduziert ist [1–3]. Diese Patienten zeigen phänotypisch das Bild einer Hämophilie A, d. h. verminderte Faktor VIII-Aktivität (F VIII : C) bei normaler Konzentration des vWF.

Zur Untersuchung der F VIII-Bindungskapazität des vWF schickten wir Herrn Budde (Hamburg) Blutproben von 51 nicht verwandten Patienten mit leichter und mittelschwerer Hämophilie A zu. Bei 4 Patienten wurde eine verminderte F VIII-Bindungskapazität festgestellt. Die Aktivitäten des F VIII-/ vWF-Komplexes bei diesen Patienten sind in Tabelle 1 aufgeführt. Drei der Patienten zeigten eine für die Hämophilie A typische Konstellation des F VIII-/ vWF-Komplexes.

Bei 37 dieser Patienten wurde das komplette F VIII-Gen (bis auf das die B-Domäne codierende Exon 14) mit der DGGE-Methode [4] untersucht, um

Tabelle 1. Untersuchung des F VIII-/vWF-Komplexes der Patienten mir vWS Typ Normandy

Patienten Id	F VIII : C	vWF : Ag	vWF : RiCoF	vWF-F VIII-Bindungskapazität
V.D.	20–25%	120%	85%	2,5%
P.H.	21–25%	48%	43%	3,2%
J.K.	1–2%	79%	67%	<1,5%
U.T.	20–30%	60–80%	60–80%	6,5%

die für die Hämophilie A ursächliche Mutation zu finden. Bei 29 dieser Patienten konnte die Mutation identifiziert werden. Bei 3 der verbleibenden 8 Patienten (also etwa ein Drittel der Patienten, bei denen wir die Mutation im F VIII-Gen nicht finden konnten) stellte sich ein vWS Typ Normandy heraus. Aufgrund der Bedeutung dieser Erkrankung als Differentialdiagnose zur Hämophilie A und der sich hieraus ergebenden therapeutischen Konsequenzen, sollte die Untersuchung der F VIII-Bindungskapazität des vWF unbedingt Bestandteil der Hämophilie A-Diagnostik sein.

Einschränkungen für die Anwendung der chromogenen Methode zur Faktor VIII-Aktivitätsbestimmung

Patienten mit spezifischen oder unspezifischen Faktor VIII-Inhibitoren

Seit 1990 wurden am Bonner Hämophilie-Zentrum sowohl der chromogene F VIII : C-Test von Baxter [5], als auch ein Einstufen-Test mit hämophilen Mangelplasma [6] in der Diagnostik und der Therapie von Hämophilie A-Patienten parallel eingesetzt. Die Vorteile des chromogenen F VIII : C-Tests liegen in seiner einfachen Handhabung, der guten Automatisierbarkeit und reproduzierbaren Ergebnisse [7]. Neben diesen durchweg guten Erfahrungen mit dem chromogenen F VCIII : C-Test haben wir in den vergangenen Jahren auch Einschränkungen in der Aussagefähigkeit gesehen. Zwischen den beiden Testsystemen bestehen im wesentlichen folgende Unterschiede:

1. Im F VIII : C-Test mit hämophilem Mangelplasma wird die Patientenprobe unverdünnt eingesetzt, im chromogenen F VIII : C-Test wird die Patientenprobe stark verdünnt (Tabellen 2, 3).
2. Der F VIII : C-Test mit hämophilem Mangelplasma ist ein Einphasentest, der chromogene F VIII : C-Test ein Mehrphasentest, der letztendlich die gebildete Menge von F Xa mißt. Der Faktor Xa setzt äquimolar eine chemische Substanz um. Diese Reaktion führt zu einem Farbumschlag, dessen Intensität der gebildeten Menge von F Xa und damit auch F VIIIa entspricht (Abb. 1).

Tabelle 2. Faktor VIII : C-Assay Baxter chromogen

Volumen (ml)		Reagenzien
0,1		Patientenplasma 1 : 31
0,1		Faktor X Reagenz
0,1		Faktor IXa Reagenz
	1'30" 37 °C	
0,5		Substrat-Reagenz und Stop-Pufffer
	Absorbtion Anstieg/min 405 nm	

Tabelle 3. Faktor VIII : C-Assay Einstufenmethode mit hämophilen Mangelplasma [6]

Volumen (ml)		Reagenzien
0,1		Patientenplasma 1 : 1
0,1		Mangelplasma
0,1		Serum
0,05		Kaolin-Suspension
0,1		Lipoid 1 : 39
	4' 37 °C	
0,1		$CaCl_2$ m/30

1. F VIII + Thrombin ——————> F VIIIa

2. F X ——————> F Xa (über dem Pfeil: F VIIIa; unter dem Pfeil: F IXa, PL, Ca^{2+})

3. CH3OCD-D-CHG-Gly-Arg-pNA ——> CH3OCD-D-CHG-Gly-Arg-OH+pNA (über dem Pfeil: F Xa)

Abb. 1. Prinzip der chromogen Methode F VIII : C-Bestimmung

Differenzen in beiden Testsystemen, mit höheren F VIII-Aktivitäten im chromogenen F VIII : C-Test haben wir vor allem bei Patienten mit unspezifischen F VIII-Inhibitoren (u. a. Fibrin-/Fibrinogenspaltprodukte, anderen Proteolyseprodukte, Medikamente oder Phospholipid-AK) gemessen. Dies sind insbesondere Patienten mit komplexer Gerinnungsstörung, z. B. bei Lebererkrankung, bei HIV-Infektion oder bei intensivmedizinischen Patienten. Ebenfalls wurden deutlich höhere F VIII-Aktivitäten im chromogenen Meßsystem bei Patienten mit niedrigtitrigen, spezifischen F VIII-Hemmkörpern gefunden.

Durch die hohe Verdünnung des Patientenplasmas im chromogenen F VIII : C-Test gegenüber dem F VIII : C-Test mit hämophilem Mangelplasma werden unspezifische Inhibitoren herausverdünnt. Bei niedrigtitrigen spezifischen Inhibitoren erleichtert die Verdünnung im chromogenen Test die Dissoziation des F VIII-Ak-Komplexes. Die Klinik bei den Patienten entsprach den F VIII-Aktivitäten im Einstufen-Test. Damit ist der chromogene F VIII : C-Test bei diesem speziellen Patientenkollektiv zur Feststellung des Blutungsrisikos bzw. zum Monitoring einer Substitutionstherapie mit Faktor VIII-Konzentrat nur bedingt geeignet.

Die Unempfindlichkeit des chromogenen F VIII : C-Tests gegenüber Faktor VIII-Inhibitoren macht man sich z. B. bei der Diagnostik von Lupusinhibitoren zu Nutze, bei deren Vorliegen der chromogene F VIII : C-Test deutlich höhere, oft normale F VIII-Aktivitäten aufweist, während im Einphasentest eine verminderte F VIII-Aktivität gemessen wird.

Hämophilie A-Diagnostik bei leichteren Verlaufsformen

Bei den Parallelbestimmungen der F VIII-Aktivität mit Clotting-Tests und chromogenen Tests sind wir auf ein besonderes Phänomen gestoßen. Sechs Patienten mit leichter Hämophilie ließen sich als solche mit dem chromogenem F VIII : C-Test nicht erkennen. Während in den Clotting-Tests (Tabelle 4) deutlich verminderte F VIII-Aktivitäten bestimmt wurden, zeigten alle chromogenen Testsysteme völlig unauffällige F VIII-Aktivitäten (Tabelle 5). Die etwas niedrigeren Aktivitäten mit dem Immuno-Test waren auf Kallibrationsprobleme zurückzuführen, da wir diesen Test ansonsten nicht verwenden. Die F VIII-Antigenwerte lagen im Normbereich. Die Ergebnisse deuten auf ein im Plasma vorhandenes, aber in der Funktion eingeschränktes F VIII-Molekül hin. Die normalen F VIII-Aktivitäten in chromogenen Testsystemen zeigen, daß unter diesen Bedingungen eine reguläre Aktivierung des F VIII-Proteins stattfindet. Die Klinik der Patienten entspricht den F VIII-Aktivitäten im Clotting-Test.

Eine Erklärung für dieses Phänomen könnten die bei diesen Patienten gefundenen Mutationen im F VIII-Gen geben. Bei vier Patienten handelt es sich um eine Punktmutation (G > A), welche an der Aminosäureposition (AS) 720,

Tabelle 4. Faktor VIII : C mit verschiedenen Clotting-Methoden

Patient	F VIII : C		
	Einstufen-Methode		Zweistufen-Methode Immuno
	Hämoph. Mangelpl.	Merz + Dade	
S. H.	16 – 30%	20 – 30%	26%
W. H.	10 – 25%	15 – 35%	n.d.
K. J.]	20 – 25%	20 – 30%	35%
K. O.]	20 – 25%	20 – 30%	n.d.
F. B.]	10 – 23%	12 – 29%	n.d.
L. H.]	11%	27%	n.d.

] = Patienten sind miteinander verwandt

Tabelle 5. Faktor VIII : C mit verschiedenen chromogenen Methoden

Patient Id	F VIII : C		
	Baxter	Immuno	Chromogenics
S.H.	80–90%	57–59% [a]	80–82%
W.H.	60–90%	n.d.	n.d.
K.J.]	75–90%	45% [a]	66–70%
K.O.]	80–90%	n.d.	n.d.
F.B.]	77–100%	n.d.	n.d.
L.H.]	n.d.	n.d.	n.d.

] = Patienten sind miteinander verwandt.
[a] Niedrige F VIII : C-Werte bedingt durch Kallibrationsprobleme

Tabelle 6. Mutationen im Bereich der Thrombinschnittstellen am 3′- und am 5′-Ende der B-Domäne

Patient Id	Mutation		
	Domäne	Exon	Nukleotid-/AS-Austausch
S.H.	A2	14	**G**AG(Glu)720→**A**AG(Lys)
W.H.	A2	14	**G**AG(Glu)720→**A**AG(Lys)
K.J.]	A2	14	**G**AG(Glu)720→**A**AG(Lys)
K.O.]	A2	14	**G**AG(Glu)720→**A**AG(Lys)
F.B.]	A3	14	C**G**C(ARG)1689→C**A**C(His)
H.L.]	A3	14	C**G**C(ARG)1689→C**A**C(His)

] = Patienten sind miteinander verwandt.

innerhalb der A2-Domäne, zum Austausch von Lysin gegen Glutamin, führt. Bei zwei Patienten fanden wir eine Punktmutation (G>A), welche innerhalb der A3-Domäne an AS-Position 1689 einen Austausch von Histidin gegen Arginin bewirkt (Tabelle 6). Beide Mutationstypen betreffen die Thrombinschnittstellen an beiden Enden der B-Domäne (Abb. 2).

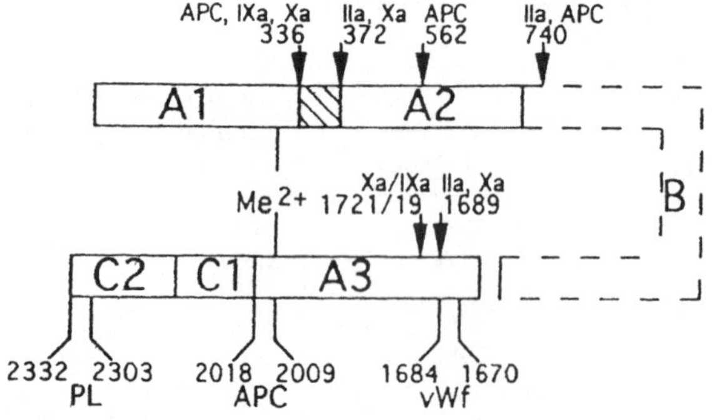

Abb. 2. Faktor VIII – Heterodimer

Der Aminosäureaustausch führt möglicherweise zu einer verminderten Affinität von F VIII gegenüber Thrombin. In den chromogenen Testsystemen findet wegen der hohen Verdünnung der F VIII-Proteinkonzentration bei gleichzeitigem Überschuß von hochgereinigtem Thrombin eine vollständige Aktivierung des F VIII-Moleküls statt. In den Clotting-Tests ist die Thrombinbildung geringer und die F VIII-Proteinkonzentration normal, so daß sich die verminderte Affinität des F VIII-Moleküls gegenüber Thrombin voll auswirkt mit dem Ergebnis einer verzögerten bzw. unvollständigen Aktivierung des Faktor VIII-Proteins.

Literatur

1. Gaucher C, Jorieux S, Mercier B et al (1991) The "Normandy" variant of von Willebrand disease: Characterization of a point mutation in the von Willebrand factor gene. Blood 77:1937–1941
2. Mazurier C (1992) Von Willebrand disease masquerading as haemophilia A. Thromb Haemost 67:391–396
3. Nishino M, Girma J-P, Rotschilöd C et al (1989) New variant of von Willebrand disease with defective binding to factor VIII. Blood 74:1591–1599
4. Higuchi M, Antonarakis SE, Kasch L, Oldenburg J et al (1991) Towards complete characterisation of mild-to-moderate hemophilia A: Detection of the molecular defect in 25 of 29 patients by denaturing gradient gel electrophoresis. Proc Natl Acad Sci USA 88:8307–8311
5. Baxter Diagnostics AG (1991) Faktor VIII Chromogen
6. Egli H (1968) Laboratoriumsdiagnostik der Hämophilen. Dtsch Med J 14:495–496
7. Wagenvoord RJ, Hendrix HH, Hemker HC (1989) Development of a simple chromogenic factor VIII assay for clinical use. Haemost 19:196–204

Computerprogramm der Hämostaseologie für Erfassung, Auswertung und Befundung der Patientendaten

T. Vigh, C. Stanescu, E. Dingeldein, I. Scharrer

Einleitung

Die Bearbeitung und Archivierung der täglich anfallenden Patienten- und Labordaten sind heute ohne die Hilfe der EDV kaum zu bewältigen. In unserer Ambulanz für Hämostaseologie wurde ein spezielles Computerprogramm entwickelt und installiert. Seit ca. 1 Jahr benutzen wir dieses Programm als *„Elektronisches Krankenblatt"*. Es wurden rückwirkend alle Patienten- und Analysedaten seit Okt. 1985 in das System eingegeben. So verfügen wir zur Zeit über eine Datenmenge von ca. 3200 Patienten und 63000 Laboranalysen.

System

Das ANGIO-DATA-Programm ist ein Netz-fähiges System, in dem die Daten auf einem Zentralrechner – Server – gespeichert und durch Arbeitstabellen, die in jedem Terminal vorhanden sind, abrufbar ist. Diese Art ermöglicht ein schnelles Zugreifen auf den Datenbestand.

Das ANGIO-DATA-System ist in PARADOX-PAL programmiert und bietet alle Vorteile einer Relationalen-Datenbank.

Durch ein mehrschichtiges Paßwortsystem ist es gegeben, daß der Zugriff auf die Daten kontrolliert und ein Mißbrauch der Patientendaten verhindert wird. Die Abb. 1 zeigt die Hauptaktivitäten des ANGIO-DATA-Programms.

Aufnahme

Bei der Aufnahme werden die allgemeinen patientenbezogenen Daten, wie: Name, Geburtsdatum, Adresse, Krankenkasse sowie Daten des Arztes (bis zu drei Ärzte zu jedem Patient) erfaßt. Die Adressen werden beim Drucken des Endbefundes oder Arztbriefes übernommen. In dem Fall, daß die Daten eines Patienten in einer früheren Untersuchung, oder die Daten eines Arztes bei einem anderen Patienten schon erfaßt wurde, füllt das Programm die Aufnahmefragen mit den entsprechenden Daten aus.

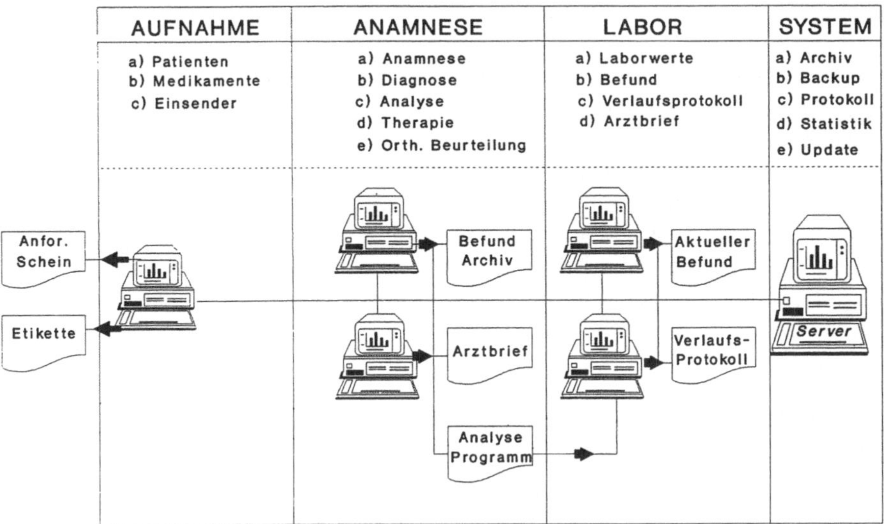

Abb. 1. Aktivitäten und Ablaufplan des ANGIO-DATA-Systems

Anamnese

Während oder nach dem Gespräch des Arztes mit dem Patienten werden die Anamnesedaten eingegeben. Bei der Anamnese fragt das Programm gezielt nach der Vorgeschichte der Krankheit, wie:

- Verdachtsdiagnose,
- Immunologische Werte,
- Risikofaktoren,
- Familiäre Belastung,
- Bisherige Behandlung.

Durch einfaches Anklicken aus vorgefertigten Hilfstabellen wird die Beantwortung dieser Fragen erleichtert. Natürlich besteht hier die Möglichkeit, die Antworten auch manuell und individuell zu ergänzen. Bei der Anamnesemaske erscheint eine Liste der früheren Untersuchungsdaten und der Arzt kann, wenn er will, die zu den einzelnen Daten gehörenden Analyseergebnisse betrachten. Das Programm erlaubt in einem „Info-Feld" längere Textvermerke einzutragen, wovon die erste Zeile auf dem Bildschirm sichtbar ist.

Nach der Anamnese erfolgt die Generierung der aktuellen Analysen. Auch hier wurde für die einzelnen Verdachtsdiagnosen typische Untersuchungen als Gruppen im Vorfeld definiert, die man natürlich mit weiteren Untersuchungsaufforderungen ergänzen oder auch einengen kann. Bei der Generierung der Laboruntersuchungen kann ein Abrechnungsprotokoll für die Verwaltung ausgegeben werden. Dieses Protokoll enthält Daten für die Identität des Patienten und die Abrechnungskodenummer der durchzuführenden Analysen für die finanzielle Abrechnung.

Labor

Nach der Durchführung der Analysen werden die Daten in das System eingegeben. Der Befund und die noch eventuell fehlenden Untersuchungsergebnisse lassen sich jederzeit auf dem Computerbildschirm kontrollieren. Wenn alle Labordaten eingegeben wurden, liegen sie für den Arzt zur Erstellung des Arztbriefes vor. Das Schreiben des Arztbriefes wird durch vordefinierte Standard-Arztbriefe erstellt. Ein integrierter Texteditor erlaubt den Brief auch ganz individuell zu gestalten. Alle Informationen der Datenbank können in die Standardbriefe übernommen werden: z. B. Analyseergebnisse, Einsenderadresse, Patientenadresse, Krankenkasse, Diagnose, Therapie, etc. Nach dem Erstellen des Arztbriefes werden die Daten archiviert.

Statistik

Eine besonders wichtige Aktivität für die wissenschaftliche Arbeit bietet das Programm durch die Möglichkeit, die Datenmenge statistisch auszuwerten. Hier ergeben sich verschiedene Möglichkeiten: Von dem Normalwert abweichende Befunde, Patienten mit bestimmten Krankheiten oder einzelne/mehrere Laborparameter herauszusuchen und sie durch mathematische-statistische Methoden zu analysieren.

Zusammenfassung

Die regelmäßige Anwendung des ANGIO-DATA-Programms unterstützt und erleichtert erheblich die tägliche Routine- wie auch wissenschaftliche Arbeit in unserer hämostaseologischen Ambulanz.